人工髋关节置换

材料学/原理学与手术相关知识的考量

主　编　陈百成

主　审　曹　力

副主编　史春宝　邵德成　王　飞　黄晓丹

编　委（按姓氏汉语拼音排序）

陈　立　崔志富　李　晗　牛海云

石守娟　王建朝　杨　光　张晓阳

北京大学医学出版社

RENGONG KUANGUANJIE ZHIHUAN CAILIAOXUE/YUANLIXUE YU SHOUSHU XIANGGUAN ZHISHI DE KAOLIANG

图书在版编目（CIP）数据

人工髋关节置换材料学/ 原理学与手术相关知识的考量 / 陈百成主编. -- 北京 : 北京大学医学出版社, 2020.1

ISBN 978-7-5659-2122-3

Ⅰ. ①人… Ⅱ. ①陈… Ⅲ. ①人工关节－髋关节置换术 Ⅳ. ①R687.4

中国版本图书馆CIP 数据核字(2019) 第 271422 号

人工髋关节置换材料学/原理学与手术相关知识的考量

主　　编： 陈百成
出版发行： 北京大学医学出版社
地　　址：（100191）北京市海淀区学院路38号　北京大学医学部院内
电　　话： 发行部 010-82802230；图书邮购 010-82802495
网　　址： http：//www.pumpress.com.cn
E-mail： booksale@bjmu.edu.cn
印　　刷： 北京金康利印刷有限公司
经　　销： 新华书店
责任编辑： 王　楠　**责任校对：** 靳新强　**责任印制：** 李　啸
开　　本： 710 mm × 1000 mm　1/16　**印张：** 25　**字数：** 480千字
版　　次： 2020年1月第1版　2020年1月第1次印刷
书　　号： ISBN 978-7-5659-2122-3
定　　价： 220.00元

主编简介

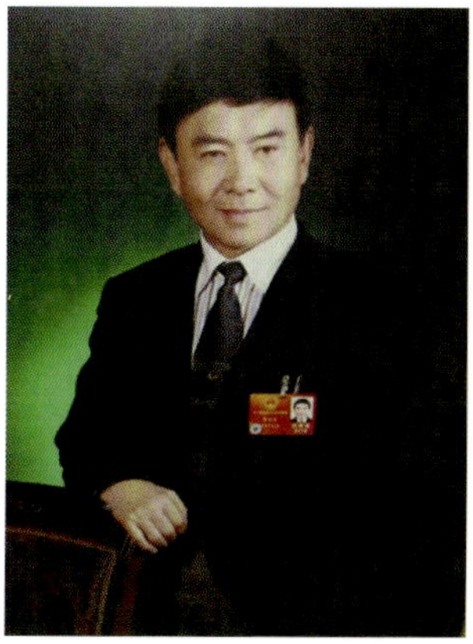

陈百成，河北医科大学第三医院关节外科主任，教授，主任医师，博士生导师，国家有突出贡献的中青年科学专家，享受国务院政府特殊津贴。曾任中华医学会骨科学分会常务委员，中华医学会骨科学分会关节镜外科学组主任委员，中华医学会骨科学分会关节外科学组委员。现任中华医学会骨科学分会第十一届委员会知名专家委员会常务委员，中国老年学和老年医学学会老年骨科分会关节学组委员，中国老年学和老年医学学会老年骨科分会特约顾问，中国医师协会骨科医师分会关节外科工作委员会顾问，中华医学会运动医疗分会顾问，中华医学会骨科学分会关节镜学组顾问，国际关节镜、膝关节外科、骨科运动医学学会（International Society of Arthroscopy, Knee Surgery and Orthopedic Sports Medicine; ISAKOS）中国部委员。曾担任《中华骨科杂志》《中华外科杂志》等15家不同专业杂志的常委、编委。多年来从事关节外科及运动医学的临床、科研、教学工作，积累了丰富的临床治疗经验与体会，在关节置换与运动医学学术专业方面有很高的建树。曾获中华医学会第十一届委员会“杰出贡献奖”，曾获省部级科技进步奖6次，发表论文百余篇，主编《骨关节炎的诊断与治疗》等6部著作，参编著作12部。

序

我国人工髋关节外科已有40多年的历史，近年来人工髋关节置换手术技术已经逐渐普及，随着我国进入老龄化社会，髋关节病变发病率逐年升高，每年的髋关节置换数量也迅速增加。这使得临床工作中不可避免地出现了一些棘手且复杂的问题，而且患者普遍希望术后能恢复正常生活，对髋关节置换术后效果提出了更高要求。在上述因素推动下，不仅新的知识、手术技术、材料和方法不断更新，新的理念如围术期精细化管理、术后快速康复等也逐渐获得普遍接受，我国人工髋关节外科事业已经进入高速发展的时期，涌现出一批业务精湛的关节外科医生。根据国外学者的经验，若想将髋关节置换手术做得完美，术后效果优良，使术后假体在位时间达到30年甚至更久远，就必须对假体的材料学和原理学有深入的理解。近年人工髋关节假体在材料、设计、生产技术方面进展飞速，而国内的部分关节外科医生对不断涌现的新知识、新技术的掌握仍有所欠缺，特别是对材料学、原理学了解较少，从而导致临床工作中对患者病情分析欠准确，假体选择错误，手术效果受到影响，假体使用寿命降低。

为了协助关节外科医生获取急需的新技术、新知识，陈百成教授主持编撰了本书，其中不仅包括了目前世界上假体设计和材料学的最新进展，并且对临床工作中的手术技巧、经验及重要的注意事项等做了总结，以问答的形式展现给读者。相信本书能够辅助广大关节外科医生更好地掌握人工髋关节领域的最新进展，提升对关节置换的理解，更好地完善人工髋关节置换的效果，让患者术后恢复运动人生，相信本书的出版将对国内关节外科事业起到巨大的推动作用。

王坤正

中华医学会骨科学分会主任委员

前　言

人工髋关节置换技术自创立以来历经发展，以其优良的疗效、很高的术后满意率，被认为是20世纪外科领域最伟大的创举之一。目前随着髋关节置换技术在世界范围内广泛应用，相关手术数量也随之迅速增加。随着科技的高速发展，人工关节的相关技术也获得了长足的进步，髋关节置换术的适用范围、手术、材料、康复等方面的理论、技术、设备不断更新，术后假体的使用寿命在不断延长。然而随着手术数量的增多，相关并发症的数量、种类也相应有所增加，学者对如何减少并发症、延长假体使用寿命格外关注，如何更好地解除关节疾患，重建关节功能，帮助患者恢复正常生活与运动，使术后假体使用时限延长到30年甚至50年，成为了学者们共同奋斗的目标。

近年来人工髋关节置换领域的发展速度令人吃惊，创新成就层出不穷，手术微创化、智能化，仿生学假体及新的材料不断问世，假体设计不断更新。骨小梁金属材料的问世与新的假体表面喷涂处理技术能够促进假体与骨床的骨整合，可实现更快速的骨长入和骨长上。除了传统观点认为的固定界面与摩擦界面外，学者们已开始认识到在组配式假体的金属连接部位存在第三种界面，该界面的金属腐蚀问题仍是置换术后的弊病，机体对摩擦碎屑的反应可导致骨吸收与假体的无菌性松动，因此如何避免颗粒病是学者们的一大任务。摩擦界面演变出几种摩擦副，硬对硬、硬对软等均在材料学理论指导下被开创出来，并在实践中展现出了良好的临床效果。对高分子聚乙烯的研究有了进一步突破，中交联聚乙烯、高交联聚乙烯以及含有维生素E控制氧化作用的高交联聚乙烯材料的实际临床效果均非常优秀。陶瓷关节进入第四代粉陶关节，其耐磨程度之高使人感到惊喜。纵观全局，新技术、新观点、新产品、新器械与辅助手段不断问世，人工髋关节领域已取得了辉煌的成就。

与发达国家相比，我国人工髋关节置换事业虽然发展迅速，但毕竟起步较晚，部分医生对手术“只知其然、不知其所以然”的现象仍然存在，有些医生虽然已经能够掌握初次关节置换手术的操作技术，但对假体材料学、原理学了解较少，对判断假体种类分型的标准缺乏认识，不了解假体固定方式，骨长入与骨长上的概念与机制不清楚，在实践中易出现术前测量、病情判断、假体选择、术后处理等方面的错误，导致术后出现并发症，甚至产生灾难性的后果。因此，本书以问答的方式详细深入地探讨一些问题，主要针对假体材料学、原理学及手术技术相关的实际问题，通过简单的问答方式，阐述这些方面的基础知识与最新进展。本书旨在为致力于人工关节外科领域的医生学习掌握髋关节置换提供帮助，以更好地造福于人民。在此特别感谢国内知名关节外科专家曹力教授，作为本书的主审，曹力教授提供了很多宝贵意见和相关资料，对本书的审阅和完成给予了极大的帮助。

理论永远是在实践中不断改进和发展的，所以衷心希望广大读者们对本书的不足之处给予批评指正，在此万分感谢。

陈百成

2019 年 8 月

目　录

第一部分　人工髋关节置换假体材料学与原理学

第二部分　人工髋关节置换临床操作与技术的相关知识

第三部分 人工关节置换假体周围感染的相关知识

第一部分

人工髋关节置换假体材料学与原理学

1. 人工髋关节置换包括哪些界面?

人工髋关节置换假体界面包括摩擦界面、固定界面、金属连接界面。

摩擦界面

股骨头与髋臼内衬间的界面，可分为“硬对硬”与“硬对软”界面。硬对硬界面一般指硬质材质内衬对硬质材质股骨头，例如陶瓷内衬对陶瓷头，金属头对金属内衬；硬对软界面一般指聚乙烯内衬对硬质材质股骨头，例如聚乙烯内衬对陶瓷股骨头或金属股骨头。

固定界面

髋臼杯与宿主骨之间的界面，股骨假体与股骨髓腔骨质之间的界面。目前这两个界面分为骨水泥固定和非骨水泥固定（生物固定）。

金属连接界面

包括股骨头与股骨柄间的界面，该界面一般为锥度锁定机制，靠锥度匹配而连接在一起。此外组配式股骨柄的连接部位也属于金属连接界面。

2. 人工髋关节置换假体材料都有哪些? 有几种摩擦界面匹配?

人工髋关节置换假体材料对髋关节手术的成功起到举足轻重的作用。尤其是假体负重界面之间相互作用所引起的后果是影响人工关节长期使用寿命的主要制约因素。

人工髋关节假体材料主要有：

金属材料：人工髋关节金属材料主要为不锈钢、钴铬合金、钛合金、钽合金、锆合金等；

高分子材料：超高分子量聚乙烯、高交联聚乙烯、中交联聚乙烯、维生素 E 聚乙烯等；

陶瓷材料：氧化铝陶瓷、氧化锆陶瓷等；

碳质材料：碳纤维增强复合材料等。

人工髋关节摩擦界面通常有金属 - 聚乙烯界面、陶瓷 - 聚乙烯界面、陶瓷 - 陶瓷界面、金属 - 金属界面等（图 2-1）。此外，黑晶 - 聚乙烯界面是近几年兴起的摩擦界面，逐渐被应用于临床。

金属 - 聚乙烯界面（MoP）

金属 - 聚乙烯是目前临床使用较多的人工关节组合，超高分子量聚乙烯与金属头的摩擦系数接近人体髋关节的摩擦系数，还具有良好的生物相容性。人工髋关节置换后假体周围磨损碎屑有聚乙烯、骨水泥、钴合金、钛合金等，其中大部分碎屑为聚乙烯碎屑。这些碎屑微粒在体内可产生不同程度的巨噬细胞反应，导致骨质吸收，

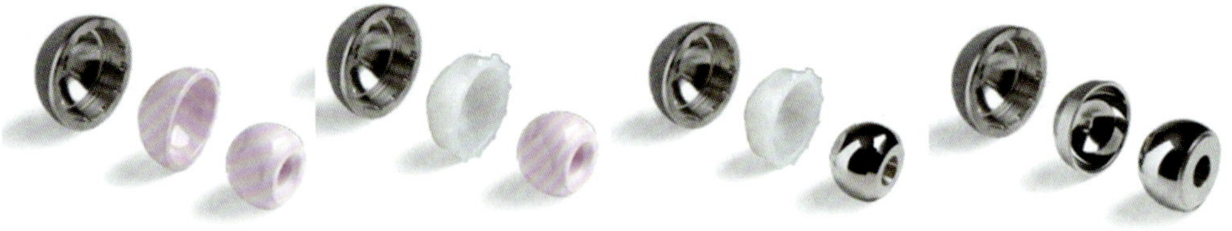

图 2-1　人工髋关节主要摩擦界面组合（从左至右依次：陶瓷 - 陶瓷界面、陶瓷 - 聚乙烯界面、金属 - 聚乙烯界面、金属 - 金属界面）

出现骨溶解。假体周围骨溶解是假体无菌性松动行人工髋关节翻修的最常见原因。

陶瓷 - 陶瓷界面（CoC）

陶瓷材料非常坚硬，其硬度仅次于金刚石，远高于钴铬合金和钛合金，因此陶瓷制成的部件不易被划伤。

陶瓷 - 陶瓷界面组合是目前磨损率最低的界面组合，并且其磨损颗粒在体内的组织反应性最低，能有效降低骨溶解的发生，陶瓷头可有效防止锥度腐蚀现象。但是，陶瓷韧性低、脆性大，使用过程中存在碎裂的风险，并且一旦发生翻修，手术难度高、预后差。另外，边缘负荷现象、关节异响、易脱位也是导致陶瓷 - 陶瓷关节假体失败的常见原因。

不同研究者介绍了不同假体设计中陶瓷对陶瓷关节面的 2 ~ 30 年随访结果（吴海山等，2006），认为陶瓷 - 陶瓷关节面组合的磨损率为超高分子量聚乙烯的 1/10，其磨屑引起的关节周围软组织反应和骨溶解明显小于高分子量聚乙烯与金属的关节面组合。陶瓷 - 陶瓷假体的机械失败原因主要与某些不合理的假体设计有关系，同时与手术中假体安放位置错误（陶瓷内衬未能完全坐入金属臼杯内）而引起的受力不均有关。

陶瓷 - 聚乙烯界面（CoP）

陶瓷 - 聚乙烯界面能有效降低假体碎裂、异响的发生，尤其“防脱位高边”设计能有效弥补欠理想的假体位置，优化髋臼杯外展角和前倾角，提高手术成功率。在假体磨损方面，其界面磨损率虽然较传统的金属 - 聚乙烯界面明显降低，仍远远高于陶瓷 - 陶瓷界面。

金属 - 金属界面（MoM）

金属材料具有强度高、韧性高、抗腐蚀性强和生物相容性好等特点，符合全髋关节置换的内植入物负载需求。但是在人体体液环境中，金属人工关节的金属离子及金属颗粒在体内释放，可使患者血清金属离子水平增高，这是否引起肾损害、致癌、致畸或导致结缔组织疾病值得注意。另外，有报道少数患者对金属存在超敏反应，可引起腹股沟区疼痛（周宗科等，2015）。

对于术后患者钴、铬金属离子水平，金属 - 金属界面最高，陶瓷 - 陶瓷界面最低。术后初期使用金属 - 金属界面，患者金属离子水平快速升高，陶瓷 - 陶瓷界面患者离子水平约 2 年进入平台期，而金属 - 金属界面患者离子水平 3 ~ 7 年才进入平台期。

黑晶 - 聚乙烯界面

目前医用产品使用工艺为 97.5% 的锆加入 2.5% 的铌，构成合金，表面在 500℃空气中氧化形成一层 5 μm 厚度的黑色氧化层，被称为黑晶（图 2-2）。黑晶 - 聚乙烯界面本身的高硬度，再加上氧化工艺形成的 5 μm 的氧化层，形成类陶瓷的表面，硬度是钴铬合金的 2 倍，磨损率极低，基本与陶瓷相当。黑晶具有良好的亲水性，保证液膜的分布，最大限度降低磨损，同时不会产生异响。黑晶有更高的金属强度，在高负荷下无形变，更不会碎裂，表面氧化层不分层。金属相容性好，无局部组织反应，不含镍，可以用于金属过敏患者。但是，由于黑晶层较薄，只有 5 μm，因而操作时要仔细，勿刮蹭球头表面，一旦黑晶层被破坏，仍会造成严重后果。

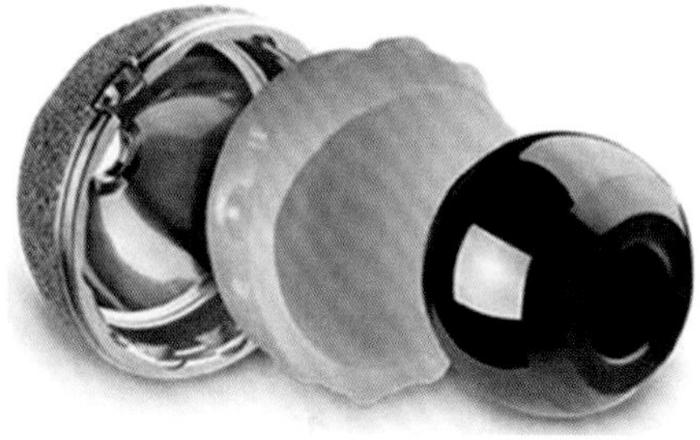

图 2-2　黑晶 - 聚乙烯界面（Smith & Nephew 公司）

陶瓷 - 金属界面（CoM）

陶瓷 - 金属界面由于存在严重并发症，已放弃使用。

3. 人工髋关节置换不同的摩擦界面呈现出怎样的磨损特性？其临床效果如何？应如何选择？

不同摩擦接触界面磨损特性如下：

金属 - 聚乙烯界面（MoP）

金属 - 聚乙烯界面是全髋关节置换假体中最经典的一种。其具有低摩擦系数、耐化学腐蚀性、抗应力破裂以及重复应力作用下可较好地吸收能量等优点，在临床已应用多年。超高分子量聚乙烯应用广泛，但其磨损率高，长期使用后假体周围可产生磨损碎屑，其中 70% ~ 90% 的碎屑为聚乙烯碎屑。这些碎屑微粒在体内可产生不同程度巨噬细胞反应，导致骨质吸收，出现骨溶解。

金属 - 金属界面（MoM）

金属材料具有强度高、韧性高、抗腐蚀性强等特点，符合髋关节置换假体特性需求。这种界面最引人关注的问题就是其释放金属离子，引起患者血清金属离子浓度的明显升高。金属离子可以随体液循环分布于全身各个组织器官，其中脑、肺、肝和脾被认为是金属离子聚集较多的部位。如此高的金属离子浓度聚集在患者血清、重要器官以及假体周围，其对人体的潜在危害不容忽视。金属 - 金属摩擦界面产生的磨损颗粒数量较多，为聚乙烯的 13 ~ 500 倍，直径为 0.1 ~ 5 μm，较大的金属颗粒是由众多小颗粒聚集而成的。巨噬细胞通过胞饮作用吞噬金属颗粒，而聚乙烯颗粒是通过噬菌作用被吞噬的。两者引起的组织反应不同，聚乙烯颗粒相比金属颗粒会更容易导致骨溶解。

陶瓷 - 陶瓷、陶瓷 - 聚乙烯界面（CoC、CoP）

在这种环境下，生物陶瓷材料应运而生。陶瓷优秀的机械性能、生物学稳定性和液膜润滑机制使它成为改善髋关节假体使用寿命的极佳材料。20 世纪 70 年代，CoC 开始被应用于人工关节领域。法国外科医生 Pierre Boutin 于 1970 年首次应用氧化铝陶瓷，德国医师 Griss 和 Mittelmeier 于 1974 年相继设计出全陶瓷界面的人工关节并应用于临床。

陶瓷 - 陶瓷、陶瓷 - 聚乙烯全髋假体周围组织都存在颗粒，但陶瓷 - 陶瓷假体所产生的颗粒比陶瓷 - 聚乙烯要少。陶瓷 - 聚乙烯摩擦界面的磨损是金属 - 聚乙烯摩擦界面的 50%，有 meta 分析发现陶瓷 - 聚乙烯的磨损率为每年 0.019 ~ 0.33 mm，陶瓷 - 陶瓷（氧化铝）的体外磨损试验结果为 0.5 $mm^3/10^6$ 周次（Mohammed Alezzi Mohammed et al., 2016）。临床上翻修取出的陶瓷假体也证实了陶瓷的耐磨特性，15 年仅磨损数微米，线性磨损约为每年 0.001 mm，是金属 - 聚乙烯摩擦界面的 1/2000，是金属 - 金属摩擦界面的 1/100。

应用陶瓷 - 陶瓷假体进行关节置换术后患者体内金属离子水平低于使用金属 - 金属假体的患者，对人体影响最小，使用安全。对于陶瓷假体人们主要关注的问题是陶瓷假体的碎裂和高调摩擦音，随着陶瓷材料的不断改进，陶瓷假体碎裂率已经很低，但是陶瓷 - 陶瓷界面不能制造防脱位的内衬，所以对术者的手术技术要求较高。

不同摩擦界面的对比：①金属 - 高交联聚乙烯：有金属磨损及聚乙烯磨损的风险；②金属 - 金属：使血清金属离子水平增高，文献显示有高翻修，肿瘤风险；③陶瓷 - 陶瓷：异响，有碎裂风险，费用高；④陶瓷 - 聚乙烯：有聚乙烯磨损的风险。"完美"摩擦界面的定义：股骨头直径应足够大，可减少脱位风险；磨损碎屑不会引起宿主的免疫反应；界面摩擦力很小从而减少作用在假体 - 骨界面和头 - 颈界面上的应力；良好的化学稳定性；不产生异响，减少断裂风险。

人工髋关节摩擦界面选择关键原则：经济性、灵活性以金属 / 陶瓷对高交联聚乙烯界面为最佳；磨损率及磨损颗粒与人体相容性，以陶瓷对陶瓷界面为最佳；对于不同材料界面组合远期效果，有研究表明，其与假体制作水平、患者骨质条件、医生手术技术等密切相关。究竟哪种组合最有利于提高假体的使用寿命，还有待进一步的资料积累和深入研究。

4. 人工全髋关节置换假体承重面的设计原理是什么?

人工髋关节置换假体发展至今，现在可以使用的关节承重面组合大体可分为“硬对软”和“硬对硬”两大类界面，前者有金属对聚乙烯和陶瓷对聚乙烯界面，后者有陶瓷对陶瓷和金属对金属界面。

金属 - 聚乙烯界面（MoP）

这一组合是全髋关节置换假体中最经典的一种，目前仍是全球使用最广泛的承重面组合（图 4-1）。1962 年，Charnley 依据他的髋关节低摩擦理论设计出由 22.2 mm 直径的金属股骨头与超高分子量聚乙烯髋臼组成的人工髋关节假体，术中用骨水泥固定，这是一种由滑液润滑的低摩擦人工关节置换术。这种假体的出现，树立了人工髋关节领域的一座里程碑。文献报道显示，25 年的假体存留率可以达到 70% 左右。聚乙烯内衬的年磨损率一般 <0.1 mm，少数报道年磨损率 <0.05 mm（Sochart et al., 1997）。目前认为，聚乙烯的磨损量与假体周围的骨溶解直接相关。

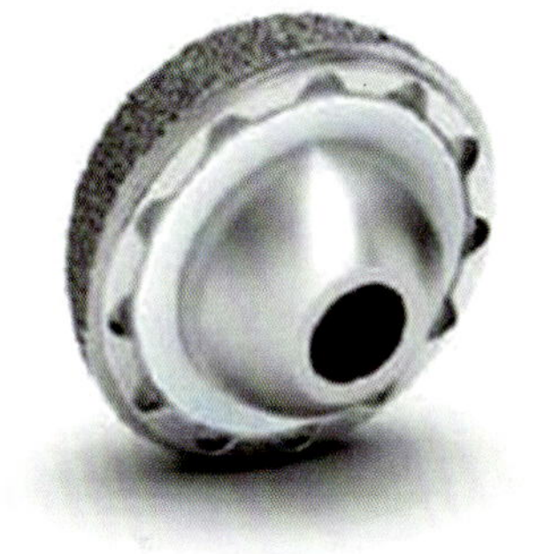

图 4-1 金属头对聚乙烯内衬

Dumbleton 等 (2002) 发现，那些年磨损率 <0.1 mm 的患者骨溶解很少见，而年磨损率 <0.05 mm 的患者几乎未见骨溶解。1998 年，临床开始使用高交联的超高分子量聚乙烯髋臼内衬，提高了耐磨损性能，减少了骨溶解的发生。2005 年第二代高交联聚乙烯问世，减少了材料中的自由基含量，机械强度进一步提高。Glyn-Jones 等（2008）的研究提示，高交联聚乙烯和普通聚乙烯的年磨损率分别为 0.06 mm 和 0.1 mm。在 2011 年 2 月美国骨科医师学会（AAOS）上，Engh 等（2011）报道了一项交联与非交联聚乙烯臼衬 10 年随访的前瞻性随机研究，结果显示：非交联组 10 年假体存留率为 93.3%，交联组为 100%（P=0.03）；平均线性磨损率非交联组为每年 0.23 mm，交联组为每年 0.04 mm（P<0.001）。尽管临床和实验室证据证明高交联聚乙烯材料的性能优于普通聚乙烯，但近年来也出现了一些负面报道。如材料的脆性增加，内衬可因髋臼位置不良（外展角过大）或肢体长度不等而发生边缘碎裂。

陶瓷 - 聚乙烯界面（CoP）

常用的是陶瓷头对高交联聚乙烯内衬的组合（图 4-2）。由于陶瓷头（氧化铝或氧化锆）比钴铬合金头的硬度和强度高，表面糙度低，更耐刮擦，且湿润度高，亲

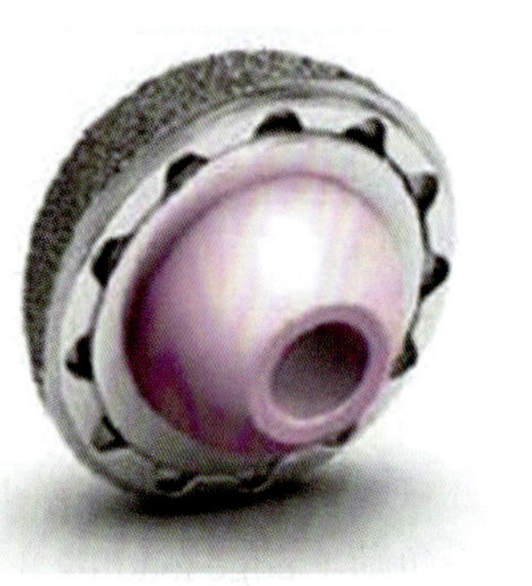

图 4-2 陶瓷头对聚乙烯内衬

水性好，因此润滑和低摩擦性能更优越。临床和髋关节模拟器研究均显示，与 MoM 组合相比较，氧化铝陶瓷头对高交联聚乙烯臼衬，聚乙烯的磨损可以降低 50%。Urban 等（2001）报道 CoP 髋关节 10 年的假体存留率达到 95%。氧化锆的机械性能优于氧化铝，原本作为氧化铝的替代产品被开发出来，但它的热稳定性差，温度上升时，不稳定的四方晶相转变为比较稳定的单斜晶相，相变的结果导致表面糙度增加，加速聚乙烯的磨损。1985 年，第一代氧化锆陶瓷头面世，由于其 5 年随访高达 67.6% 的失败率，于 2001 年被召回。新一代的陶瓷材料是氧化铝基复合陶瓷，复合了氧化铝、氧化锆和氧化锶，综合了氧化锆高强度和氧化铝热稳定性的优势，具有极强的抗碎裂性能，2003 年开始应用于临床。Walter 等（2011）的研究显示，平均容积磨损率在氧化铝陶瓷为每年 0.911 mm^3，在新一代 BIOLOX®delta 复合陶瓷则为每年 0.034 mm^3，短期结果表现了非常好的耐磨性能。由于陶瓷是一种脆性材料，股骨头有破裂的可能。Willmann 等（2000）通过一份超过 50 万个氧化铝股骨头的文献综述显示，头破裂的发生率为 0.004%。但在 2011 年的 AAOS 会上，一项来自澳大利亚的 40 448 例陶瓷对陶瓷和陶瓷对聚乙烯的全髋关节置换术分析报告提示（De Steiger et al., 2011），有 47 例因为陶瓷假体破裂而翻修，其中髋臼 33 例，股骨头 14 例，破裂发生率达 1/1000，远远高于既往的文献报道，可见陶瓷破裂的问题可能被低估了。对比陶瓷 - 聚乙烯这种硬对软的界面和陶瓷 - 陶瓷硬对硬的界面，前者的头破裂率比后者低得多（0.07% 和 0.21%），这也是陶瓷对聚乙烯的优势之一。

陶瓷 - 陶瓷界面（CoC）

陶瓷优秀的机械性能、生物学惰性和液膜润滑机制使它成为改善髋关节假体使用寿命的极佳材料（图 4-3）。1970 年，法国医生 Pierre Boutin 首先把氧化铝陶瓷 - 陶瓷界面用于全髋关节置换，以后欧洲又有一些陶瓷假体用于临床。由于陶瓷的脆性和制造工艺的问题，早期的假体失败率很高，陶瓷对陶瓷假体一度被放弃。1985 年开发出来的氧化锆陶瓷由于热不稳定性也在短期内被召回。技术的进步促使陶瓷材料重回髋关节假体领域，纯度提高、晶粒变小以及烧结技术的改进，使现代的氧化铝陶瓷和复合陶瓷在耐磨损性能、抗裂纹扩展和抗碎裂性能上都有了很大的提升。这种界面的磨损率是目前最低的，

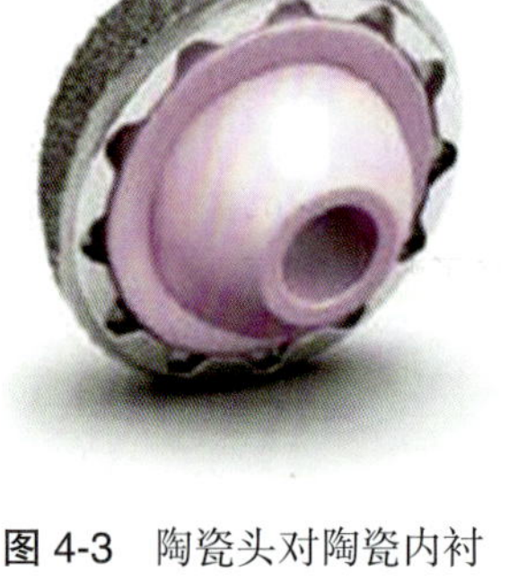

图 4-3 陶瓷头对陶瓷内衬

线性磨损率仅为每年 0.03 μm 。一项多中心前瞻性随机研究显示（D'Antonio et al., 2011），12 年时的假体存留率，陶瓷对陶瓷关节为 96.8%，而金属对聚乙烯关节为 91.3%（*P*=0.0046），陶瓷对陶瓷关节没有发现骨溶解，而金属对聚乙烯关节骨溶解的发生率为 17.6%。由于陶瓷性能的提高，可以将臼衬做得较薄而不至于碎裂，这样可以在较小的髋臼中使用较大的股骨头（直径 32 mm 以上），从而改善了假体关节的稳定性。陶瓷碎裂仍然是人们担心的并发症之一，并且"异响声"越来越受到人们的关注，文献报道的发生率差异很大（0.48% ~ 10%），其发生原因尚不明了，可能与髋臼置入的位置不良（前倾 25°，外展 45°）导致边缘负荷（edge loading）有关，也可能是"微分离（micro-separation）"引起撞击的缘故。

金属 - 金属界面（MoM）

钴铬合金组成的金属 - 金属界面具有很好的摩擦学特性，研究显示这种承重面的假体磨损率低于金属对聚乙烯界面的 20 ~ 100 倍（图 4-4）。Sieber 等（1999）对 118 个取出的第二代 MoM 假体进行分析发现其线性磨损率为 5 μm / 年。第一代 MoM 髋关节假体出现于 20 世纪 60 年代，代表性假体是 McKee-Farrar 全髋关节，Jacobsson 等（1996）比较了 107 例 McKee-Farrar（MoM）和 70 例 Charnley（MoP）全髋关节置换术的结果，平均随访 20 年，假体存留率分别为 77% 和 73%，骨溶解的发生率分别为 10% 和 45%。Grübl 等（2007）回顾了 105 例第二代 MoM 全髋术后 10 年以上的结果，10 年的假体存留率达 98.6%，几乎没有骨溶解。Neumann 等（2010）报道 100 例现代 MoM 全髋 10 年随访，假体存留率股骨柄为 98%，臼杯为 96%。材料的性质和润滑机制（液膜润滑）使 MoM 全髋可以做到大头和薄臼，大头不仅可以减少磨损，而且因为头 / 颈比的增大使关节活动度增加，同时股骨颈与髋臼缘发生撞击的可能性减少，稳定性显著增加，这一特点对于年轻活跃的患者更有优势。对于 MoM 关节置换术后金属离子的释放及其生物效应的担忧一直存在，但目前为止尚没有确切的证据表明血、尿中持续较高浓度的金属离子是否会致敏、致畸、致瘤、致癌和对肾功能造成损害。De Hann 等（2008）研究提示，金属离子的水平与假体的设计、置入的位置、假体的尺寸及性别等因素都有关，良好的髋臼位置是减少金属离子释放的重要因素。但是体内的金属离子的增高的确给很多医生带来困扰，因此，近年来该界面的应用日趋减少。

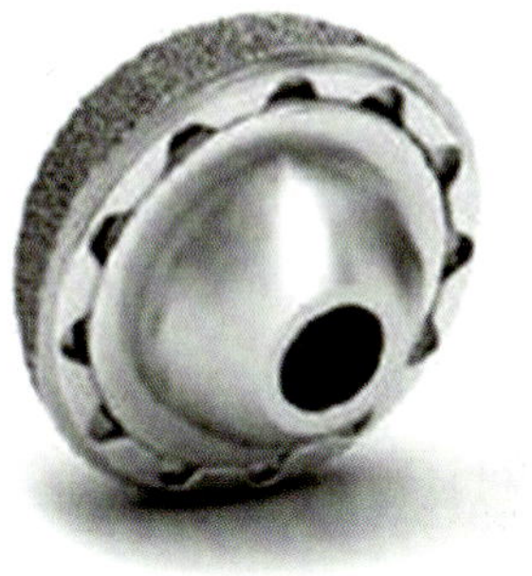

图 4-4　金属头对金属内衬

5. 何谓骨长上及骨长入？二者远期疗效有何区别？

材料表面的孔隙结构可以影响细胞生长发展的方向，这种现象被称为接触导向（contact guidance）。这一现象最早被口腔科医生注意到，并用在种植牙假体上。随着人工关节假体的发展，这一技术也被应用到关节领域。

骨长上（ongrowth）：由于成骨细胞大小在 50 ~ 70 μm，植入物的表面处理得粗糙，即使有涂层空隙，其孔径小于 100 μm，骨细胞很难生长到多孔涂层中去，只能附着在涂层表面，骨细胞的生长使骨与假体之间形成骨整合，骨细胞与假体紧密结合或贴附，达到假体与骨之间的稳定。目前骨长上涂层界面主要有：HA 涂层界面（羟基磷灰石）、HS 涂层界面（二水磷酸三钙）、金刚砂打磨粗糙界面、机械锁定界面（图 5-1 ~ 图 5-3）。骨长上假体经济实惠，但相对于骨质较差患者，其很难保证假体与骨界面之间初始及长期稳定性。

骨长入（ingrowth）：植入物表面多孔涂层微孔结构的孔径大于 100 μm 时，骨细胞（50 ~ 70 μm）小于微孔间隙，骨细胞可以长入到多孔材料中去，骨细胞沿着假体表面的孔隙结构长入，并与材料表面的孔隙结构形成交锁的机制称骨长入。骨长入使假体与骨紧密结合在一起，达到假体的长期稳定性，其主要是通过特殊工艺

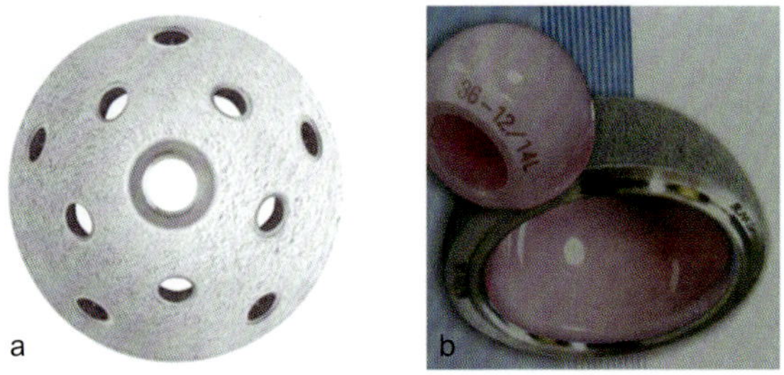

图 5-1　a. HA（羟基磷灰石）涂层界面；b. HS（二水磷酸三钙）涂层界面

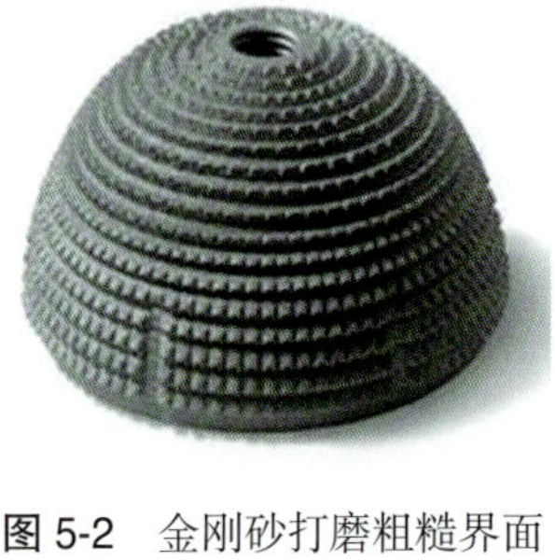

图 5-2　金刚砂打磨粗糙界面

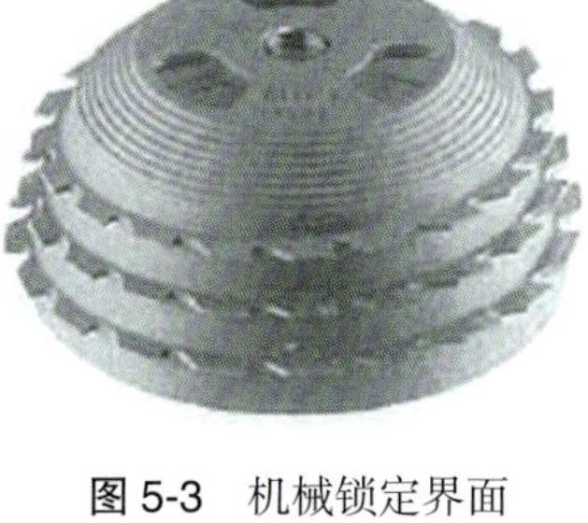

图 5-3　机械锁定界面

在假体表面形成可以长入骨细胞的金属微孔，在骨整合后使骨细胞长入假体微孔，使骨与假体紧密连接，目前主要骨长入涂层界面有：骨小梁金属界面、钛丝微孔界面、钛珠微孔界面、钛喷涂微孔界面、3D 打印微孔界面（图 5-4 ~ 图 5-8），相对于骨长上假体，骨长入假体工艺成本更高，故产品价格相对较高，但远期稳定效果略优于骨长上，但是目前有的研究报道二者无明显差别。

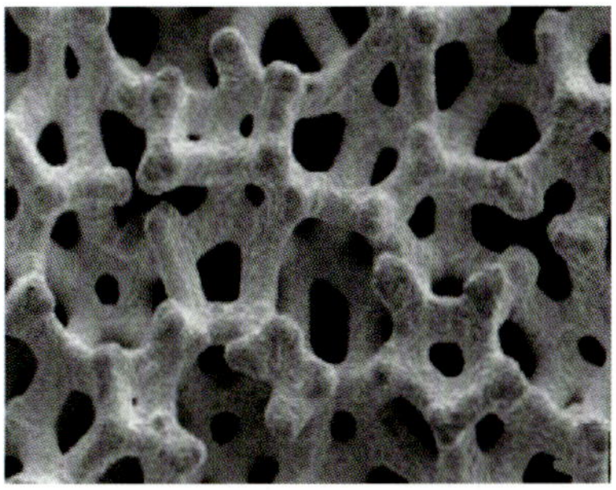

图 5-4　骨小梁金属界面

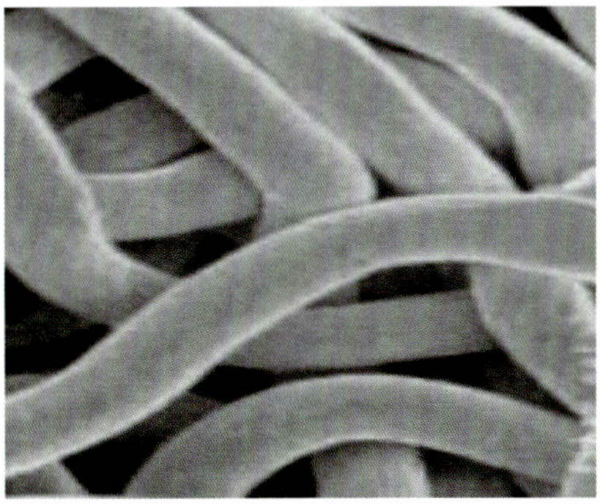

图 5-5　钛丝微孔界面

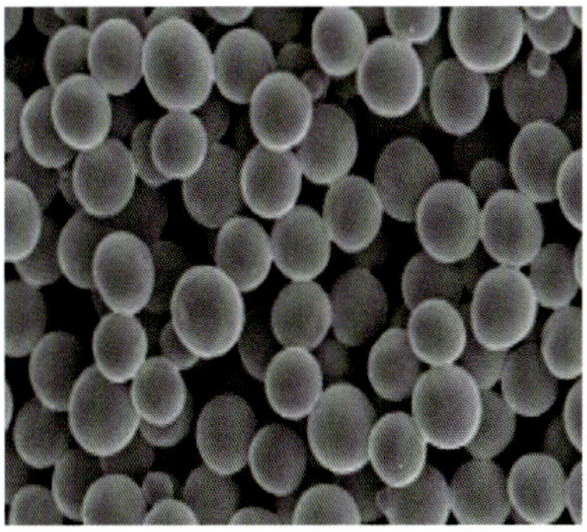

图 5-6　钛珠微孔界面

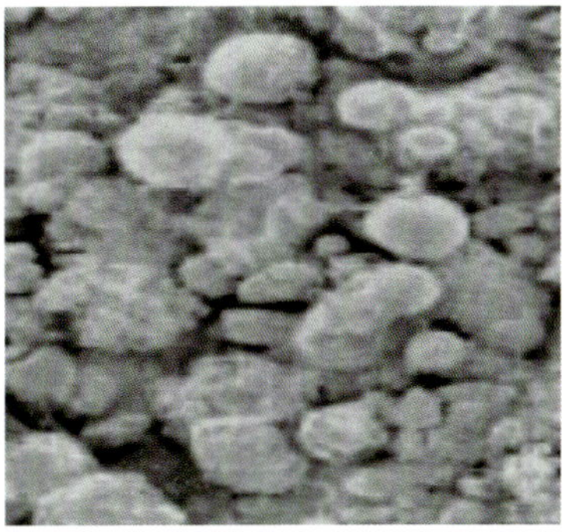

图 5-7　钛喷涂微孔界面

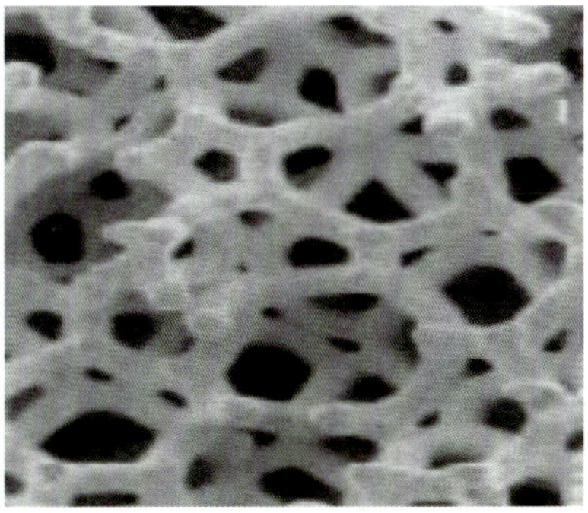

图 5-8　3D 打印微孔界面

目前髋关节非骨水泥型假体，主要分为骨长上及骨长入两种，两种假体均有较好的远期随访，但人工髋关节非骨水泥假体最早均为骨长上型假体，故骨长上型假体有更长的随访时间及报道，而骨长入假体设计时间较骨长上假体短，故远期随访没有骨长上假体的时间久，但两种假体相同年限的随访表明，骨长入假体略优于骨长上假体。

无论是骨长上假体还是骨长入假体，髋关节假体远期疗效和假体初始稳定性，与手术技术、术后骨整合及患者自身因素等诸多方面相关。影响假体远期疗效的首要因素是假体的初始稳定性，假体植入骨后，依靠与骨的机械接触获得初始稳定性，同时初始稳定性和患者骨床是否完整、患者骨质情况等也息息相关，因此完美的髋臼锉磨及股骨髓腔塑形是假体初始稳定性及远期稳定性的关键因素。

不管是骨长上还是骨长入，都存在假体与骨质的骨整合过程，人工关节置换假体与骨之间的骨整合是假体远期稳定的最重要因素，骨整合包括以下几个阶段：

第一阶段：骨创面与假体之间的微小间隙中凝结的血块，特别是血小板和纤维蛋白，与碎骨屑一起引起局部无菌性炎性反应，术后 24 小时，吞噬细胞、成纤维细胞和血管开始侵入血块，逐步清除血凝块和坏死组织，形成肉芽结缔组织，这一机化过程在 2 周内完成。

第二阶段：在与机化组织相邻的骨组织边缘及其机化组织内，间充质细胞、成骨前体细胞分化成成骨细胞，吸附在假体表面，并形成新生类骨后逐渐扩大，相互融合连成片，钙化为骨组织，这一过程在术后 2 ~ 3 个月完成。

第三阶段：界面骨组织的改造塑形期，假体材料的弹性模量与骨组织有明显差异，在假体骨面仍出现应力刺激作用，使其界面区骨组织发生改造，其结果是骨组织密度逐渐增大，这种骨改建行为在术后 6 个月达到稳定。

另外糖尿病、骨质疏松症等全身骨代谢性疾病可以使植入物周围的骨愈合能力受损，使植入物骨结合的时间延迟或者质量下降，从而导致成功率下降。

因此，骨长入及骨长上假体均为目前人工髋关节置换的主要产品，远期疗效需要根据术者手术水平及患者骨质和自身情况决定，与假体自身因素相关性不是很大，目前的随访结果显示二者远期疗效并没有明显差异。但最新观点认为骨长入型假体能提供较强的初始稳定性及更好的术后骨整合效果，是在患者骨质条件较差时的更好选择。

6. 非骨水泥型假体材料表面有哪些处理方法？

髋关节非骨水泥型假体与骨组织之间的固定依靠骨整合过程实现，这一过程大多在假体植入体内后 4 ~ 12 周内完成。可靠的假体初始稳定性以及假体与骨组织之间的充分接触是实现这一过程的前提条件。骨整合的方式可以分为骨长入和骨长上两类。前者是指骨组织长入假体的多孔表面内部，后者是指骨组织长到假体的粗糙面上。相比而言，骨长入可以使周围骨组织与假体之间形成更为牢固的整合。传统的骨长入多孔涂层表面处理技术包括金属珠粒烧结和通过扩散焊接实现的金属丝网，处理后材料表面的孔隙率一般为 30% ~ 50%。通过喷砂或等离子喷涂金属粉末的方法可以在金属表面形成允许骨长上的粗糙表面，这类方法相对而言保留了更高的金属材料疲劳强度。

有多种表面处理方法可用于制作人工关节表面涂层，目前应用和研究较多的有等离子喷涂技术、高温烧结法、电泳沉积、微弧氧化法（microarc oxidation，MAO）、溶胶 - 凝胶法以及快速仿生化学沉积法等。

等离子喷涂（plasma spray）技术是应用最为广泛且较为成功的一种方法，它是利用直流电弧放电，将高温加热后的惰性气体部分电离成等离子体，再以高速喷射得到等离子射流。所要喷涂的材料以气体为载体，通过高速喷射到金属基体而形成表面涂层。目前常应用该技术将羟基磷灰石（HA）或羟基磷灰石混合材料喷涂到金属基体上（图 6-1）。目前等离子喷涂技术仍然存在一些问题，如涂层不均匀、制备过程中易使羟基磷灰石涂层产生裂纹、高温易使羟基磷灰石分解而影响涂层的生物学性状等。

高温烧结是将金属珠粒或金属短纤维经过 1000 ℃高温处理直接与金属基体结合，所形成的孔径与珠粒或金属短纤维的大小有关。

电泳沉积法是一种低耗、温和的处理过程，其主要的局限性是它需要对涂层假体进行加热处理以使羟基磷灰石更加致密。羟基磷灰石烧结温度常在 1150 ℃左右，而金属假体在超过 1000 ℃时会出现退变。近来的研究结果已经能够使电泳沉积在大约 1000 ℃的时候分解合成羟基磷灰石。应用“二次”烧结的方法可使基体对涂层的分解限制在涂层下层，表面抗拉伸强度基本不受影响。

微弧氧化法（MAO）是近来对钛合金表面进行改性的一种新技术。通过电子

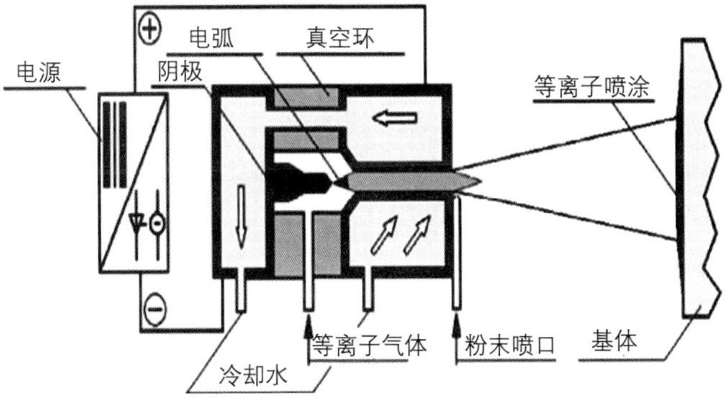

图 6-1 等离子喷涂（plasma spray）

束发射将微弧氧化法（MAO）预沉积在钛上，然后通过 MAO 处理技术制备出 HA-TiO_2 混合涂层。

溶胶 - 凝胶法是将涂层的物质制成溶胶，使之均匀覆盖于基板侧表面，由于溶剂的迅速挥发以及后续的缩聚反应而凝胶化，再经干燥和热处理，即可获得涂层。利用这一方法制备出的 HA-TiO_2 复合涂层，其结合强度明显提高，其细胞增殖和碱性磷酸酶活性也明显高于无涂层者。但目前这种方法的主要不足在于凝胶在干燥过程中会发生大幅度收缩，造成大量裂缝。多次涂覆可填充底层裂痕，但表面裂纹不能避免。

快速仿生化学沉积法是将假体浸入到模拟体液（SBF）中，使假体表层形成一层类骨磷灰石，该涂层具有与人骨更为接近的结构，涂层均匀而且不需要经过热处理等优点。通过调整模拟体液的成分和浓度，还可使涂层形成速度大大加快。

7. 髋关节假体金属表面处理有哪些方式?

用于植入物表面处理方式很多，常用处理方式有抛光、喷砂、羟基磷灰石（HA）涂层、多孔金属涂层、多孔金属与 HA 双涂层、多孔金属双涂层。

抛光

光滑锥形结构的骨水泥柄，采用高抛光表面技术。该方法可减少表面的粗糙度，降低摩擦系数，减少摩擦介质之间的磨损，提高材料疲劳强度。骨水泥像填充物填在髓腔不规则表面和柄之间，骨水泥层是不可能完美的，股骨柄和骨水泥层之间的嵌合也不是绝对稳定，在承重过程中，水泥套和骨的重塑，柄的二次下沉都不可避免。如果柄要成功利用锥度下滑锁定的方法，柄表面必须平滑，对轴向的位置没有阻碍，允许二次下沉。因此骨水泥股骨柄假体均设计为高抛光表面，给骨水泥提供更友好的接触界面。由于假体表面高度平滑，即使发生下沉，也不会使骨水泥壳发生微裂隙，假体与骨水泥之间摩擦产生的颗粒就不会进入骨水泥和骨质之间的界面，从而避免颗粒病的发生，有好的临床效果。该处理方式多用于骨水泥固定型假体（图 7-1）。

喷砂

等离子喷砂涂层也是假体表面处理的方法，增加表面的粗糙度（注意表面会有很多凹坑但并无孔隙），更便于骨质附着在植入物的表面，越粗糙，附着越牢固。最终目的是尽快让假体与骨之间进行骨长上，加速骨整合，从而达到长期固定的作用。该处理方式多用于非骨水泥固定型骨长上假体（图 7-2）。

羟基磷灰石涂层（hydroxyapatite coating）

羟基磷灰石（HA）的物理和化学结构与骨骼中的磷灰石矿物存在 70% 的相似度。它高度结晶的形式使得它的物理化学结构非常稳定，并且基本上不可降解或被

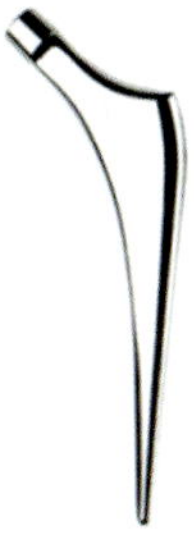

图 7-1　C-Stem 抛光股骨柄（DePuy 公司）

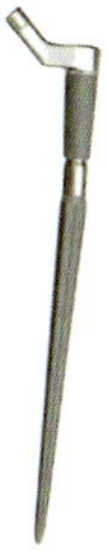

图 7-2　Reclaim 喷砂股骨柄（DePuy 公司）

吸收，即使降解也是多年后发生，而它合成形式使其不可能传播疾病。单独的羟基磷灰石是脆性的，具有较低的抗断裂性。

在喷砂表面加上羟基磷灰石涂层，能够形成一个生物相容的表面，产生促进骨生长的作用，具有生物相容性，可以引导骨细胞的生长和长上。在假体和宿主骨之间的间隙达到 1.2 mm 就会促使新骨桥接。羟基磷灰石的结晶度和厚度将影响到它的强度和持久度。理想的羟基磷灰石应该含有 50% 的非结晶体和 50% 的结晶体，厚度大约 150 μm，厚度小于 75 μm 的，将可能从骨上完全丢失，而厚度大于 200 μm 的可能会断裂或分层。

股骨柄经羟基磷灰石涂层处理，表面凹凸变化，使骨细胞紧密牢固地贴服于把持涂层，效应类似于能在水泥墙面上牢固把持住的爬山虎一样，产生骨长上的效果，由于没有较深的空隙，很少骨长入。在喷砂表面整合适当的羟基磷灰石涂层，涂层帮助内窄外宽的假体锥度抵抗轴向及扭转应力，并促进快速骨整合，以实现最佳固定效果。该处理方式多用于非骨水泥固定型骨长上假体（图 7-3）。

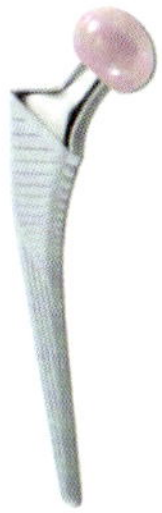

图 7-3　Corail 股骨柄（DePuy 公司）

多孔涂层（porous coating）

将钛金属或钽金属通过烧结、等离子喷涂等方式多层叠加到钛合金（钴铬合金）基体上，形成的多孔形态的涂层，该处理方式多用于非骨水泥固定型骨长入假体（图 7-4）。

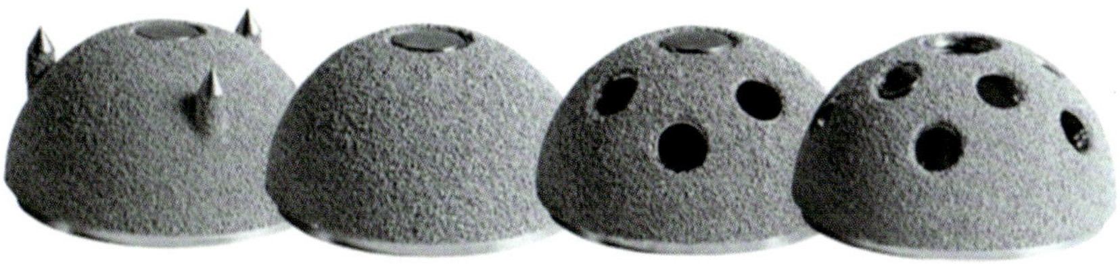

图 7-4　多孔涂层髋臼杯（Zimmer Biomet 公司）

多孔金属与 HA 双涂层

例如 DuoFix HA 涂层（DePuy 公司），将羟基磷灰石涂层等离子喷涂在多孔金属涂层上，结合了两种涂层的优点，可以在初期快速引导骨细胞长入多孔金属涂层内以达到更快速的骨长入，HA 涂层在植入人体一年后逐渐被降解。该处理方式多用于非骨水泥固定型骨长入假体。

多孔金属双涂层

例如 Gription 多孔涂层（Gription porous coating，DePuy 公司），将不规则的非球形钛碎片通过等离子喷涂到钛珠涂层的表面上，结合两种涂层的优点，比常规等离子喷涂多孔涂层有更大优势，因为是不规则的钛碎片，所以最后得到的涂层粗糙度更大，比类似的钽金属涂层摩擦系数要增加 36%（Gription 涂层摩擦系数 1.2）。精湛的制造工艺和技术保证该种涂层特有的表面梯度孔隙率和微孔直径，其粗糙的表面结构具有特有的宏观和微观结构，更好地提供了适合骨长入的良好机械负荷环境，使得更多的骨细胞吸附并增生。表面结构的孔隙率和微孔直径从底层至骨界面逐步增加，允许生物骨组织快速、深入地长入假体材料，通过更佳的养供和血管化，确保持久可靠的骨长入分布。这种复合涂层在假体固定方面已取得了显著的进步，能够达到较快速的骨长入，取得最大的初始以及长期稳定性，产生比较牢固的假体固定效果。该处理方式多用于非骨水泥固定型骨长入假体（图 7-5）。

目前，几个大的国际品牌都有“超级微孔涂层”（ultra porous coating），如下图所示（图 7-6 ~ 图 7-10）。

由于成骨细胞大小为 50 ~ 70 μm。植入物的表面多孔涂层的孔径小于 100 μm，则骨细胞很难生长到多孔涂层中去，只能附着在涂层表面，称之为骨长上，如喷砂表面，其上是一些致密的坑，骨只能附着在表面；孔径大于 100 μm，骨细胞可以长到多孔材料中去，称之为骨长入。所以一般定义多孔平均截距在 100 ~ 400 μm 为多孔材料。

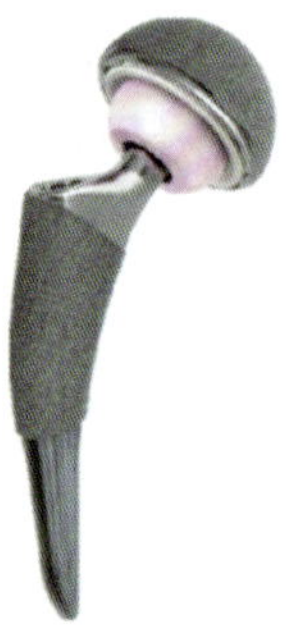

图 7-5　TriLock 骨保留柄采用 Gription 多孔涂层（DePuy 公司）

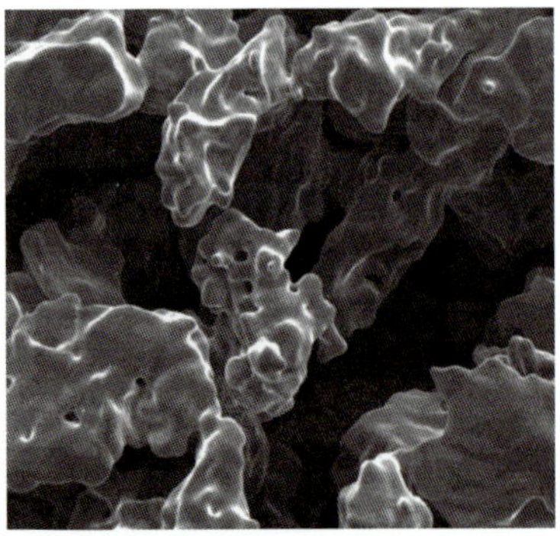

图 7-6　Gription 多孔涂层（DePuy 公司）

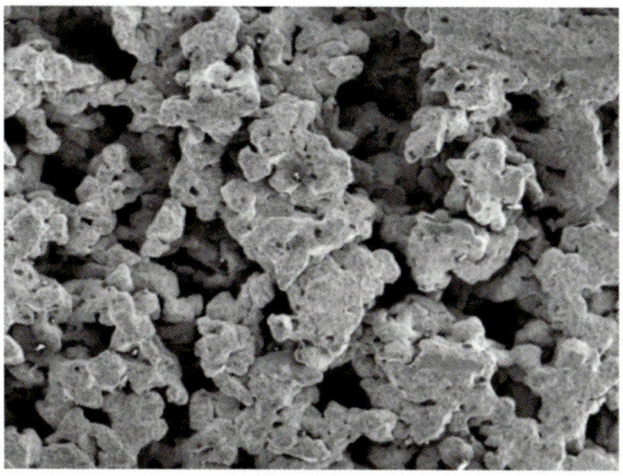

图 7-7　Regenerex（Zimmer Biomet 公司）

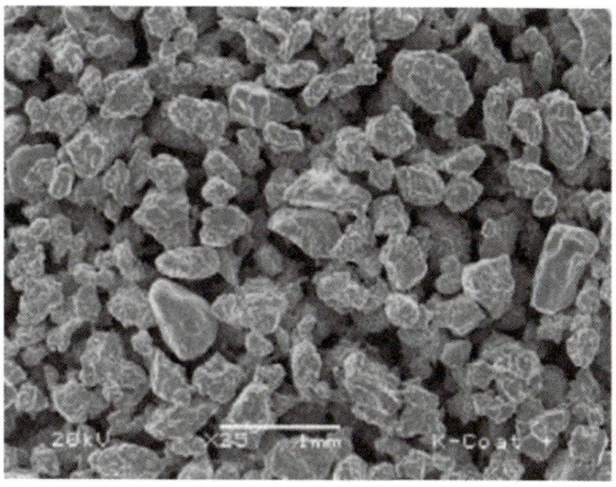

图 7-8　Stiktite（Smith & Nephew 公司）

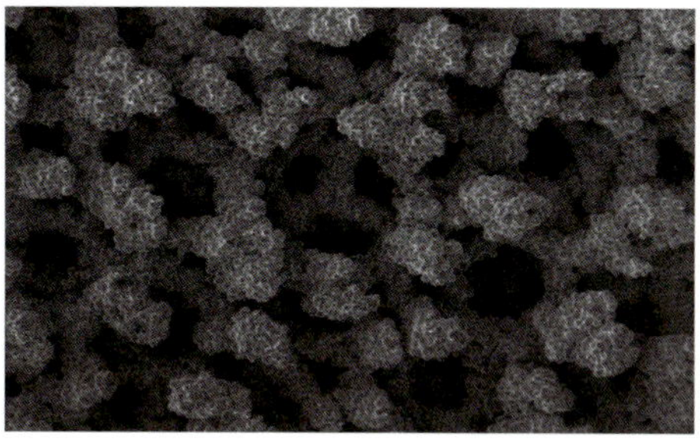

图 7-9　Tritanium（Stryker 公司）

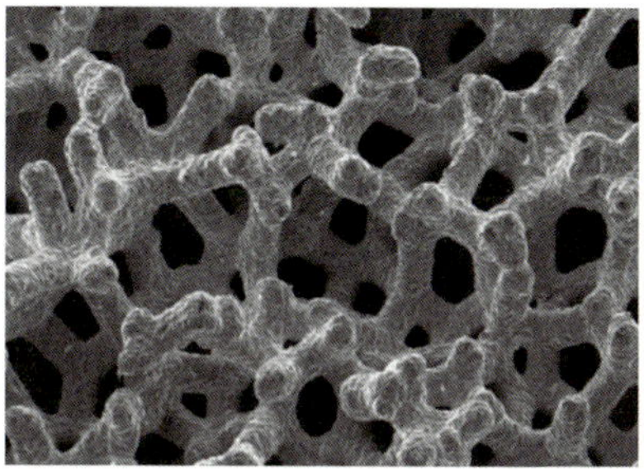

图 7-10　TM（Zimmer Biomet 公司）

8. 硬对软的匹配有何优缺点?

理想的负重界面材料应当具有的优点包括：低摩擦系数、产生的磨损颗粒少、磨损颗粒引发的组织反应小、耐第三体磨损以及允许充分的液膜润滑。过去近 20 年里，第二代金属材料、高交联聚乙烯及新型生物陶瓷的出现，极大地促进了关节外科的整体治疗效果。目前已有的承重界面可以分成两大类，其中一类便是“硬对软”的组合，材料为金属或陶瓷对聚乙烯。20 世纪 70 年代后期出现的高交联聚乙烯的优点是：相较于传统的超高分子量聚乙烯具有更好的磨损特性，已成为髋关节置换的常用负重面材料。交联能改善对接触磨损和腐蚀磨损的抵抗能力，且交联程度越高，耐磨性能越好。高交联聚乙烯（HXLPE）的磨损率与传统聚乙烯相比降低了 60%～90%，内衬磨损率约为每年 0.01 mm，其优势不言而喻，临床研究同样支持这一观点。然而，其缺点是交联对韧度、延展性以及抵抗疲劳裂纹形成有负面影响，交联过程中会产生自由基，可引起氧化降解。于是第二代高交联聚乙烯使用了诸多新技术，连续多循环辐射退火可有效维持最佳结晶粒度和机械特性，减少自由基和氧化而不需要复熔。在生产过程中加入抗氧化剂维生素 E 的第三代高交联聚乙烯能在材料氧化水平改善磨损特性，其磨损颗粒诱发的骨溶解反应显著小于未复合维生素 E 的传统高交联聚乙烯颗粒。一项髋关节模拟研究显示，稳定掺入维生素 E 的高交联聚乙烯磨损率相比传统超高分子量聚乙烯降低 4 ~ 10 倍，其极限强度、屈服强度、延展性和疲劳抗性显著优于复熔高交联聚乙烯。

陶瓷股骨头的表面光滑度要显著优于金属股骨头。与金属 - 高交联聚乙烯的组合相比，陶瓷 - 高交联聚乙烯的容积磨损率可以降低约 50%。黑晶是表面陶瓷化的锆铌合金，具有陶瓷的优异表面性能，同时又避免了陶瓷碎裂的风险，黑晶与高交联聚乙烯的组合也是一种良好的负重界面选择。

目前为止，文献中还没有关于高交联聚乙烯界面磨损造成骨溶解而需要翻修的大宗病例报道，失败的病例主要原因为高交联聚乙烯内衬的机械断裂。由于高交联聚乙烯对抗粗糙表面或第三体磨损的能力较传统聚乙烯有所下降，因此，金属、陶瓷或黑晶对高交联聚乙烯组合的远期临床结果仍需进一步长时间的随访观察。

9. 硬对硬的匹配有何优缺点?

目前已有的承重界面可以分成两大类，其中一类便是“硬对硬”的组合，其中主要包含两种：陶瓷对陶瓷和金属对金属。

陶瓷对陶瓷（MoM）

陶瓷对陶瓷负重界面已在临床使用 40 余年，其具有诸多优势，包括：①硬度高，耐磨性能好；②亲水性好，能改善假体表面湿性，使陶瓷界面间保持润滑，减少黏着性磨损；③陶瓷材料为生物惰性材料，陶瓷磨损颗粒生物学特性稳定，致炎作用显著降低。低磨损率和稳定的生物学特性使陶对陶假体骨溶解发生率大大降低。脆性高是陶瓷材料的先天缺陷，因此假体碎裂成为陶对陶假体的一个严重并发症。第三代陶瓷（高纯氧化铝陶瓷）内衬的碎裂发生率为 0.032%，陶瓷头的碎裂发生率为 0.021%。第四代陶瓷是在氧化铝基质内加入一定量的氧化锆等材料形成的复合陶瓷（BIOLOX®delta 陶瓷），相比于上一代陶瓷，BIOLOX®delta 陶瓷的强度和韧性均有较大程度的改善，可以制成薄壁的陶瓷内衬，便于大直径股骨头的使用。同时股骨头厚度可以减低，可以在股骨头内部增加金属转换锥，解决了翻修手术保留股骨假体时不能使用陶对陶界面的问题。BIOLOX®delta 陶瓷股骨头的碎裂发生率为 0.002%，约为上一代陶瓷的 1/10，但是 BIOLOX®delta 陶瓷内衬的发生率仍有 0.028%，并无显著降低。目前国内已有 BIOLOX®delta 陶瓷碎裂的病例报道。

陶瓷对陶瓷界面的另一个潜在问题是异响。Choi 等（2010）的研究中显示 168 例氧化铝陶瓷全髋关节置换中有 8 例出现异响声，发生率为 4.8%。这种异响出现时间较晚，而且常为持续性，无法自行缓解，可能需要通过翻修手术更换界面材料才能得到解决。国内亦有少数病例报道，有国内研究报道陶对陶全髋术后关节异响发生率在1%左右（郭万首，2010），多发生在髋关节屈曲过程中，而且绝大多数患者异响感在术后3～6个月内逐渐消失，与国外文献报道有所不同。液膜润滑不理想导致的摩擦力增加被认为是产生异响的根本原因，而假体安装角度不合理造成边缘负荷增加、第三体进入以及半脱位都可能造成上述情况，另外，体重指数过高以及某些特定假体设计也是造成异响的原因。

尽管陶瓷材料存在上述缺陷，但由于其优异的摩擦学性能、磨损颗粒组织反应小、可以使用大直径股骨头从而增加稳定性等显著优势，再加上BIOLOX®delta陶瓷的出现使陶瓷碎裂概率显著降低，我国目前陶瓷对陶瓷负重界面的使用逐年增加，但具体占全髋关节置换患者多大比例尚无准确数据。然而，陶瓷对陶瓷负重界面全髋关节置换对术者技术要求较高，对假体安放角度的精确性要求较高，手术医生应当对可能出现的问题给予足够的关注。

金属对金属（MoM）

金属对金属负重界面假体早在40多年前就被提出，早期由于材料配比、制作工艺等方面的原因，松动、脱位、金属离子污染等并发症发生率高，因而被弃用。随着新材料、设计、制作工艺以及植入技术的提高，金属对金属负重面之间的摩擦系数显著降低。同时由于其磨损不产生聚乙烯磨损颗粒，使骨溶解发生率显著降低，而且大直径球头金属对金属假体的使用能显著降低脱位率，提高患者的髋关节活动度。上述优势使得金属对金属负重界面假体在10余年前曾在美国等国家风靡一时，我国部分大型医院也逐渐针对年轻患者开展了表面置换和大直径球头金属对金属全髋关节置换手术，取得了较好的临床效果。

但是随着随访时间的延长，金属对金属假体存在的一些问题也逐渐受到关注。来自澳大利亚骨科协会关节置换登记系统（Australian Orthopaedic Association National Joint Replacement Registry，AOANJRR）的数据显示，金属对金属负重界面全髋关节假体的5年翻修率为9.6%，10年的翻修率为15.5%。而来自英国登记中心的数据提示，金属对金属负重界面全髋假体5年和9年的翻修率分别为7.7%和17.7%，以翻修率为指标的临床结果显著差于其他负重界面组合。而新西兰骨科协会关节登记系统的数据显示，球头直径≤28 mm的金属对金属假体的翻修率显著低于陶瓷对陶瓷、陶瓷对聚乙烯以及金属对聚乙烯组合的假体，而球头直径≥36 mm的金属对金属假体临床效果不满意。同样，对澳大利亚骨科协会关节置换登记系统的数据进一步分层分析提示，球头直径≤28 mm的金属对金属假体的5年和10年翻修率分别为3.7%和5.7%，这一结果优于传统聚乙烯界面（Elkins et al., 2014）。

因此，球头直径对于金属对金属假体的翻修率存在明确影响。除了球头直径以外，金属对金属假体的设计缺陷（低轮廓非半球形臼杯设计、过大或过小的公差带）、术中假体安装角度不理想等都会增加翻修的风险。金属对金属假体还可能存在其他风险，例如局部软组织反应、假体周围骨坏死以及潜在的金属离子毒性。金属对金属假体引起局部软组织反应的机制尚不完全清楚，目前认为引起局部软组织反应的并不是金属离子本身，而是大量纳米级大小的金属磨损颗粒，这些磨损颗粒被巨噬细胞吞噬后，在其吞噬小体的酸性环境下，钴离子大量溶解，直至巨噬细胞凋亡时，细胞内的大量钴离子释放出来形成钴离子波，其局部浓度远远超过血清或滑液内的钴离子浓度，造成其周围的成纤维细胞大量坏死，形成炎性假瘤等软组织反应。

正因为金属对金属假体存在的这些问题，目前其在国内外的使用比例已逐年显著下降。对于使用金属对金属假体进行过全髋关节置换的患者，应当加强临床随访，采用的随访监测手段可以包括血清钴、铬离子浓度监测、超声检查以及减金属伪影磁共振成像检查等。在金属对金属相关问题的原因没有被完全研究清楚、材料和假体设计未获得满意的改进以及大样本长期随访结果没有证明其安全性之前，最好严格谨慎使用金属对金属假体，或者选择其他的负重界面。如果要使用金属对金属假体行全髋关节置换，在患者选择时需要更加谨慎，必须避免选择严重骨质疏松、有金属过敏史、育龄期妇女以及肾功能不全的患者。手术技术上应当更注重髋臼假体的安装准确性，避免出现过度外展和前倾安装。在假体的选择上应当尽可能选择有良好设计和临床结果的假体。

10. 常见的髋臼缺损金属填充块有哪些?

随着全髋关节置换（THA）手术量的迅速增长，其翻修手术例数亦有明显增加，而翻修术中常见的髋臼骨缺损一直是对关节外科医师的巨大挑战。

术前和术中对髋臼缺损的大小和现有骨量的估计是手术成功的关键。同时，金属填充物的材料也十分重要，目前世界上主流的金属填充物材料主要有三种：钽金属、钛合金、纯钛。钽金属作为骨小梁金属（trabecular metal）的典型代表，具有很多优势，其是一种独特的高孔隙材料，强度与骨接近，外观与松质骨相似，硬度类似于骨的硬度，所以称骨小梁金属。钽金属被广泛应用于髋关节翻修手术中，钽金属具有其他金属材料无法比拟的优点：高摩擦系数；低弹性模量；高孔隙率；诱导骨细胞快速骨长入；抑菌性。目前，钽金属材料的填充块被全世界医生广泛应用。

髋臼骨缺损主要依靠 Paprosky 分型，对于 Paprosky Ⅰ型、Ⅱ a 型及Ⅱ b 型骨缺损量小于 50%，翻修大臼杯（Jumbo 杯）是目前主流选择。Jumbo 杯指臼杯直径在女性大于 62 mm、男性大于 66 mm 或翻修臼杯直径比初次髋臼杯大 10 mm。Jumbo 杯是在不提供骨量重建的前提下，将臼杯尽量放到足量宿主骨的一种既简便又有效的手段，目前翻修大臼杯分为 TM 翻修臼杯和 TM 组配臼杯（图 10-1、图 10-2）。对于对 Paprosky Ⅱ b 型、Ⅱ c 型、Ⅲ a 型，金属填充块可以作为选择方案，金属填充块包括 Augment（橘瓣型填充块）、Buttress（髋臼壁缺损支撑填充块）、Shim（填充块）、Restrictor（铜钱状臼底填充块）（图 10-3 ~ 图 10-6）。对于 Paprosky Ⅲ b 严重骨缺损，除了金属填充块外，加强环、翻修笼架以及三翼臼杯都是选择方案。

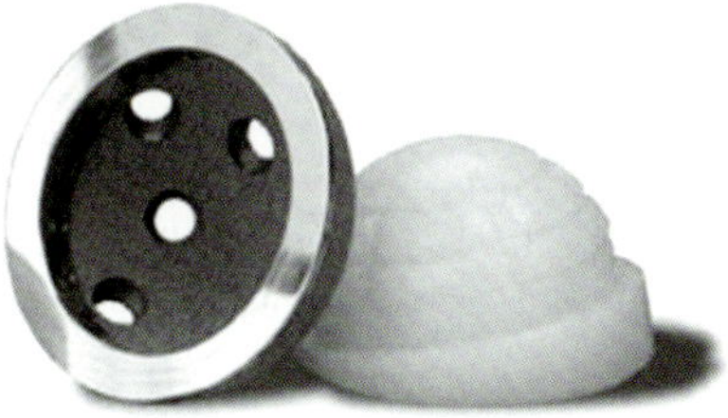

图 10-1 TM 翻修臼杯（Zimmer Biomet 公司）

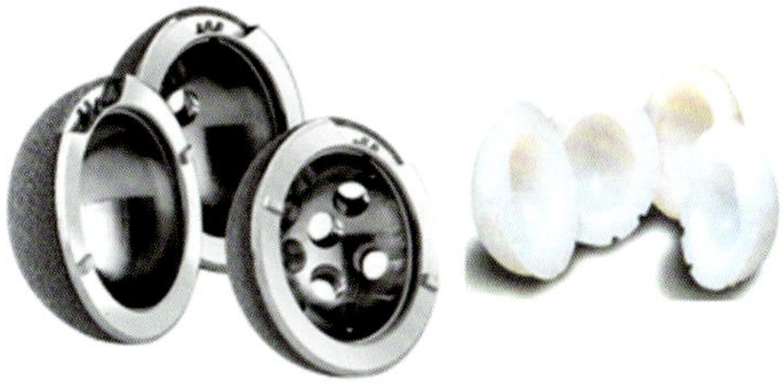

图 10-2 TM 组配臼杯（Zimmer Biomet 公司）

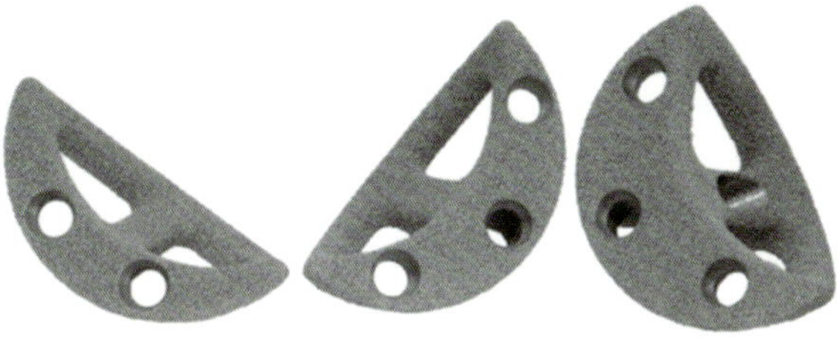

图 10-3 Augment（TM 橘瓣型填充块，有 10 mm、15 mm、20 mm 三种厚度，单半径外轮廓与球形髋臼锉一致，Zimmer Biomet 公司）

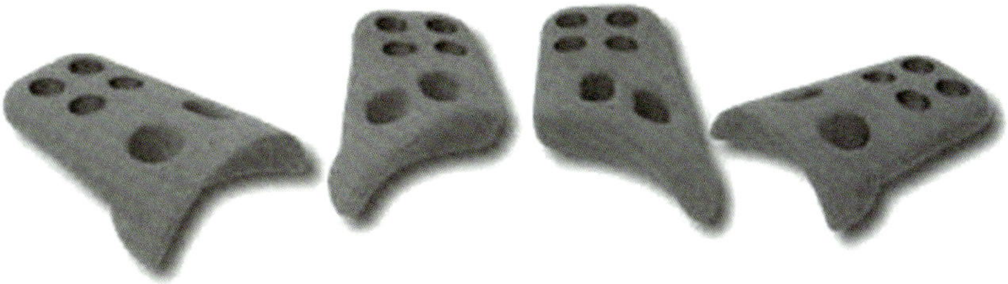

图 10-4 Buttress（TM 髋臼壁缺损支撑填充块，适用于处理大量的上部缺损，如 Paprosky Ⅲ a 型，Zimmer Biomet 公司）

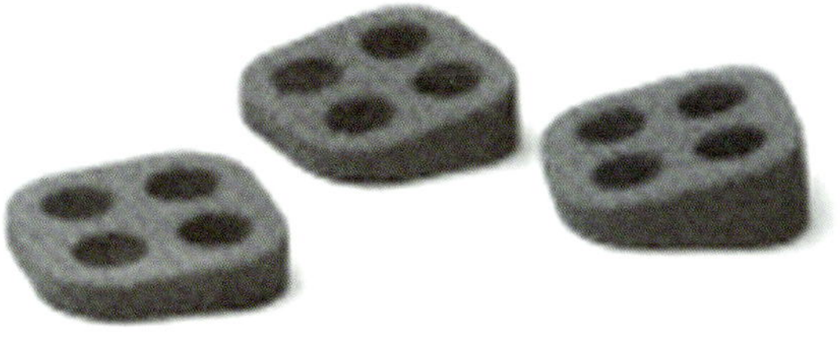

图 10-5 Shim（TM 填充块，优化 Buttress 与宿主骨的匹配度，有 5°、10°、15° 三种楔形，Zimmer Biomet 公司）

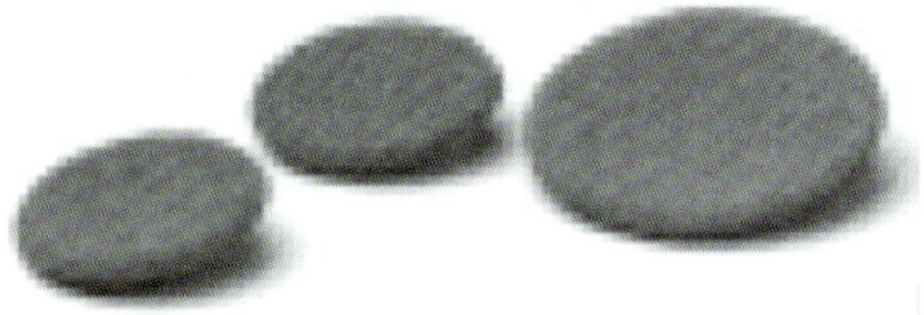

图 10-6 Restrictor（TM 臼底填充块，用于重建内壁缺损，有 26 mm、32 mm、38 mm 三种直径，Zimmer Biomet 公司）

11. 什么是 Half- Cup-Cage？什么是 Cup-Cage？二者有何区别?

Half- Cup-Cage 与 Cup-Cage 均为针对髋臼离断性患者髋臼侧解决方案。

Cup-Cage

Cup-Cage 技术是即髋臼杯联合髋臼加强环重建技术，通过 Cup（TM 翻修髋臼杯）重建髋臼，再通过 Cage（重建环）横跨髋臼缺损和骨盆不连续，该技术最早由 Hassen 和 Lewallen 在 2005 年提出，用于重建伴有骨盆不连续的髋臼骨缺损。于真臼内打入具有良好骨长入能力的金属髋臼杯，保证术后骨长入，将髋臼加强环置于髋臼杯中，使用骨水泥固定内衬。髋臼杯不仅起到“植骨”作用，还作为“桥梁”连接骨盆不连续的两端。Cage 一侧需螺钉固定于髂骨侧，一侧固定于坐骨支，术中需折弯 Cage 以保证其和髂骨 / 坐骨匹配贴合，提供整个结构的机械稳定性直至骨细胞长入 TM 髋臼杯。髋臼内衬与置入 Cup 和 Cage 重建后的髋臼杯之间用骨水泥固定，其中 Cage 带双翼（图 11-1、图 11-2）。

在 Cup-Cage 技术中，髋臼加强环的作用相当于内固定装置，术后早期由其承载负荷，提供良好的初始稳定性，髋臼加强环因无法提供生物固定，其中期失败率较高。髋臼杯开始并不负重，加强环为髋臼杯骨长入及达到生物固定提供良好的力学环境，待髋臼杯骨长入完成，转而由髋臼杯承载负荷。二者的联合应用可避免各自固定方式的缺陷，相辅相成，以达到生物固定的目的，使假体长期稳定性得以实

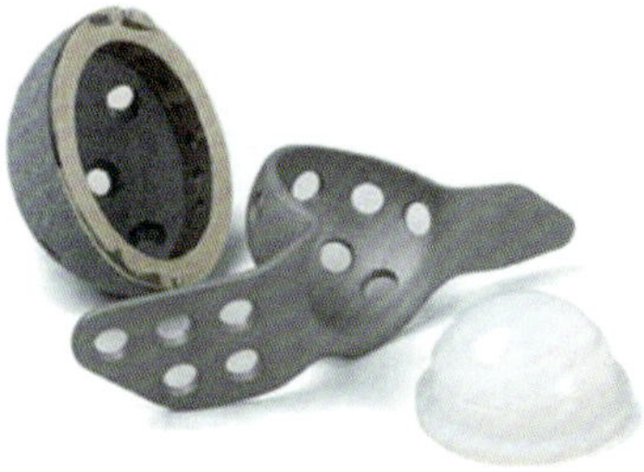

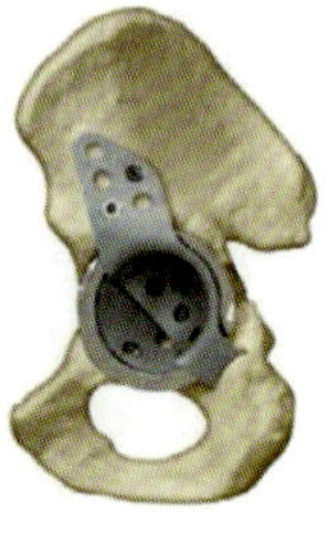

图 11-1 Cup-Cage 产品示意图及术后 X 线（Zimmer Biomet 公司）

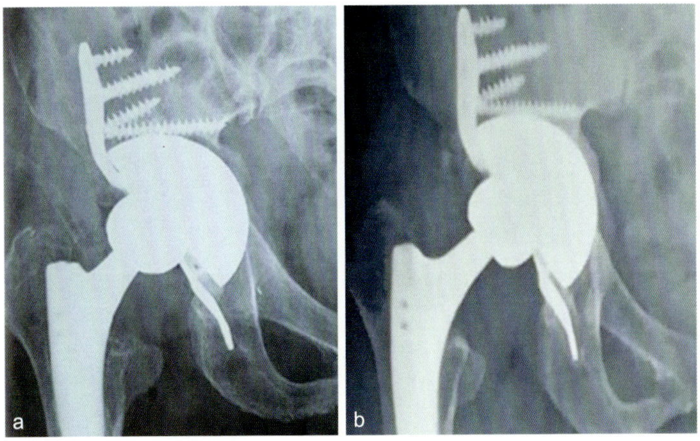

图 11-2　Cup-Cage 技术术后 X 线：a. Cup-Cage 一期感染翻修；b. 术后 2 年，髋臼周围骨长入良好

现。尤其在骨盆不连续时，采用 Cup-Cage 技术进行翻修，可重建髋关节旋转中心，恢复髋关节功能。

Half-Cup-Cage

Half-Cup-Cage 即单翼 Cup-Cage 结构体，亦需要使用 TM 翻修臼杯重建髋臼，髋臼上、下缘需多个螺钉固定以提供离断髋臼的稳定，即通过髋臼假体提供离断髋臼的稳定，再于髋臼上缘螺钉通过臼杯和 Cage 固定，保证髋臼和臼杯的稳定性（图 11-3）。

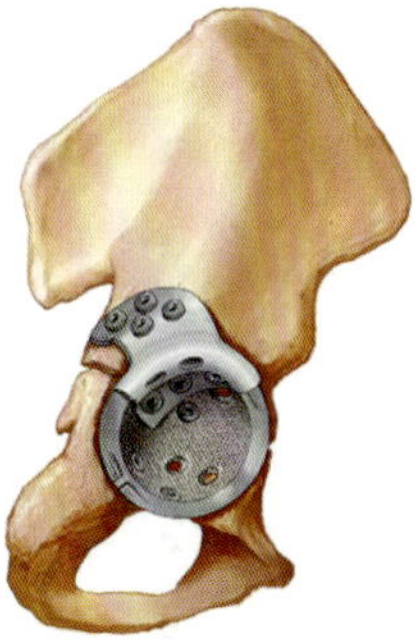

图 11-3　Half-Cup-Cage 产品示意图（Zimmer Biomet 公司）

Amenabar 等（2016）通过研究骨盆不连续患者发现，生存率全 Cup-Cage 结构体为 83%，Half-Cup-Cage 结构体为 96%。

12. 什么是 Cup-in-Cup 技术？什么是 Cup-on-Cup 技术？

在髋关节翻修术中，最让医生们头疼的就是髋臼侧的巨大缺损，如何在髋翻修中完好地修复髋臼侧巨大缺损，同时恢复患侧髋关节的旋转中心及偏心距，这就需要临床医生对翻修技术及相关产品有很丰富的认识。目前，常用大臼杯（Jumbo 杯）、髋臼填充块（Augment）以及重建环（Cage）来修复缺损的髋臼。当这些技术都不能恢复到髋臼应有的旋转中心和偏心距的时候，有一种被称为 Cup-in-Cup 或 Cup-on-Cup 的新技术可用来解决这样的问题。

Cup-in-Cup 或 Cup-on-Cup 技术都是先将第一个多孔金属材料的髋臼杯放入骨缺损上方与宿主骨贴合，填补该处骨缺损，再将第二个髋臼杯放入第一个髋臼杯的里面或者下方，两者用骨水泥连接。第二个杯将会恢复到合适的旋转中心和偏心距位置。第一个髋臼杯作为填补骨缺损用，第二个髋臼杯即为真正意义的髋臼。

根据两个臼杯的位置分为 in-Cup（作为填充缺损的臼杯包含或部分包含髋臼假体）、on-Cup（作为填充缺损的臼杯不包含髋臼假体），针对较大的髋臼缺损亦可使用多个臼杯用于填充缺损（Cup-in-Cup-in-Cup 技术或 Cup-on-Cup-on-Cup 技术）。该技术尤其在 Paprosky Ⅲ a 和Ⅲ b 型最为适用（图 12-1 ~ 图 12-3）。

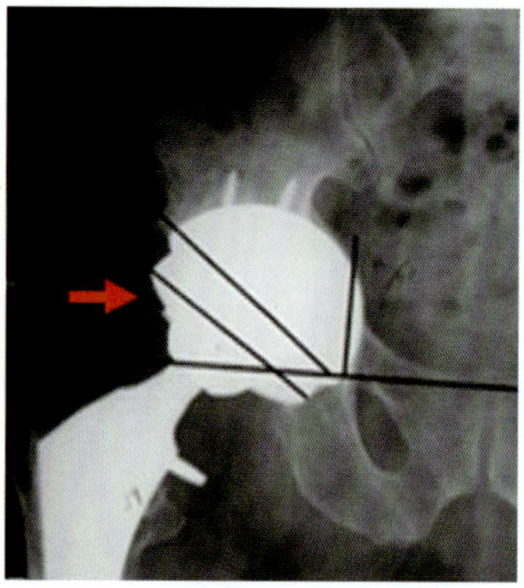

图 12-1　Cup-in-Cup 术后图

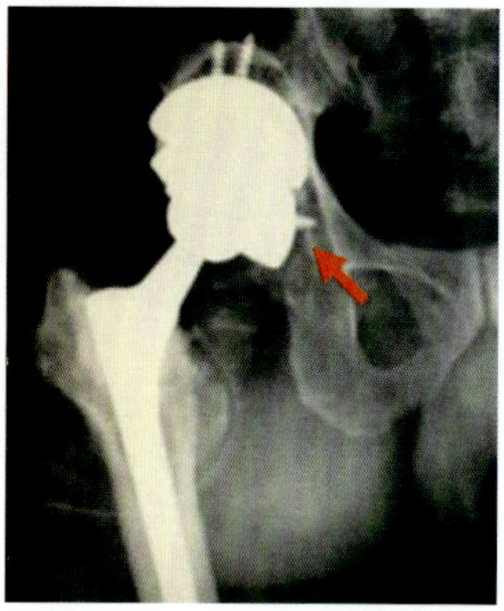

图 12-2　Cup-on-Cup 术后图

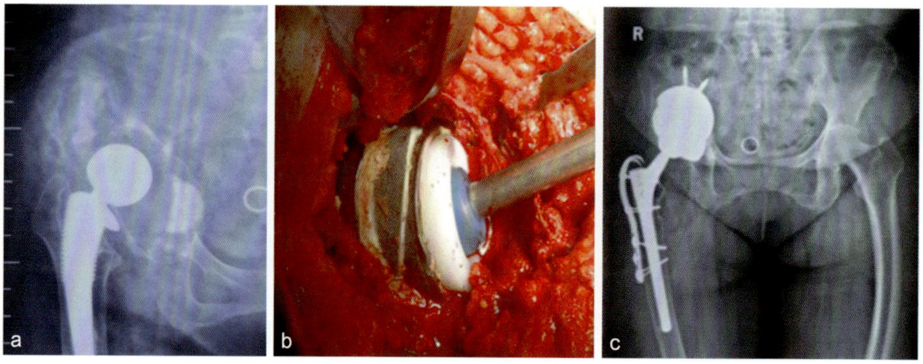

图 12-3　a. 严重髋臼缺损合并感染；b. 一期翻修，三杯重建；c. 一年后随访，骨长入良好

13. 股骨柄假体有哪些结构？各有什么特点？

股骨柄假体按部位通常分为锥部、颈部、近端、柄中、远端。

锥部：锥部是股骨柄结构中非常重要的组成部分，其与股骨头假体之间靠锥度连接。锥部的设计要符合标准化的要求，以便与不同直径规格、不同材质（金属或陶瓷）的球头部件相组合。常见的锥度为 12/14 锥度。因此锥部一般是标准化设计，可以满足互换性要求。股骨头与股骨柄锥部界面之间发生的间隙腐蚀导致金属离子释放，即锥度腐蚀（corrosion）。头颈锥度腐蚀是目前髋关节置换假体腐蚀的主要原因。

颈部：颈部需要保证假体置换后能提供日常活动必要的屈曲、外旋、外展角，同时要有足够的抗弯强度。颈部的颈干角及颈长共同影响偏心距的大小及外展肌力臂。增加外展肌力臂可以提高关节的稳定性，但力臂不宜过大，力臂或力矩越大会增加股骨柄组件弯曲断裂的可能性。颈干角越大，假体置换后活动范围会越大，但活动范围过大会造成假体撞击现象。常见的颈干角为 128° ~ 135°，标准组件颈长一般在 30 ~ 50 mm。

近端：近端区，位于股骨柄近端 1/3 处，是股骨柄生物固定的主要部分。股骨柄的生物固定是将假体植入股骨髓腔后，通过压缩皮质骨与股骨假体间的松质骨，从而达到植入物与股骨紧密结合的初期稳定，以及松质骨在一定的应力环境下进一步与假体表面涂层骨长上或骨长入，实现假体在股骨中的远期稳定。目前观点认为生物固定应以近端区为主，远端区为辅，适宜的近端区压缩应力会促进骨与假体的牢固结合。同时为了增强固定效果，很多柄体近端区设计为沟槽或其他结构以与近端骨质产生很强交锁应力，以加强股骨柄稳定性。

柄中：柄中区，位于股骨柄中端 1/3 处。柄中区起到分散应力的作用并将近端应力向远端传导。比较常见的股骨柄断裂区为柄中端 1/3 处。

远端：远端区，亦称滑动配合区，位于股骨柄远端 1/3 处。股骨柄远端区起到分散应力的作用，部分应力经过股骨假体直接传导集中到股骨远端，股骨近端骨受到的生理应力刺激减少，引发近端骨组织重构过程负向平衡，以致股骨近端骨量减少甚至骨质疏松，出现应力遮挡，同时股骨柄远端区应力集中也可导致全髋关节置换术后大腿部疼痛。因此为避免远端区应力集中，设计中远端区常增加沟槽、翼或其他表面改良结构，降低股骨柄远端 1/3 以下截面抗弯模量增加远端弹性。远端以锥形收尾的方式在一定程度上可以减少应力遮挡并减少大腿疼痛的发生。因此很多股骨柄远端设计成子弹头结构，例如美式直柄。

14. 最新的股骨柄假体分型有哪几种？各有何特点？

2011 年，Mont 集团提出了一种股骨柄分类系统，根据骨接触面积和固定部位（近端到远端）的细分来定义总共 6 种类型，它提供了股骨柄分类的一般标准。

1 型柄（单锥度柄）

这种设计类型也可称为单楔形柄，即单锥度柄，能在内外侧干骺端皮质固定。该设计前后平坦，一般在前后侧比较扁平且薄，中外侧宽，在内外侧由近端向远端呈现锥形，也就是具有向远端逐渐变细的楔形。表面涂层处理通常在植入物的近端 1/3 至 5/8 处，初始稳定性一般由内外侧的楔形固定或三点固定获得，即通过股骨干骺端的内侧和外侧皮质骨之间的股骨管来固定。在侧视图中，通过近端后皮质骨、前皮质骨和后皮质骨之间的接触实现 3 点固定。由于近端部分的中间宽的形状，它可以提供优异的抗旋转稳定性。术中不需要远端扩髓，仅需要股骨锉锉磨。有近端多孔涂层的单锥度柄有很好的长期随访效果，很适合年轻患者以及 Dorr C（烟囱状）型髓腔的老年人（图 14-1）。

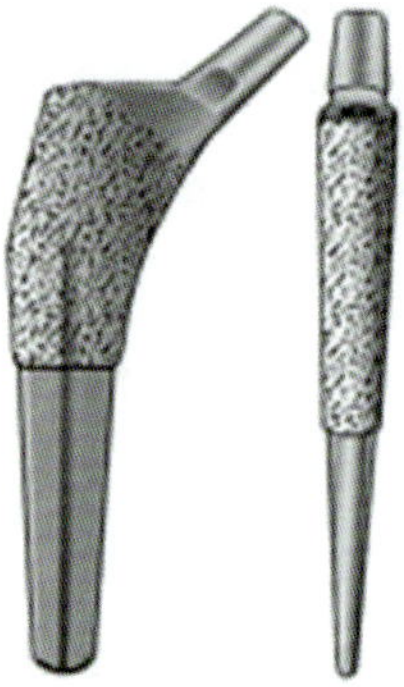

图 14-1　1 型柄（单锥度柄）

2 型柄（双锥度柄）

这种设计称为双楔形柄，也称双锥度柄。该柄能在两个方向：内外侧及前后侧的干骺端进行皮质固定。双锥度柄一般在前后侧比单锥度柄更宽，柄在前后和中侧平面逐渐变细，远端一般为锥形或圆形以充填髓腔。类似于 1 型柄，柄涂层仅在近端部分。它通过接触内侧和外侧骨骺皮质以及前后干骺端皮质来固定。与 1 型柄相比，它在前后平面稍厚，并且填充了大部分股骨干骺端，因此它又叫干骺端填充设计。术中需要远端扩髓及近端锉磨。第一代双锥度柄有良好的随访文献，有 95%～100% 的柄生存率已通过 15～20 年报道（图 14-2）。

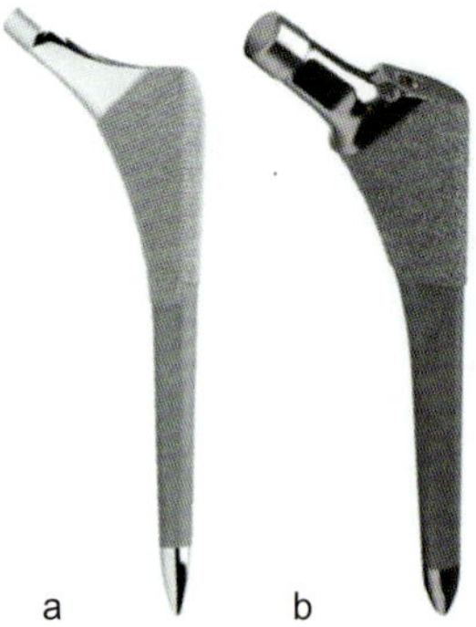

图 14-2　2 型柄（双锥度柄）

3 型柄

这种类型柄在冠状和矢状平面中向远端逐渐变细，在内 / 外及前 / 后均有一个长而一致的锥度，整个柄体在几何学或者涂层上没有突然的变化。该柄的固定一般依赖于发生在干骺 - 骨干部连接处的固定而不是单纯的依赖干骺端的固定，其中股骨的正常髓腔缩小。与 1 型和 2 型不同，该柄的轮廓平滑而不是突然弯曲。并且这些柄在近端和远端均进行表面处理，这也与 1 型和 2 型不同。3 型柄可根据其设计特征进一步细分为三种。

（1）3A 型（圆锥形柄）

3A 型为圆锥形设计，即带锥度的、圆形设计，圆角和两个平面呈锥形。大多数在近端 2/3 有多孔涂层并且获得 3 点固定。近端的鳍或者齿条可以帮忙获得初始固定，并且存在提供旋转稳定性的突出销或翼。术中需要远端扩髓及近端锉磨。圆锥形柄的长期随访优异，即使在 Dorr C（烟囱状）型髓腔中仍有很好的效果。3A 型有着 10 年随访优异的存活率，存活率高达 99%（图 14-3）。

（2）3B 型（Cone 锥形柄）

3B 型为圆锥形，具有远端锥度的锥形设计，并带有纵向的齿条用于固定。该柄在整个纵轴上凸起多个齿条，通过嵌入股骨的内皮质骨提供主要固定，而且齿条的尖锐部分卡入皮质可获得旋转稳定性。由于其近端部分是相对较圆的锥形，因此它可以在宽的股骨干骺端中提供旋转，进而调整前倾角，因此在由于近端股骨的畸形而需要某种类型的调节（例如前倾角）的情况下是有用的。即使这些设计没有被广泛使用，但该柄依然有以下优势：3B 型杆主要固定在远端部分；近端部分是圆锥形，因此可有效修复骨丢失和畸形（图 14-4）。

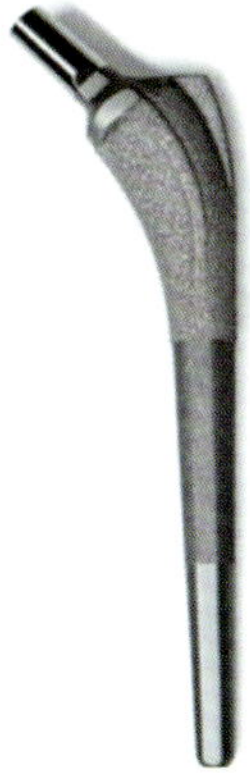

图 14-3　3A 型柄（圆锥形柄）

（3）3C 型（矩形柄）

3C 型为矩形横截面，并有带锥度的设计。因在横截面上呈矩形，因此称为矩形柄。该柄的接近远端部分，前 - 后和中 - 侧平面的几何形状呈锥形、楔形。柄主要固定在股骨干骺端 - 骨干连接处和骨干的近端部位，以在矢状平面上获得三点固定。柄的整个长度都经过喷砂处理，通常为金刚砂喷涂。其矩形横截面提供强大的旋转稳定性，4 个角嵌入股骨内，提供 4 点旋转固定。术中不需要远端扩髓，只需要使用股骨锉锉磨。这种类型的柄在欧洲国家已报告通过 20 多年随访，生存率（96%）优秀（图 14-5）。

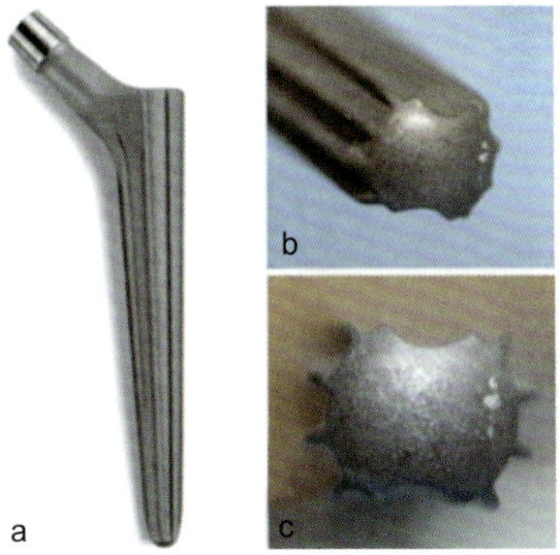

图 14-4　3B 型柄（Cone 锥形柄）

4 型柄（圆柱形全涂层柄）

这种类型的柄通常是圆柱形，在整个长度上进行表面涂层处理，因此称圆柱形全涂层柄，且大多数的圆柱形全涂层柄有骨长入的涂层。柄的远端部分设计成固定在股骨干上，且依靠全柄的固定获得远端的皮质固定。术中需要远端扩髓及近端锉磨，将这些柄植入扩孔的深层中，它们的直径比扩孔直径略大，约 0.5 mm。圆柱形全涂层柄可以适合大多数患者，但是与 Dorr C（烟囱状）型髓腔中的使用仍没有很好地解决。通过超过 20 年的长期随访，4 型柄显示出 98%的优良存活率，然而由于固定在远端部分，它存在应力屏蔽和大

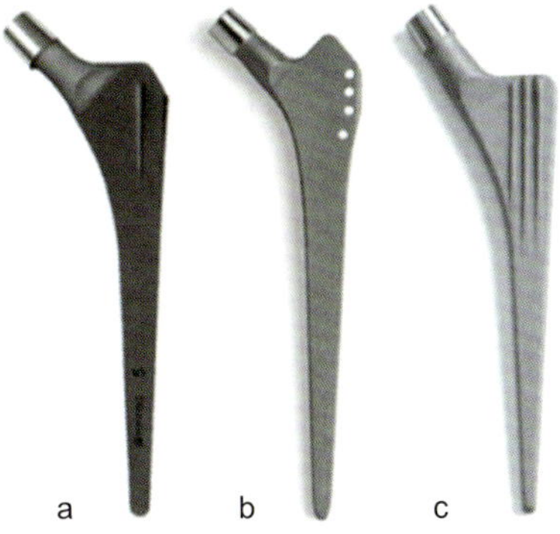

图 14-5　3C 型柄（矩形柄）

腿疼痛的限制（图 14-6）。

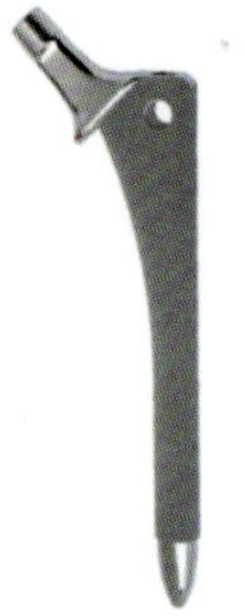

图 14-6 4 型柄（圆柱形全涂层柄）

5 型柄（组配型柄）

5 型柄是模块化的，允许独立的准备和分离的干骺端和骨干组件，因此称组配型柄。组配型柄提供了近端固定和远端固定的组合，因此，股骨的近端和远端部分可以分别进行扩孔，并且可以分别应用单独的干骺端套管，干骺端柄可使用最佳尺寸。因此，由于该设计被认为可以近端固定干骺端和远端骨干，这种类型的柄非常适用于具有解剖异常和旋转不对称的复杂病例，例如髋关节发育不良。术中需要对近端袖套和远端柄进行独立的处理和准备。这种类型柄有长期的临床应用，在位率高达 99%（图 14-7）。

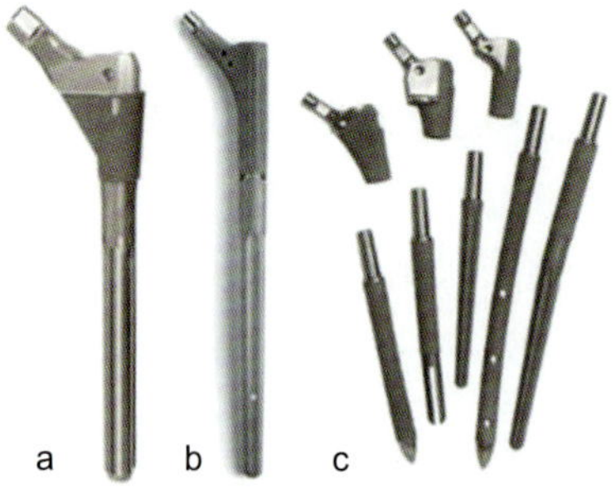

图 14-7 5 型柄（组配型柄）

6 型柄（解剖型柄）

6 型柄向后弯曲，为弯曲的解剖型设计，可以匹配近端股骨髓腔形态，使得它们可以适合近端股骨内骨骼几何形状并实现最大接触，因此，这些柄被称为解剖学柄（图 14-8）。该柄在前 - 后和中 - 侧平面的近端是狭窄的圆锥形。它首先最大限度填充干骺端，随后填充柄的远端部分，被称为配合填充设计。术中需要远端扩髓及近端锉磨，而且由于需要匹配髓腔形态，因此容错率比较低。第一代解剖柄的表现不是很好，有较高的大腿疼痛及松动几率。经改进后效果有所改善，但迄今为止临床报告有限，一些报告显示临床结果不令人满意，因此迄今为止很多厂家没有广泛采用该设计。但德国 Link 公司生产的带颈领解剖柄（Ribbed 解剖柄）长期效果理想，16 年假体在位率高达 99.95%。

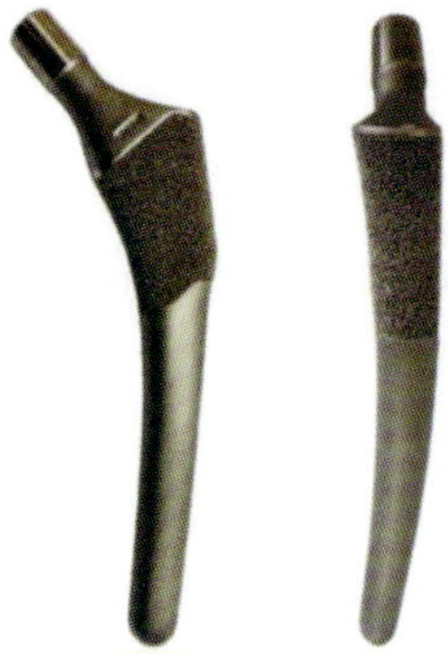

图 14-8 6 型柄（解剖型柄）

15. 股骨柄假体按形态可分为哪些类型？界面固定的原理有何差异？各自的优势和适应的髓腔形态特点是什么？

人工髋关节股骨柄分类有很多种，包括按柄的形状、固定方式、固定部位、涂层特点、锥度等，但按照形态分类目前世界范围内主流分为直柄、矩形柄和楔形柄三种重要柄型。此三种柄为目前市场中最常用的初次置换股骨柄，均有较长时间的长期随访，效果优异，初始稳定性各柄形略有差异，长期稳定均需要骨长上或骨长入提供。

直柄

近端有骨长入或骨长上表面涂层处理，依靠三点固定，近端尤其重要，远端呈圆锥型设计。初始稳定性靠假体的锥度及假体表面粗糙面提供，抗旋性靠假体近端椭圆形结构提供，长期稳定性靠假体近端骨长上或骨长入提供。该型远端子弹头设计减少术后大腿疼痛的风险，远端圆锥型设计可完全匹配髓腔，同时髓腔内不要求保留松质骨，还需剔除远端松质骨，使假体与皮质骨紧密贴合，整个柄填充满髓腔以达到良好的压配从而保证良好初始稳定性。远端圆柱型设计抗旋性稍差，大粗隆处松质骨去除量亦比其他柄型多，术中有大粗隆骨折风险，相对于其他柄型，该柄型松质骨去除量较大，抗旋性一般，但长期随访优异。

例如强生公司的 Summit 股骨柄假体就是经典的美式直柄（图 15-1），植入过程需要去除松质骨后把髓腔锉成柄的形态，使假体和髓腔更适配，矢状位上宽下窄，冠状位也是上宽下窄，横截面外宽内窄，三锥度锁定，近端涂层同时也不会应力遮挡，这种直柄假体适合香槟瓶型髓腔，扩髓需要注意的是尽量在大粗隆部位靠外，使假体居中不会产生内翻，由于此假体主要通过近端涂层固定，所以远端不一定要求假体和骨非常贴合，因此烟囱型髓腔同样适用，操作起来如果远端比较宽，可以直接进行近端扩髓，不进行远端扩髓，原因是可以保留远端不能贴合假体的骨量，同时在设计方面 Summit 股骨柄假体近端会有 ZTT 设计（ZTT 设计：由于股骨柄的股骨距部位应力集中，因此假体涂层设计中把股骨距部位进行改进，有效地将剪切力转化为压应力，图 15-2），将应力最集中的部位的剪切力转化为了压应力，不会造成应力的集中，而且 Summit 股骨柄假体近端会锉出非常好的锥度，从而起到良好的近期和远期固定效果，只要近端固定良好，远端放置位置较差，对假体的

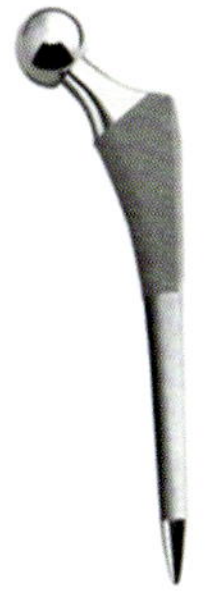

图 15-1　Summit 美式直柄（DePuy 公司）

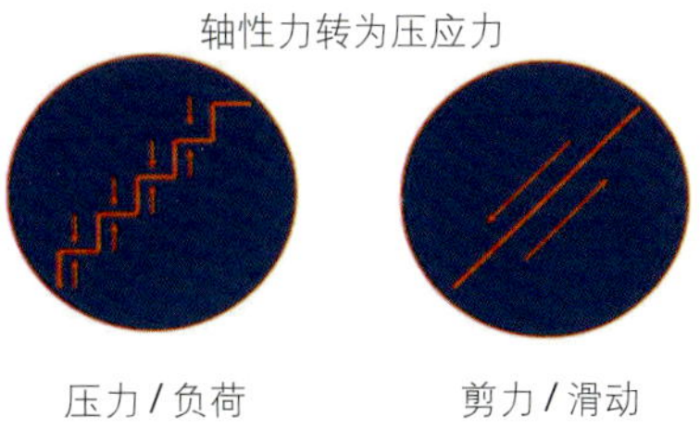

图 15-2　假体涂层的 ZTT 设计（DePuy 公司）

远期效果没有影响，因此各型髓腔类型都是适合的。

矩形柄

典型欧洲柄的代表，假体横切面为矩形，通常是双锥度设计，假体前后及左右侧均有锥形设计。假体全层有骨长上表面处理，复合固定，近端及远端会有条纹设计，初始稳定性靠柄体与股骨近端前弓形成的三段接触、柄的整体锥度及股骨柄假体表面的粗糙处理提供，矩形边缘的四棱既能提供初始稳定又能提供假体的抗旋转性，长期稳定性靠假体主要是近端的骨长上提供，假体中远端的骨长上亦能提供远期稳定性。该柄较美式直柄去骨量较少，为松质骨压实后与假体紧密接触达到完全匹配的设计理念，因其矩形设计及假体四棱与皮质骨的接触，该柄型抗旋性优于美式直柄，因此该类型股骨柄具有强大的抗旋转和抗下沉能力。此类股骨柄并不要求股骨髓腔内的松质骨完全被去除，而是把残留松质骨压配成柄的形状从而保证更好的骨保留目的。因该柄型主要为欧洲公司设计，故又称欧式柄，使用及随访时间较长，是目前随访生存率最高的柄型，适用于多种髓腔，不适合烟囱型及极度酒杯型髓腔。

矩形柄的典型代表是强生公司生产的 Corail 股骨柄（见图 7-3）。对于年轻患者，保留更多的骨量十分重要，为了能够更多地保留近端骨量，假体在植入过程中大粗隆的位置不需要太多磨锉，因为假体肩部是一个斜行设计，这样大粗隆就不需要过多处理，尤其是有些简单患者不需要切断梨状肌，更好地保护了软组织和骨组织，同时这款假体是一个压配型的假体，要求保留松质骨而不是去除松质骨，锉不是锋利的，而是把松质骨压实形成一个松质骨的骨床，虽然和皮质骨保留一定距离，但能起到很好的抗扭转作用，矩形假体的抗下沉能力也非常强，羟基磷灰石涂层固定，骨长上较快，假体操作简单，不需要远近端分别磨锉，一锉到位，因此和直柄假体固定原理不同，该柄需要把松质骨骨床做好，而直柄需要把近端的锥度锉好，两款假体固定位置差不多，但固定的原理不同，需要术者对股骨柄假体充分认识和理解。

楔形柄

通常相较于普通柄的长度更短，冠状面更薄，近端截骨要求及肩部削切设计可最大程度地做到骨保留。该柄假体近端有骨长上或骨长入涂层，远端高抛光，假体远端前后侧有凹槽设计，假体初始稳定性靠假体内外侧锥度及柄体与股骨近端前弓形成的三段接触提供，同时假体近端先进的骨长入或骨长上表面涂层亦能提供初始稳定性，但远期稳定性主要靠近端骨长上或骨长入提供。相对于以上两柄，因其扁薄设计，此柄去骨量最小（保留前后侧骨量），抗旋性是此三种柄中最高的，初始依靠股骨近端弓形三段固定，产品规格型号最多，适用于各种髓腔，该柄型亦能提供短柄设计。

楔形柄的代表是强生公司生产的 Trilock 股骨柄（见图 7-5），假体涂层是先进的 Gription 涂层，为 3D 涂层，摩擦系数 1.2，从而达到最好的初始稳定性，扁柄设计能更好地实现三点固定，肩部倾斜设计，对于大粗隆骨质做了很好的保护，短小柄使假体更容易放到最佳的位置，远端也有斜行设计，即便外翻放置也不会对外侧皮质产生太大应力，操作过程中需要注意以下两点：①股骨颈 50° 截骨，使股骨距更多地保留；②大粗隆侧骨质需要打开，防止打柄过程中造成劈裂。Trilock 股骨柄适合各种髓腔患者，尤其是香槟瓶型髓腔，会把手术变得很简单。特别在微创 DAA 入路中，在股骨显露更加困难的时候会对操作手术带来很多便利，远期固定可靠，能够早期活动，对骨质疏松的老年患者同样适用，但操作起来需要假体和皮质结合得更加紧密，临床应用观察，Trilock 股骨柄假体不光可以用在普通患者，对超大或超小髓腔、年轻或年龄大患者、骨质疏松患者、髓腔有畸形患者同样适用。美式直柄是把髓腔磨锉成假体的形状，而矩形柄和楔形柄是把松质骨打压成假体的形态，带角度柄操作更加方便，这样的假体是未来发展方向。

16. 什么是长柄、标准柄、短柄?

按照长度划分股骨柄类型，通常有三种柄：长柄、标准柄、短柄。目前对这三种柄没有明确的长度定义，但有文献报道，股骨柄长度小于 115 mm 称为短柄，股骨柄长度在 115 mm 至 150 mm 之间的称为标准柄，长度在 160 mm 以上称为长柄。但这种方法并不准确，不同的人身高及股骨的长度不一样，用这种方法很难做到标准化区分。

目前有一种方法可以区分长柄、标准柄、短柄，该方法主要依靠 X 线评估（图 16-1）。

短柄（无明确定义）：长度小于 2 d（大转子近端到小转子基部垂直距离）、柄长小于 115 mm；

标准柄：长度大于 2 d，未达到股骨狭部（未超过线Ⅳ）；

长柄：骨干固定，长度超过股骨狭部（达到或超过线Ⅴ）；

目前对短柄的定义仍未达成一致，单纯的按照长度定义虽然简单，但是仍存在争议。有文献表明短柄被定义为长度<12 cm，落于干骺部与骨干部连接处；有文献认为短柄是柄长小于 115 mm，远端接近股骨髓腔峡部的股骨柄；而有的文

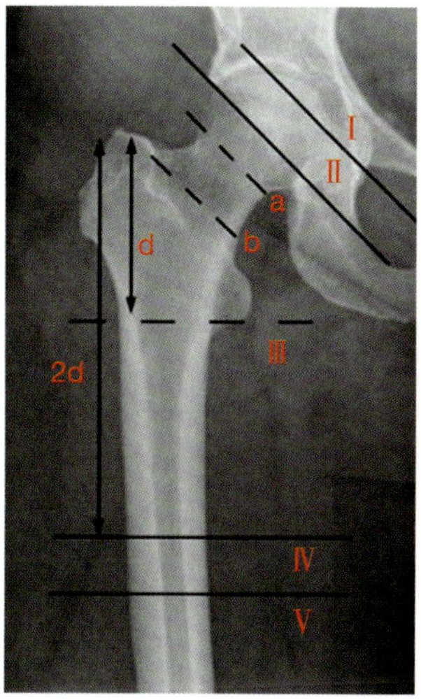

图 16-1 ①d 为大转子近端到小转子基部垂直距离；②Ⅰ-无柄：表面髋；③Ⅱ-无柄：头中部截骨；④Ⅲ-短柄（无明确定义）：长度小于 2 d、柄长小于 115 mm；⑤Ⅳ-标准柄：长度大于 2 d；⑥Ⅴ-翻修柄及长柄：骨干固定

献则认为短柄会占据股骨颈和干骺端，也许会占据干骺与峡部的上部边缘（Stulberg et al., 2013）。

长柄和标准柄能很好地固定在干骺端和骨干，但会将载荷从干骺端及股骨近端转移到股骨远端，这样容易因为近端的应力遮挡产生骨质吸收，长柄容易将柄放到内翻位，增加了断柄的可能性。相对应的，短柄没有将载荷转移，使近端保留了更多的载荷，可以在一定程度上避免应力遮挡。

17. 短柄假体从生物力学角度看有何利弊?

短柄假体最大的生物力学优势就是更小的应力遮挡。有研究对 Smith & Nephew 公司的 SMF 短柄假体和 Synergy 长柄假体进行对比（图 17-1），结果表明短柄假体的近端应力遮挡以及远端应力传导都远远优于长柄假体（Goshulak et al., 2016）。该研究针对两种假体进行了三个阶段的测试与验证。第一阶段是机械性能测试，应用高敏应变仪采集长短两种柄在股骨假骨上的数据。第二阶段是建立模拟第一阶段实验设置的有限元模型，模拟得到的数据与假骨实验数据，以及实验初期调查所得到的四个被植入假体病患的骨密度数据进行比较。第三阶段是应用这个被验证的模型在不同情境下分析假体受力。

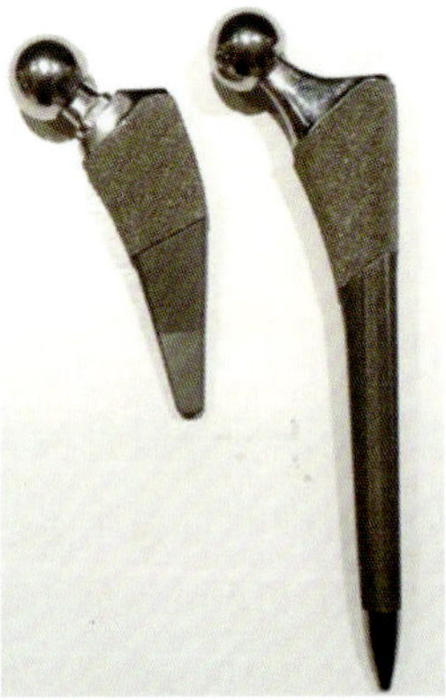

图 17-1 Smith & Nephew 公司 SMF 短柄假体（左）Synergy 长柄假体（右）（Smith & Nephew 公司）

较长柄的材料吸收载荷，并将负荷向远端传递，而并非在整个柄长上均匀地传递负荷。理想情况下，短柄假体的设计可以减少将负荷传导得过远。压力极值的位置（图 17-2 红色标签指示位置）越靠近股骨距区域，意味着股骨所受的应力遮挡越小，所以短柄 SMF 股骨假体可以更好地减少应力遮挡的影响。但是短柄假体的初期稳定性相对于长柄要差一些。

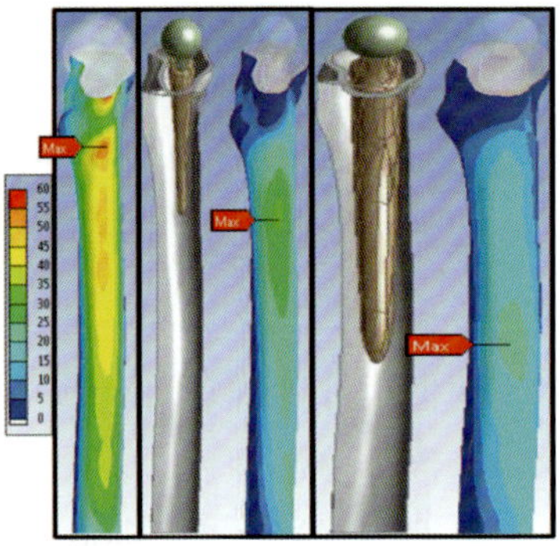

图 17-2 内侧观：远端传导力作用下的 Von Mises 压力（单位 MPa）极值被标记为红色箭头，从左到右分别为：完整的股骨，植入 SMF 短柄的股骨，植入 Synergy 长柄的股骨

短柄假体的缺点就是微动率较长柄高。为了研究假体不同位置的微动情况，有研究构建 6 个间距相等并垂直于假体柄内外侧轮廓中分线的平面（Gabarre et al., 2016），称为切割平面

（图 17-3）。该研究比较了生物型长柄和短柄在同一种步态下，在假体某一切面微动的模拟结果，在模拟开始时可以观察到假体柄相对于股骨髓腔有一个初始的下沉，称为“不可逆迁移”，长柄和短柄的不可逆迁移量无明显差异。随着摩擦力引起的迁移渐进减小，“可循环微动”在模拟步态周期时间内趋于稳定。而比较长短不同两个假体的微动幅度可知短柄的微动率高于长柄近 2 倍。较高的微动率可能无法给非骨水泥柄提供足够的初期稳定性，不利于促进骨长入来达到长期的稳定性，进而影响假体长期生存。故短柄假体在术中操作一定要与股骨干骺端紧密贴合，减少微动，保证初始稳定性。

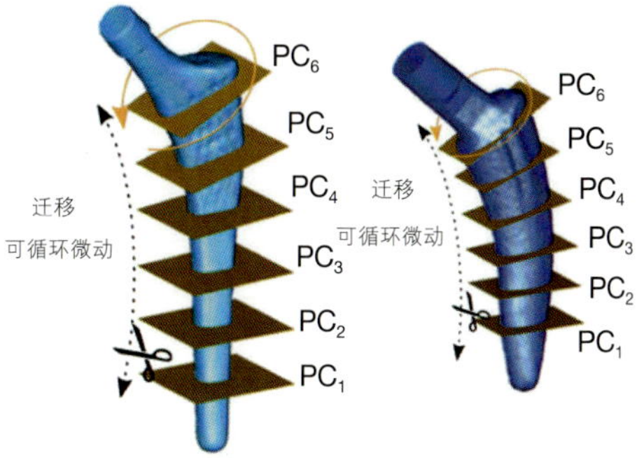

图 17-3　有限元分析模型以及切割平面（PC_n）的位置，长柄（左），短柄（右）

18. 短柄假体在股骨干骺端固定的机制是什么？

短柄假体大多采用了生物型固定方式，并且为近端固定，需要有可信赖的初期稳定和有效的远期稳定。在植入初期，假体植入股骨髓腔后，必须同时具备轴向稳定以及旋转稳定性（图 18-1）。

非常少量的纵向下沉是可以被机体接受的，仍然可以达到理想的固定及骨长入。几乎所有的短柄假体均为楔形设计，通过假体与股骨干骺端紧密贴合获得初始稳定。但由于骨具有弹性及可塑性，在应力下发生改变使得固定变松，当界面支撑力低于压力时，假体随即会有一定程度的下沉，形成新的压配直至稳定，称之为假体周围骨整合。楔形的设计使短柄假体耐受下沉能力较强，可以缩短骨整合时间。

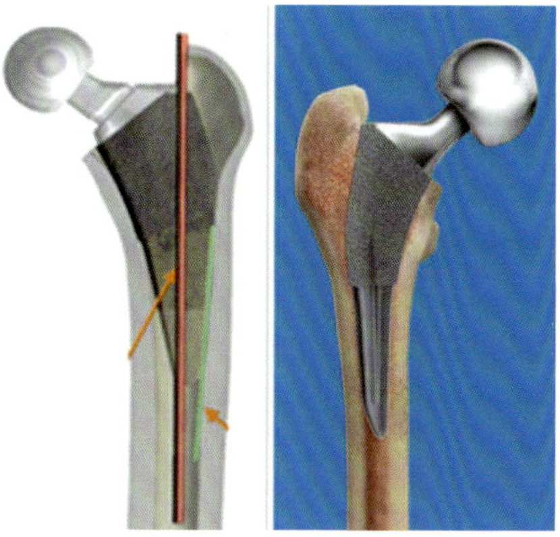

图 18-1　短柄假体纵向稳定及抗旋转稳定示意图

减少股骨柄长度会降低股骨柄旋转稳定性，但是增加股骨距的骨保留则会增加抗旋稳定性，每增加 1 mm 股骨距可以增加大约 8% 股骨假体与髓腔接触面的扭力。现行比较先进的短柄假体植入时不同程度地增加了股骨距的骨质保留，以达到近似于长柄假体的抗旋稳定性。从横截面看短柄假体多为矩形或椭圆形，进一步增加旋转稳定性，且更少地造成应力遮挡。

当假体获得初始稳定之后，骨组织可以长入假体表面涂层微孔中，提供后期的假体稳定。短柄假体与骨的接触面积少于长柄假体，在有限的固定区域中假体表面处理起到至关重要的作用。短柄假体的表面涂层大多具有良好的孔隙率和摩擦系数，有效地增加了短柄假体在干骺端内的抗下沉和抗旋转能力，为后期骨长入提供良好的环境。同时良好的微孔结构可以有效地封闭髓腔，使得磨损碎屑不易通过，增加假体寿命。

19. 短柄假体的适应证及禁忌证是什么?

世界范围内越来越多的医生喜欢使用短柄假体，很多大的关节厂家都有非常先进的短柄假体，但短柄假体的使用有很严格的适应证及禁忌证。

短柄假体适应证

（1）年龄较轻，骨质量好，高活动需求的患者，翻修预期比较多的患者；

（2）股骨中段有内植物或者膝关节置换带有过长的延长杆，以及标准长柄无法植入的患者；

（3）微创入路，例如 DAA（直接前入路）。

短柄假体相对禁忌证

（1）骨质量较差，肌力较差，预期寿命短的患者；

（2）股骨烟囱型髓腔合并骨质疏松的患者；

（3）严重 DDH(髋关节发育不良）患者，髋臼上移或者股骨前倾角发生较大变异的患者；

（4）股骨近端创伤后改变或者手术后髓腔残留硬化或者不规则的患者；

（5）特殊的翻修，如难以取出的骨水泥。

20. 现代短柄假体与长柄假体相比具有哪些优缺点?

现代短柄假体优点

（1）骨保留

较多地保留骨质利于翻修。随着现代短柄假体的设计改进，短柄在截骨时比标准截骨位置偏近端，更多地保留了股骨距，能更好地阻滞假体旋转、下沉。短柄植入时更能遵循患者自体解剖形态，相比于标准的生物柄假体，短柄尺寸要短，短柄假体植入过程中减少了手术对近端骨髓腔的破坏，也为再次翻修提供了更多的骨质基础，对年轻患者尤其有利。

（2）降低应力遮挡

Wolff 定律指出异常变应力会引起骨骼组织的自身结构调节和重新塑形。应用传统股骨柄假体的全髋关节置换术后，患者负重时原先髋关节的所承担的正常应力的大小、方向和分布情况均发生改变，部分应力经过股骨假体直接传导到股骨远端，股骨近端骨受到的生理应力刺激降低，引发骨组织重构过程负向平衡，以致股骨近端骨质骨量减少甚至于骨质疏松，而远端应力集中导致 THA 术后大腿部疼痛。如使用短柄假体，股骨近端应力大半从股骨内侧传导，适应股骨近端原来的应力传导方向，因此在 THA 中应用短柄可减少股骨近端的应力遮挡，从而减少术后大腿疼痛，提高术后患者满意度，延长假体在位率。

（3）更多的入路选择

目前髋关节置换手术逐步微创化，短柄假体由于尺寸短小，可以在有限的空间内较方便地植入，并且可以更少地破坏股骨近端软组织。微创入路减少髋关节周围软组织、骨组织的破坏，甚至能完整保留关节囊，重建了髋关节的生理性机制，使髋关节和周围的肌肉达到很好的平衡。术后患者康复快，髋关节术后脱位的发生率低，早期步态较快恢复至正常，提高患者的满意度。

现代短柄假体缺点

相对长柄假体，短柄假体对患者的骨质情况以及髓腔形状有更高的要求，骨质疏松被认为不能提供良好的稳定性。股骨距的骨质厚度以及完整性对短柄假体的稳定至关重要，有学者提出，至少需要 5 mm 厚度的股骨距才能确保短柄假体早期稳定。Dorr C 型烟囱型髓腔患者虽然不是短柄的绝对禁忌证，但是股骨近端弧度的改变使得假体与骨很难有足够的接触面积，容易造成股骨近端内侧骨折或者假体松动（图 20-1）。

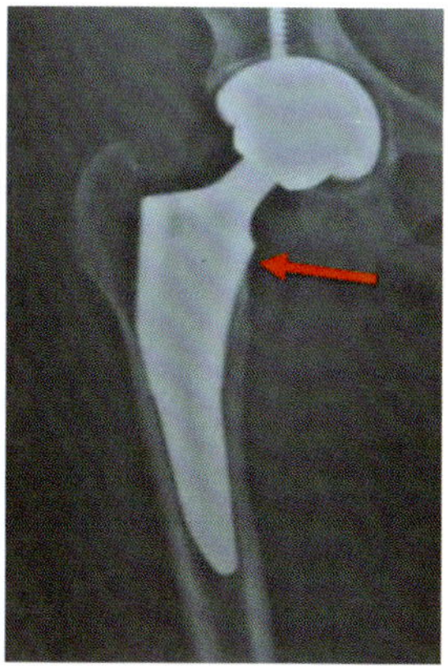

图 20-1　短柄假体造成股骨近端内侧骨折并引起松动

短柄假体由于接触面积有限，对术者有较高的操作要求，骨与假体压配后的距离超过 50 μm，骨长入将比较困难，为了保证压配的间隙最小，在植入短柄假体时精确的骨准备是很有必要的。这就要求精确的骨锉、骨开口和精密的机械工具去减少这个间隙。

由于短柄假体有效固定区域比较短，所以植入的位置可选择性比较少，调整下肢肢体长度以及髋关节松紧度时更多地依赖不同尺寸的球头。遇到髋臼位置改变或者发育不良时，需要良好的术前计划避免超出调节范围。

21. 常见短柄假体的分类有哪些?

美国关节植入手术与研究基金会将短柄假体系统进行了分类。主要分为四类：头部稳定型、颈部稳定型、干骺端稳定型、常规稳定型。不同的分类中又有子类型。

头部稳定型包括表面髋关节置换、头部中部稳定型、嵌入式稳定型（图 21-1、图 21-2）。

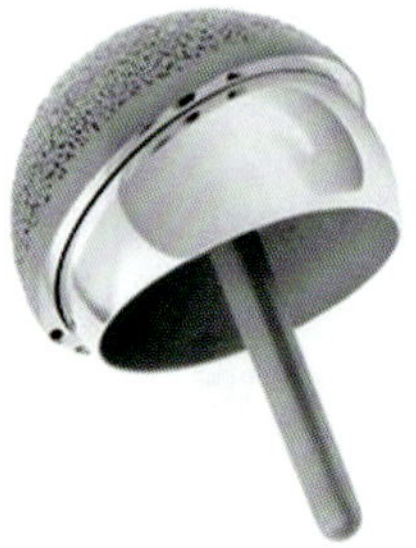

图 21-1 BHR 表面髋关节置换（Smith & Nephew 公司）

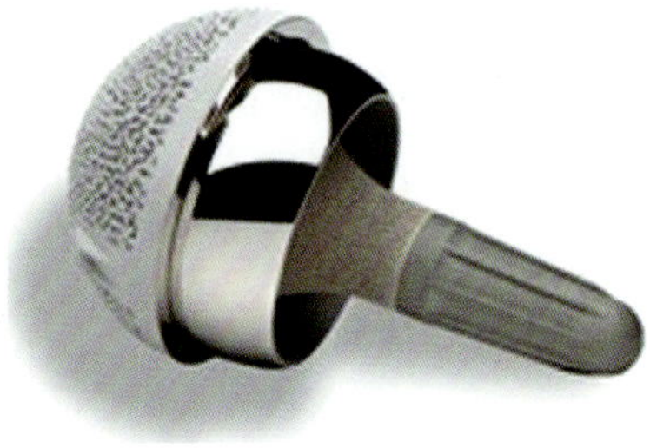

图 21-2 BMHR 表面髋关节置换（Smith & Nephew 公司）

颈部稳定型包括弯曲颈部假体、肌肉保留股骨柄、股骨颈保留柄、切割股骨颈假体、颈部更换假体、颈部螺纹 HA 涂层（图 21-3 ~ 图 21-5）。

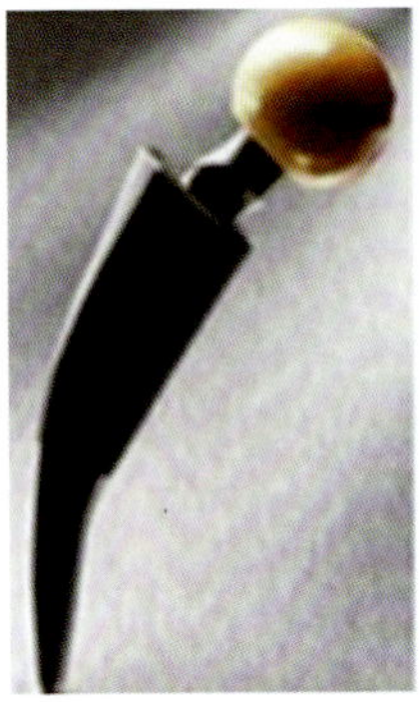

图 21-3 Metha 短柄假体（蛇牌公司）

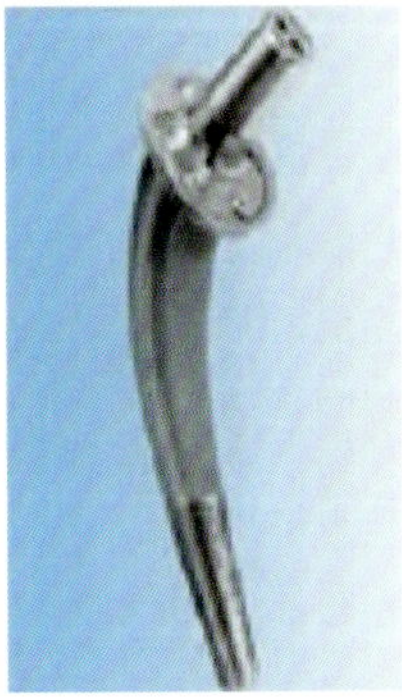

图 21-4 CFP 短柄假体（Link 公司）

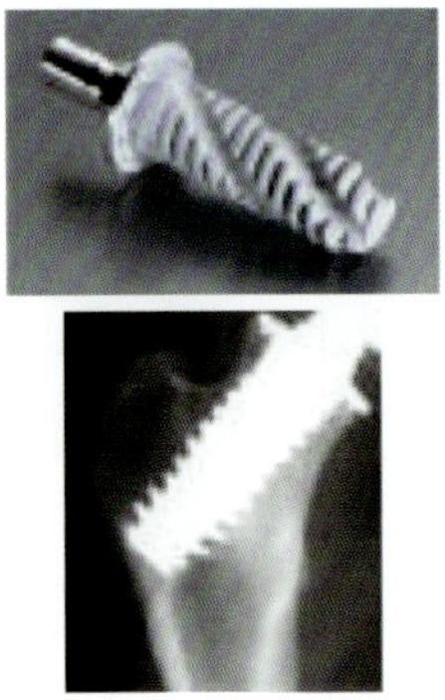

图 21-5 Spiron 短柄假体

干骺端稳定柄包括股骨颈保留柄（图 21-6、图 21-7）。

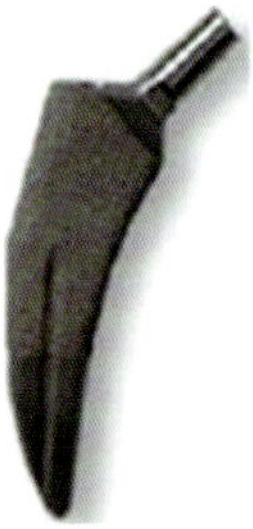

图 21-6 Taperlock 短柄假体（Zimmer Biomet 公司）

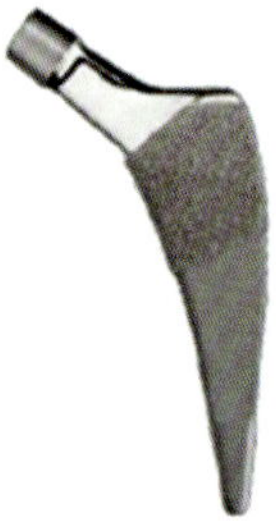

图 21-7 SMF 短柄假体（Smith & Nephew 公司）

常规稳定柄见图 21-8、图 21-9。

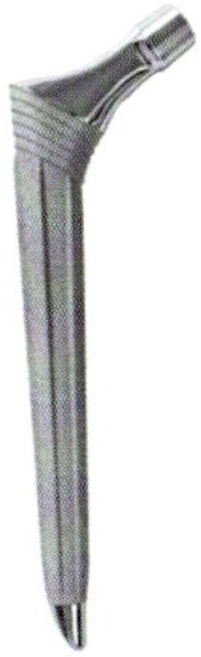

图 21-8　春立 130 型短柄

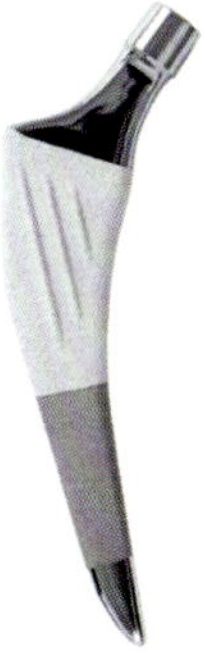

图 21-9　春立 BE1 型短柄

22. 现代短柄假体的设计原理是什么?

与长柄假体不同，短柄假体作为骨量保留设计假体，在纠正股骨近端解剖变异有其独特之处。该类假体以干骺端和近端骨干固定为主，使近端保留更多的负重力量，可相对避免应力遮挡的发生，在调节前倾角方面亦有优势。

短柄假体基于传统的柄设计，具有良好的临床效果。短柄假体的好处是它们在微创手术中更容易使用，并且能更好地保留近端假体周围骨质。在股骨近端保留假体周围骨质被认为可以确保植入物长时间锚定，并降低假体松动的风险。此外，良好的近端骨质使后期翻修手术技术要求降低。短柄意味着更容易通过小切口引入，其次，与生物力学相关，短股骨柄的重要设计相关优势被认为是防止假体周围骨吸收。骨重塑作为对机械负荷的响应，当刚性植入物插入股骨管中时，负载将通过植入物“绕过”近端股骨，并且向远侧转移到骨骼，这导致股骨近端的负骨重建，导致骨吸收，通常称为“应力遮挡”。在大多数非骨水泥植入物周围观察到应力遮挡，并且主要发生在术后的 6～24 个月内。植入物涂层的程度、材料刚度、假体设计和柄的尺寸都会影响应力遮挡的程度。因此，根据近端负荷转移保留干骺端骨质的理论设计出短柄假体。

短柄假体设计具有许多优点，其中最重要的就是大部分股骨颈得以保留。在外科手术中，这需要较少的手术切除并减轻软组织和骨骼损伤，最终，保留股骨颈为颗粒碎片的迁移提供了更自然的屏障，减少了失血，减少了髋部恢复的时间和能量，减少了股骨近端的应力保护（即负荷重新分布和随后的近端损失股骨质量），减少大腿末端疼痛。考虑到所有上述优点，使用短柄可以使患者康复更快并且疼痛更少。由于其较小的尺寸，短柄更容易插入，这有利于更微创的手术方法。短柄植入物固有的新颖设计特征，即保留近端天然骨质和组织，理论上可以在必要时提供更容易的翻修手术。由于这些原因，与髋关节表面置换相比，短柄也有更广泛的适应证。最后，许多短柄设计不需要很多柄的尺寸，减少了不必要的手术清单（例如器械和植入物），这可以为医疗机构节约成本。

例如春力公司的均匀粗糙面 130 型股骨柄（见图 21-8），该假体是专为髋关节发育不良和股骨近端发育畸形患者设计的非骨水泥羟基磷灰石全涂层短柄假体。其最大的优点在于其配套的锉刀试颈采用组装式可调节前倾角，在植入假体前做精细的股骨前倾角调整，降低了假体断裂的发生率，同时不必使用复杂昂贵的组配件。此外，表面真空等离子喷涂羟基磷灰石使假体植入后可以获得良好的骨性支持及防旋效果，促进稳定的骨长上。其双模固定方式即近端横行的沟槽压缩植骨使股骨干骺端获得稳定，远端纵行肋凸设计使得柄体远端固定牢固。短柄设计依靠近端传导应力，有利于减少应力遮挡和大腿痛的发生率，不依赖远端固定又可避免传统柄股骨髓腔远近端不匹配的现象。柄尖通过高抛光、偏心结构等处理避免了对外侧骨质的撞击，有效地减少了大腿外侧应力集中引起的大腿疼痛。短柄假体还有利于骨量的保留，为年轻患者的翻修提高了条件，亦方便微创手术。然而，短柄假体在纠正双下肢不等长方面有可能不优于传统柄假体，该方面还有待进一步观察。

23. 非骨水泥型股骨假体初期稳定必须具备什么条件?

当股骨假体植入骨组织后，假体和骨之间就要发生相互作用。由于髋关节置换术后假体与骨组织弹性模量的不同，在各个相互界面，力的传导也会发生变化。这些变化会导致假体、骨组织之间产生相对微动，极轻微的微动并不影响假体与骨之间的骨整合。

成功的全髋关节置换的股骨假体植入要求界面结合强度即刻就能承受界面应力，这才能保证假体的稳定。因此股骨假体的初期稳定必须具有抗轴向应力以及抗旋转应力的强度。研究表明初期轴向应力导致的假体下沉是可以接受的，并不会影响骨长上或骨长入的发生。但初期的旋转不稳定，往往会导致假体在位的失败，导致假体过早松动。通常认为，曲柄假体比直柄假体的抗旋转能力强，而截面为方形的假体比截面为圆形的假体抗旋转能力强，两者在抗轴向应力方面没有明显差异。

同时股骨假体的安装要复合“压配原则”，髓腔空隙要小于植入的假体。因此在器械设计时，打入试模时所造成的髓腔空隙要比真正的假体小。这样在打入真正假体时才能获得骨与假体的牢固结合。但是这种压配固定并不是长久的，由于骨具有弹性，假体必定会在一定时间后产生下沉，当假体设计带有锥度设计时，这种下沉并不会造成松动。但是在带有“颈领”的假体中，因有“颈领”的存在，耐受下沉的能力较强，同时还能防止磨损颗粒进入股骨髓腔。

目前有两种股骨假体固定理念：①填充固定，即通过假体设计在股骨近端与远端都产生可靠固定，因此需要大面积的填塞，但由于假体设计多种多样，而人体股骨髓腔形态也因人而异，这种理念在实际操作中很难达到；②锁定固定，这种理论表述为当假体进入髓腔后必定会与股骨内膜产生三个接触点，当这三点产生了牢固固定时，假体即可固定。这个理论并不需要假体与骨之间的大面积填充，当采用锁定固定理论时，股骨假体须有锥形设计。锁定固定的设计相对于填充固定的优点包括假体并不需要填满股骨髓腔，所以更多的骨量被保留下来，可以适用于各种类型的髓腔，同时减少对骨内膜供血的影响，最大限度耐受假体下沉，减少应力遮挡的效应。

24. 非骨水泥型股骨假体长期稳定依赖什么因素?

非骨水泥股骨假体后期稳定性依靠的是假体与骨质的骨整合过程，即骨长上或骨长入。仅仅依靠假体植入初期的“压配稳定”是绝对不行的。骨长上指的是骨组织长到假体涂层上，骨长入指的是骨组织长入假体涂层中。一般认为，骨长入在术后 3 周时，基质干细胞会填充进入涂层的空隙中，在微孔中编织骨形成，而在 6 周的时候则会出现板层骨，假体与周围骨组织达到一期骨整合。但是如果假体与骨之间存在微动，就只会在假体表面形成纤维组织，产生纤维固定，这与骨长入的固定力度要下降很多，因此良好的骨长入的条件是可靠的初期稳定性。虽然纤维固定也能达到一定的固定效果，但和骨长入的固定效果相比，并不是十分可靠。

因此假体的长期稳定性在于良好的骨整合，而良好的骨整合在于可靠的初期稳定性。可靠的初期稳定性就需要通过娴熟的手术技术、合理的假体设计以及型号的选择来获得，但是初期骨与假体间的微动会导致骨长上或骨长入失败。当微动超过 150 μm 时骨长上或骨长入失败，取而代之的是纤维组织生长于股骨假体表面；当微动在 150 μm 时，涂层微孔中会有编织骨形成，但难以骨化形成可靠的骨痂连接；当微动为 40 μm 时骨与假体界面会形成骨与纤维组织的复合物；当微动在 20 μm 以下时，骨长入或骨长上将会很快发生，而纤维组织将不复存在。

25. 为什么股骨假体上有的是近端涂层? 有的是全涂层?

目前，世界上很多股骨假体根据涂层的部位不同，分为近端涂层、全涂层。无论是近端涂层还是全涂层的假体，其设计都是一个复杂的过程，设计区别主要包括以下几个方面。

首先，涂层的意义。股骨柄的稳定最基本的还是通过本身的形态在髓腔中进行固定的，比如矩形柄通过截面的四点去锚定中远端，干骺填充柄通过填塞去匹配近端。涂层是在此基础上，能在柄植入后通过涂层的粗糙度提供即刻稳定性，不发生微动，然后诱导骨整合（骨长上或骨长入），从而获得更好的长期稳定性。

近端涂层的假体多为多孔金属涂层或复合涂层，股骨柄在外形上，为了避免由于远端微动对股骨中段产生应力刺激而带来的大腿疼痛，远端会有抛光圆滑的处理。这样设计不仅能够减少大腿疼痛的发生，还能减少近端应力遮挡。由于多孔金属涂层对孔隙率有一定要求，会比骨长上等离子喷涂的涂层厚，如果做成全涂层多孔金属涂层，过厚、过长、高摩擦系数的涂层会增加手术难度，导致股骨柄击打困难。对于翻修手术，取出股骨柄时会造成劈骨距离长，增大创伤。同时，大量文献显示，近端涂层假体有优异的长期临床随访效果（Dalury et al., 2012）。

全涂层假体普遍运用等离子喷涂技术进行羟基磷灰石涂层或喷砂涂层处理，但也有采用多孔金属广泛全涂层的股骨柄，例如 AML 股骨柄（DePuy 公司）。股骨柄的外形上会呈现双锥度矩形设计，涂层与股骨柄体联合，促进骨长上或骨长入。全涂层股骨假体柄能获得更大范围的坚强固定，近端骨量中度或重度丢失时，需要有效的远端固定才能获得成功的重建，对于高龄骨质疏松患者、强直性脊柱炎、类风湿关节炎、股骨颈基底部骨折患者更适合。若骨长上涂层采用等离子喷涂，如不连续，会增加涂层脱落现象。

第二，根据股骨假体植入体内后的远期固定情况，股骨假体可以分为近端固定假体及中远端固定假体。主要根据股骨近端骨量情况而定，如果股骨近端骨量充足，近端固定假体为主要选择，首要考虑近端涂层假体；如果近端骨量较差或近端固定力较差（粗隆间骨折），近端固定假体无法保证术后长期的稳定性，因此只能选用中远端固定假体，全涂层假体是主要选择。因此在假体设计方面有的假体为近端涂层设计，有的为全涂层设计。

第三，全涂层或部分涂层主要还是基于柄本身基本的固定理念。通常近端固定的柄只对近端做涂层处理，主要由于中远端不起固定作用，为了尽量减少对髓腔的干扰，通常远端做抛光处理甚至尽可能地缩短远端。远端固定的股骨柄，远端进行涂层处理，近端也有涂层，是因为在远端固定的同时，仍然希望近端能尽可能多地发生骨接触和整合，更好地承载负荷，避免应力遮挡。另外，还有一类复合固定的股骨柄也是全涂层处理的，比如 Corail 股骨柄（DePuy 公司）。尽管 Corail 主要是近端固定，但是根据研发团队的研究，70% 以上患者的股骨髓腔可以通过近端与股骨柄完全固定，另外接近 30% 的患者的髓腔仍然需要股骨柄的中段和远端参与固定，因此全涂层能更好适应大范围的患者群。另外，全涂层假体通过涂层与松质骨充分整合后，可以有效封闭髓腔，防止聚乙烯碎屑进入髓腔导致骨溶解和假体松动。还有一点，全涂层可以让柄体完全地和髓腔内的松质骨发生整合，比如 Corail 股骨柄细窄的远端都能与松质骨完全结合，因此在患者活动股骨出现部分弯曲的时候，不会发生柄的远端与髓腔的撞击，这也是应用该柄术后大腿痛的发生率明显低于其他生物柄的原因。

26. 股骨柄有哪些设计和结构辅助假体稳定?

辅助假体稳定的设计和结构即防止假体下沉、旋转、松动等。股骨柄整体结构上常采用不同形状的设计辅助假体稳定，如解剖形设计、矩形界面设计、梯形截面设计、锥面设计等。股骨柄局部结构常设计沟槽、筋肋、螺钉固定结构或其他结构以与骨质产生大块结构性交锁，用来增强固定效果，增加股骨柄假体与髓腔的接触面积和界面长度，加强股骨柄稳定性。

股骨柄抗旋转设计

旋转不稳是假体松动的原因之一，股骨柄主要靠假体截面形状（如梯形截面设计、椭圆形截面设计、矩形截面设计）、纵肋等结构的设计抵制因复杂应力环境导致的假体与髓腔相对旋转的能力（图 26-1、图 26-2）。其次，部分股骨柄设计为解剖型假体，其弯曲形状可提供抗旋转稳定性，还有一些使用大转子螺钉固定假体从而提供抗旋转稳定性。

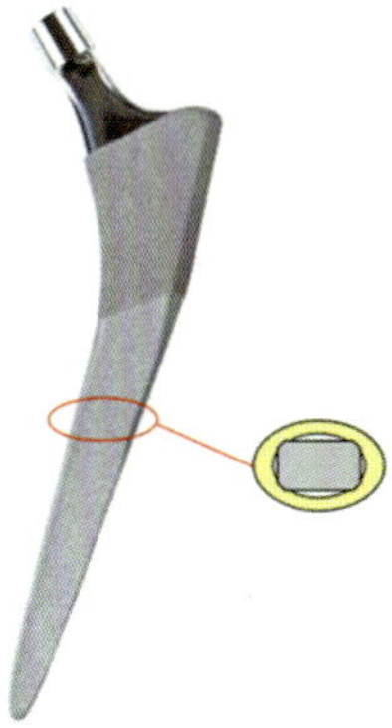

图 26-1　示例：假体矩形截面设计，增加抗旋转稳定性

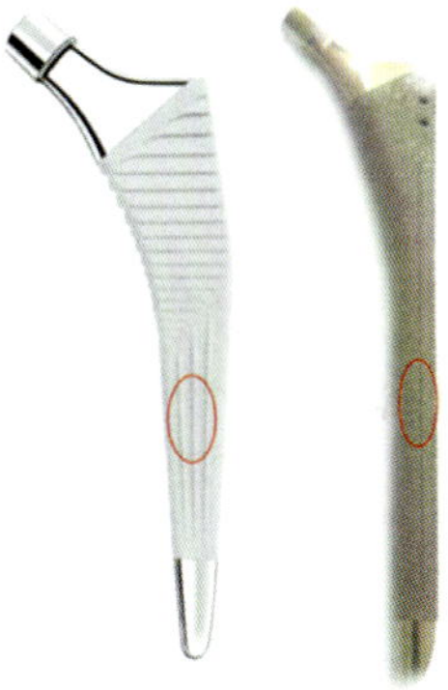

图 26-2　示例：假体纵肋结构设计，增加抗旋转稳定性

总结股骨柄抗旋转设计主要有：①柄型设计，例如方形柄；②螺钉结构；③锥度设计；④竖棱设计；⑤音叉设计；⑥锁钉设计。

股骨柄防止假体下沉和松动设计

影响股骨柄下沉和松动主要有假体设计因素、假体材料因素、黏固剂因素、临床手术因素等。在假体设计方面，防止股骨柄假体下沉和松动主要靠近端股骨距的保留、增加假体与骨接触面积、增加颈领等方面来保证。

股骨距是生理股骨上段重要的承载机构，有研究表明股骨距的存在可防止假体旋转微动，防止假体下沉和松动（图 26-3）。颈领结构设计可使假体紧压股骨距，有效防止股骨柄下沉（图 26-4）。对于手术方面应注意术前拍片了解股骨距位置和

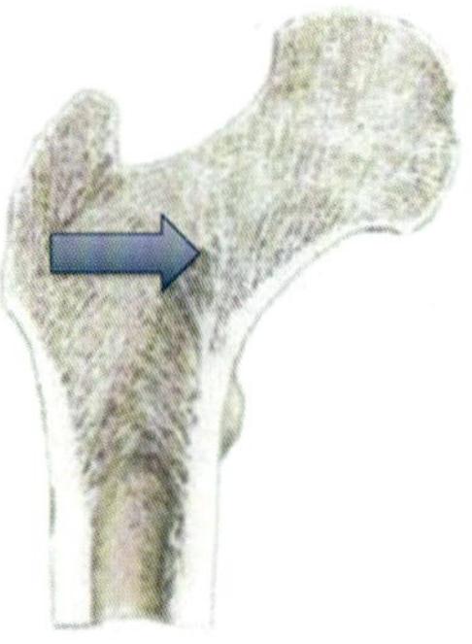

图 26-3　股骨距（箭头所示，股骨距位于股骨颈与股骨干连接处后内侧，小粗隆深部，从股骨颈后侧延伸到小粗隆后方的纵行致密骨板，是股骨上段负重系统的一个重要组成部分）

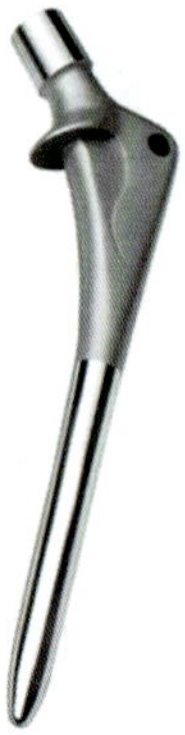

图 26-4　示例：颈领结构设计，防止假体下沉

长度，决定术中股骨距的截骨平面和选取假体的颈长，防止股骨距破坏造成的假体下沉。

表面沟槽结构自动植骨的同时增加表面接触面积，防止假体下沉（图 26-5）。

总结防止股骨柄下沉松动方式主要有：①锥度设计；②横棱、竖棱设计；③颈领设计；④侧宽设计；⑤假体大小选择，假体上段粗细合适，不能使骨断裂，达到真正的压配；⑥股骨距的保留；⑦假体表面粗糙处理；⑧翻修柄中的锁钉结构。

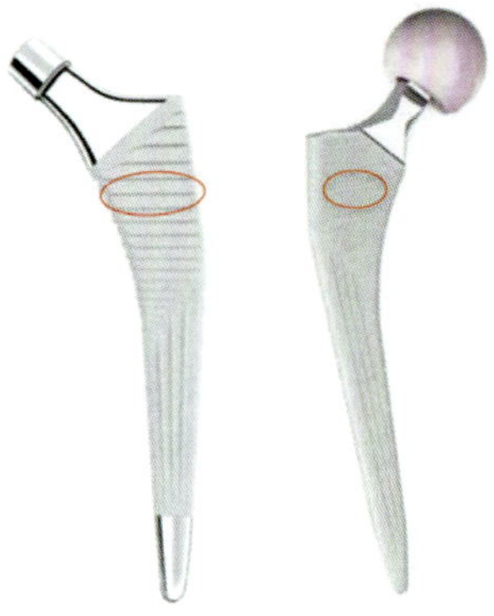

图 26-5　示例：近端沟槽设计，自动植骨的同时增加表面接触面积，防止下沉

股骨柄中抗旋转设计和防下沉设计的典型代表就是矩形柄。矩形柄由维也纳大学维也纳 Gersthof 骨科医院 Zweymuller 教授发明，柄体横截面呈矩形，打入髓腔后，股骨柄近端压配后矩形假体柄下部与髓腔内可实现多点锁定，获得更坚强的固定，其优势有：①矩形使假体不会在髓腔内旋转，保证早期骨小梁还未生长进入假体微孔表面时的假体稳定；②矩形柄不完全填充髓腔，可保存大量骨内膜，为髓腔提供充分的血供，促进骨生长；③纵向锥度有利于假体的轴向稳定，具有防止假体旋转及沉降的作用。矩形柄适用于各种髓腔几何形态，包括先天性髋关节发育不良股骨髓腔狭窄、前后径小的患者以及老年骨质疏松患者的烟囱型髓腔。

27. 髋关节假体哪些设计能使偏心距增加?

偏心距在全髋关节置换中起到十分重要的作用，恢复髋关节的偏心距才能使髋关节置换手术的成功率大大增加，否则就会出现脱位等并发症，髋关节假体在设计上应考虑到偏心距的重要性，很多假体通过增加颈长、减少颈干角、调整颈长和颈干角的关系使偏心距增加。

增加颈长

增加颈长即增加了髋外展肌静息长度，同时增加了收缩力臂，外展肌效率增加，但同时会增加下肢长度（图 27-1）。

减少颈干角

减小颈干角会降低头高及肢体长度，直接加大外展肌力臂和张力，提高收缩效率，但是增加了股骨假体旋转力矩，会使假体在股骨中旋转加大，尤其是在髋关节屈伸活动中（图 27-2）。另外，这种情况下配以大头会增加柄锥电化学腐蚀。

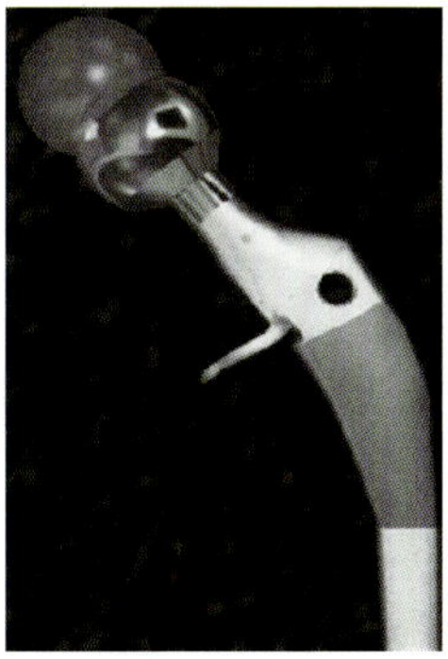

图 27-1 增加颈长，偏心距增加

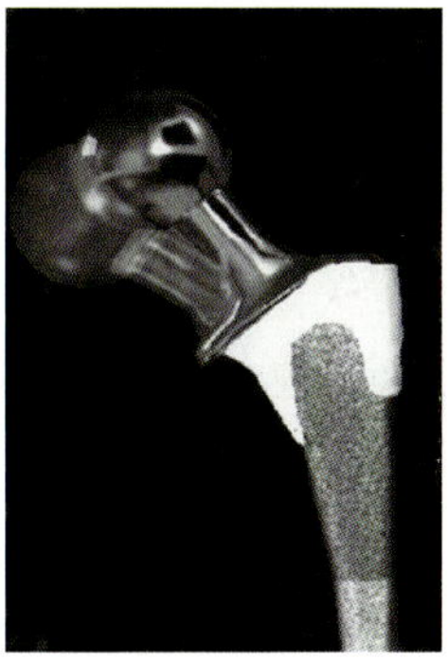

图 27-2 减少颈干角，偏心距增加

调整颈长和颈干角关系

此为双极或高偏心距假体的设计原理，这样能增加外展肌张力但不影响肢体长度。高偏心距假体是指在维持颈干角不变的前提上，在增加颈长的情况下使髋关节中心向内下方移位，因此既增加了偏心距又使患肢长度基本保持不变，是比较理想的重建或增加偏心距的方法（图 27-3、图 27-4）。

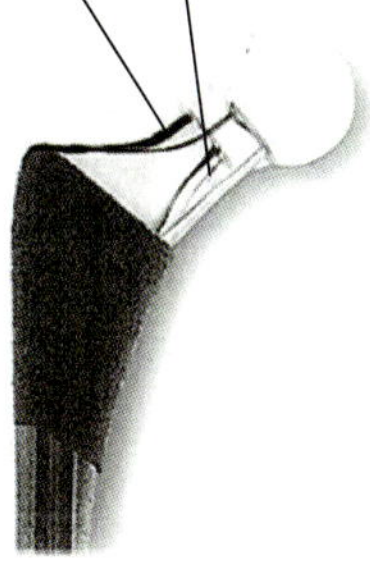

图 27-3 高偏心距设计股骨柄假体

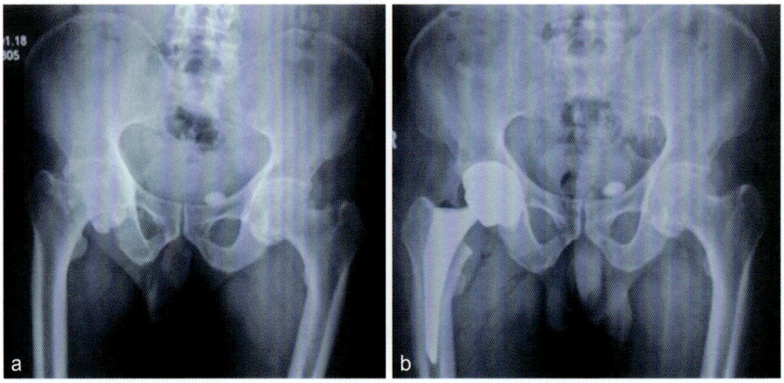

图 27-4 a. 右髋关节炎，偏心距减少；b. 以高偏心距假体恢复之前的偏心距

28. 髋关节假体锥度设计及其意义是什么?

髋关节假体锥度设计包括柄锥度、颈锥度、臼锥度。

柄锥度

按照锥度设计划分，股骨柄有三锥度股骨柄、双锥度股骨柄、单锥度股骨柄。

三锥度股骨柄在冠状面、矢状面和横截面上均设计有一定的锥度（图 28-1）。此类股骨柄多数为近端固定型股骨柄，通过控制髓腔与假体之间的关系，保证适合压配量，获得理想的初始稳定性。近端压配、远端零配并且填充髓腔的固定方式，遵循了 Wolff 定律（即骨的愈合总是沿着骨断端承受的生理压应力方向生长）中描述的骨生长特点。

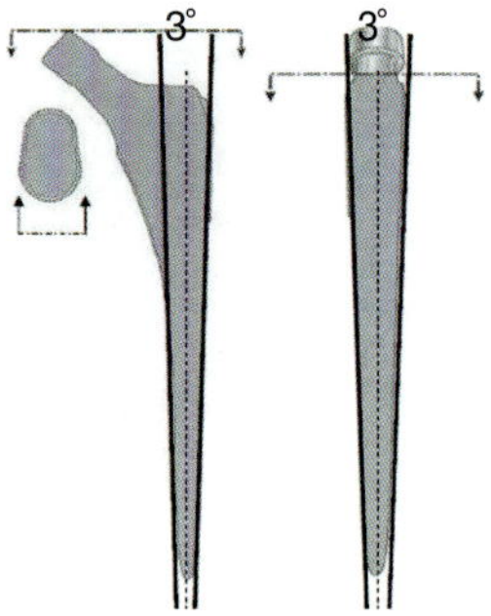

图 28-1 三锥度股骨柄示意图

双锥度股骨柄内侧贴合股骨距，外侧贴合皮质骨，矩形截面。该小柄保留更多骨量，为翻修留出更多余地。它可针对简单的股骨头坏死，适合年轻人。该柄植入时，大粗隆被削掉部分骨质，像软木塞一样，越压越紧，自我锁定，从而达到稳定的目的。

单锥度股骨柄设计特点是单锥度设计，正位有锥度，侧位柄体较窄，没有锥度，侧位三点应力支撑。

颈锥度

股骨柄的颈部与球形股骨头相配合连接部分为圆锥形，这就是头颈锥度。头颈锥度承受加压、弯曲和旋转应力，产生剪切运动，导致磨损和腐蚀，即所谓锥度腐蚀（图 28-2）。

锥度腐蚀包括一系列复杂的裂隙腐蚀反应，最初由裂隙内部的化学改变和磨损破坏锥度表面氧化层开始，这一阶段称为机械促进的裂隙腐蚀。这一过程使金属钝

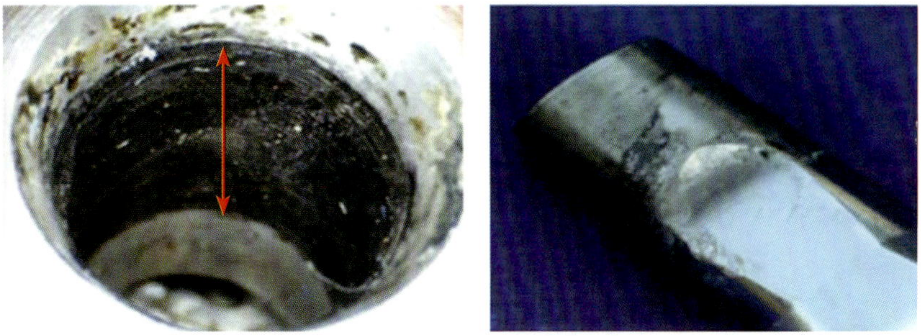

图 28-2　锥度腐蚀

化能力受到影响，失去氧化层。腐蚀过程中金属原子失去电子，产生金属离子，从金属表面迁移或形成金属氯化物、有机化合物等，导致电化学腐蚀过程发生，腐蚀加重，假体进一步产生金属丢失现象。

股骨颈锥度连接部的腐蚀磨损包括以下几个方面：

（1）近几年，莫氏锥度的设计特征、冶金学、锥度几何结构及表面形貌的非标准化等问题引起各学者的兴趣。尽管陶瓷头与股骨柄颈部的腐蚀磨损要远远低于金属头与颈锥度产生的腐蚀磨损，但颈锥度连接部的腐蚀磨损存在于任何金属界面；

（2）锥度连接部的腐蚀磨损问题与之前失败的金属对金属摩擦界面导致的问题相似；

（3）研究发现 64% 的柄锥度存在螺纹粗糙面，36% 的柄锥度为光滑表面，并且锥度长度越短及锥度表面粗糙度越大，产生的相关的腐蚀磨损程度越重（Porter et al., 2014）；

（4）锥度连接部中，头的摩擦面的腐蚀磨损较股骨柄颈部的重；

（5）球头直径增大及合并使用生物型股骨柄对锥度的磨损均有影响。

臼锥度

髋臼杯内侧设计有锥度、臼衬外侧设计有锥度，两者通过锥度连接锁合，这就是臼锥度，这种结构设计使臼衬在初次或翻修术中取出成为可能。

29. 股骨柄有领、无领结构的优劣有哪些?

有领结构的股骨柄优点：①可有效防止假体下沉；②避免截骨面产生失用性骨质疏松；③保证假体旋转中心的位置；④有领的股骨柄会将较多的压应力传递给内侧股骨距，这样有利于降低由于应力遮挡造成的股骨近端骨吸收，降低假体上弯曲应力，降低假体远端骨水泥套层上的应力；⑤防止磨损颗粒进入股骨髓腔；⑥对于特殊患者的适用性，例如骨质疏松患者、烟囱型髓腔等患者植入颈领结构假体可以达到即时稳定，避免隐性劈裂和骨折。

有领结构的股骨柄缺点：①很难使假体与髓腔紧密匹配；②柄的远端容易产生松动和摆动，加剧了柄的应力遮挡，并最终导致置换失败而不得不进行翻修手术；③手术操作有一定的难度，既要达到假体与骨床之间恰当的压配，又要使颈领坐落在股骨距上。

无领结构的股骨柄优点：在假体植入后可以自动下沉，保证假体与髓腔的紧密贴合，能有效保证股骨柄植入后的初始稳定性及长期稳定性。

无领结构的股骨柄缺点：在截骨面上容易产生失用性骨质疏松，而且过量下沉会导致双下肢不等长及无菌性松动。

骨水泥股骨柄假体是否带有颈领，代表着不同的设计理念（图 29-1）。有颈领的假体又分为整个颈领和仅仅在股骨距部位的部分颈领。无颈领设计主要是考虑到假体的二次沉降，期望假体经过二次沉降更加稳定。部分颈领设计期望通过股骨距部分颈领的设计达到防止假体下沉、传导应力的作用。而整个颈领的设计，期望通过整个完整的颈领不仅达到防止假体下沉和传导应力的作用，而且能够达到加压骨水泥并控制假体位置的作用，此类假体没有中置器。无颈领的骨水泥假体需高抛光处理，有颈领的骨水泥假体表面采用粗糙化处理，二者锁定机制不一样。

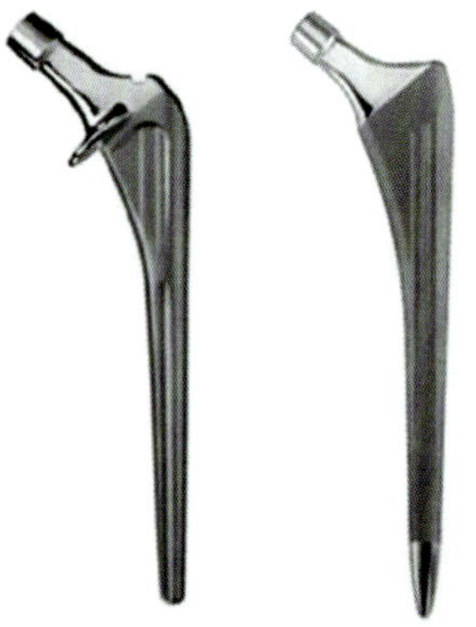

图 29-1 示例：有领 / 无领股骨柄

在骨水泥固定的股骨柄假体中，设计颈领的初衷是在柄的植入过程中可以对骨水泥进行加压。结果发现颈领并没有达到预期的目的。带颈领骨水泥柄的原理是将负荷更合理地传递给近端的股骨和骨水泥，事实上，带领的股骨柄会将更大的压应力传递给内侧股骨距，这一效果有利于降低由于应力遮挡造成的股骨近端骨吸收，降低假体上的弯曲应力，降低假体远端骨水泥套层上的应力。

目前有颈领骨水泥股骨柄设计成粗糙面（带有嵴或棱的沟槽样设计），这是因为颈领的存在避免了假体的二次下沉，无法对骨水泥进行压配嵌合，而粗糙面的设计弥补这个不足，促进骨水泥对柄的抓持，其受到的力主要为剪切力。这样的设计需要磨砂或为纹理状的表面，以便骨水泥能渗透其中，以获得柄与骨水泥间坚固的连接。同时颈领的防下沉作用，避免骨水泥套的裂隙，防止颗粒病的发生。而无颈领骨水泥股骨柄往往都是高抛光设计，表面光滑，骨水泥套不发生裂隙，从而避免假体与骨水泥界面的磨损颗粒进入到界面之间，避免颗粒病的发生。高抛光无颈领的设计允许假体在骨水泥层中二次下沉，应力在骨水泥内分散，抛光面减少了骨水泥的磨损，使骨与骨水泥的嵌合牢固可靠。轻度下沉可以使假体更加牢固嵌合于骨水泥层中而无骨水泥碎屑产生，相对提高了骨水泥与骨间的结合强度，将骨与骨水泥剪式应力转变为压应力，具有高抗疲劳强度。

非骨水泥近端固定型假体，主要是利用股骨干骺端将假体把持住，假体的稳定性是由股骨的干骺端提供的，假体大多为无颈领设计，允许假体进行二次沉降。但有些非骨水泥股骨柄设计上需要颈领，例如圆柱形柄，主要靠远端提供固定，容易过度下沉，带有颈领可有效防止股骨柄的下沉，并防止聚乙烯或金属碎屑进入柄与骨之间的间隙进而导致颗粒病，避免假体早期松动。

大部分近端多孔涂层、干骺区占满型的股骨假体都没有颈领，因为颈领会限制柄在髓腔内植入的深度。而且，如果锥度设计的柄带有颈领，则颈领会限制柄的下沉，而这种锥度柄的设计初衷是允许柄在植入初期有轻微下沉，以使柄在髓腔内处于一个稳定的位置。但是还没有任何科学研究或临床数据来说明非骨水泥柄带有颈领的缺点及具体数值。带有颈领的确提高了柄的稳定性，在单腿站立和爬楼梯时可以发现这一点。压配型无领加长柄会使股骨近端的压应变比正常股骨大 15%，而有领柄使股骨近端的压应变比正常股骨大 50%。有些生产厂家为了兼顾医生的选择，提供组合型颈领，使同一个股骨假体可以带颈领使用也可以不带颈领使用。非骨水泥有颈领股骨柄假体对手术医生技术要求较高，颈领会卡压股骨距上缘，此时股骨柄压配适当至关重要，压配不足或股骨距打劈均会造成手术失败，因此，医生的临床操作技术十分重要。

关于股骨柄有领无领结构的设计争议一直存在，需视手术医生的需要而定。

30. 髋关节假体生物固定的优势有哪些?

从 20 世纪 60 年代起，Charley 首先采用低磨损人工髋关节置换术，到 20 世纪 70 年代后表面带微孔的人工假体出现，髋关节生物固定被人们广泛认识。这种非骨水泥型固定方式，直接将假体嵌入骨组织，以利于骨组织长入假体微孔内，达到由机械性固定向生物固定的转化。

总体来说，在髋关节置换中生物固定优势主要有：①假体表面为多孔涂层，植入人体后，依靠骨组织反应生长能力，使骨与假体表面形成紧密地生物固定；②手术时间短，术中患者安全、手术创伤小；③避免了骨水泥在注入过程中产生的不良反应以及术后假体翻修所带来的取出麻烦、骨质破坏过多现象；④生物固定型假体能在应力传导过程中实现假体与骨的整合，对于严重骨质疏松患者、骨性融合的年轻患者有特殊优势；⑤操作简单；⑥翻修容易。

目前，随着髋关节置换假体设计、表面涂层及相关技术的发展，在髋关节置换的总体选择上，越来越多的医生选择生物型固定，并取得良好的效果。比如对于某些疾病（例如老年股骨颈骨折、髋关节炎）的治疗，很多医生优先选用生物固定方式，即生物固定型股骨柄及髋臼，术后效果十分理想。既往文献报道骨水泥固定的髋臼假体松动多与生物效应有关，骨水泥、聚乙烯等磨损碎屑激活巨噬细胞，释放大量的细胞因子，诱发骨溶解，进而影响髋臼假体的固定，因此在髋臼侧生物固定术后效果要好于骨水泥固定。但对于年龄过大（70 岁以上）、骨质疏松症及骨生长功能障碍者，可以采用骨水泥固定髋臼。在股骨侧，骨水泥固定的股骨柄假体的松动则多与机械效应有关，周围骨水泥过薄，孔隙率过高影响其强度，在股骨侧使用现代骨水泥技术的临床使用满意率得到明显提高。故对于骨质疏松的老年患者，骨水泥固定股骨柄与生物固定髋臼二者的联合，提高了假体的初期稳定性和远期生存率。

31. 假体无菌性松动是怎样发生的?

无菌性松动的发生可能由于多种因素，可以是相互联系的因素或相互独立的多种因素，如界面微动、应力遮挡、假体磨损、界面密封程度、假体固定方法等（图 31-1）。

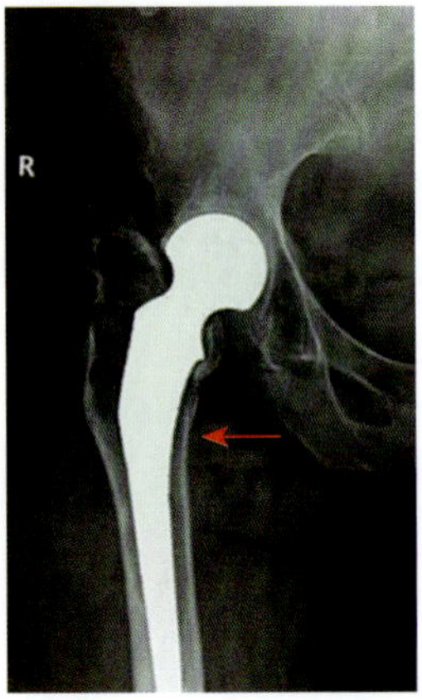

图 31-1 箭头示髋关节置换术后股骨柄无菌性松动

假体设计不合理或安装不正确会造成假体不稳，假体与骨、假体与假体撞击，导致更快、更严重的非正常磨损，引起无菌性松动的发生。股骨柄的所有设计特征都会影响无菌性松动率，包括涂层类型（例如 HA 或喷砂表面涂层）、涂层位置和多孔结构。这些因素影响柄的初始稳定性和骨整合的可能性。有领结构的股骨柄可减少无菌性松动的发生。理论上，带领的柄提供了许多优势：减少沉降，更好的旋转稳定性和降低骨折的风险。这是由于在开始下沉和随后的骨折之前，带领的柄能够承受更大的垂直和水平力。由于股骨柄在二次固定（骨整合）之前具有下沉或早期骨折的最大风险，有领的柄的即时稳定性可以使骨更快速地向内生长，以实现二次固定。两个结构设计提供了柄的初始稳定性和骨整合可能性，减少了无菌性松动。

界面微动也是假体松动的一个因素。界面微动发生在假体、周围骨水泥及正常骨界面间。假体与骨组织接触不紧密时，界面微动大，接触压力小，界面处骨形成少，影响生物学固定效果，更容易发生假体松动。

应力遮挡是假体无菌性松动的重要力学因素。假体植入人体后，假体需承受肢体的应力，骨应变量减少，发生骨组织吸收、髓腔扩大、骨皮质变薄，从而发生无菌性松动。

假体磨损是无菌性松动发生的力学因素和生物学因素交互作用的中心环节。首先，假体磨损损害假体本身，导致假体松动。其次，假体磨损产生的颗粒引起一系列生物学反应，导致骨溶解，假体发生松动。

界面密封程度不好会引起假体无菌性松动。磨损颗粒能否进入关节腔与各界面的接触程度有密切关系，因此保持假体-骨、假体-水泥-骨接触界面的封闭很重要。界面密封程度不好，磨损颗粒容易进入关节腔，进入界面间隙，发生骨溶解，假体易发生无菌性松动。

假体周围高液压也可能是骨溶解和无菌性松动的原因之一。关节液的高压力可使磨损颗粒进入有效关节腔及界面间隙，使骨和巨噬细胞暴露于磨屑，导致假体周围骨细胞死亡及骨吸收，发生无菌性松动。

无菌性松动发生的其他危险因素：①患者自身疾病如戈谢病、类风湿关节炎、骨质疏松、肾性骨病等；②肥胖因素，体重、体重指数较高的患者无菌性松动发生率较高；③吸烟，吸烟患者的松动发生率比不吸烟患者高出了4.5倍。

一般认为，磨损颗粒（主要是聚乙烯颗粒）诱导的假体周围骨溶解是造成假体无菌性松动的主要原因。磨损颗粒的种类和大小对骨溶解及无菌性松动具有不同作用。其发生机制为：磨损颗粒激活巨噬细胞，释放骨溶解因子，导致骨溶解，假体发生无菌性松动。

32. 股骨假体颈干角对髋关节置换术后功能的影响如何？

全髋关节置换术（total hip arthroplasty，THA）中对股骨近端解剖的恢复和精确重建，对术后髋关节功能和软组织张力平衡非常重要，是THA术后髋关节功能恢复的基础。在诸多影响重建的因素中，颈干角具有重要作用。股骨颈是股骨近端股骨头与股骨干之间的特殊结构，股骨颈轴与股骨干长轴形成一个夹角，叫颈干角。

随着颈干角的改变，股骨和假体柄上的最大应力值及位置也会随之改变，股骨和假体柄上应力分布规律有差异，股骨和假体柄上应力最低值出现的角度不同，股骨和假体柄上最大应力位置随着角度变化呈现的规律大致相同。由此说明，颈干角是影响髋关节应力分布及应力值大小的重要因素。由于置换后的模型改变了健康的髋关节应力分布规律，股骨和假体柄上出现应力最低值的角度不同，而假体柄的应力值会直接影响到置换后的骨质生长。

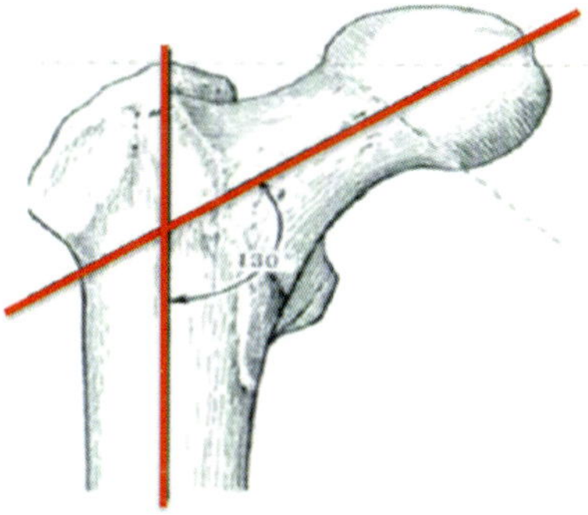

图32-1　股骨颈干角

正常的颈干角为125°～135°，是保持髋关节正常功能的必要条件（图32-1）。颈干角过小（＜110°）或过大（140°）都会干扰髋关节的力学环境，影响髋关节的功能。当颈干角减少（髋内翻）时，股骨头负荷减少，但股骨颈承受的压力则增大，载荷达到骨骼的强度极限时会导致骨折。反之当颈干角增大（髋外翻）时，股骨颈承受的压力相应减小，但股骨头负荷增加，无论髋内翻和髋外翻都可以引起结构异常和功能障碍。因此，关节置换术应注意恢复正常的颈干角，否则将引起髋内翻或髋外翻畸形，进一步影响髋关节活动及正常步态。假体选择时应选择正常范围内贴近原颈干角的假体，一般为 126°、135° 等。

33. 人工髋关节假体稳定性、磨损与头部大小有什么关系?

头部大小与人工髋关节假体稳定性及磨损率均有相关性。

头部尺寸和假体稳定性的关系

脱位是全髋关节置换术最常见的并发症之一，球头直径可能是影响髋关节假体脱位发生率最重要的因素，较大直径的球头可降低脱位发生率，原因是：①较大直径的球头可改善头颈比，从而提高假体的活动度而不发生撞击；②在脱位发生前所需的股骨头移动度更大；③球头可获得周围软组织更好的包容，使软组织限制球头脱位的能力更强。

但是球头直径与稳定性并不是线性关系，当球头直径增加到一定值时，稳定性提高量会有所下降。当股骨头尺寸从 32 mm 增加到 36 mm 时，稳定性发生明显改善，然而，当头部尺寸进一步增加，稳定性提高量会减少。当股骨头尺寸从 32 mm 增加到 36 mm 时，观察到稳定性提高 10%，而当股骨头尺寸从 40 mm 增加到 48 mm 时，仅有 4.7% 的改善。

头部尺寸和磨损的关系

磨损是影响髋关节置换术远期疗效的最重要因素，它与摩擦界面、头臼匹配程度、制作工艺等多种因素有关。

以往认为，髋关节假体的磨损率与球头直径大小也有很大关系，头径的增大明显增加了聚乙烯的磨损。然而，随着新材料新技术的不断开发，越来越多最新的研究报告显示，头径大小与磨损之间的关联度越来越小。有研究发现，22 ~ 32 mm 直径球头与普通聚乙烯内衬组合中，普通聚乙烯磨损率与球头直径成正比，但在 22 ~ 46 mm 直径球头与高交联聚乙烯内衬组合中，高交联聚乙烯磨损率与球头尺寸无关，有学者认为较大的球头直径配合较小的半径间隙，有利于关节摩擦面润滑膜的形成，进而可以减少磨损（Grocott et al., 2005）。

新西兰骨科协会关节登记系统对不同球头使用状况做出分析（图 33-1）。

自 2010 年以来最受欢迎的头部尺寸一直是 32 mm，至 2016 年，初级关节置换术中使用率达 61%。然而，在 2016 年，36 mm 球头的使用也增加了 1%，这是由于 >36 mm 陶瓷球头的使用增加所致。

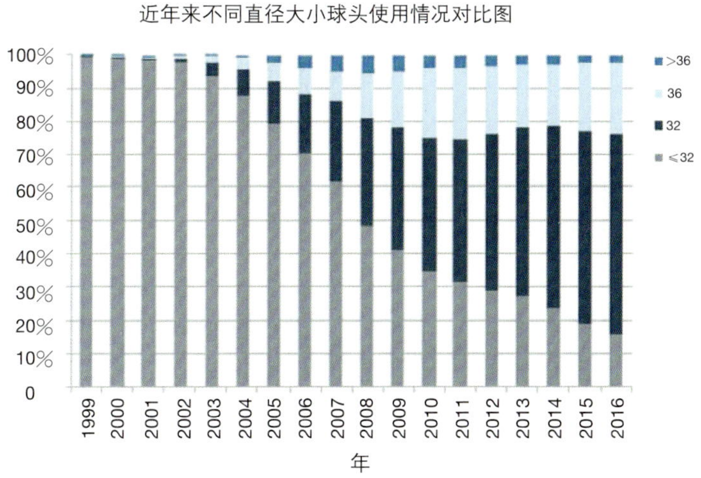

图 33-1　近年来不同球头使用状况

对于陶瓷 - 陶瓷界面的全髋关节置换，大直径陶瓷假体在关节稳定性和磨损率方面有明显优势。由于陶瓷界面硬度较大，关节面更加光滑，可以减少磨损，而且陶瓷材料具有高度亲水性，使关节及周围液体均匀涂覆在陶瓷假体表面，形成完整的润滑膜，能降低黏附磨损。大的直径可以增大头颈比和摆动角，减少假体间的碰撞和脱位，增加假体稳定性。对于陶瓷 - 陶瓷界面的全髋关节置换，医生没必要在磨损率和球头尺寸之间权衡利弊，直接根据患者需要选择假体即可。

不同球头尺寸、不同界面组合与髋关节置换翻修率存在一定关系，在不同界面组合，球头大小与翻修率相关性基本一致。

与其他 3 种尺寸相比，球头尺寸 >36 mm 具有更高的翻修率，32 mm 球头的翻修率低于≤28 mm 球头的翻修率。不同尺寸球头存活率中以 32 mm 的球头存活率最高。有时需要权衡球头尺寸与聚乙烯厚度的关系，太薄的甚至是高交联聚乙烯也会发生脆性破裂，所以外杯 56 mm 以上选 36 mm 球头最安全。

人工髋关节的磨损、脱位、稳定性等受多方面因素影响，近年来随着假体设计、假体材料的不断发展，不同直径的球头特性呈现出一定变化，选择球头直径时，应对假体材料、假体稳定性、磨损进行综合考量。

34. 为何股骨柄假体多设计为钛合金材料？对无菌性松动有何影响？

股骨柄假体对无菌性松动的影响是多方面的，股骨柄的所有设计特征都会影响无菌性松动率，包括假体材料、涂层类型（即 HA 或喷砂表面）、位置和颈领结构。这些因素影响股骨柄的初始稳定性和骨整合的可能性。

不同材料股骨柄假体对骨溶解及假体松动的作用是不同的，股骨柄假体材料的刚度与结构强度是影响应力遮挡性骨吸收最主要因素。弹性模量越高，刚度越大，应力遮挡越大，骨吸收越多，造成无菌性松动的可能性越大。钛合金或钴铬钼合金与股骨本身的相对刚度决定骨吸收的大小，当假体柄直径小于 12 mm 时，两种材料假体远端柄的弯曲刚度小于股骨，骨吸收相应较少，当假体直径大于 15 ~ 18 mm 时，钴铬钼合金假体的弯曲刚度明显高于股骨，而钛合金的弯曲刚度仍然很低，接近于股骨，钴铬钼合金在股骨干骺端刚度显著高于股骨，骨吸收也很易形成。因此，钴合金引起的骨吸收比钛合金明显，故目前股骨柄假体大多为钛合金材料。

35. 关于髋关节假体，有哪些新发现?

目前，世界上对髋关节假体的改进研究进入更加仿生的时代，很多学者进行了超前的研究，希望改进髋关节假体，使其更加接近人体髋关节自然解剖形态，获得更高的手术满意率。这些研究主要体现在以下两个方面。

球头

对于髋关节置换，磨损引起的骨质溶解会导致假体置换失败，而假体形态异常会导致关节表面的应力分布不均匀，导致异常强烈的磨损，从而降低假体的寿命并导致高翻修率，使患者生活质量下降。

通常，人体自然髋关节的软骨表面几何形状被认为是球形，而且球形假体已经在临床应用中被广泛接受。

然而，有研究人员发现，不能用解剖几何方法简单地以球体来表示自然髋关节表面。通过建立自然髋关节、球体替代髋关节、椭球替代髋关节有限元模型，分析关节几何形状对软骨接触应力分布的影响，并研究整个步态周期中的接触模式发现：接触主要发生在髋臼和股骨的上部前部区域，并沿人体的矢状平面分布，随着自然步态行走，在人工关节作用力下，接触部位向下移动。软骨上的应力分布表明，自然髋关节有最均匀的分布应力。对于瞬间接触应力，自然髋关节、球体替代髋关节、椭球最大接触力瞬间的峰值压力分别为 7.48 MPa，14.97 MPa 和 13.12 MPa。与标准球形假体相比，椭球形假体可以更好地恢复生理结构。因此，椭球体将是假体设计的另一种选择，这将延长其使用寿命，从而减少髋关节翻修手术。但这只是一种超前的试验研究，市场上未见过此类假体，具体临床中还未应用此类假体（Jiang et al., 2007）。

髋关节表面置换

由于金属离子释放等因素，髋关节表面置换几乎退出历史舞台，然而，该技术对于年轻患者及高活动量患者来说是一个较好的解决方案。近年，英国帝国理工学院将这一技术改进，创造了新型陶瓷髋关节表面置换假体，这也是世界上第一个使用非金属表面置换植入物来治疗患者髋关节的研究。

新假体名为 H1，由坚固、低磨损和无毒的陶瓷制成，2017 年应用 H1 对 15 名退行性髋关节疾病患者行髋关节表面置换，研究发现患者术后恢复较快，患者术后 6 周即可恢复游泳、散步等活动，术后 3 个月可进行跳舞、健身等运动。目前这项研究还在进行中，将持续 10 年以进一步评估髋关节功能、监测术后金属离子水平。预计这一植入物能为更年轻、更活跃的患者带来更好的结果。

36. 羟基磷灰石（HA）涂层作用如何?

骨移植材料能对临床常见的骨坏死、肿瘤、骨质疏松、外伤、感染等多种原因导致的骨缺损进行填充、提供支持进而加速骨缺损愈合。骨科临床上传统的骨修复治疗包括自体骨移植和异体骨移植，但是它们都有一定的局限性。近年生物医用材料在修复材料的研究方面，开发了一系列的人工骨材料，包括改性的天然材料、生物陶瓷材料和高分子材料等，但这些材料都存在不同程度的生物相容性、生物降解性、生物力学等方面的缺陷，还未广泛投入临床使用。20 世纪 70 年代中期，Roy 首先人工合成了羟基磷灰石，从此开创了人工骨材料的新纪元。

羟基磷灰石（hydroxyapatite, HA），分子式 $Ca_{10}(PO_4)_6(OH)_2$，其晶体周围是呈六方排列的 Ca^{2+}、PO_4^{3-}、OH^-，它是一种磷酸钙，其化学成分、晶体结构、物理化学性能与人体骨的无机成分相似（图 36-1）。人工合成的羟基磷灰石一般为白色，使用不同制备方法有针（线）状、晶须、球状、片（带）状、棒状等形貌，广泛应用于生物材料、美容、食品、智能敏感材料等众多领域。

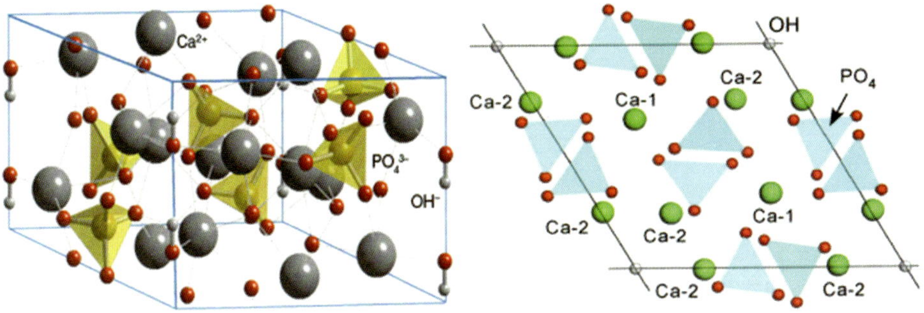

图 36-1　羟基磷灰石晶体结构图（hydroxyapatite crystal structure）

羟基磷灰石植入人体后能通过正常新陈代谢途径置换钙（Ca）、磷（P），其羟基通过氢键与人体组织键达到完美结合，生物相容性极好，有生物降解性，无免疫排斥，且具有一定的骨传导性，为新骨的沉积与再生提供优良的生理支架，与骨组织形成直接的骨性结合，因此被广泛用作硬组织修复材料和骨填充材料的生理支架，在人工关节领域，常被用作涂层材料（图 36-2、图 36-3）。

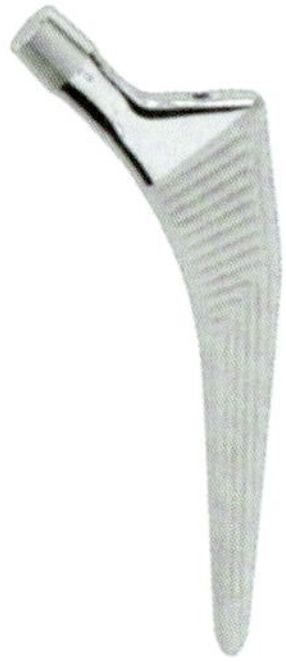

图 36-2 Polar 柄（Smith & Nephew 公司）为双涂层，内层为钛喷涂，外层为 HA 涂层全涂层，喷涂厚度 50 μm（涂层厚度小于 75 μm，早期容易吸收，涂层厚度大于 200 μm，涂层容易脱层）

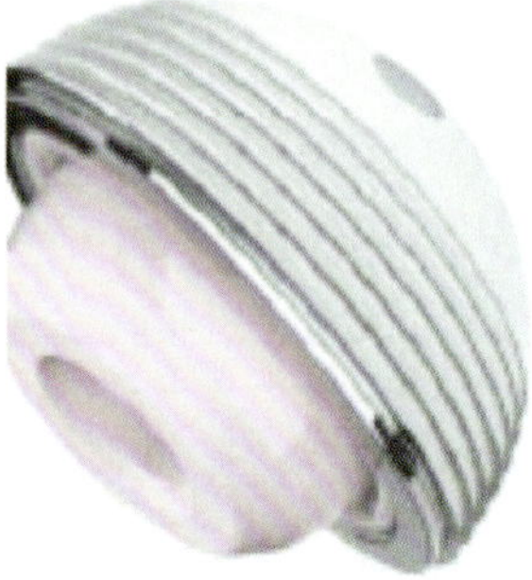

图 36-3 CombiCup 假体（Link 公司）表面第一层涂层为表面空隙约为 170 μm 的纯钛微孔涂层，第二层涂层是厚度为 60 μm 的羟基磷灰石涂层

羟基磷灰石具有以下几大特性：

骨诱导作用

羟基磷灰石涂层具有激活成骨细胞增殖及表达的作用，能引导成骨细胞沿涂层生长，可明显提高假体植入初期的骨结合速度、骨结合率及骨密度。目前认为，在羟基磷灰石涂层与骨组织结合过程中，磷灰石首先部分发生降解，使得界面微环境中的钙、磷集中，这些钙、磷离子可形成微晶体状的碳酸盐磷灰石，这与有机骨基质密切相关，可引起骨组织的生物学生长反应。钙和磷酸盐是能够成功诱导新骨生成的主要因素，在细胞水平上，羟基磷灰石可触发干细胞或骨祖细胞向成骨方向分化，其释放的钙和磷酸根离子在植入部位具有较强的多种细胞趋化性，并且在植入物空隙中加速新形成骨的矿化。在分子水平上，羟基磷灰石还与骨诱导蛋白具有很高的亲和力，增加了细胞活性。

生物相容性

利用等离子喷涂法将羟基磷灰石被覆在不锈钢或钛等金属基体表面形成具有骨传导、骨诱导功能的生物涂层假体，可以克服以往人体植入材料在机械强度、生物相容性等综合性能方面存在的不足。同时，涂层中不同元素在关节内环境中可有效地促进骨骼生长，使假体更具有优良的生物相容性。

生物降解性

有羟基磷灰石涂层的假体植入人体后，假体表面羟基磷灰石不断降解，大量钙离子进入界面间与体液中的磷离子结合，在羟基磷灰石表面重新形成磷酸钙层。羟基磷灰石涂层的降解与涂层的成分、涂层的晶体结构、涂层周围组织的酸碱度有关，降解过程中，首先是结晶度小的区域发生快速降解，持续一天左右，然后是结晶度高的区域慢速降解，大部分的羟基磷灰石涂层在术后 8 年内完全降解。所以，HA 必须喷涂在粗糙面上。

37. 人工髋关节不同材料界面每年磨损率是多少？

髋关节的磨损主要是指股骨头与髋臼界面的磨损。人工髋关节以硬质股骨头和软质髋臼材料组合（硬对软），硬质股骨头和硬质髋臼材料组合的材料（硬对硬）最为常见。硬对软材料组合主要包含如金属股骨头与超高分子量聚乙烯内衬之间的磨损，陶瓷股骨头与超高分子量聚乙烯内衬之间的磨损。硬对硬材料组合主要包含如陶瓷股骨头与陶瓷内衬之间的磨损，金属股骨头与金属内衬之间的磨损。有关金属股骨头与超高分子量聚乙烯内衬之间的磨损，有学者研究报告指出，老年患者全髋关节置换术中，不同材料的股骨头与超高分子量聚乙烯假体磨损率各不相同，钴铬钼合金、不锈钢和钛合金对超高分子量聚乙烯内杯的磨损率分别为每年 0.05 mm、0.06 mm 和 0.08 mm（Bankston et al., 1995）。

Muller 等（1995）观察了金属股骨头对金属臼杯人工关节的磨损情况，发现其磨损率约为每年 0.005 mm，仅为金属对超高分子量聚乙烯假体的 1/40，还有研究显示（Kurtz et al., 2017），全陶瓷组合关节系统比传统超高分子量聚乙烯系统的磨损量低 500 倍（具体情况见表 37-1）。

表 37-1　陶瓷对陶瓷、金属对金属、超高分子量聚乙烯对陶瓷、金属对超高分子量聚乙烯的每年磨损率

	股骨头材料	髋臼内衬材料	每年磨损率（mm）
陶瓷对陶瓷	陶瓷	陶瓷	0.002 ~ 0.004
金属对超高分子量聚乙烯	钴铬合金	超高分子量聚乙烯	0.05
	不锈钢		
	钛合金		
金属对金属	钴铬合金	钴铬合金	0.06
	不锈钢	不锈钢	0.08
	钛合金	钛合金	0.005
陶瓷对超高分子量聚乙烯	陶瓷	超高分子量聚乙烯	0.02

38. 髋关节骨性融合，使用双锥度生物型股骨柄效果如何？

临床上导致髋关节骨性融合的主要因素为自身免疫性疾病，主要包括强直性脊柱炎和类风湿关节炎，其中强直性脊柱炎发生髋关节骨性融合几率较高。对于骨性融合导致的髋关节功能丧失，首选治疗方法为人工全髋关节置换。髋关节骨性融合后，患者的关节功能丧失往往是患者为缓解疼痛而被迫长期采取强迫体位造成，畸

形负重状态下骨骼发生了重塑改变，包括张力线、应压力的改变和随之造成的不同程度骨质疏松等骨骼异常，骨骼应力更多经股骨内侧传导，活动量的降低也会造成废用性骨质疏松，股骨髓腔常呈烟囱形，同时相应软组织因长期废用导致失平衡，这都增加了髋关节置换手术难度。此外，髋关节骨性融合患者多以中青年为主，关节置换后涉及远期翻修问题。对于中青年患者采用非骨水泥型假体行人工全髋关节置换，可获得较好的远期疗效。

骨性融合的髋关节均存在髋臼骨质及股骨近端张力侧骨质疏松，因此术中髋臼磨锉容易加深，髋臼假体植入过程中由于与假体接触的松质骨在压配过程中发生压缩微骨折，容易造成髋臼假体植入位置偏深。由此造成的髋关节旋转中心内移，改变了重力臂与外展肌力臂的平衡，改变了髋关节偏心距，提高了对外展肌肌力的要求。

双锥度生物固定型股骨柄可增加外展肌力臂与重力臂比值，有利于处理骨性融合髋旋转中心内移的情况，同时也保护了髋关节骨性融合患者已发生纤维化、严重废用的外展肌。

骨性融合患者首要选择生物固定型假体，双锥度生物固定型股骨柄除了能恢复外展肌力臂外，其全涂层的设计更适用于烟囱形的股骨髓腔。因为骨性融合的髋关节股骨内侧受力，长期强迫体位导致骨骼重塑颈干角变大，前倾角减小，而颈干角为 126° 的双锥度生物固定型股骨柄因减小了颈干角，更有利于调整长期强迫体位造成的髋周软组织袖套垂直张力，直柄型假体在调节前倾角度上固有的优势也有利于降低髋周软组织袖套的旋转张力。

对于髋关节骨性融合患者，采用双锥度生物固定型股骨柄可获得满意的疗效，双锥度生物固定型股骨柄置换术后早期具有更好的关节外展功能。另外，由于骨性融合的髋关节股骨内侧受力，长期压迫体位会导致骨骼重塑、颈干角变大、前倾角减小。双锥度生物固定型股骨柄因减小了颈干角，更有利于调整长期体位压迫造成的髋周软组织袖套垂直张力。

39. 髋臼杯假体表面处理技术有哪些？

以下几种为常规表面涂层处理技术

电弧沉积（wire arc deposition）

电弧沉积的使用材料为工业纯钛（commercial pure Titanium，CPTi），工业纯钛在骨相容性上优于钛合金，该技术操作成本和设备成本较低，材料利用率高，孔隙率较高（图 39-1）。涂层厚度约为 0.5mm，视为比较理想的适于骨附着的厚

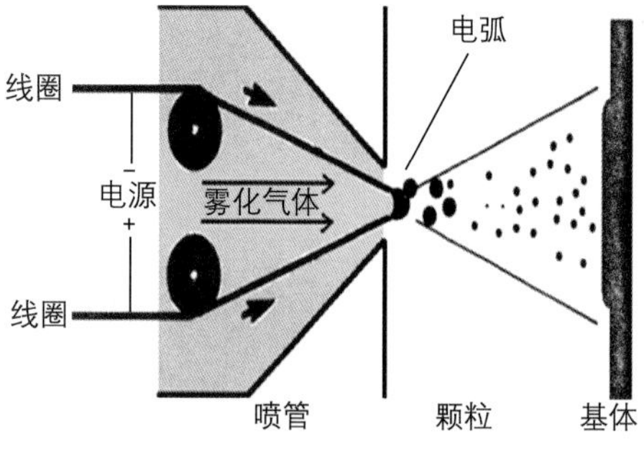

图 39-1　电弧沉积技术

度。该技术工业成本为等离子喷涂技术成本的 1/9 ~ 1/5，但是产品质量（比如附着强度）也相对较差，所以现在骨科产品应用较少（图 39-2）。

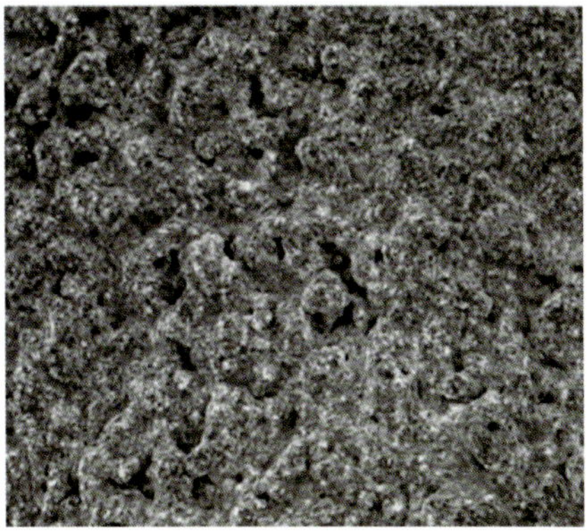

图 39-2 电弧沉积

等离子喷涂（plasma spray）

几乎所有表面涂层材料比如 HA、TiO_2、Ti 等，都可以用此方式涂到假体上（见图 6-1），并且可以使用具有较精确尺寸的钛颗粒粉末（大小约 200 μm）。等离子部分温度可能有 10000 K 之高，但是有冷空气的存在，基材（被喷涂的假体）温度可以控制在 400 K（127 摄氏度）以内，避免了基质材料学性能的改变。等离子喷涂涂层厚度在 0.25 ~ 0.76 mm 之间。影响涂层性能（如密度、表面孔率、耐磨性、附着力等）的因素有很多，主要因素包括：粉末（粉末材料、晶粒形态）、目标物材料；次要因素包括：电压、电流、压强、温度、速度、喷涂距离、喷嘴形状等设备因素（图 39-3）。

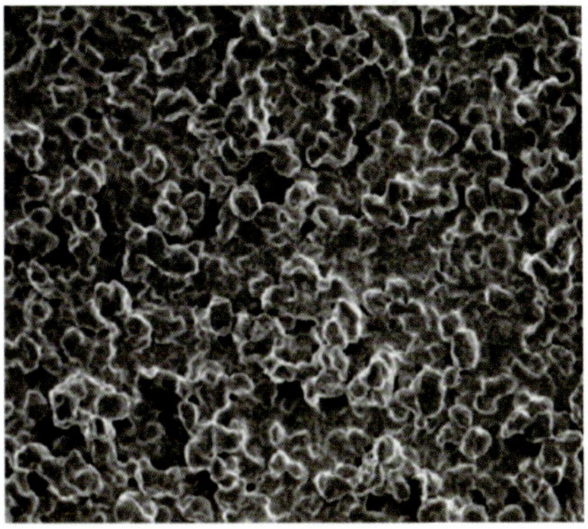

图 39-3 等离子喷涂

钛珠烧结（sintered beads）

钛珠烧结使用钛粉末颗粒，该技术用有机水溶性黏合剂，将粉末颗粒与载体相互黏合。随后，将黏合体放入真空炉中烧结，使得黏合剂挥发，颗粒与颗粒、颗粒与载体产生烧结。一般烧结厚度为 1.5 mm。与之前的两种方法（电弧沉积和等离子喷涂）相比，它更能产生 3D 立体结构（图 39-4）。

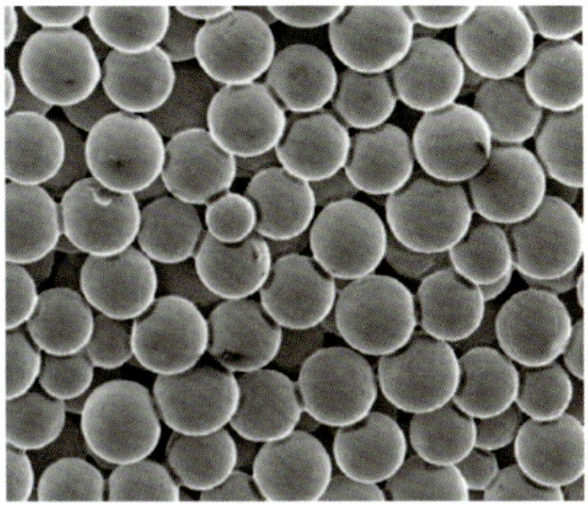

图 39-4 钛珠烧结

钛丝烧结（diffusion-bounded Ti）

工业纯钛细线剪到事先决定好的长度，挤压，然后利用扩散作用，将工业纯钛连接到钛合金上。由于工业纯钛网线结构的不规则形，孔隙大小差距很大，但是能达到 50% 的孔隙率（图 39-5）。

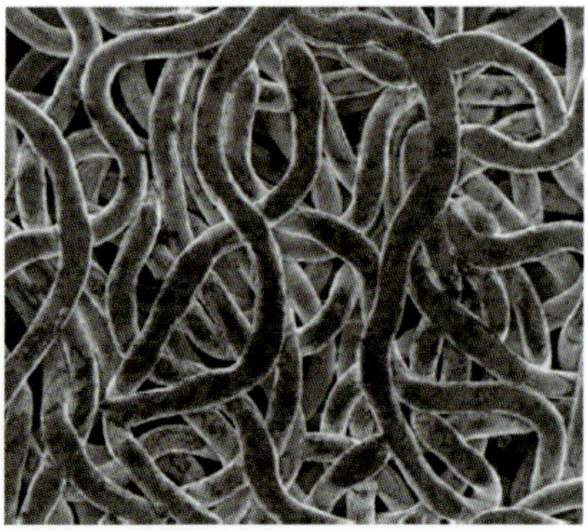

图 39-5 钛丝烧结

新型高孔隙率涂层介绍

高孔隙率涂层是一种比较先进的涂层方法，更有利于骨长入，加速骨整合，临床效果更好。目前世界上很多厂家生产出更接近人体骨骼的小梁金属涂层，孔隙率更接近人体骨骼，下面主要介绍以下比较常见的新型高孔隙率涂层。

DePuy Gription 多孔涂层

Gription 涂层是一种高孔隙率的，粗糙的钛金属多孔涂层，使用高温真空炉烧结工艺，钛合金假体基材表面先有一层球形钛珠涂层（直径 150 ~ 300 μm），然后在此基础上再覆盖一层非球形钛碎片涂层（尺寸 150 ~ 300 μm），即是一种圆珠烧结 + 碎片烧结的复合涂层（图 39-6、图 39-7）。

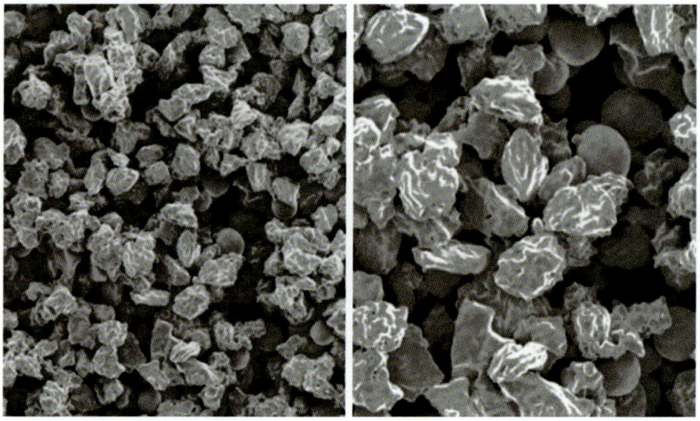

图 39-6 DePuy Gription 涂层（左图 50 倍镜，右图 100 倍镜；Depuy 公司）

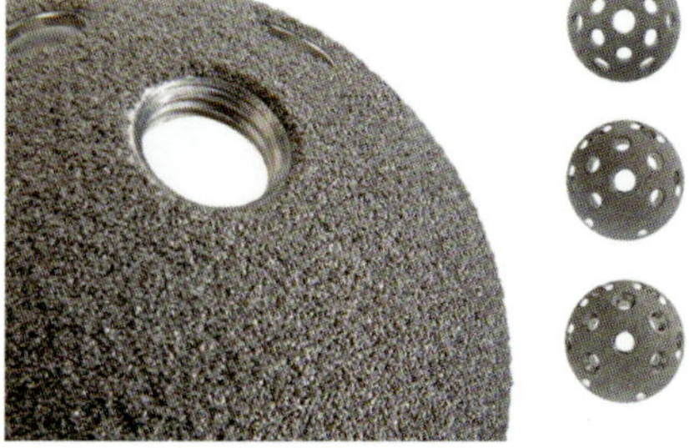

图39-7 Pinnacle Gription髋臼杯（Depuy公司）

Gription 涂层平均空隙率 64%，平均孔径 300 μm，平均摩擦系数达到 1.2，比钽金属骨小梁涂层（TM 涂层）提高 36%，它还有以下几个优势：促进骨长入（ingrowth），良好的长期稳定性；最大化的稳定性，保证良好的初始固定；良好的机械强度，可以抵抗极端的剪切力、压力、扭力和张力。

Zimmer Tantalum Metal（钽金属涂层）

钽金属涂层的成型工艺是先从热固性高分子泡沫降解形成碳泡沫，以碳泡沫为载体，利用化学气相沉积，将钽金属附着在碳上，然后可以将其加工成一个特殊形状的假体部件，或者用于其他假体部件的表面涂层。涂层孔隙相互连通，连接强度较高，表面摩擦系数 0.88 ~ 0.98（图 39-8）。

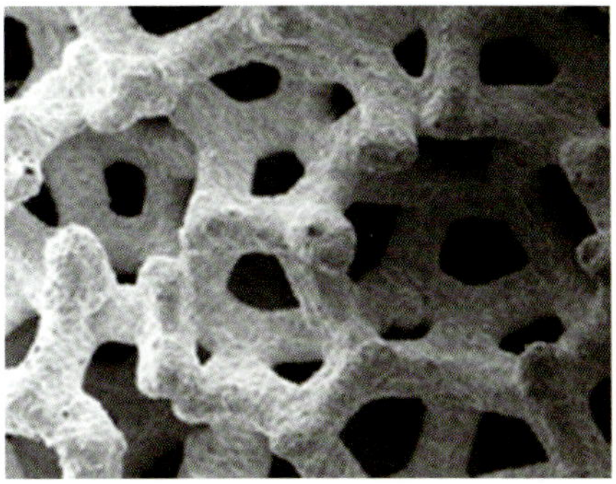

图 39-8 Zimmer Tantalum Metal 微观结构

Stryker Tritanium 涂层

Tritanium 涂层的工艺是先将工业用网状的聚亚安酯加工成需要的泡沫性状，孔隙内部相通的结构会是最终金属结构的基础（图 39-9），然后将结构经过烧结循环，在烧结过程中，高分子基质挥发，留下烧结的工业纯钛外皮和钛合金基质，过程中还需要加入黏合剂并多次重复烧结，以便加强材料强度和黏合强度，最终形成 Tritanium 涂层（图 39-10）。涂层的平均孔径为 400 ~ 500 μm，平均孔隙率约 60%。Stryker Tritanium 髋臼杯成品如图 39-11。

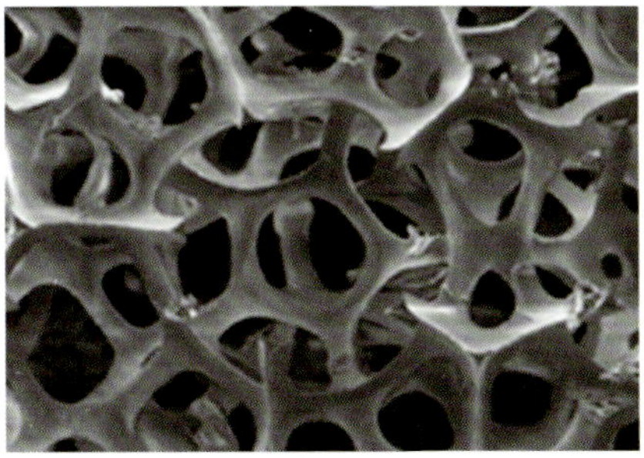

图 39-9 聚亚安酯泡沫微观结构

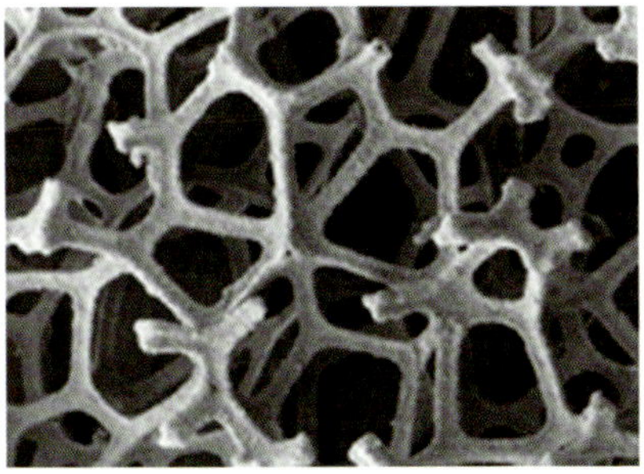

图 39-10 附着于钛合金基质的 CPTi 微观结构

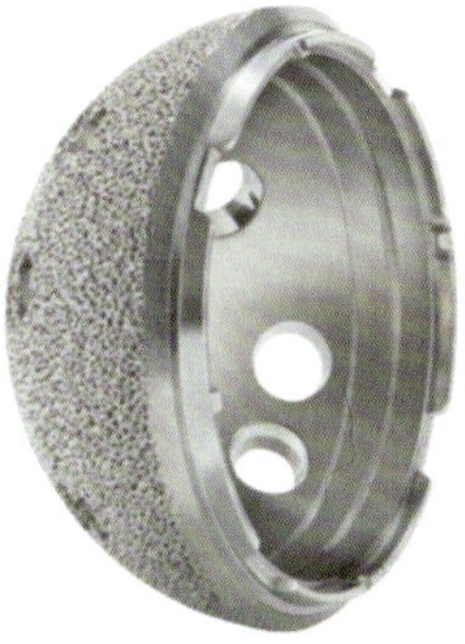

图 39-11 Stryker Tritanium 髋臼杯（Stryker 公司）

40. 何谓人工髋关节摩擦副?

人工关节是指用生物相容性与机械性能良好的生物医用材料制成的一种类似人体骨关节结构的假体。人工关节置换是指用这类人工关节替代或置换病损或损伤的关节，具有重建关节功能、解除关节疼痛、矫正关节畸形、保持关节稳定性和修复肢体长度等综合优势，是临床验证的有效治疗途径。

摩擦副是指相接触的两个物体产生摩擦而组成的一个摩擦体系。人工髋关节摩擦副就是指人工股骨头与人工髋臼之间组成的摩擦体系。

人工髋关节已成功应用于临床，其摩擦配副是（凸）头 -（凹）臼结构，通过关节头 - 关节臼的相对运动分别实现髋关节旋转、转动、摆动等运动模式，实现关节的功能，替代患者的病变器官。自 1972 年 Charnley 提出髋关节置换从而奠定人工关节置换的基础以来，人工髋关节置换已成为举世公认的一项人工材料应用于人体最成功的外科手术之一。随着材料科学和医学技术的发展，人工关节假体不断推陈出新，手术器械和技术的不断改进，人工关节置换术的范围也越来越广，除人工髋关节、膝关节置换以外，比较成熟的关节置换还有肩关节、肘关节、腕关节、掌指关节、指间关节和踝关节等。目前，人工关节置换技术已经普及并广泛应用于临床，特别是在美国和欧洲，是继胆囊切除术后占第二位的外科手术。

人体天然股骨头和髋臼窝表面有软骨组织所覆盖，该类软骨组织的弹性模量小，在载荷作用下容易发生较大的弹性变形，可改变关节表面的形状，以适应关节的不同运动方式。对大多数人来说，即使在很高的接触压力情况下，人体关节也能保证光滑运动 70 年以上。对人工关节而言，由于是用人工材料制作的关节组件取代出现病变或损坏的自然关节，不具备自然界生命力的代谢作用，人工关节接触面的磨损是必然存在的现象。

人工髋关节需要在人体内长时间存在（10 年以上，甚至 30 年以上），在此过程中，（凸）头 -（凹）臼结构相对摩擦运动可达数千万次，摩擦导致的磨损不仅仅会使（凸）头 -（凹）臼结构尺寸发生改变，最主要的危害是磨损过程中产生的各种磨屑及金属离子会导致炎症反应及假体松动。对于临床应用的人工关节来说，除了患者因素、手术因素外，假体摩擦配副（凸头 - 凹臼）的耐磨损性能、耐腐蚀性能是影响人工关节服役寿命的重要因素。

人工髋关节的摩擦机制包括黏着磨损（adhesive wear）、磨料磨损（abrasive wear）和疲劳磨损（fatigue wear）。严格地讲，人工髋关节的磨损机制应该是这三种模式同时产生作用的结果。但相比关节软骨，人工髋关节采用比较硬质的材料，表面也比较光滑，因此磨损形式主要是黏着磨损，指真实接触部分牵拉两固体接点导致分离产生的磨损。

人工髋关节也基本遵循库伦（Coulomb）摩擦定律，即摩擦力 = 法向力 × 摩擦系数。如果想降低摩擦力，可以通过减小摩擦系数、增加表面光洁度和减少关节应力来实现。人工关节磨损程度遵循 Holm 定律，即磨损量 = 摩擦力矩 × 摩擦距离。要想降低磨损率，可以从降低摩擦力和减少摩擦距离入手。这些原理均为研究如何改进人工关节的摩擦学性质，提供了方向性指导。

人工髋关节假体的润滑机制主要包括边界润滑、流体润滑和混合润滑三种模式。

边界润滑是两固体表面之间的摩擦磨损特性，取决于两表面的特性和润滑剂与表面间的相互作用，以及所生成边界膜的性质的润滑状态。这种模式在小直径的金属与聚乙烯髋关节和滑膜关节的润滑中发挥主要作用，即在假体接触面间还载留一些液体极性分子，这些吸附分子膜的剪切阻力决定了关节的摩擦阻力。对滑膜关节的软骨关节发挥边界润滑作用的是一些在界面间发挥作用的特定分子，如蛋白质、磷脂和透明质酸分子等。然而，生理状态下的关节液却很难在人工关节的边界润滑中发挥作用，对降低磨损几乎没有作用。流体润滑机制是指运动过程中两个界面间“完全”充满流体，因而不发生接触。混合润滑是指在两固体的摩擦表面之间同时存在着干摩擦、边界润滑或流体润滑的混合状态下的润滑状态。当然，流体润滑的所占比例越大，润滑效果越佳。因此，尽量复制流体润滑的机制，也是人工关节设计的目标之一，液膜的厚度和性质对人工关节的润滑至关重要，而前者又与关节组件的形状和形变有关。

41. 摩擦副有几种？为什么说摩擦副的选择是决定人工关节置换远期疗效的关键问题？

目前常用的人工关节材料主要有金属合金、高分子材料和陶瓷材料，基于三种材料组合产生了不同的摩擦界面：金属对聚乙烯、陶瓷对聚乙烯、金属对金属和陶瓷对陶瓷。

对于“完美”摩擦界面的定义包括如下条件：①股骨头直径足够大以减少脱位风险；②磨损碎屑不会引起宿主的免疫反应；③界面摩擦力很小从而减少作用在假体 - 骨界面和头 - 颈界面上的应力；④良好的化学稳定性；⑤不产生异响，减少断裂风险。不同的材料构成的摩擦界面具有不同的粗糙度；不同的磨损类型，如黏着磨损、腐蚀磨损和磨料磨损；不同的润滑类型，如边界润滑、混合润滑和液膜润滑。不同摩擦界面的材料在体内有着不同的特性：聚乙烯在体内由于氧化、腐蚀、相变可能会导致退变；陶瓷虽然存在低摩擦系数的优势，但陶瓷由于其自身的特性存在一定的断裂风险；金属具有坚硬不易断裂、摩擦系数低等优点，但金属摩擦后产生的金属离子可能导致较高的翻修率及其他风险。不同摩擦界面存在不同的摩擦学特性，因此在临床使用过程中，摩擦界面的选择应结合假体的设计、医生的手术操作、患者自身的情况和经济情况等。

随着手术技术、假体设计、生物材料的不断提高，以往较为常见的人工髋关节置换术后并发症，如感染、假体断裂、骨折等，发生率已明显减少，而目前面临的主要问题是如何预防和治疗假体无菌性松动。近年来多项研究表明，不同的摩擦界面有着不同的摩擦学特性和承重特性，然而共同的是，任何界面都有可能产生摩擦碎屑，摩擦碎屑是造成晚期无菌性假体松动的主要原因。因此，选择优良的摩擦界面可产生较少的摩擦碎屑，减少无菌性松动的发生率，是决定人工关节置换远期疗效的关键问题。

42. 哪种关节摩擦副磨损率最低?

关节假体磨损是人工关节后期松动的重要因素之一，其临床意义不仅在于假体本身破坏所引起的机械性失败，还在于磨损可产生大量具有诱导假体周围骨溶解（osteolysis）生物反应的颗粒物质。

人工髋关节材料磨损的机制主要有三种：黏着磨损（adhesive wear）、磨料磨损（abrasive wear）及疲劳磨损（fatigue wear）。黏着磨损是指在接触点连接强度大于材料固有强度时对其表面的拉脱破坏；磨料磨损是指不光整表面若干尖端对材料表面的擦伤破坏；疲劳磨损是指周期性应力作用下材料表面或更深层断裂或分层（表 42-1）。磨损产生的常见部位有股骨头假体与髋臼假体界面、金属柄与骨水泥界面、骨水泥与骨界面、假体表层（coating）与骨界面。界面的润滑包括边界润滑、混合润滑和液膜润滑。

表 42-1　不同磨损机制造成的破坏

黏着磨损	磨料磨损	疲劳磨损
表面坑洼与凹陷	表面擦痕	裂缝、材料分层

不同界面组合磨损研究如下：

传统金属对聚乙烯界面的远期随访：有文章报道，金属对高交联聚乙烯金属磨损导致血液中出现大量金属离子，并出现炎性假瘤的可能（Walsh et al., 2012）。陶瓷对聚乙烯与金属对聚乙烯比较体外试验表明，陶瓷对聚乙烯与金属对聚乙烯界面相比，前者磨损降低了 50%（Clarke et al., 2000）。

高交联聚乙烯与普通聚乙烯比较的临床对照研究：Kurtz 等（2011）通过对大量临床试验进行数据合并估计出高交联聚乙烯内衬磨损率约为每年 0.042 mm，普通聚乙烯内衬磨损率约为每年 0.137 mm，并且前者发生骨溶解的概率仅为后者的 13%。

金属对金属界面临床随访结果第一代：有文章报道 129 例（153 个髋关节），随访 28 年，生存率 74%，翻修原因为 14 个髋关节无菌松动，5 个髋关节感染；第二代：有研究报道 99 例（100 个髋关节），随访 12 年，生存率 94%，翻修原因主要是无菌松动；第三代：有学者研究 104 个髋关节，随访 64 个月未见假体松动（Muller et al., 1995）。

第四代 BIOLOX®delta 陶瓷对陶瓷髋关节随访结果：88 个关节髋，平均随访时间 6.2 年，Harris 评分由术前 47.5 恢复到术后 97.2，1 例髋臼假体术后 1 年时发生松动，予以髋臼假体翻修，术后随访 4 年，未见不良结果出现，1 例髋关节术后 2 天内发生关节脱位，予以复位下肢皮牵引 2 周，无脱位再次发生（杨震，2013）。

从磨损率及磨损颗粒与人体相容性来看，以陶瓷对陶瓷界面为最佳。

43. 为什么陶瓷可以作为摩擦副用于髋关节置换？

陶瓷材料的离子结构可以吸引带极性的液体，使之均匀地覆盖在陶瓷表面，有利于形成流体薄膜润滑效果，并且陶瓷可以在潮湿条件下正常工作，克服了金属假体在潮湿环境中容易释放金属离子的问题。陶瓷材料具体优点如下：

出色的耐磨损性

陶瓷表面为离子型结构，高负电荷，因而有亲水性，可自润滑。同时，具有良好的浸润性，体液可在表面形成一层薄膜使关节面得到良好的润滑，降低了摩擦系数。陶瓷可抵抗研磨性磨损和第三物体的磨损，减少假体负重面的磨损。在髋关节假体选用时，增加股骨头直径会提高全髋关节置换术后关节稳定性、活动度和活动范围，但是大的直径会增加磨损率。陶瓷磨损率非常低，使用陶瓷股骨头，医生没必要在磨损率和球头尺寸之间权衡利弊，直接根据患者需要选择假体即可。

极高的硬度

陶瓷材料非常坚硬，仅次于金刚石，远高于钴铬合金和钛合金等金属材料，因此陶瓷制成的部件不易被划伤。但陶瓷是一种脆性物质，其抗张强度和碎裂韧度仍明显低于金属材料。

良好的生物相容性

氧化铝陶瓷为生物惰性材料，化学键稳定，组织学反应低，无腐蚀，陶瓷颗粒对组织的刺激也较金属颗粒小。磨损时产生颗粒小，组织反应小，所以陶瓷关节可有效地减轻骨溶解。

目前临床医生一般较关注陶瓷对陶瓷关节面的髋关节置换的长期临床随访结果，陶瓷假体机械失败的原因，陶瓷磨屑的关节周围组织反应以及不同材料关节面组合的优缺点等，这在其他题目中有具体陈述。

44. 什么是微动腐蚀？为什么越来越多的医生青睐使用陶瓷头？

微动腐蚀是腐蚀磨损的一种形式，是指两个相互接触、名义上相对静止而实际上处于周期性小幅相对滑动的固体表面产生磨损颗粒，从而引发颗粒病造成骨吸收假体松动，如组合式假体部件连接部位。

陶瓷对陶瓷关节可以最大限度地减少磨损颗粒，陶瓷是所有材料中最耐磨的材料之一。陶瓷磨损颗粒生物惰性高，其引起机体反应较轻，极少出现大量骨溶解，从而降低了假体松动的可能性。细菌在聚乙烯材料上的附着要比在氧化铝陶瓷材料上的附着高 2.5 倍，这被认为是陶瓷对陶瓷关节具有更低感染率的原因。陶瓷对陶瓷关节允许使用更大直径的股骨球头，可以减少术后脱位并增大活动范围。随着新一代陶瓷关节的问世，其存在的碎裂和异响等问题也得到了很好地解决，因此越来越受到广大医生的欢迎。

45. 聚乙烯分几代？聚乙烯的最新研究进展如何？

聚乙烯是一种相对分子质量超过 150 万的工程塑料，它拥有一种复合结构，高度有序的片晶镶嵌在无规律的无定形区中，其较高的分子链缠结密度、适度的结晶度、极高的分子量及复合结构赋予超高分子量聚乙烯独特性能。

聚乙烯材料具有很好的生物相容性和耐磨能力等优点，因此它被用于人工髋关节的髋臼内衬及人工膝关节垫片的制造。1962 年，Charnley 首次将超高分子量聚乙烯（ultra-high molecular weight polyethylene，UHMWPE）应用在人工关节的制造中，其目的是为了降低人工关节面之间的摩擦。超高分子量聚乙烯应用于人工关节已经有 50 多年的历史。目前为止，聚乙烯的发展分为三代。

第 1 代：传统 UHMWPE

除了必要的灭菌（25～40 kGy 的辐射）外无特殊处理。虽然 γ 辐射灭菌的超高分子量聚乙烯不可避免地产生一定程度的交联，但这一交联是无意识的，程度也非常低。因此，极易发生氧化降解，导致耐磨性明显降低，严重影响假体的使用寿命。

第 2 代：高交联 UHMWPE（highly cross-linked UHMWPE，HXLPE）

HXLPE 是采用大辐射剂量 50～100 kGy 的射线或加速电子束在不同温度和作用时间下直接对 UHMWPE 产品进行辐照，然后通过热处理消除残留的自由基。经过交联改性过程，UHMWPE 的热变形温度和力学强度提高，体积磨损率减小，耐磨性得到提高。

20 世纪 90 年代末，HXLPE 作为人工关节材料得到了最深入的研究、最普遍的市场化和最广泛的临床应用。1998 年，美国 FDA 批准了第一个 HXLPE 产品用于临床。1999 年，HXLPE 髋臼及臼衬开始广泛用于人工全髋关节。2001 年，HXLPE 制作的胫骨平台垫片开始用于全膝关节置换术（TKA）。

一般高交联工艺有过氧化物浸泡、不同剂量的等离子辐射、电子束照射等。不同厂家聚乙烯辐照剂量及工艺如下所示（表 45-1）。

表 45-1　各厂家高交联聚乙烯工艺

聚乙烯类型	连续退火高交联聚乙烯	重熔高交联聚乙烯			重熔中交联聚乙烯	定向退火中交联聚乙烯	维 E 高交联聚乙烯
品牌	Stryker	Zimmer	Smith &Nephew	DePuy Synthes	DePuy Synthes	Biomet	Biomet
名称	X3	Longevity	XLPE	Altrx	Marathlon	ArcomXL	E-Poly
聚乙烯原料	GUR 1020	GUR 1050	GUR 1050	GUR 1020	GUR 1050	GUR 1050	GUR 1050
辐照量	9MRad	10MRad	10MRad	7.5MRad	5MRad	5MRad	10MRad
射线类型	Gamma	E-Beam	E-Beam	Gamma	Gamma	Gamma	Gamma
热处理技术	连续退火	重熔	重熔	重熔	重熔	定向退火	退火
保持机械强度	●	×	×	×	×	●	×
减少磨损	●	●	●	●	×	×	●
抗氧化性	●	●	●	●	●	●	●

高交联聚乙烯的耐磨程度与交联技术、照射剂量、热稳定技术、消毒方法都有关系。交联改性尽管提高了超高分子量聚乙烯的耐磨性能，但会降低耐氧化性和机械性能（图 45-1）。有的厂家采用小剂量多次辐照方式平衡几种性能，例如 Stryker 公司采用重复 γ 辐照（3Mrad，3 次照射）和退火的工艺制造的 X3，实验室测试表明其磨损率大大减少，并且显示出良好的抗氧化性（来自美国麻省总医院的 Harris 教授做出了不朽的贡献）。

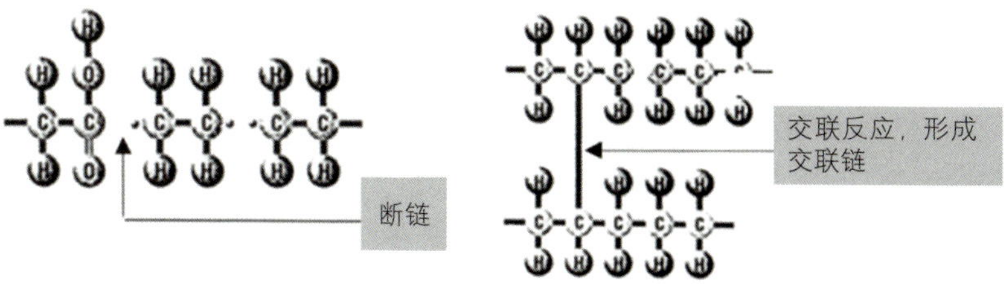

图 45-1　超高分子量聚乙烯辐射交联过程（在高能射线作用下，超高分子量聚乙烯分子中一部分主链或侧链被切断，产生一定量的自由基，自由基彼此结合，在超高分子质量聚乙烯内部形成交联键，达到交联改性目的）

第 3 代：复合维生素 E 的 HXLPE（vitamin E HXLPE，VEPE）

第 3 代 UHMWPE 和第 2 代一样，也是通过大剂量辐射交联来提高材料的耐磨性，不同点在于第 3 代使用额外的填充剂，在提高耐磨性同时，不会降低材料强度、抗疲劳性和抗氧化性（来自美国麻省总医院的 Harris 教授做出了不朽的贡献）。

维生素 E 的添加有两种方式。一种是在惰性气体保护下，加热固态 HXLPE 至略低于熔融温度，将液态维生素 E 扩散进入 HXLPE 内，可以实现一定厚度内维生素 E 的分布；另一种是将液态维生素 E 和 UHMWPE 粉末混合后进行模压或挤出成型，再经过 100 kGy 的 γ 射线辐照交联后低于熔融点退火，然后环氧乙烷灭菌。这两种方式均有一定缺点，前者很难控制维生素 E 的分布和浓度，而后者因为有维生素 E 的存在，导致交联率降低。

目前已经应用于临床的是 VEPE。2007 年，VEPE 制备的髋臼内衬开始应用于全髋关节置换，2008 年，VEPE 制备的胫骨平台垫片开始应用于全膝关节置换，中远期临床效果尚有待于大量前瞻性随机对照研究进一步检验。

近年报道了一种新型抗氧化聚乙烯，优于维生素 E 聚乙烯。这种新型聚乙烯由中国科学院宁波材料技术与工程研究所研发，主要针对世界人工关节材料发展存在的难题和我国人工关节产业发展需求而开发。主要采用抗氧化剂技术，阻断聚乙烯氧化通路，抑制分子链氧化降解。这种材料与国外最先进的维生素 E 稳定的交联聚乙烯相比，在极端加速老化条件下，要经过更长时间才开始氧化，强度、韧性均优于国外同类材料。更值得一提的是，这种材料比其他同类材料有更出色的抗生物侵蚀稳定性，更能耐受人体环境长期生物侵蚀的挑战。

据目前最新数据显示，髋关节置换中聚乙烯使用状态在逐年发生变化。在美国，自 2012 年以来髋关节置换中高交联聚乙烯或维生素 E 聚乙烯假体使用占大多数，传统聚乙烯使用量每年逐渐减少，使用者平均年龄为 79 岁。新西兰髋关节置换中，交联聚乙烯使用也是逐年递增，逐渐占据主要地位。

46. 什么是超高分子量聚乙烯?

超高分子量聚乙烯的定义

超高分子量聚乙烯，英文名为 ultra-high molecular weight polyethylene（简称 UHMWPE）。20 世纪 50 年代德国鲁尔化学公司（Ruhrchemie AG）率先推出商业化的超高分子量聚乙烯，用于工业领域。超高分子量聚乙烯的分子结构与普通的聚乙烯分子结构完全相同，为乙烯 (CH_2=CH_2) 的多聚体，即主链的重复单元为 $(CH_2$=$CH_2)_n$，n 越大，分子链长度更长，分子量也越大。超高分子量聚乙烯平均分子量为 3 500 000 ~ 7 500 000，为普通分子量聚乙烯的 10 倍以上。事实上由于分子量超高，不能用传统方法直接测量，只能通过其固有黏度来推断。

超高分子量聚乙烯的特性

对于超高分子量聚乙烯，分子链可以由许多分子组成属于烷烃惰性聚合物，具有良好的化学稳定性，为典型的结晶聚合物，在固体状态下，结晶部分与无定型共存。结晶度根据加工条件和原处理条件而异。

超高分子量的聚乙烯无臭、无味、无毒。它具备高密度聚乙烯（HDPE）的所有特性，增加了对浓酸、浓碱以及多种有机溶剂的耐受性。对除了氧化酸之外的腐蚀性化学物质具有较强的耐腐蚀性，吸湿率极低，摩擦系数极低，具备自润滑特性，而且具有很高的耐磨性，在某些形式的耐磨性是碳钢的 15 倍。

超高分子量聚乙烯的临床应用

超高分子量聚乙烯因为良好的生物相容性，最早于 1962 年 11 月由约翰 · 查恩雷（John Charnley）首次提出用超高分子量聚乙烯与金属股骨头假体组成关节，至今一直作为全髋关节置换术承载面进行临床应用，并在 20 世纪 70 年代成为人工全髋关节和全膝关节置换的主要承重摩擦材料。金属与超高分子量聚乙烯配伍的出现成为人工髋关节置换术发展的里程碑，极大提高了关节使用寿命，并成为衡量其他配伍优劣的金标准。目前，全世界范围内已有超过 100 万名患者接受了这类人工关节组合的移植，超高分子量聚乙烯广泛应用于人工膝关节、肩关节、肘关节、踝关节及脊柱椎间盘等领域。提高超高分子量聚乙烯的耐磨性能，开发相匹配的低摩擦、少磨损的新型关节材料以减少磨粒的产生，并抑制其局部异物反应是材料学与临床医学所共同面临的挑战。临床使用所面临的另一个问题则是长期蠕变，蠕变结合摩擦的复合作用同样是引发人工关节失效的重要因素。

根据相关文献报告，超高分子量聚乙烯因为有良好生物相容性和优秀的机械强度使其在生物支架领域中展现了光明的应用前景。例如其微粒已经被研究作为 IL21 基因生长的支架材料以及血液泵材料等。

47. 什么是高交联聚乙烯？

高交联聚乙烯（HXLPE）是一种经过电子束或 γ 射线辐照处理后的超高分子量聚乙烯。γ 射线照射可使聚乙烯分子链发生断裂，形成不稳定的断端，分子链上的碳 - 氢键和碳 - 碳键称为自由基。不稳定的自由基会再次相互连接恢复自身的稳定性，这就使得聚乙烯分子链的空间结构发生变化，两个碳 - 氢键断裂形成的自由基重新组合则形成 H 型交联，碳 - 氢键和碳 - 碳键断裂形成的自由基一旦重新组合，则形成长链接枝或 Y 型键接，这些变化改变了聚乙烯材料的物理性能（图 47-1）。相对于交联前，高交联聚乙烯材料在硬度、刚度、耐磨性能方面均有明显的提升，因此可以减少髋关节界面磨损颗粒的产生。高交联聚乙烯髋臼内衬较传统聚乙烯内衬磨损率可减少 37% ~ 95%。

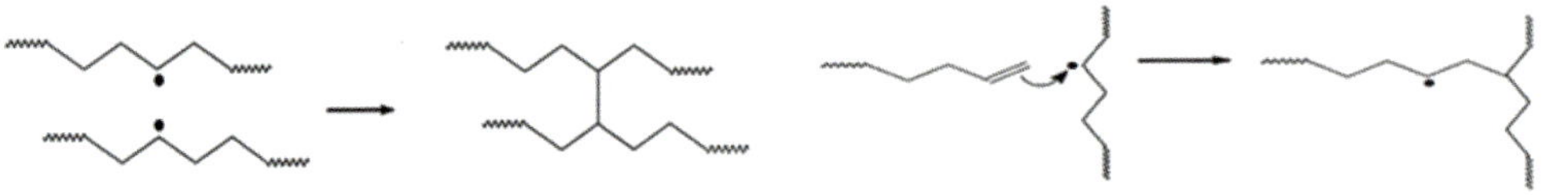

图 47-1　H 型交联及 Y 型交联

聚乙烯的交联化处理

（1）辐照剂量

目前业界通常用辐照剂量表征聚乙烯的交联程度，在 0 ~ 200 kGy 辐照剂量范围内，随着辐照剂量的增加，聚乙烯交联程度也随之增加，辐照剂量在 25 ~ 50 kGy 称为中交联聚乙烯，辐照剂量在 50 ~ 100 kGy 称为高交联聚乙烯。但当辐照剂量大于 100 kGy 时，交联度接近饱和，并且材料氧化（老化）加速，使得产品寿命降低。因此当前使用的高交联聚乙烯材料辐照剂量通常均小于 100 kGy。

（2）照射后处理

聚乙烯照射后形成的自由基并不会全部重新交联，残留的自由基在有氧环境下会与氧结合，造成高交联聚乙烯的氧化（老化）。高交联聚乙烯的老化是一个长期的过程，会影响材料的物理性能，增加聚乙烯磨损，因此对于照射后的聚乙烯需进行进一步处理包括再熔融、退火以及添加抗氧化剂，处理的目的是增加自由基的交联，减少残留自由基的含量。添加抗氧化剂是近年来出现的新的自由基清除方法，通过在聚乙烯内部添加抗氧化剂或是将照射后聚乙烯浸泡在抗氧化剂溶液中进行照射后处理，聚乙烯中的自由基可以与抗氧化剂结合，从而避免高交联聚乙烯的氧化问题，提高聚乙烯产品的长期低磨损性能。

高交联聚乙烯的应用

自 20 世纪 90 年代以后高交联聚乙烯界面得到了较为广泛的临床应用（图 47-2）。大量的临床应用结果证实高交联聚乙烯的磨损率较传统聚乙烯下降 40% ~ 95%，而且有许多文献表明使用高交联聚乙烯界面可以避免骨溶解的发生，高交联聚乙烯的磨损碎屑也没有增加机体的免疫反应。澳大利亚骨科协会关节置换登记系统的长期随访记录显示，与传统聚乙烯关节界面相比，高交联聚乙烯关节界面具有更低的假体翻修率，而且随着随访时间的延长，这种差异越发明显。

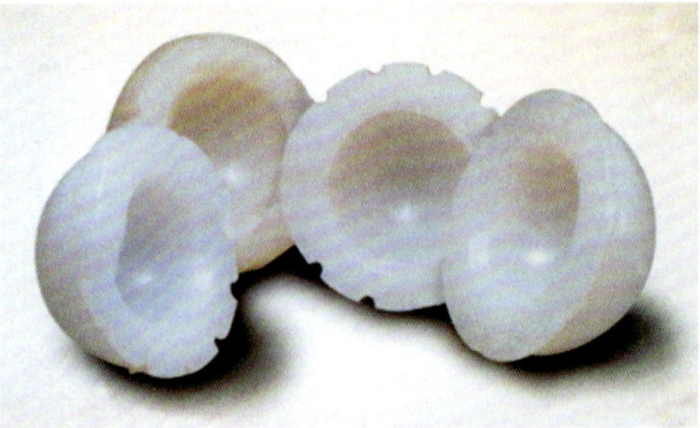

图 47-2　1998 年 Longevity 高交联超耐磨聚乙烯问世（Zimmer Biomet 公司）

无论与金属股骨头配伍，还是与陶瓷股骨头配伍，高交联聚乙烯都显示出优异的低磨损性能和安全性，目前这一材料已成为髋关节界面的首选材料，成为关节界面新的“金标准”。美国骨科医师学会关节置换登记系统数据显示，传统超高分子量聚乙烯已基本被高交联聚乙烯和抗氧化剂复合聚乙烯完全替代。而在国内，由于各种原因传统聚乙烯内衬仍被大量使用。

48. 什么是中交联聚乙烯？

中交联聚乙烯又称为普通交联聚乙烯，是指交联程度中等的超高分子量聚乙烯，行业内交联程度通常用辐射吸收剂量表征。采用剂量小于 50 kGy 的 γ 射线辐射增加超高分子量聚乙烯的交联度，一般称为普通交联；当辐照剂量达到 95 ~ 100 kGy 时，称为高交联。

在惰性气体中对 UHMWPE 进行辐照交联可以提高耐磨损性能，且辐照剂量增大有利于降低磨损率。然而随着辐照剂量达到 50 kGy 或更高，聚合物中的自由基含量亦随之增加，需要更加关注的是如何抑制自由基的过度产生或降低残留自由基浓度而又不影响材料的力学性能。自由基的过度产生或残留可引起材料或部件老化，尽管辐照交联过程可以在无氧的环境中操作以避免氧化与交联的竞争反应，然而货架期和植入期都不可避免地会发生氧化降解，聚合物分子链断裂，分子量降低，材料变脆，机械性能势必降低，耐磨损性能也会受到严重影响。材料的静态力学性能，如韧性、延展性等也可能因交联结构的影响而降低。可见，辐照交联对 UHMWPE 髋臼、衬垫等关节假体性能的影响并不总是正面的，由于辐照产生的过量自由基不仅不利于磨损性能的提高，反而会增加氧化降解的风险，因此在平衡耐磨损性能的同时适度控制交联程度，可以切实保证 UHMWPE 部件的综合性能。除了氧化降解，辐照交联引起的结构变化，可能导致材料力学性能尤其是耐疲劳性能的下降。随着交联程度的提高，耐疲劳裂纹扩展（FCP）的能力随之下降。另一方面，耐裂纹诱发的能力会随着交联程度的提高而提高。

中交联与高交联的争议

不同骨科植入物制造商选择不同的辐照剂量水平作为辐照和熔融的最佳剂量，关于 50 kGy 至 100 kGy 为最佳剂量水平的争论仍在继续，正如前面所解释的，辐照交联在增加耐磨性方面的有利影响在 100 kGy 以上迅速下降，因此，增加耐磨性的最佳辐照剂量约为 100 kGy。在 50 kGy 时，一些机械性能，如韧性和断裂伸长率，比 100 kGy 时更高。50 kGy 和 100 kGy 之间的争论主要是需要减少多少磨损才能防止假体周围骨溶解。虽然辐照和熔融的 50 kGy UHMWPE 的耐磨性高于 100 kGy，但需要长期（超过 10 年）的临床研究来确定 50 kGy 是否具有足够的耐磨性来解决假体周围骨溶解和松动的问题。

交联聚乙烯的应用

20 世纪 90 年代末，第一代辐照交联和热处理的超高分子量聚乙烯（UHMWPE）在骨科科学和商业领域引起了强烈的兴趣，第二代高交联聚乙烯（HXLPEs）的商业化生产是从 2005 年开始的。随着交联聚乙烯髋关节和膝关节植入物中的普及，基于商业考虑，产生了很多商业化的 HXLPE 品牌，其商标名称包括 Crossfire、Longevity 和 Marathon，这些新的高交联聚乙烯很多都用于人工髋关节中，XLK（DePuy 公司）和 Prolong（Zimmer Biomet 公司）用于膝关节中。某些材料既用于膝关节也用于髋关节假体，如 E1、Vivacit-E 和 X3。

49. 聚乙烯加入抗氧化剂有何作用?

高交联聚乙烯是一种改性的超高分子量聚乙烯，通过射线照射增加聚乙烯分子链的交联程度，改变了包括延展性在内的聚乙烯材料物理性能，因而可以显著降低超高分子量聚乙烯黏附性磨损的磨损率。大量的长期临床应用结果表明高交联聚乙烯可以明显改善假体的长期生存率。

但超高分子量聚乙烯在射线照射过程中会出现分子链的断裂，形成自由基。自由基键再次结合形成分子链的重联或交联，而未再次结合的自由基成为残留自由基。残留自由基如果和氧结合就是聚乙烯的氧化，其会缩短聚乙烯分子链长度，影响聚乙烯物理性能，降低磨损性能和断裂韧性。

为了消除残留自由基、避免其与氧结合，人们在高交联聚乙烯产品的加工过程中做了很多的改进，例如照射过程从大气中照射改为无氧环境照射；高交联聚乙烯产品采用真空包装与氧隔绝；进行照射后处理，增加自由基的交联程度，减少消除残留自由基；使用抗氧化剂与残留自由基结合，避免氧化问题等。聚乙烯加入抗氧化剂是最常见的消除自由基的方法，常见的抗氧化剂有 Covernox ™（PBHP）多酚型受阻酚和维生素 E/α- 生育酚（单酚型受阻酚）（图 49-1）。

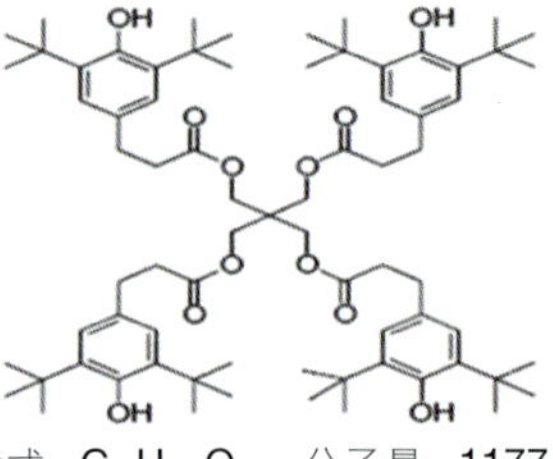

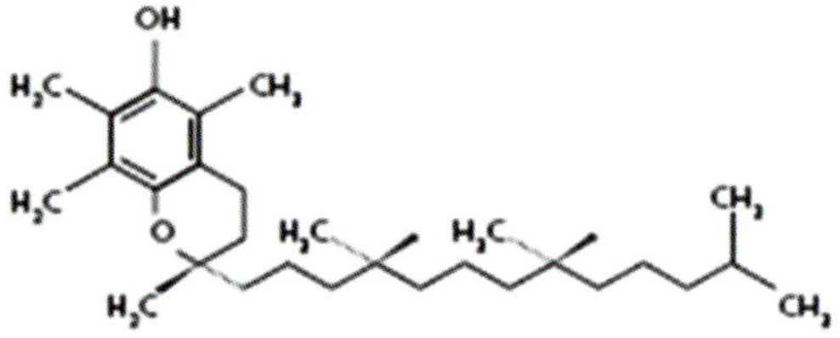

图 49-1 a 为 Covernox ™（PBHP）多酚型受阻酚，定制合成，医药级纯度，用于骨科配方，在室温和体温时可固化，熔点 =115 ℃，可浸提及洗脱性极低；b 为维生素 E/α- 生育酚（单酚型受阻酚），骨科配方中所用 α- 生育酚的合成形式，在室温和体温时可液化，熔点 =3℃，高可浸提及洗脱性

50. 为消除聚乙烯颗粒问题，目前对聚乙烯材料改造研究有何进展？

从临床角度看，全髋关节置换术植入物必须提供良好的生物和机械稳定的环境，以提供满意的长期结果。随着时间的推移植入物磨损以及磨损碎片引起的相关不良生物反应是决定全髋关节置换术成功与否的最重要因素之一。与磨损碎片生成相关的最明显的临床表现就是骨溶解（骨溶解通常在 5 ~ 10 年后发生），这已被确定为全髋关节置换术后假体松动和需要翻修手术的主要原因。有研究证明了巨噬细胞是由超高分子量聚乙烯（UHMWPE）磨损碎片激活的，这些磨损碎片是由连接植入物表面的预定运动以及假体对周围骨的运动产生的，初步研究认为磨损颗粒堆积在假体组织周围所引起了慢性炎症反应（Gray et al., 1989）。还有研究表明，超高分子量聚乙烯（UHMWPE）磨损碎片在原发性和翻修手术后均可扩散至脾、肝和淋巴结，大部分播散颗粒小于 1 μm，但在腹腔淋巴结中已发现大至 50 μm 的颗粒（Hicks et al., 1996）。在巨噬细胞或树突状细胞内，淋巴管周围淋巴通道作为自由或吞噬的颗粒，是磨损碎片分布的最可能途径。此外，在局部淋巴结反应中观察到一种对磨损碎片颗 粒的反应性组织细胞增多，导致淋巴结结构的丢失和局部坏死。尽管如此，磨损碎片的性质以及长期全身暴露的影响，仍然是人工关节置换术中的难题。超高分子量聚乙烯（UHMWPE）磨损碎片的整体病理生理反应是一个复杂的过程，涉及多种细胞类型，随着植入时间的增加，局部和全身逐渐发生变化。因此，对于超高分子量聚乙烯材料改性升级研究是人工关节改进的一个重要课题。

为了降低超高分子量聚乙烯磨损，减少聚乙烯颗粒问题，业界一致致力于聚乙烯改性升级，主要研究集中在以下几个方面：

辐照交联

对超高分子量聚乙烯（UHMWPE）的辐照交联，是将 UHMWPE 暴露在高剂量的 γ 射线或电子束辐射中，辐射会引起 UHMWPE 分子链分解形成 C 和 H 自由基，然后通过不同分子链上的自由基再结合形成交联点，这些交联点会减弱分子链的运动从而提高 UHMWPE 植入体的耐磨性能。众多学者对辐照交联后 UHMWPE 植入体的耐磨性能进行了深入研究，交联的 UHMWPE 植入体早在 1998 年已投入临床使用，且显示出优异的耐磨性能，很多学者研究证实 γ 射线辐照交联 UHMWPE 植入物的耐磨性能优越，通过在关节试验机上将辐照交联 UHMWPE 试样与直接烧结成形而未经任何处理的试样进行对比，发现辐照交联试样的耐磨性能，要远远优于未经任何处理的对比样（Muratoglu et al., 1999）（图 50-1）。

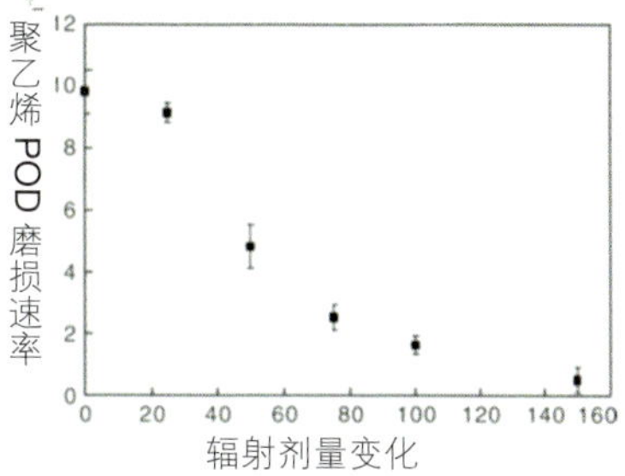

图 50-1　辐照交联并熔融处理超高分子量聚乙烯的 POD 磨损速率随着辐照剂量的变化

抗氧化剂

辐照交联虽然大幅度提高了超高分子量聚乙烯（UHMWPE）关节植入物的耐磨性能，然而一些辐照产生的自由基会被困于超高分子量聚乙烯的晶区之中，因为晶区的分子链是规整的排入晶格，几乎不具有运动性，随着时间的推移，被困在晶区的自由基将会与氧发生一系列的氧化降解反应，引起关节植入物力学性能恶化并最终导致其氧化脆裂。前述由于 UHMWPE 流动性不好，通常采用压制烧结成形使得 UHMWPE 在高温下停留时间过长，而可能发生氧化降解、断链反应，生成双键、自由基等，因此消除辐照交联后残留的及加工成形中产生的自由基，成为继提高关节植入体耐磨性能的另一关键任务。目前发现有效消除自由基的方法主要有两种，分别是热处理和加入抗氧化剂。

抗氧化剂是指一些能够抑制或延缓高聚物和其他有机化合物在空气中热氧化的有机化合物。比如，维生素 E 为淡黄色油状物质，在无氧条件下对热稳定，易溶于大多数有机溶剂，不溶于水，但对氧极为敏感，所以它可防止高度不饱和脂肪酸、巯基化合物及维生素 A 等的氧化，能消除超高分子量聚乙烯内产生的自由基，而保持正常结构功能（图 50-2）。广义上说，多数弱还原剂都是抗氧化剂，有较高化学、物理稳定性的以及低毒性的弱还原剂，都可以巧妙地运用于配方中作为抗氧化剂，主要包括单酚型受阻酚抗氧剂，双酚型受阻酚类抗氧剂，多酚型受阻酚类抗氧剂以及非对称型受阻酚类抗氧化剂。

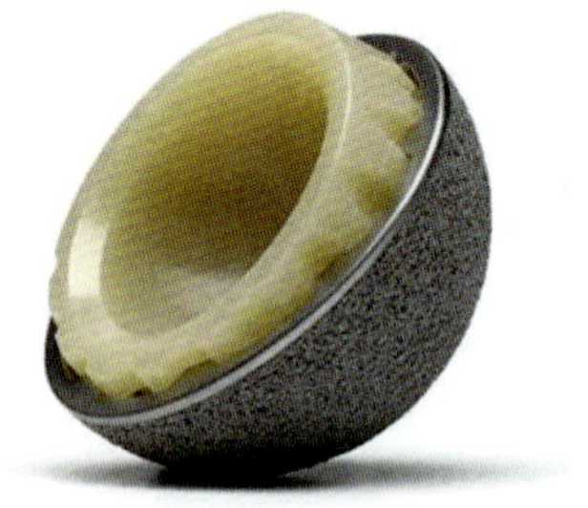

图 50-2　E1 抗氧化超耐磨内衬，其中加入维生素 E（Zimmer Biomet 公司）

热处理

基于辐照交联残余自由基及超高分子量聚乙烯（UHMWPE）熔体加工成形过程中可能产生的氧化问题研究发现，对辐照交联 UHMWPE 进行热处理能在有效提高 UHMWPE 关节植入物耐磨性能的基础上显著减少或消除残留自由基，热处理又分为两种实施方式：一种是熔点以上熔融热处理，是将温度升高到交联 UHMWPE 的熔点以上，将晶区熔融使得残留自由基有机会进行再结合，当晶区重结晶时，残留自由基将会被消除；另一种是在交联 UHMWPE 熔点以下进行热处理，这在某种程度上也能有效减少交联后残留自由基的含量，但不能像熔融处理一样消除自由基。关节植入体在长期的使用过程中依然面临着氧化降解的危险，据报道，辐照交联并退火处理的 UHMWPE 关节植入活体，使用一段时间后将会被氧化，仍面临着手术修复。Wannomae 等（2006）分别对比研究了辐照交联退火处理 UHMWPE 试样、辐照交联熔融处理 UHMWPE 试样及对比样的抗氧化性能，3 种试样在相同条件下经过实时氧化处理 128 周，对距试样表面不同距离的氧化指数进行了测试，辐照交联熔融处理 UHMWPE 试样，每个区域的氧化指数几乎接近于 0，即基本没被氧化，而其他两种试样的氧化指数要远远高于辐照交联熔融处理试样（图 50-3）。

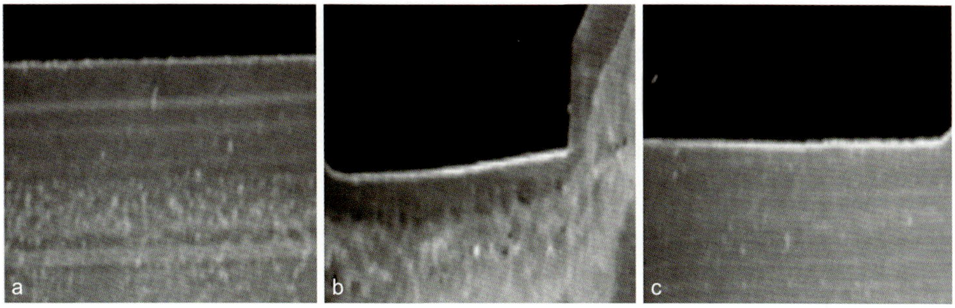

图 50-3　有代表性的关节衬垫的 SEM 照片：a. 常规 UHMWPE；b. 辐照并退火处理的 UHMWPE；c. 辐照并熔融处理的 UHMWPE

自增强

研究发现，利用流动性较好的低分子量聚乙烯（LMWPE）改善超高分子量聚乙烯（UHMWPE）的加工性，然后在具有良好加工性的 UHMWPE/LMWPE 共混体系中，施加剪切流动场（通过一种改进的注塑机振动注塑成形），诱导自增强结构形成通过在共混体系的 LMWPE 相区中，调控互锁，从而达到增强人工关节植入物力学性能的目的（徐玲，2014）。

复合材料

采用不同填充材料增强的超高分子量聚乙烯（UHMWPE）复合材料在航空航天、工业和生物医学等领域得到了广泛的应用，其目的是提高 UHMWPE 的力学性能。在骨科领域，这些 UHMWPE 复合材料正被研究作为一种潜在的替代品，以取代高度交联的聚乙烯（HXLPE）。因此，UHMWPE 复合材料在不牺牲其生物相容性、化学稳定性和耐磨性等优良性能的前提下，提高现有 UHMWPE 复合材料在全关节置换术中的强度越来越受到人们的关注。20 世纪 70 年代，碳纤维增强（CFR）UHMWPE 复合材料被考虑用于制作骨科植入物，甚至被商业化引入。未来，越来越多的 UHMWPE 复合材料可能被研究开发。

51. 聚乙烯在人工关节假体应用的发展历史如何?

聚乙烯（polyethylene，PE）最初是由德国化学家汉斯 · 冯 · 佩克曼（Hans von Pechmann）合成的。1898 年，他在研究重氮甲烷时意外地合成了聚乙烯，学术界将佩克曼视为合成聚乙烯的第一人。

聚乙烯是由乙烯聚合而成，聚乙烯的性能取决于它的聚合方式，通常按其密度和分子链结构与类型、晶体结构和分子量等变量进行分类，需要注意的是共聚物可能具有多种分子结构，从而产实现对于不同场景应用的可能性。在工业实践中，包括超高分子量聚乙烯（UHMWPE）在内的聚乙烯经常与其他单体（如聚丙烯）共聚，以改善加工特性或改变聚合物的物理和机械性能。例如，在 ISO 11542《塑料 超高分子量聚乙烯（PE-UHMW）模塑和挤塑材料》中定义，超高分子量聚乙烯可以含有高浓度的共聚物（高达 50%），仍然被称为超高分子量聚乙烯。然而，大多数用于制作骨科植入物的超高分子量聚乙烯都是均聚物。

20 世纪 60 年代，超高分子量聚乙烯（UHMWPE）首次被应用于人工关节置换术中（表 51-1）。在 Charnley 提出人工关节低摩擦设计的基本原则指导下，金属与 UHMWPE 配伍的出现成为人工髋关节置换术发展的里程碑，极大提高了关节使用寿命，至今仍然是最常用的摩擦界面组合，并成为衡量其他配伍优劣的金标准（图 51-1）。此后，UHMWPE 也相继应用于人工膝关节、肩关节、肘关节、踝关节及脊柱椎间盘等领域。在上述应用中，UHMWPE 主要用作耐磨的衬垫，与假体系统中刚性的金属部件之间形成摩擦副，同时承载上下骨的载荷，该摩擦界面的磨损已成为限制植入物寿命的最主要因素。由于聚合物的硬度比金属低很多，因此磨损主

表 51-1 人工关节置换用 UHMWPE 的早期开发大事记

时间	事件
1958 年	Charnley 开发了低摩擦假体（LFA）技术。采用 PTEE 作为承载面材料，植入物在他自己的工作室或 Wrightington 加工车间中生产并经过化学灭菌
1962 年	Charnley 在 LFA 中使用 UHMWPE。部件二采用化学灭菌
1968 年	Leeds 的 Chas F. Thackray 有限责任公司开始本地生产 Charnley LFA（低摩擦假体）这种 UHMWPE
1969 年	由 Ledds 的 Chas F. Thackray 有限责任公司将 Charnley LFA 在商业上进行一般性推广。销售的 UHMWPE 在空气中经过最小剂量 2.5Mrad 的 γ 射线辐射
20 世纪 70 年代	Zimmer Biomet 公司将 Poly Ⅱ—碳纤维增强型 UHMWPE 在商业上应用于 THA/TKA
1972 年	日本使用氧化铝陶瓷头与 UHMWPE 相互配合
1980—1984 年	由 Leeds 大学、Wrightington 医院和 Thackray 共同研制了硅烷交联 HDPE
20 世纪 80 年代	由 DePuy 骨科将 Hylamer（长链再结晶 UHMWPE）商业用于 THA/TKA/TSA
1998—1999 年	第一点高交联且热稳定的 UHMWPE 在临床中应用于 THA
2007—2008 年	添加维生素 E 抗氧化剂稳定型的高交联 UHMWPE 在临床中应用
2010 年	添加多酚型受阻酚作为抗氧化剂稳定型的高交联 UHMWPE 在强生公司 Attune 产品中上市

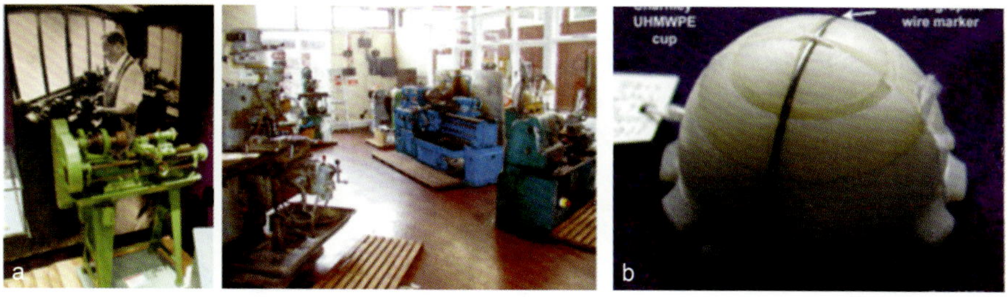

图 51-1　a. 第一个超高分子量聚乙烯髋关节垫片是在 Charnley 的家庭车间及 Wrightington 医院完成的（图片里面的人就是 Charnley）；b. Charnley UHMWPE 生产于 1968—1975 年间，带有金属标记线

要发生在聚合物材料的部件上，而聚合物材料的磨损不仅影响植入物的稳定度，而且磨损所产生的微粒会引起体内免疫细胞聚集吞噬，造成植入物周围的骨溶解。只要时间足够长，终将导致植入物的松动和局部疼痛，影响患者日常活动，最终只能通过关节假体的翻修来解决。由于现在植入关节假体的患者更趋年轻化，活动量更大，且寿命更长，因此假体设计必须着眼于在超过 20 年的使用期内尽可能减少磨损碎屑的产生。由于 UHMWPE 的磨损从根本上来说属于材料本身的缺陷，改进假体设计和提高手术技术都无法彻底解决这一问题。为了延长 UHMWPE 的临床使用寿命，降低人工关节翻修给患者带来的痛苦，近年来关节器械制造商持续地探索能够替代传统超高分子量聚乙烯的新型摩擦界面组合，并不断探索对超高分子量聚乙烯通过辐照交联、热处理及抗氧剂的加入进行材料改性。

52. 聚乙烯体内继续氧化的原因是什么?

聚乙烯磨损是远期髋关节置换翻修的主要因素之一，目前各大进口公司的聚乙烯产品，原材料均为超高分子量聚乙烯，并经过电子束或射线照射，通过物理方式打断聚乙烯之间的碳氢键，让其重新并充分重组，以减少自由基的存在，从而防止氧化反应的发生，目前高交联工艺以有十几年的使用历史，其临床结果明显优于普通超高分子量聚乙烯。

但目前随着高交联聚乙烯的长期随访发现，高交联聚乙烯在人体内依旧有氧化反应的存在，尤其是在聚乙烯植入人体 10 ~ 12 年以后。

目前国外研究机构研究表明聚乙烯体内继续氧化，主要有两种原因：①持续的应力，会物理性的导致聚乙烯之间的碳氢键断裂并产生自由基，进而引发氧化反应的发生；②体内脂肪组织微粒会聚集在聚乙烯碳氢键附近，并腐蚀置其碳氢键断裂，继而引发体内氧化反应（Bhattacharyya et al., 2006）（图 52-1）。

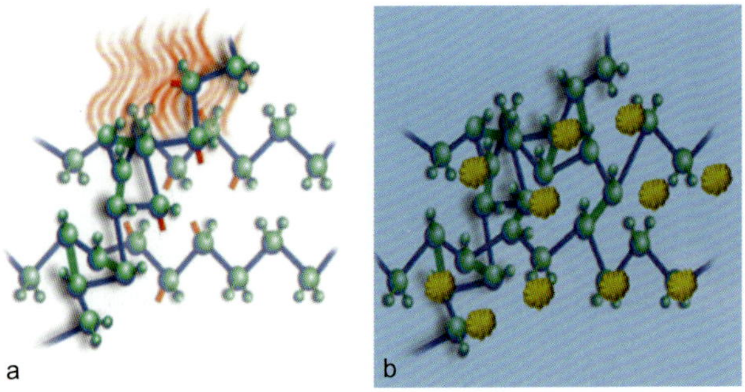

图 52-1 a. 应力持续刺激致使聚乙烯之间的碳氢键断裂；b. 体内脂肪组织微粒腐蚀碳氢键

53. 什么是聚乙烯的容积磨损和线性磨损？聚乙烯磨损的测量方法有哪些？

聚乙烯磨损分为线性磨损和容积磨损。聚乙烯磨损的微粒导致的骨溶解目前仍是引起髋关节置换术后失败的主要因素（图 53-1）。而线性磨损和容积磨损是目前测算聚乙烯磨损的两种方式。

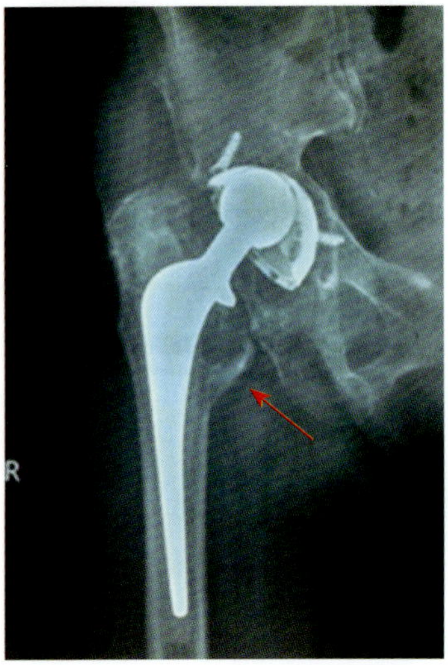

图 53-1 聚乙烯磨损导致骨溶解的 X 线表现，箭头所示骨溶解

不同磨损定义及其测量方法

髋关节假体聚乙烯磨损分为线性磨损和容积磨损。线性磨损是指股骨头假体中心在髋臼杯内因聚乙烯内衬磨损变形而发生位移的距离，而容积磨损则是聚乙烯内衬由于磨损而发生形变的体积。线性磨损与容积磨损之间的换算公式：$V = \pi R^2 d$，其中 R 代表股骨头假体的半径，d 代表线性磨损的数值。也有学者认为换算公式中应考虑线性磨损的方向，以提高容积磨损的计算准确性。

人工关节置换术后聚乙烯磨损测量均是基于对影像学资料的分析，可分为手工测量、计算机辅助的二维和三维测量。不同专家又提出不同的改进方法。

几种较为准确的手工测量法

Charnley 等（1975）提出基于 X 线片的手工测量法，认为磨损值是髋臼杯边缘到股骨头假体边缘最短的距离和最长的距离之差再减半。该方法只有符合两个前提才准确：①磨损的方向完全与髋臼杯开口平面方向一致；②磨损方向与髋臼轴线方向一致，即与髋臼杯开口平面垂直。随后对该方法进行改良，通过比较术后和随访时 X 线片，分别测量髋臼杯边缘与股骨头假体边缘之间最短的距离并相减，并进行放大倍率校正。改良方法准确性显著提高，测量平均误差<0.5 mm。

Livermore 等（1990）提出一种新的测量方法。他们先定位股骨头假体圆心，然后在随访 X 线片上测量圆心与髋臼杯外表面最短的方向，即线性磨损方向，沿线性磨损方向测量两次随访 X 线片之间聚乙烯内衬厚度的差值，放大倍率校正后即为线性磨损量。体外直接测量法验证该方法的准确性为 0.075 mm。

Pollock 等（2001）提出利用假体透明模板进行磨损的测量。该法以模板定位金属臼杯的位置，根据股骨头假体在臼杯内的最大位移计算磨损量和磨损方向。该方法特点是简单易用，适合临床医生对关节假体磨损情况进行快速评价。

计算机辅助的二维测量法

Ilchmann 等（1995）提出在髋臼杯假体和股骨头假体边缘均匀取若干点，软件拟合出最适圆形。以股骨头假体的直径来校正放大倍率，随访 X 线片之间，股骨头假体和髋臼杯圆心之间的距离之差别为线性磨损量。该方法平均误差为 0.08～0.11 mm。

Shaver 等（1997）将数字化 X 线片输入专门设计的软件中，以光标选取位于股骨头假体边缘的外上方、上方和内下方的 3 个参照点，随后，软件计算出和这 3 个点等距离的点，即股骨头假体的圆心。由该点通过前述的 3 个点向髋臼杯表面方向散射间距相等的多条直线，通过软件计算髋臼杯与周围组织灰度值的差别确定股骨头假体和髋臼杯的边缘，并拟合出两个相应的圆形。股骨头假体直径校正放大倍率，根据股骨头假体相对于髋臼杯的位移，最大移位方向上的距离即线性磨损量。该方法准确性高达 0.02 mm，可以用于术后中短期随访的测量，并分析测量结果来预测远期结果。

计算机辅助的三维测量法

Devane 等（1995）设计了一种全新的方法对金属臼杯的聚乙烯内衬磨损进行三维测量。该方法运用正位和侧位数字化髋关节 X 线片和计算机辅助设计技术虚拟构建金属臼杯和股骨头假体的三维空间固态模型，计算股骨头假体相对于髋臼杯假体的三维空间位移，从而评估髋臼内衬的线性磨损和容积磨损。现在已有以 Devane 技术为基础的专业人工髋关节聚乙烯内衬磨损测量软件 PolyWare，可以准确测量 3 年以上的聚乙烯磨损。

Martell 等（1997）分别测量在正位和侧位髋关节 X 线片上股骨头假体中心相对髋臼杯中心随时间产生的位移，再利用矢量分析法计算即可获得三维磨损方向和磨损值。与直接测量相比较，该法平均误差只有 0.08 mm。Hip Analysis Suite 软件即是以该技术为基础开发的，该软件在科研和临床中得到较多应用。

利用 CT 影像的计算机辅助三维测量法

通过 CT 获取的像素信息和灰度值重建人工关节假体组件的三维空间图像，随后，在髋臼杯和股骨头假体表面取点拟合球形，软件自动生成球心坐标，两次随访的球心坐标配准在同一个坐标系后，计算股骨头假体球心的偏移，即可获得假体三维线性磨损量和磨损方向。

放射线立体测量分析法

这是一种间接测量骨科内植物在体内移位的技术，通过测量股骨头假体在坐标空间中的移位来反映聚乙烯内衬磨损的程度，准确性非常高，被认为是体内测量聚乙烯线性磨损的“金标准”。该方法需要在假体或其周围骨质中植入若干钽粒作为标记，利用特殊的摄片技术，在三维空间中定位假体之间的相互位置。

54. 聚乙烯磨损相关因素有哪些?

聚乙烯磨损包括线性磨损和容积磨损，是远期髋关节置换翻修的主要因素之一，至今仍是一个比较棘手的世界难题，聚乙烯磨损有很多复杂因素。

材料本身因素

（1）分子量

通常使用的超高分子量聚乙烯主要有两种，一种是GUR1120，另一种是GUR415HP。前者的分子量（4.4×10^6 g/mol）小于后者的分子量（7.3×10^6 g/mol），分子量较小的GUR1120磨损率大于分子量较大的GUR415HP。

（2）聚乙烯交联程度

从材料本身来讲，控制聚乙烯产品耐磨性的主要因素是聚乙烯中每个链的有效物理交联的数量。高交联聚乙烯能够比普通聚乙烯的磨损率下降50%，即使在有第三体存在的情况下，高交联聚乙烯的磨损率也明显低于普通聚乙烯。

设计加工因素

（1）头部大小

就假体设计来看，普遍认为较大的股骨头磨损量较大，更稳定，脱位较少，在股骨颈的直径不变的情况下，活动范围较大而不易发生假体的撞击，而直径较小的头则正相反。但也有研究发现高交联的聚乙烯中，头的直径与磨损率无关（Jacob et al., 2014）。

（2）加工工艺

压模制聚乙烯的抗磨性能优于机械切削制聚乙烯，压模制与机械切削制聚乙烯的年磨损率分别为0.05 mm和0.11 mm。其原因可能是后者在加工过程中材料易形成空泡，材质性能和分子量容易不均匀，从而影响了抗磨性能。

（3）消毒方法

聚乙烯经 γ 射线消毒后能产生残余自由基，与氧作用造成聚乙烯材料的氧化分解，进而导致聚乙烯内部分子量降低，结晶率提高与蠕变阻力增加，促进了聚乙烯的闲置老化。这种氧化破坏作用大大降低了聚乙烯假体的抗磨性能。鉴于 γ 射线的不良影响，现在多采用环氧乙烷进行消毒，但环氧乙烷消毒方式的聚乙烯结晶度变化较大，重量丢失也较严重。

（4）存放时间

Currier 等（1997）在一项体外试验中研究聚乙烯存放时间与植入人体后抗磨损性能得出结论，存放时间小于 1 年的聚乙烯在体内情况良好。然而存放时间超过 5 年的聚乙烯内衬，其物理韧性达到最低，如果植入体内会迅速失效。

手术等因素

（1）外展角

有研究认为髋臼假体外展角与关节面线性磨损方向有一定的相关性，随着外展角的增大，磨损方向在一定范围内由内上方转向外上方，外展角 55° 以上的磨损方向基本指向外上方，外展角 55° 以上的髋臼假体产生的磨损可能更多于外展角 55° 以下的髋臼假体（严世贵，2002）。

（2）偏心距

髋关节可以看作一个杠杆，存在外展肌肌力力矩和身体重力力矩之间的平衡，髋关节关节面是杠杆的支点，承受着与上述两负荷相关的合力。所以，增加外展肌力臂，就可减轻外展肌负担，减少髋关节关节面的受力，减慢聚乙烯磨损速度，从而提高假体的使用寿命。

有研究发现 THA 术后股骨偏心距与聚乙烯磨损存在明显的正相关关系，随着股骨偏心距减少，聚乙烯磨损率增高。但如果偏心距正确重建，聚乙烯磨损速度的变化不明显。可见，THA 术中对股骨偏心距重建，能减少聚乙烯磨损，增加假体使用寿命，但偏心距不是越大越好（聂志刚，2017）。

（3）磨损时间

聚乙烯成熟期的磨损量明显小于磨合期。

（4）假体配伍

股骨假体的设计对聚乙烯臼杯的磨损有着直接的影响。股骨头假体的材料不同，其对聚乙烯的摩擦系数也不同，相应的聚乙烯的年磨损量也不同。实验研究结果显示，钛合金、不锈钢、钴铬钼合金、氧化铝陶瓷和氧化锆陶瓷分别对高分子量聚乙烯配伍，高分子量聚乙烯髋臼的年磨损率呈递减排列（Furnes et al., 2014）。

患者因素

除上述因素外，磨损还与患者本身因素有关，例如患者年龄、体重、性别、活动度等，但是并没有这几个因素与聚乙烯磨损相关关系的发现。

可见影响聚乙烯磨损的因素繁多，不同的磨损机制产生的聚乙烯磨损颗粒的特点不同，假体周围的环境也不同，由此引起的生物反应也不同。从假体使用寿命方向考虑，应尽量从各方面减少聚乙烯磨损。

55. 限制性内衬与常规内衬相比增加了多少撬出力量？限制性内衬适应证有哪些？弊病是什么？

常规的髋臼内衬和股骨头之间没有特殊的连接装置，通常靠周围的软组织来保持两者的接触，但是在一部分肌肉力量不佳的患者中，会出现多次甚至习惯性脱位的情况，这时需要采用一种新的限制性内衬来帮助减少脱位的发生。限制性内衬就是在普通内衬的基础上增加了一个金属锁定环，将股骨头锁在内衬中，难以在普通情况下脱出股骨头，以减少脱位风险。

限制性内衬髋臼杯系统一般为一杯三衬的设计，同一个髋臼杯可匹配陶瓷、金属和聚乙烯内衬。无论是髋关节初次置换还是翻修手术均可应用，适应证广泛。限制性髋臼杯为可变界面假体，因其锁紧机制不同，避免了内衬和臼杯之间相对活动，髋臼杯周围骨溶解的发生率明显减少。限制性内衬常规采用大头设计，减少了脱位的发生率，使关节的功能更为良好。目前世界上比较有代表性的限制性内衬为 Pinnacle ESC ™ 限制性内衬（DePuy 公司生产），其大头设计、陶瓷头或金属头对聚乙烯内衬界面可以很好地匹配（图 55-1）。限制性内衬与常规限制性内衬相比，能对抗多达 355% 的撬出力。对于年轻患者预期进行的第二次翻修手术，其限制性内衬可直接更换，而无需翻修固定牢固的臼杯，使髋臼翻修手术更加易于进行，故可应用于预期将来二期翻修的年轻患者。

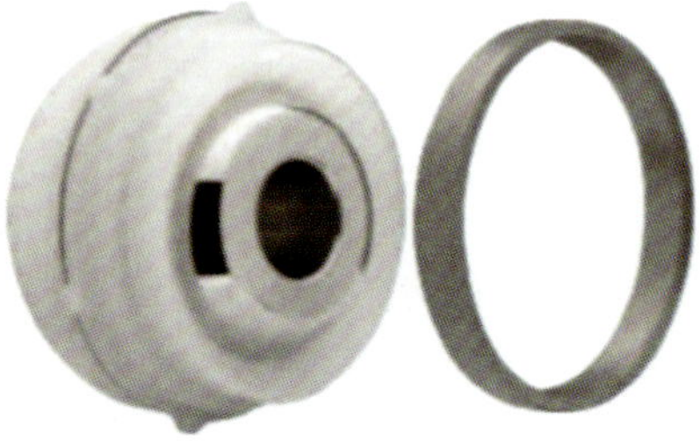

图 55-1 Pinnacle ESC ™ 限制性内衬（DePuy 公司）

适应证

由于既往的脱位史、骨丢失、关节或软组织松弛、神经肌肉疾患或术中不稳而导致的髋关节高脱位风险，限制性内衬是用来作为此类患者初次或翻修全髋关节假体的一个方法（图 55-2）。

禁忌证

（1）任何关节内或周围的感染；

（2）由于疾病、感染或先前假体植入物所致的骨骼或肌肉的损害，以致无法为假体提供足够的支撑或固定；

（3）骨骼发育不成熟；

（4）活动量和活动范围大的患者。

松弛及位置不良　患肢偏瘫

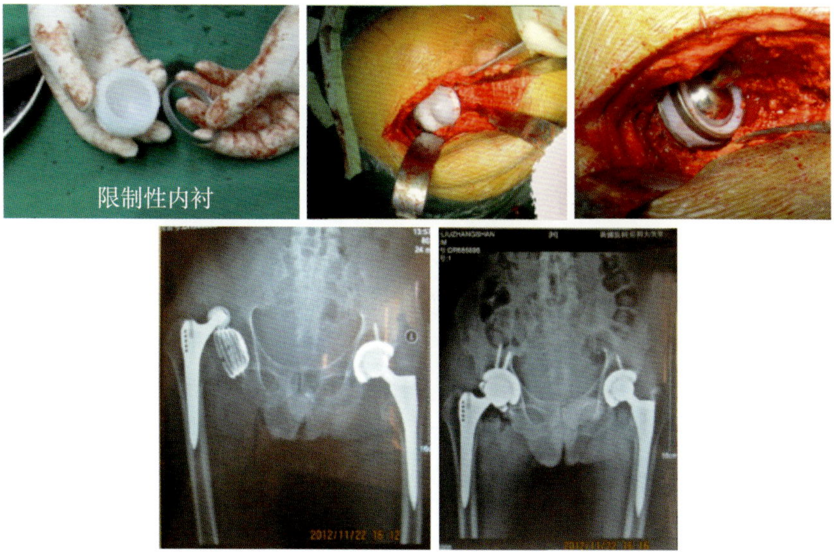

图 55-2　患肢偏瘫，软组织松弛及位置不良，应用限制性内衬进行髋关节置换效果良好

56. 限制性内衬如何安装?

限制性内衬安装操作步骤如下：

（1）将限制内衬装在臼杯，预先安装的锁定环是用来嵌合在臼杯内面周边的凹槽内。

（2）用比内衬内径小一号的击入器将限制性内衬打压固定在臼杯内，确认内衬安装到位。

（3）将斜边限制环沿正确的定位方向套置于股骨柄颈上，斜边必须在限制环的里面并且必须朝向髋臼杯。注意：用手术室标记染色于斜面使斜边清晰可见，这对术者或手术室助手非常有用。

（4）将股骨头假体安装并锁定在股骨柄上并复位，用带有特定大小环把持器的锁定环植入器将锁定环固定在限制性内衬上。注意：千万不要将股骨头试模植入限制性内衬内，因为这有可能很难拔出。

（5）确定所有的部件安全安装并检查活动范围确认假体置于恰当的位置。

57. 什么是双动杯髋关节假体？有何利弊?

双动杯髋关节（DMC）是由法国 Bousquet 教授在 20 世纪 70 年代设计的一款具有双关节面的仿生假体（图 57-1）。它结合了低摩擦原则和大头原则的设计理念，

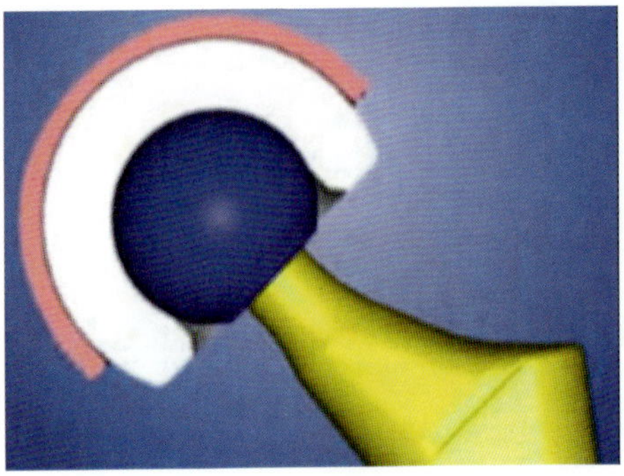

图 57-1 双动髋臼杯示意图

具有较高的稳定性，旨在提高髋关节置换术后的稳定性，降低关节脱位的发生率。该假体利用双关节面模型和假体的高抛光技术，将提高假体远期生存率的低摩擦原理和能增加假体稳定性的大直径头原则结合在一起，在临床应用中具有诸多的优势。基于此，1976 年 Bousquet 的第一代双动杯全髋关节诞生，该双动杯由金属臼杯、双动聚乙烯内衬、股骨小头假体、股骨颈假体组成，其中包含两个活动界面：第一个活动界面为球头与双动内衬；第二个活动界面为双动内衬与臼杯金属内表面。在 75% 的运动中仅涉及第一个活动界面，而在极限的活动度下，才涉及第二个界面。该假体的广泛应用使法国髋关节置换术后的整体脱位率从 9%降至 6%。

双动杯旨在成功结合两个基本原则：第一个观念为推荐使用大直径界面，即增加跳跃距离以达到更好的稳定性；另一个观念为“低摩擦关节”，即小直径的股骨头的磨损更小。双动杯可以提供很好的稳定性和活动度，有效地减少脱位率。

第一代的双动杯由于聚乙烯内衬保留环会与股骨假体颈部发生碰撞，从而导致失败率比较高，但是第二代双动杯经过设计的优化，有很好的术后效果。据文献报道，在平均 6 年的随访中，双动杯松动率为 0，同时无一例假体术中脱位的现象。第二代双动杯可以很好地减少脱位率。

双动杯髋关节的优势

（1）低脱位率

假体脱位是髋关节置换术后的主要并发症之一，往往导致关节重建的失败。特别对于髋关节翻修或髋部肌力失衡的患者，其假体脱位的发生率更高。临床上常使用限制性内衬、大直径头或双动杯假体来增加髋关节置换术后的关节稳定性，降低假体脱位率。DMC 髋关节假体的内衬内外表面皆是活动面，故可将内衬视为假体头的一部分，这大大增加了假体的实际头颈比，从而增加了假体的稳定性。另外，DMC 髋关节假体头的直径略大于内衬的出口直径，起到半限制性的作用，防止脱位的发生。

（2）良好的关节功能

DMC 髋关节假体具有两个活动的关节面。髋关节的屈曲、外展、内旋、外旋等活动首先由小关节面（假体头 / 双动内衬）的运动实现，当小关节面的运动度达到最大时，再带动大关节面（臼杯 / 双动内衬）的运动，两个关节的组合使髋关节具有更大的活动度。

（3）较高的假体生存率

缘于双动杯髋关节假体的独特设计，赋予其低摩擦、低脱位率、大活动度等优势，也正因为这些优点，使 DMC 假体具有较高的生存率。新一代的 DMC 假体进行了优化，减少了假体磨损，增加了假体稳定性，其远期生存率得到很大提高。多项研究结果显示，新一代 DMC 假体在初次髋关节置换术后的 10 年内生存率接近 100%，而 18 年生存率可达 95.9%（Vennersch et al., 2015）。

双动杯髋关节的弊端

（1）假体内脱位

双动杯髋关节的稳定性高、脱位率低，但基于假体的结构特征，存在一种特殊的并发症，即假体内脱位（intraprosthetic dislocation，IPD）：假体球头从聚乙烯内衬中脱出，但未脱出髋臼杯，表现为假体内的结构错位。假体内脱位患者的临床表现通常不具有特征性，仅从 X 线片可显示股骨头假体处在偏心位置。Philippot 等（2013）根据影像学和术中所见特征将 IPD 分为 3 型，Ⅰ型：IPD 继发内衬锁定边缘磨损，无关节纤维化或杯松动的临床证据；Ⅱ型：IPD 继发于假体周围组织病变（纤维化或异位骨化），这些病变阻碍了关节活动，加速了内衬锁定缘的磨损；Ⅲ型：IPD 继发于臼杯松动，臼杯松动加快了内衬锁定缘的磨损，这些病例的 IPD 发生相对较晚。IPD 可发生在术后的任何时期，但欧洲国家的长期临床经验显示 IPD 主要发生在 DMC 假体置换的远期患者，发生率为 2% ~5%（De et al., 2014）。

假体内脱位的发生机制是股骨柄假体颈部与双动内衬的出口边缘长期反复地撞击和摩擦，导致内衬锁定缘的体积损失与股骨头假体的锁定机制失败，于是股骨头假体可在一定的体位从内衬脱出，造成假体内脱位。而内衬锁定缘的磨损主要与股骨柄假体颈部的形状、直径及表面抛光程度有关。故新一代的 DMC 假体采用了特殊凹陷设计、高抛光假体颈，结合高交联的聚乙烯内衬，减少内衬锁定缘的磨损，从而减少假体内脱位的发生。

（2）假体磨损

双动杯髋关节假体有两个关节面，即四个磨损面，包括臼杯内表面、聚乙烯内衬外表面和内表面、假体头的表面。与传统的非双动杯髋关节假体相比，DMC 假体的摩擦面积增大，可能会造成更多的假体磨损。有研究发现 DMC 假体的磨损总速率并未随关节面积的增大而增加（Gaudin et al., 2016）。然而，由于 DMC 假体的特殊活动机制和结构设计，使得假体颈与双动内衬缘反复撞击，导致聚乙烯内衬锁定缘的磨损率相对较大，这也是引起假体内脱位、假体周围骨溶解等并发症的主要原因。

58. 双动全髋关节设计的机制研究是什么?

全髋关节置换虽然是目前相对成熟的骨科手术，但目前患者对术后需求日益提高，如需要较高的活动度，术后避免撞击和脱位等。目前大直径股骨头的应用成为趋势，不同直径（28/32/36/40 mm 直径）的股骨头活动范围不同，球头直径越大，患者活动度越大，脱位风险也越小，但大直径球头同时也面临着高磨损的风险。

双动理念是由 Professor G Bousquet 在 1976 年发明的，目的是为了解决髋关节置换的持续脱位问题。双动理念包含两个概念：由 Charley 描述的使用小直径股骨头降低聚乙烯磨损的低摩擦理念；由 Mackee 提出的使用大直径股骨头降低脱位风险的大头理念。

1962 年，Charnley 提出小直径股骨头低摩擦理念：球衬接触面积小，磨损低，但脱位距离短，所以脱位风险高。

1960 年 MacKee 提出大直径股骨头理念：球衬接触面积大，磨损高，但脱位距离长，所以脱位风险低。

双动全髋关节的设计理念是将以上两种理念的优点结合，在 1976 年法国 Bousquet 设计了全球第一款全髋双动髋臼系统，实现了低磨损，患者高活动度及低脱位风险的目的。目前，随着双动全髋关节的改良及材料的进步，双动全髋关节具有良好的临床效果（图 58-1）。

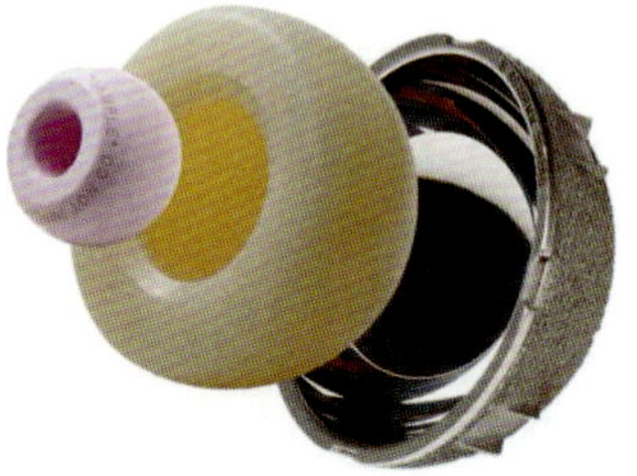

图 58-1 Active Articulation 双动髋臼（Zimmer Biomet 公司）

双动全髋关节包括两种活动情况：小直径陶瓷头在内衬中活动，称为活动 M1；内衬在髋臼杯内活动，称为活动 M2。

高活动度：在 28 小头与内衬间的活动 M1 以外，可增加内衬和臼杯之间的活动 M2，从而增加活动度，最高可达 165° 活动范围（图 58-2）。

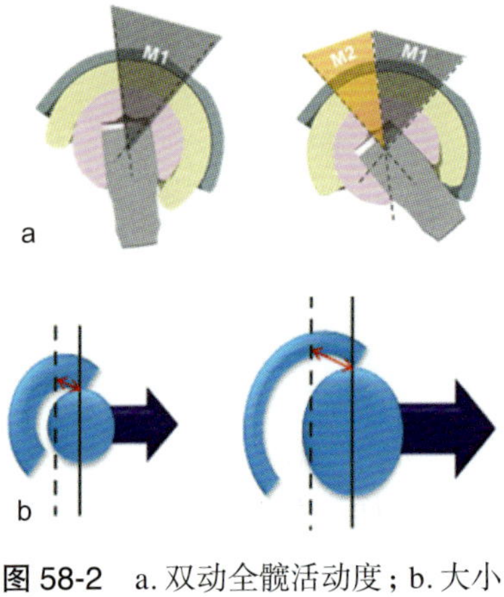

图 58-2 a. 双动全髋活动度；b. 大小头脱位对比示意图

低脱位风险：28 小头是通过特殊工具压入内衬中，虽然是小头但不会脱出。内衬可看做大直径股骨头，最小尺寸为 38 mm（大于常用的 36 mm 大头），脱位距离长，可有效降低脱位风险（图 58-2）。

低磨损：28 陶瓷头直径小，陶瓷表面光滑，摩擦系数低，配合特殊处理的内衬，超低磨损率；内衬作为大直径股骨头，虽然直径大，但与杯的活动只占总活动的 20%，同时内衬超耐磨，特殊工艺的臼杯强度高磨损低，臼杯内表面高抛光镜面处理进一步降低磨损。

59. 什么是“筑基”现象？

在髋关节置换后，判断假体是否松动还是稳定固定非常重要。在 X 线片上，非骨水泥假体如出现假体渐进性下沉、移位或假体周围透光线，则提示存在假体松动。假体松动后 X 线片通常表现为假体远端局部骨质硬化出现基座（pedestal）、股骨近段皮质骨肥大等改变。

基座是指假体末端下方出现新生的髓腔内骨组织硬化影，形似承托假体末端的底座，它实际上是骨应对假体下沉的反应性机制。形成基座这一现象就是筑基现象，指假体远端周围骨质硬化，与假体远端共同受力，近端应力遮挡。

“筑基”是股骨柄假体尖端远端髓腔内部分或完全搭桥的新生骨架，这一现象的存在可能是植入失败的早期预测因素。如果“筑基”与股骨柄远端部分周围的广泛反应线相连接则表示股骨柄假体很可能是不稳定的。

对基座形成的意义目前判断不一。一些学者认为基座形成说明假体有松动，而有些研究则说明假体没有松动。Engh 等（1992）经过研究认为，这种硬化骨与假体的紧密接触，表明假体稳定，而如果局部有 X 线透亮带，则往往表明假体不稳。

股骨柄假体不稳定的放射学征象包括股骨距增生肥大、假体移位、非涂层表面反应线广泛存在、骨与假体界面腐蚀、股骨柄假体远端“筑基”形成并于假体尖端出现透亮线、涂层表面金属颗粒脱落等。如果通过其他影像学征象认为柄是稳定的，那么单纯的基座征可被视为正常。只有当柄周同时存在显著透亮线，才可认为基座征是松动的表现（图 59-1）。对于近端涂层假体，只要涂层部分存在骨融合，由于远端的微动使远端非涂层区域周围出现的独立、较窄的透亮线是可以接受的（常伴有反应性硬化线，也可伴有部分基座征）。

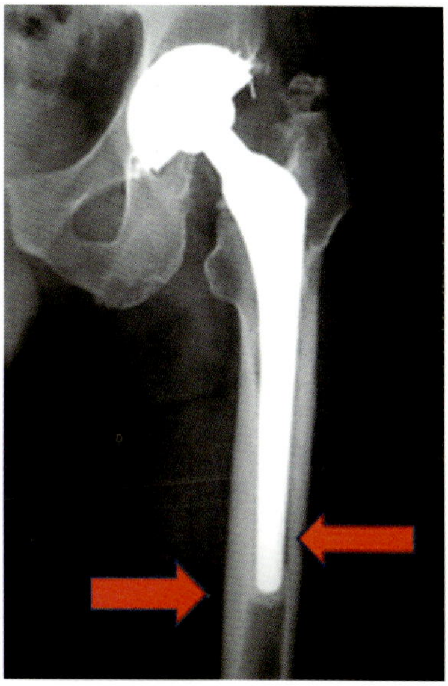

图 59-1　X 线显示股骨柄尖端下方的基座标志和沿柄下 1/3 侧面的透射线。这种影像学征象组合提示假体可能不稳

假体的植入会导致宿主骨质应力分布的改变，尤其是在非锥形和全涂层股骨柄中。在假体设计方面，为了避免这些现象，大多数现代的非骨水泥假体仅在近端固定，因此通常不会发现近端应力屏蔽。

在 X 线片评估方面，基座标志在放射科医师和外科医生中并不为人所熟知，但是它是一种不好的现象。鉴于其在评估股骨柄稳定性和预测翻修手术需求方面的价值，建议评估全髋关节置换术后 X 线片的临床医生都应该考虑到这一点。

60. 骨水泥有何特性？

临床上作为固定假体的骨水泥（bone cement）其主要成分是聚甲基丙烯酸甲酯（polymethylmethacrylate, PMMA），其具有填充骨与假体间隙的作用，并具有聚合反应而自发凝固的特性。骨水泥的聚化过程分为以下四期：粥状期、黏糊期、面团期和固化期。

骨水泥由聚合粉剂和单体液体两部分组成，粉剂主要成分为 PMMA- 苯乙烯共聚物及适量的引发剂组成，液体为甲基丙烯酸甲酯单体（MMA）加入适量的促进剂。单体在一定条件下能自行聚合固化称聚合体，聚合过程会释放热能。释放的热量主要积聚在骨水泥内部，骨与骨水泥界面的温度相对较低，且 3 ~ 5 分钟后即可降低，可能影响骨水泥聚化过程中产热的因素包括室温、单体比例、聚合的骨水泥厚度、手捏操作等，散热速度与骨组织结构和人工关节的材料有关。骨水泥在骨与假体之间没有黏合作用，也无化学分子之间的反应，仅靠面团期的塑形特点，将它压入骨与假体的非压力面之间固化后镶嵌，镶嵌的坚固性与下列因素有关：①混合过程是否沾水；②骨与骨水泥之间是否夹杂血液或血块；③骨黏合面是否富有网孔；④一次性填充的骨水泥是否充足；⑤填充时施加压力是否恰当；⑥固化期是否保持骨和植入物稳定。不同品牌的骨水泥由于附加成分不同，其机械性能和理化特性也不一样。对固化后骨水泥抗压强度、抗拉强度、抗剪切强度及弹性模量进行测定，骨水泥低于成人皮质骨和人工假体，高于松质骨，尤其骨水泥抗剪切力及抗张力强度低于抗压强度。MMA 单体在混合搅拌和挤捏过程中可能会挥发，在固化期可能被吸收入血，吸收的数量与面积有关。

骨水泥植入体内完全固化后属惰性材料，化学性能稳定，生物相容性好，极少发生并发症。根据文献报道，骨水泥相关的并发症发生于植入的固化期，以及后期骨水泥碎裂产生的异物颗粒反应。在骨水泥植入时，骨水泥单体可能会被局部组织、血管吸收，可能导致患者出现血压下降、心律失常、低氧血症、心肌梗死、凝血功能改变等一系列症状，有学者将此命名为骨水泥植入综合征（bone cement implantation syndrome, BCIS），临床报道死亡率在 0.6% ~ 1%，死亡的患者多为高龄，伴有潜在心血管疾病和心功能不全（严世贵，2009）。

61. 骨水泥技术的发展进程如何？

骨水泥本身的组分、理化特性等数十年来没有根本的变化，骨水泥调制和填充技术经历了三代的发展。

第一代骨水泥技术

20 世纪 70 年代前，该时期的骨水泥应用的核心技术是手工搅拌骨水泥，使之反应达到面团期时，应用手工手指填压技术使之充填入髓腔或者髋臼窝。

第二代骨水泥技术

20 世纪 70 年代开始应用，仍然以手工搅拌骨水泥，与第一代技术相比，更加重视对股骨髓腔和髋臼的冲洗与清创，同时股骨远端加用髓腔栓。使用骨水泥枪填充骨水泥，保证填充均匀，不残留空气，填充的同时有加压作用，增加了骨水泥与骨的锚固能力，减少了骨水泥固化后的体积缩小程度，提高了人工髋关节置换的远期疗效。

第三代骨水泥技术

20 世纪 90 年代前后出现，在第二代技术基础上做出改进，采用真空搅拌或离心搅拌，减少骨水泥的孔隙率。提出假体中置的概念，使用各种方法使股骨假体柄位于髓腔中央，填充的骨水泥在其四周更为均匀。另外还有一项颇具争议的技术，就是股骨柄的骨水泥预涂技术，其可以减少金属假体和骨水泥之间的贴合，随着近年来抛光柄的骨水泥假体的大量应用，骨水泥预涂技术有逐渐被淘汰的趋势。

62. 骨水泥真空搅拌的特点是什么?

真空搅拌骨水泥技术是 20 世纪 90 年代以来在人工关节置换外科领域发展起来的第三代骨水泥技术。第三代骨水泥技术由于在真空状态下对骨水泥进行搅拌，从而明显降低了骨水泥固化后的孔隙率。目前认为真空搅拌骨水泥技术被认为是非常好的方法，而且容易在手术室推广使用，为了减少骨水泥中的孔隙以提高其强度，目前关节置换手术推荐采用真空搅拌技术。真空搅拌技术可以减少单体的蒸发时间和暴露于手术的时间，避免了骨水泥搅拌时空气的混入。采用真空搅拌后骨水泥的孔隙率仅为 0.1% ~ 1%，远低于常规搅拌 5% ~ 16% 的水平（图 62-1）。

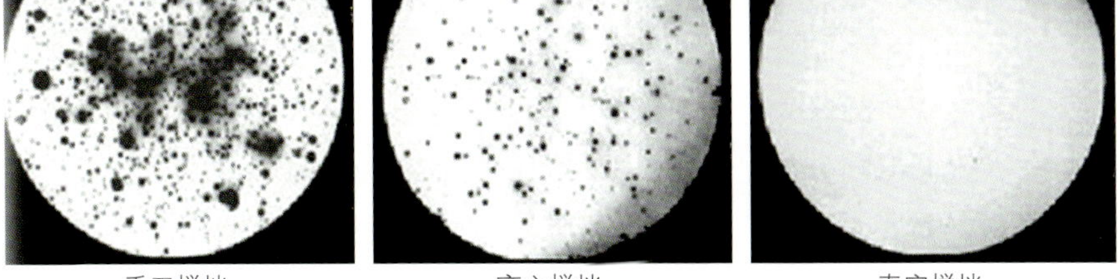

手工搅拌　离心搅拌　真空搅拌

图 62-1　手工搅拌、离心搅拌、真空搅拌的孔隙率比较

多个研究显示，采用真空搅拌技术的骨水泥较普通搅拌技术的骨水泥，在静态弯曲耐受强度、抗疲劳耐受强度方面有明显提升。绝大部分学者认为该技术可以降低骨水泥的疏松度，使其抗弯曲强度和抗疲劳强度分别提高了 13% 和 15%，弹性模量亦有所提高，从而提高了骨水泥的机械性能。临床观察表明在关节置换手术中采用真空搅拌技术的骨水泥能够提高假体中长期生存率（米川，2000）。

63. 骨水泥股骨假体的设计理念是什么?

骨水泥型髋关节假体主要是通过骨水泥在骨的蜂窝结构中的渗透嵌合来增强骨松质框架的强度，将骨松质转化成一种代表骨与骨水泥合为一体的更加坚固的负荷材料。其作用机制可简单归纳为：微观绞锁及容积填塞。

骨水泥不是胶，没有黏合性质，与骨和假体之间无化学连接，它是填充空间并通过机械连接传递载荷的材料。骨水泥固定现代概念认为：良好的固定需要同时依靠微观绞锁（micro-interlock）和容积填塞（bulk-filling）两种作用机制。微观绞锁固定指骨水泥浸入松质骨内形成界面上的交织嵌顿，有助于将骨水泥与骨表面间的剪切应力转化为压应力，使界面强度明显提高，还可避免假体在界面上的微动。容积填塞是将骨水泥完全均匀分布在假体与骨质之间，起到应力传导作用。如果没有骨水泥，假体与骨床之间通过少数点状接触传导载荷，将造成接触部位的局部应力增高。

金属与骨水泥界面主要考虑的是负荷转移的条件和金属与骨水泥界面的黏附特性。高抛光的表面比喷砂或喷砂加纹理的表面黏附特性更低，因此需要考虑负荷转移的问题。

根据负荷转移的条件可将骨水泥柄分为摩擦力闭合和形状闭合设计理念两种柄。

摩擦力闭合理念

摩擦力闭合理念的假体，是通过锥形设计在柄 - 骨水泥界面将负荷转移到骨水泥上，外来的负荷与摩擦力在柄和骨水泥界面达到平衡，假体承受的主要是放射状的压力。当骨水泥发生蠕变或微裂隙的聚集，周围的应力会降低，因此柄会发生移位以增加摩擦力来平衡外力。此设计理念的柄在骨水泥内的固定是通过力的平衡达到的，不需要柄和骨水泥间存在连接。

例如 C-Stem AMT 股骨柄（DePuy 公司）是一种三锥面、无领、高抛光、压配和由锻造不锈钢材质制造的骨水泥柄，其设计理念在于预先设计假体柄和骨水泥分离，应力被平均分布到骨水泥套上，并使骨水泥套适应蠕变和应力松弛，这样柄可以在骨水泥套内下沉而不会产生骨水泥套损伤。骨水泥壳不发生裂隙，金属股骨假体与骨水泥壳的磨损颗粒进入不到水泥壳与骨的界面之间，从而不发生造成骨溶解的颗粒病。

这种柄为了达到一种可控的、可接受的下沉，即常说的“二次下沉”柄，体现的就是摩擦力闭合的设计理念，是一种负荷转移机制的柄。骨水泥的蠕变是不可避免的，过多的蠕变会导致骨水泥套断裂甚至股骨骨折，所以 C-Stem AMT 股骨柄三锥面的设计就是为了减少下沉和骨水泥套断裂的风险（图 63-1）。

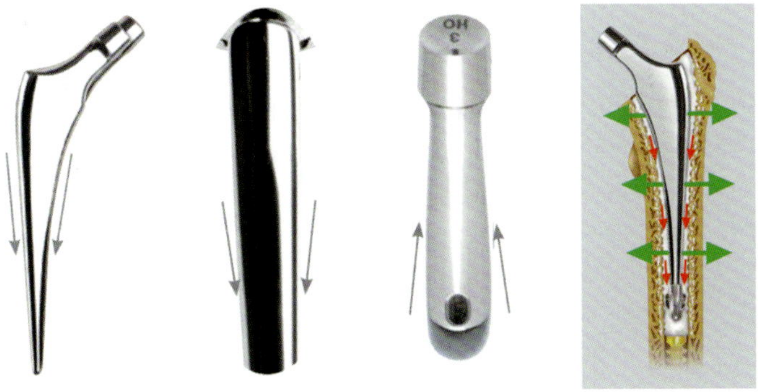

图 63-1　C-Stem AMT 股骨柄三锥面的设计（DePuy 公司）

C-Stem AMT 股骨柄近端的三锥面设计，外侧较宽，内侧较窄，这种设计可以把更多的压应力传递到股骨近端内侧，并且对骨水泥进行负载加压。而抛光、双锥面设计的骨水泥柄在沿着柄身边缘的骨水泥上，会引起应力集中，进而可能会导致骨水泥套断裂（图 63-2）。

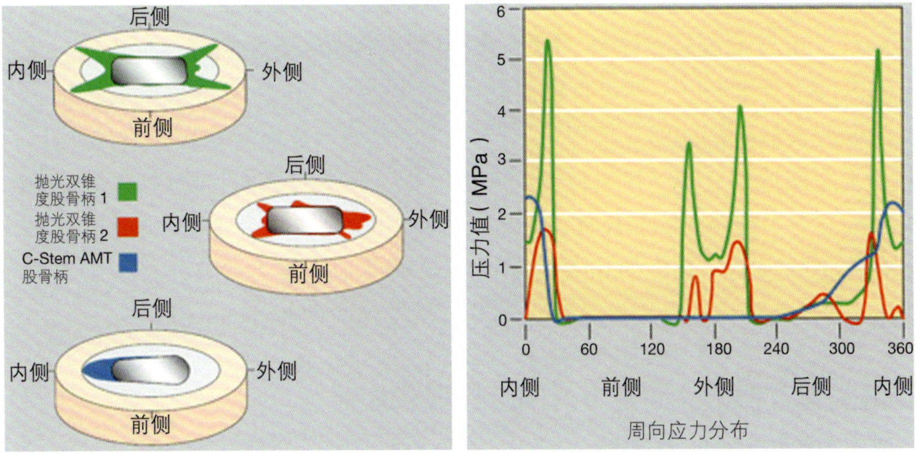

图 63-2　周向应力分布（绿色和红色代表抛光双锥度设计的柄 1 和柄 2，在内侧和外侧多个位置均出现应力集中的现象。蓝色代表 C-Stem AMT 三锥度设计的柄，外侧较宽，内侧较窄，这种设计可以把更多的压应力从外侧传递到内侧，并且对骨水泥进行负载加压，大大降低骨水泥套断裂的风险）

形状闭合理念

形状闭合理念的假体，是转移相对更大部分的轴向负荷到骨水泥上，这些柄的特点包括有颈领、嵴和纹理并且解剖设计也可以被认为是形状闭合的设计特点，这些特点都对植入物的力学稳定性起作用。此种设计理念的柄是将柄固定在柄和骨水泥界面，通过宿主骨和骨水泥表面的形状达到骨水泥对柄的抓持，其受到的力主要为剪切力。这样的设计需要磨砂或为纹理状的表面以便骨水泥能渗透其中，以获得柄与骨水泥间坚固的连接。带颈领是为了避免假体下沉，从而不发生水泥壳的断裂从而不发生骨界面的颗粒病。

例如 Synergy 骨水泥股骨柄（Smith & Nephew 公司）就是形状闭合理念设计的假体，这种柄是一种直柄。柄的表面拥有纵形的条纹，增加与骨水泥接触的表面积，粗糙表面处理并有颈领，防止柄的下沉。柄的这些特性的设计参数都是突出假体柄在骨水泥套中的最大力学稳定性这一设计理念（图 63-3）。

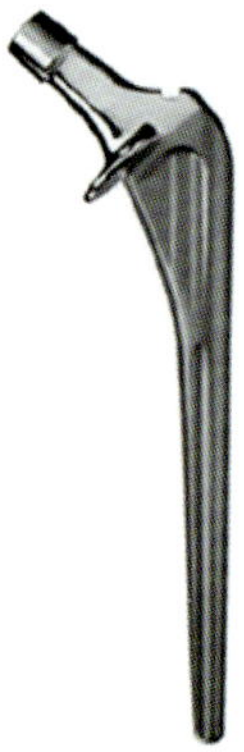
图 63-3 Synergy 骨水泥股骨柄

French paradox 理念（法国现象）

French paradox 是来自法国的部分骨水泥概念。Charnley-Kerboull 等股骨柄假体是由法国设计，其横截面为矩形，其设计理念是应用尽可能大的股骨柄，以完全占据扩髓后的股骨髓腔，这样就使得骨水泥层很薄，甚至在很多区域形成部分缺损。即便在骨水泥层缺损的情况下，此种股骨柄的矩形横截面设计仍能为假体提供足够的抗下沉及抗旋转稳定性，这一现象称为法国现象 (French paradox)。该技术具有无需均匀骨水泥层，柄可直接接触骨质等优势，因此，无论皮质骨多薄，只要宽大的髓腔被股骨柄能够充填即可，骨水泥也无须形成完整的壳，只是填补空隙，部分骨水泥柄近端充填一样可以起到有效支撑。该股骨柄有良好的长期随访结果，Scheerlinck 等（Scheerlinck et al.,2006）经离体 CT 扫描研究论证 Charnley-Kerboull 股骨柄优良的远期生存率的相关因素，发现 90% 以上患者由皮质骨或带有厚度小于 1 mm 松质骨的皮质骨直接支撑骨水泥，这就是所谓 French paradox 之一。

64. 髋关节置换假体固定方式的选择现状如何?

髋关节假体固定一般有骨水泥固定和非骨水泥固定两种方式。

骨水泥固定显著特点是假体可以获得即刻的固定，但翻修时假体置换难度大。骨水泥固定方式假体的稳定性主要依靠骨水泥的稳定性，成功的骨水泥固定取决于医师的骨水泥应用技术。

一般来说，骨水泥型髋关节置换主要适用于65岁以上的高龄患者，伴有骨质疏松、骨质条件较差者尤为适用。此外，髓腔过大者、骨生长功能障碍者、晚期癌症与营养不良者同样适用于骨水泥型髋关节置换术。骨水泥型髋关节置换术翻修相对困难，因此，活动度要求高、预期使用年限长、有二次翻修可能的年轻患者是相对禁忌证。此外，心功能较差者应详细评估骨水泥植入综合征相关风险及心功能后根据患者病情做出正确治疗方案。

非骨水泥型髋关节置换主要适用于活动度较大，骨生长功能良好、骨质条件好的中青年患者。非骨水泥型髋关节置换术安装假体时要充分保证股骨假体与股骨髓腔大小匹配，并且要求骨生长功能良好。因此，骨质疏松明显、髓腔过大、骨生长功能较差的老年人是相对禁忌证。

非骨水泥固定方式假体与骨床直接接触，通过假体紧密嵌入股骨髓腔以获得压配稳定，通过后期宿主骨细胞长入假体表面的微孔层，以获得长期生物学稳定。

在非骨水泥与骨水泥固定术后效果方面，有很多专家进行分析对比。例如Hailer等（2010）在对比145 339例（170 431个髋关节）髋关节置换术患者后指出，术后2年内非骨水泥型髋关节置换因假体周围骨折需要翻修的概率明显高于骨水泥型；而在无菌性松动方面，非骨水泥型发生率较骨水泥型低；在感染方面，两种假体差异无统计学意义；骨水泥型假体15年生存率为88%，而非骨水泥型假体生存率为70%，非骨水泥型假体的翻修风险更低。

对于术后功能，Aubault等（2013）在83例骨水泥型髋关节置换的超过10年的随访中发现骨水泥型髋关节置换效果可靠，Harris评分从术前60.5分到末次随访的91.6分，12年的假体存活率高达98.3%。Rienstra等（2013）在非骨水泥型髋关节置换随访中发现，末次随访的Harris评分平均为92.7分，Oxford评分为63.7分，优良率高达89.5%。

对于临床髋关节置换中固定方式的选择，几个主要人工关节登记系统都有一定调查分析。美国骨科医师学会关节置换登记系统对骨水泥和非骨水泥股骨柄进行调查，骨水泥、非骨水泥股骨柄都很受欢迎，但自2013年以来，样本中的大多数外科医生倾向于采用非骨水泥设计（图64-1）。从50岁到90岁，每增加十年的寿命，骨水泥使用量呈显著增加趋势（$P<0.001$）。然而，即使在80至90岁的组中，只有不到50%的半髋关节置换术使用骨水泥柄。

在美国，骨水泥很少用于初次髋关节置换术，并且只有在生命的后期几十年才有意义，这种固定方式的使用率确实会随着年龄的增长而显著增加（$P<0.001$）。

新西兰骨科协会关节置换登记系统对1999—2016年髋关节置换固定方式中骨水泥固定、非骨水泥固定、混合固定（骨水泥杯，非骨水泥柄）进行调查（图64-2）。引入混合固定方式是为了将骨水泥股骨柄的优势与非骨水泥髋臼杯的优势

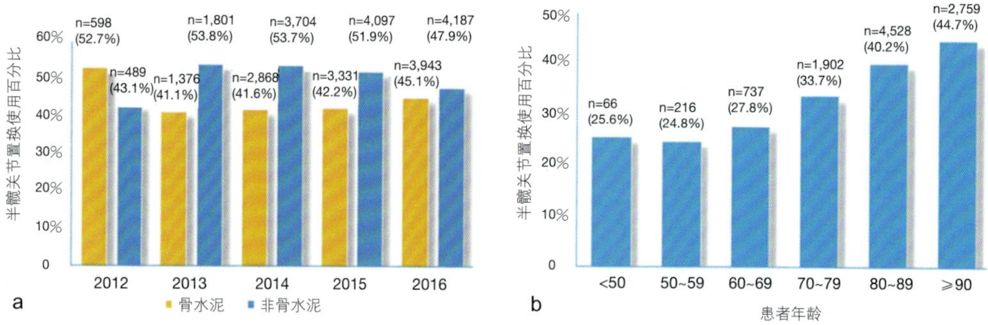

图 64-1 a. 骨水泥柄与非骨水泥柄近几年的使用情况；b. 随年龄增加，骨水泥柄使用率明显增加

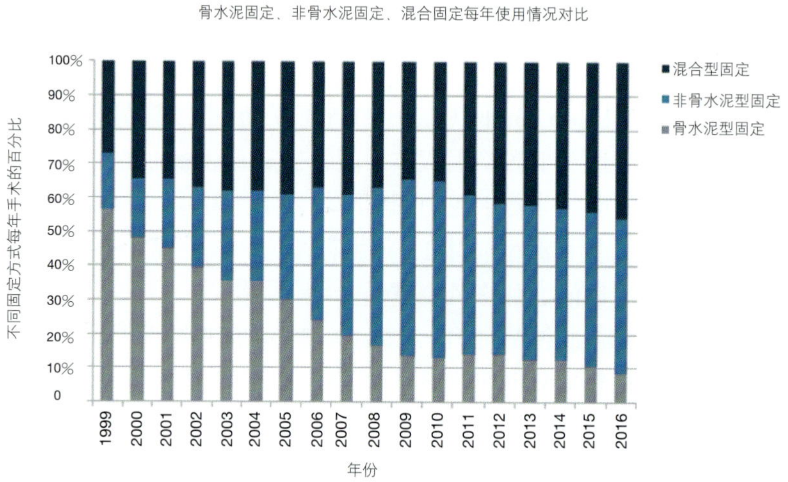

图 64-2 新西兰 1999—2016 年髋关节置换固定方式

相结合。

新西兰 45%使用非骨水泥，11%完全骨水泥和 44%混合固定。与 2014 年相比，非骨水泥固定（45.4%）和混合固定（44%）的比例略有上升，相应地，完全骨水泥固定减少。

据新西兰骨科协会关节置换登记系统登记结果显示，非骨水泥型固定的翻修率与完全骨水泥或混合型固定方式的翻修率随着年龄的不同有所变化。

对于<55 岁年龄段，非骨水泥型和混合型固定的翻修率明显低于骨水泥型，但前两者之间没有显著差异。

对于 55 ~ 64 岁年龄段，混合型的翻修率明显低于骨水泥和非骨水泥型，非骨水泥型的翻修率明显低于骨水泥型。

对于 65 ~ 74 岁年龄段，3 组之间的翻修率没有显著差异。

对于＞74 岁年龄段，骨水泥型的翻修率明显低于非骨水泥型和混合型，后者的翻修率明显低于非骨水泥型。

澳大利亚骨科协会关节置换登记系统对截止到 2017 年的髋关节置换骨水泥型、非骨水泥型、混合型固定方式进行调查。非骨水泥固定方式的使用率从 2003 年的 51.3 % 增加到 2017 年的 63.1 %。骨水泥固定方式从同期的 13.9 % 下降到 3.2 %，混合固定方式从 34.8% 下降到 33.6%（图 64-3）。

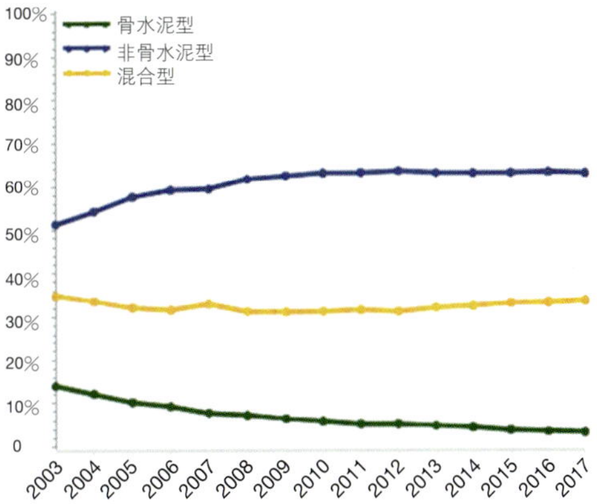

图 64-3　澳大利亚骨水泥柄与非骨水泥柄使用情况

澳大利亚骨科协会关节置换登记系统的结果显示，骨折是翻修的主要风险因素，非骨水泥固定的骨折累积发生率高于骨水泥固定。与骨水泥固定相比，非骨水泥固定具有更高的翻修率；与混合固定相比，骨水泥的翻修率没有差异；非骨水泥固定具有比混合固定更高的翻修率；在置换术后的前两年，非骨水泥固定具有比骨水泥固定更高的翻修率，并且在此之后没有差异。

对于年龄小于 55 岁和 55 ~ 64 岁的患者，在比较固定方法时，翻修率没有差异。与 55 ~ 64 岁患者的混合固定相比，非骨水泥固定第一年的翻修率更高。与所有 65 岁或以上患者的混合固定相比，非骨水泥固定具有更高的翻修率，并且与 75 岁或更大年龄患者的骨水泥固定相比，非骨水泥固定的翻修率更高。

对于年龄小于 55 岁和 55 ~ 64 岁的患者，在比较固定方法时，翻修率没有差异。与 55 ~ 64 岁患者的混合固定相比，非骨水泥固定第一年的翻修率更高。

与所有 65 岁或以上患者的混合固定以及 75 岁或以上患者的骨水泥固定相比，非骨水泥固定具有更高的翻修率。

加拿大卫生信息研究所关节登记系统报告中指出，对于急性髋部骨折的部分髋关节置换术，非骨水泥股骨固定术比骨水泥固定术更常见（73.7% *vs*. 26.3%）。然而，随着患者年龄的增长，骨水泥固定的使用量增加（年龄小于 65 岁、65 ~ 74 岁、75 岁及以上的患者分别为 21.9%、23.1% 和 27.2%）。

英格兰、威尔士、北爱尔兰和马恩岛关节登记系统（National Joint Registry for England, Wales, Northern Ireland and the Isle of Man）显示，截至 2016 年底，混合固定方式在 NJR 上占有 170 589 个，采用率从 2003 年的 12.3% 稳步上升至 2016 年的 19.2%。2016 年，大多数混合固定全髋关节置换术（THR）采用金属对聚乙烯

（55.2%），较小比例的陶瓷对聚乙烯（38.1%）和陶瓷对陶瓷（6.0%）。

非骨水泥固定具有特定的问题，并且在许多报道中非骨水泥不如骨水泥固定，至少在聚乙烯的磨损方面不如水泥固定。骨水泥固定在瑞典越来越受到欢迎，因为骨水泥固定后的翻修率低于瑞典全髋关节置换登记中心的非骨水泥固定的翻修率。那么，为什么外科医生今天越来越多地使用非骨水泥型全髋关节置换？目前普遍认为，是其生物固定方式可以使假体直接固定到骨头上，这是一种最终的固定方法，并且由于不存在骨水泥，减少了机械上不稳定的界面。

65. 为什么有的非骨水泥固定型假体表面会进行二次喷涂？

为了使骨质与假体表面结合更紧密，非骨水泥假体表面会有二次喷涂。二次喷涂材料通常有：HA、β- 磷酸三钙［β-TCP、β-$Ca_3(PO_4)_2$、Ca/P=1.5/1］、二水磷酸氢钙（$CaHPO_4 \cdot 2H_2O$；Ca/P=1/1）、钛碎片等。目前二次喷涂主要包括以下三个方面：

羟基磷灰石双喷涂

目前，晶体纳米技术（nano-cryststalline）HA 涂层在临床上非常流行。它是对假体表面进行两次羟基磷灰石喷涂，即先利用热喷涂原理将羟基磷灰石粉末或是大颗粒的晶体均匀地喷射在假体表面。经过沉积冷却之后，再将羟基磷灰石粉末在 35～45 kW 高能量冲击下，进行二次喷涂。由于此环节是在高能状态下完成，可使羟基磷灰石与假体结合更紧密，形成更多适于骨细胞生长的空洞。在假体关节植入人体内时，给骨细胞生长创造了有利条件，骨细胞与涂层结合得更深，使置换后的关节更加牢固。晶体纳米技术 -HA 在人体内十分稳定，因为高热处理后的羟基磷灰石复合粒子非常适于人体骨细胞生长，使其在涂层与基体之间快速地蔓延，形成非常坚固的结合层。同时由于涂层中还含有多种元素粒子，如 $NaHCO_3$、KCl、K_2HPO_4-3H2O、$MgCl_2$-6H2O、$CaCl_2$ 和 Na_2SO_4 等，这些元素在关节内环境中可有效地促进骨骼生长，使假体更具有优良的生物相容性。

多孔金属与羟基磷灰石双喷涂

还有一种双喷涂是采用等离子喷涂方试将纯钛微孔涂层喷涂到假体表面，为骨组织及涂层提供良好牢靠的结合界面，然后再进行第二次喷涂，第二次喷涂材料改为羟基磷灰石，这样可以保持表面微孔结构，可以更好地诱导骨长入，形成具有骨传导和骨诱导功能的生物涂层假体克服了以往人体植入材料在机械强度和生物相容性等综合性能方面存在的不足（图 65-1）。

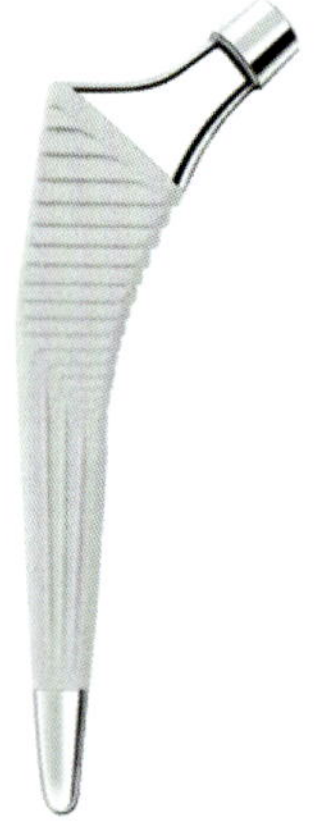

图 65-1 二次喷涂股骨柄春立 BE2 柄（纯钛微孔涂层表面进行羟基磷灰石二次喷涂）

多孔金属双喷涂

例如 Gription 多孔涂层，将不规则的非球形钛碎片通过等离子喷涂到钛珠涂层的表面上，结合两种涂层的优点，比常规等离子喷涂多孔涂层有更大优势，因为是不规则的钛碎片，所以最后得到的涂层粗糙度更大，比类似的钽金属涂层摩擦系数要增加 36%（Gription 摩擦系数 1.2），大大提高假体的初始稳定性。精湛的制造工艺和技术保证该种涂层特有的表面梯度孔隙率和微孔直径。其粗糙的表面结构具有特有的宏观和微观结构，更好地提供了适合骨长入的良好机械负荷环境，使得更多的骨细胞吸附并增生。表面结构的孔隙率和微孔直径从底层至骨界面逐步增加，允许生物骨组织快速、深入地长入假体材料，通过更佳的养供和血管化，确保持久可靠的骨长入分布。这种复合涂层在假体固定方面已取得了显著的进步，能够达到较快速地骨长入，取得最大的初始以及长期稳定性，产生比较牢固的假体固定效果。

66. 股骨假体远端固定、近端固定、混合固定各有何特点?

股骨柄近端固定

近端固定，主要为骨长入或骨长上涂层位于假体近端，其远期稳定性主要因靠近端骨长上或骨长入，其远端不能提供远期稳定，目前市场上较为常见的有以下两种柄：美式直柄和楔形柄。

美式直柄（见图 15-1），近端有骨长入或骨长上表面处理，远端呈圆锥形设计。初始稳定性靠假体的锥度及假体表面粗糙面提供，抗旋性靠假体夹断椭圆形结构提供，长期稳定性靠假体近端骨长上或骨长入提供。该型远端子弹头设计减少术后大腿疼的风险，远端圆锥形设计可完全匹配髓腔，但需剔除远端松质骨，使假体与皮质骨紧密贴合，远端圆柱形设计抗旋性稍差，大粗隆处松质骨去除量亦比其他柄型多，术中有大粗隆骨折风险，相对于其他柄型，该柄型松质骨去除量较大，抗旋性一般，但长期随访优异，适合多种髓腔，烟囱型髓腔不适用。

楔形柄（见图 7-5），假体近端有骨长上或骨长入涂层，远端高抛光，假体远端前后侧有凹槽设计。假体初始稳定性靠假体内外侧锥度及柄体与股骨近端前弓形成的三段接触提供，假体近端的骨长入或骨长上表面亦能提供初始稳定性，但远期稳定性主要靠近端骨长上或骨长入提供。因楔形柄的扁薄设计，此柄去骨量最小（保留前后侧骨量），抗旋性是此三种柄中最高的，初始依靠股骨近端弓形三段固定，产品规格型号最多，使用与各种髓腔，烟囱型及酒杯型髓腔有时亦可使用。

该柄型亦能提供短柄设计矩形柄（见图 21-7），假体近端有骨长入表面处理，假体横切面为矩形，假体前后及左右侧均有锥形设计。初始稳定性靠柄体与股骨近端接触、柄的整体锥度和假体近端涂层提供，矩形边缘的四棱既能提供初始稳定又能提供假体的抗旋转性，长期稳定性靠假体主要是近端的骨长入提供。

股骨柄混合固定

股骨柄混合固定主见于矩形柄，其假体全层均有涂层或表面处理，其远期稳定主要靠近端骨长上或骨长入提供，假体中远端骨长上或骨长入也能为假体提供远期稳定性。

矩形柄（见图 14-5），假体全层有骨长上表面处理，假体横切面为矩形，假体前后及左右侧均有锥形设计。初始稳定性靠柄体与股骨近端前弓形成的三段接触，柄的整体锥度和假体表面的粗糙处理提供，矩形边缘的四棱既能提供初始稳定又能提供假体的抗旋转性，长期稳定性靠假体主要是近端的骨长上提供，假体中远端的骨长上亦能提供远期稳定性。

该柄较美式直柄去骨量较少，为松质骨压实后与假体紧密接触达到完全匹配的设计理念，因其矩形设计及假体四棱与皮质骨的接触，该柄型抗旋性优于美式柄，因该柄型主要为欧洲公司设计，故又称欧式柄，使用及随访时间较长，是目前随访生存率最高的柄型，适用于多种髓腔，不适合烟囱型及极度酒杯型髓腔。

股骨柄远端固定

远端固定，主见于加长翻修柄（图 66-1），其可在股骨近端骨质较差的情况下，依靠假体中远端与股骨充分接触，初始稳定依靠假体设计的锥度及粗糙面提供，远期稳定性依靠假体表面与骨床之间的骨长上或骨长入提供，其主要适应证为股骨近端骨质较差患者及骨缺损患者，如粗隆间骨折及翻修等。

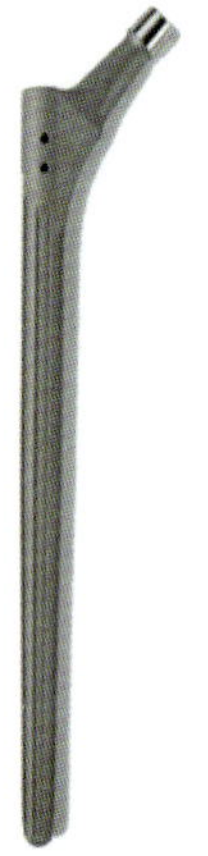

图 66-1 Wagner SL 远端固定股骨柄示意图

67. 何谓原发性假体撞击？何谓继发性假体撞击？假体撞击跟什么因素有关？

臼杯的开口平面设计是指臼杯或内衬的关节面边缘与球形底面交接部分形态设计，大于 1/2 球形臼杯，其内衬超过 1/2 的边缘部分常做成斜面。假体撞击发生在斜面的内缘称之为原发性撞击（primary impingement），假体撞击发生在斜面的外缘称之为继发性撞击（secondary impingement）。继发性撞击有利于保护陶瓷或金属内衬，避免原发性撞击导致陶瓷破裂或金属磨损。

全髋关节置换术后关节不稳定造成的关节脱位是仅次于假体松动的第二大并发症，发生率为 0.5% ~ 3%，导致脱位的常见原因就有假体的撞击。假体位置不当，可能造成髋关节屈曲时发生股骨颈与髋臼假体周围的碰撞，可能会导致髋关节后脱位。髋臼假体周围骨赘清理不全或骨水泥溢出，可能导致髋关节活动过程中，股骨与髋臼缘的撞击，骨赘或骨水泥形成支点导致髋关节脱位。

足够大的人工髋关节活动范围是避免撞击的基础。很多学者在研究中设定的计算机三维最大关节活动度为屈曲 130°，后伸 40°，内收 50°，外展 50°，内旋 80°，外旋 40°，即为头颈发生撞击的临界值，以此作为评价活动范围的界限，假体撞击主要有以下几种影响因素。

摆动角，头颈比，髋臼杯形态

摆动角是髋关节假体最大活动范围通过假体头中心的夹角，它是由假体头颈直径比和髋臼形态所决定的。多数研究表明，假体头颈直径比越大，假体摆动角越大，理论上人工髋关节的活动范围也就越大，头与颈的比例以 2∶1 为宜，对髋关节假体活动范围做三维有限元分析结果显示：增加头颈比例能够非常显著地增加摆动角（Yoshimine et al., 2005）。在全髋假体中，仅仅考虑头颈比是不够的，要将摆动角视为假体包括杯、头、颈的整体要素来考量，为了能将髋臼杯与颈部置于撞击安全范围内，更大的活动安全区域是非常重要的，摆动角大就代表着全髋假体拥有相对大范围的安全活动区域，所以全髋假体摆动角对于髋关节假体活动度和关节稳定性有重要意义。

髋臼外展角及前倾角

假体安置方位包括髋臼杯安置方位和假体柄的安置方位，而髋臼杯安置方位最重要的指标包括髋臼杯外展角和前倾角。就关节活动度而言，随着髋臼杯外展角的增大，全髋关节置换后关节内外旋活动范围逐渐增大，同时关节前屈范围逐渐减小而后伸活动范围逐渐增大。就人工关节脱位倾向而言，前倾角相应增加，关节后稳定性越好，越不容易后脱位。同时研究显示关节活动范围对外展角的改变更敏感，关节面应力和脱位倾向对前倾角的改变更敏感（Yoshimine et al., 2002）。

股骨柄颈干角

颈干角的设计应在生理范围 130° 左右，颈长在 35 ~ 44 mm 较合理。在合理范围内，随股骨假体颈干角的增大，全髋置换后关节内外旋活动范围逐渐增大，对屈伸无明显影响。

联合前倾角

股骨前倾角与髋臼前倾角之和即为联合前倾角，联合前倾角在合适范围内对关节活动度和防脱位有积极意义。

68. 带金属锥套的陶瓷头（翻修陶瓷头）何时使用？使用中应该注意什么？锥套是什么金属材料？

带金属锥套陶瓷头（BIOLOX®OPTION）即翻修陶瓷头，陶瓷头采用氧化铝氧化锆复合陶瓷制成，包含 82% 氧化铝和 17% 氧化锆。在陶瓷头的内部即与股骨柄接触部分又加了一个金属锥套，其采用 Ti-6Al-4V 钛合金制成（图 68-1）。

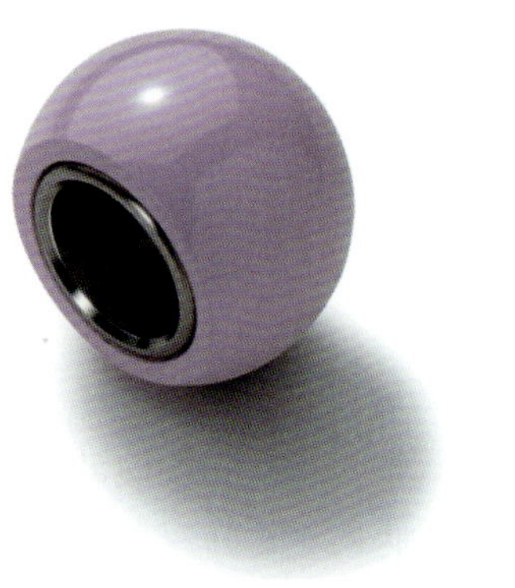

图 68-1　翻修陶瓷头（CeramTec 公司）

带金属锥套陶瓷头是通过金属锥套和柄体接触，弥补柄体的轻度损伤，以更好地保证球头与柄体的匹配，可适应于初次置换及翻修手术。在翻修手术中，主要应用于保留股骨柄的单纯髋臼侧翻修，此类手术很常见，但在分离股骨柄和股骨头的时候，会损坏其连接锥部，造成柄体的划痕或轻度损伤，假体球柄之间随着使用期限的延长造成的锥度腐蚀现象亦会造成柄体的损伤，在此类情况下如果直接安装原有的陶瓷股骨头，磨坏的锥度可能导致陶瓷头固定不牢甚至碎裂。国内外目前已有多篇报道，在翻修手术中，计划保留原有股骨柄，只更换股骨头，此时使用金属锥套陶瓷头弥补柄体损伤，保证球柄之间的稳定安全接触，并避免了取柄所带来的术后时间延长及手术风险（Güttler et al., 2006）。在此类翻修手术中术者往往选用比之前直径更大的球头，以降低术后脱位的风险，使用此类产品可以选择更大直径的球头，以保证患者术后的稳定性。

以下情况可以使用翻修陶瓷头：柄锥轻微受损；有良好头 / 柄分离情况；锥度表面脱色或钝化，或锥度表面黑色碎片、坑或腐蚀的面积＜10%；几条微震磨损或 1 条跨越 3 条机械线环的轻微划痕。

以下情况不可以使用翻修陶瓷头（图 68-2）：柄锥椎体损伤，出现斜坡；有较大截断面的柄锥；受压损毁的柄锥；含有宽度超过 0.25 mm 划痕的严重划伤柄锥。

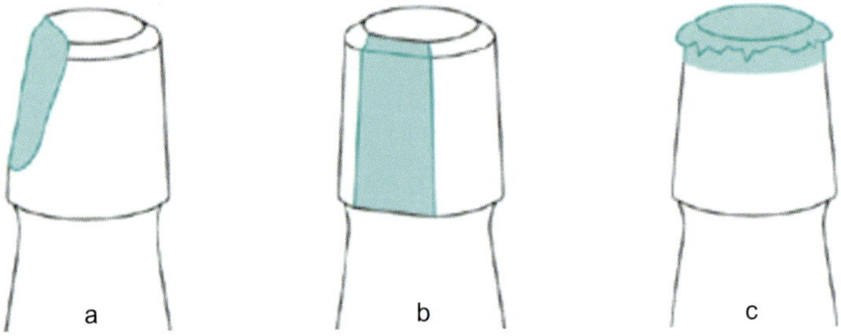

图 68-2　不可使用翻修陶瓷头的情况

69. 世界上大约有几种组配式股骨假体？各有何特点？

组配式股骨柄可以获得股骨远端和近端同时固定，可以自由调节股骨的前倾、偏心距和下肢长短，获得更稳定的关节。近端固定组配式假体 S-ROM 是代表，远端固定型组配式假体多用于翻修手术。

20 世纪 90 年代早期，第一代和第二代组配柄相继出现了变化，了解组配柄的具体设计特征非常重要，而不是将所有设计归为一个简单的“Modular Stems”类别。事实上，组配柄的位置、设计、特征、材料和质量在性质和复杂性上可能完全不同。

关节植入手术和研究基金会对组配柄进行了分类，现在可用的组配柄依据组配结合点的位置大致可以分为近端组配、中间组配、远端组配。

近端组配

近端组配柄的设计特征变化最大（例如，组配头部、肩部、颈部、领部、袖部）。与最初的柄身、颈部和头部作为一个单元的 Charnley 柄相比，几乎所有现代股骨柄可以称为使用组配头部的近端组配柄。肩部近端组配是根据 20 世纪 70 年代的欧洲经验开发的。近端组配有多种固定机制来调整股骨的前倾、偏心距和下肢长短从而补偿近端股骨的畸形。

（1）头 / 颈组配

头 / 颈组配包括颈部延伸和颈部组配。

颈部延伸即可以调整颈部长度，但往往会减少运动范围，许多设计已停止提供此功能。

颈部组配的设计允许调整髋部力学，此外，还可以在准备髋臼杯之前选择植入柄，从而减少术中出血。组配颈部设计也允许操作者选择适当的股骨前倾和长度，以获得所需的稳定性和运动范围（图 69-1）。然而，许多颈部组配柄因为连接问题被撤出市场。最近，由于钴 - 铬颈部组配和钛柄体连接处的微动腐蚀导致失败的发生率很高，在组配接口产生金属碎片和腐蚀反应，发生过敏、毒性滑膜炎、骨溶解和炎性假瘤。

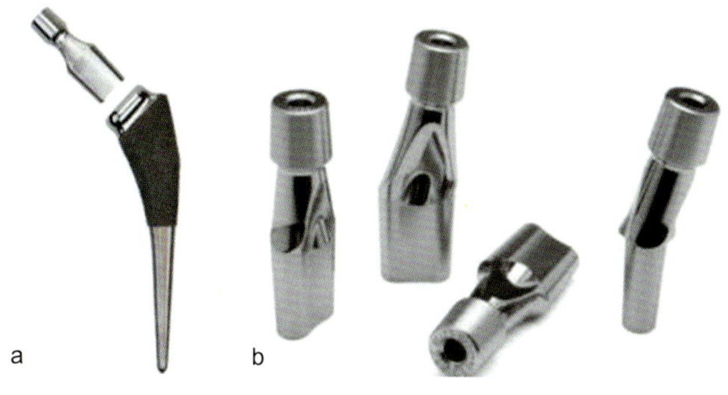

图 69-1　颈部组配设计

（2）前后垫设计

这种设计允许调整植入物 A-P 宽度的配合，允许微调关节，但由于没有假体多孔涂层而受诟病，现已停止使用（图 69-2）。

（3）颈领部组配

这种设计增加了颈领部接触。但假体周身没有多孔涂层并且已经停产，有 HA 涂层的柄仍然应用有限，但没有关于颈领折断的报告（图 69-3）。

（4）肩部组配

这种组配柄设计风格差异最大。这样的柄有增加近端高度以补偿骨质流失的设计，其中一些设计还具有不同的组配式锁定机制。

（5）袖套组配

袖套具有填充的优势，可以调整髋关节生物力学。有些设计需要取出柄部以调节偏移量，而较新的设计允许对柄部进行就地调节（图 69-4）。这些设计的特点是组配位置在股骨髓腔。与股骨髓腔外组配设计相比，磨损碎片会直接传到植入物 / 骨界面。

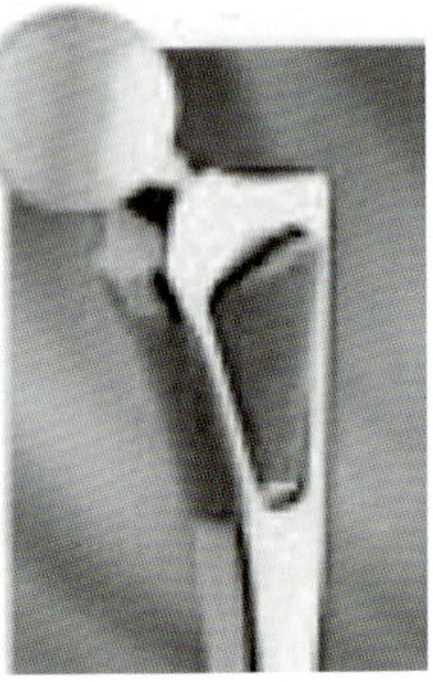

图 69-2　前后垫设计

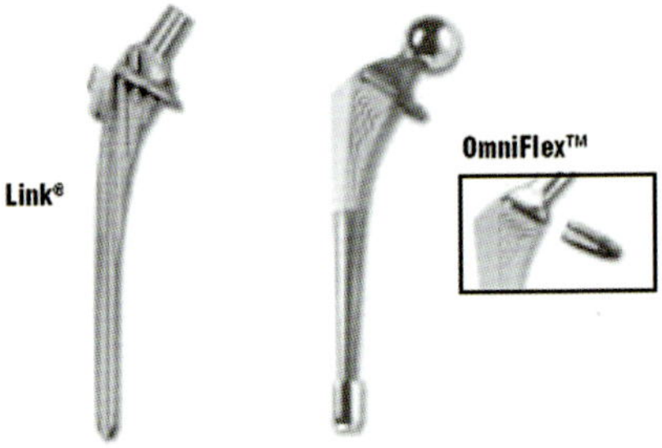

图 69-3　颈领部组配

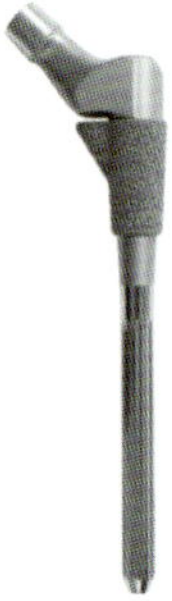

图 69-4　S-ROM 组配柄

迄今为止，组配柄历史上最伟大的成就是具有近端袖套的组配柄。1956 年，俄罗斯骨科医生康斯坦丁首先研发出了有一个非骨水泥柄和杯的金属对金属关节髋关节植入物。1967 年，他通过应用近端模块化套管来改进这一设计，以确保骨与植入物之间的最大接触，四年后，一家美国公司获得了康斯坦丁柄的许可证，给柄加上冠状槽和 8 个凹槽并在近端套管处喷涂多孔涂层之后，将柄重新命名为“SRN”，并在 1982 年更名为“S-ROM”。自 1985 年以来，这一设计一直在使用，没有重大变化。

带近端袖套的组配式股骨柄的优点：近端干骺端和组配袖套之间的紧密固定确保了 S-ROM 柄提供显著近端稳定性；使用带槽的长柄时，植入物具有可靠的远端旋转稳定性；近端套管的表面具有多孔涂层的台阶形状，这使得通过骨向内生长具有良好的初始稳定性和持久稳定性。

S-ROM 系统可以根据股骨解剖结构在术中进行调节。医生可以选择合适的袖套匹配特定的干骺端形态。此外，还有多种具有不同颈部样式、不同曲率和长度的柄，提供不同的组合，使外科医生能够调整内侧和垂直偏移、调整股骨的前倾角而无需考虑植入物的稳定性。

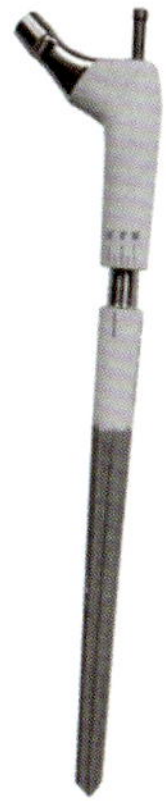

图 69-5　中部组配柄

中部组配

在股骨近端骨量不足的复杂翻修手术中，中部组配柄有效适用。在这种条件下，应将柄固定在远端骨干处以获得实质稳定性，并且可以通过中部组配来克服股骨近端和远端解剖结构之间的不匹配（图 69-5）。

远端组配

最初开发远端组配柄意在增加远端固定、减少由于植入物引起的大腿疼痛。然而，还没有临床证据证明这一点。

70. 组配柄受到哪些争议?

髋关节旋转中心的恢复是衡量一个髋关节置换手术是否成功的关键因素。组配柄的设计初衷是实现最匹配患者生理股骨的偏移和旋转，并实现左右等长的下肢长度。

据报道，组配柄存在金属腐蚀的情况。Molloy 等（2014）的研究选择 Stryker ABG Ⅱ组配式髋关节系统为研究对象，这款假体的随访结果显示它的早期失败率非常之高，导致其失败的第二大因素就是内侧股骨距的腐蚀侵蚀（图 70-1），后期这款假体被厂家召回不再使用。该研究回顾了 2007 年 5 月至 2008 年 8 月期间接受 ABG Ⅱ双模块髋关节系统的 15 名患者的术后结果，在 15 例病例中，有 7 例出现

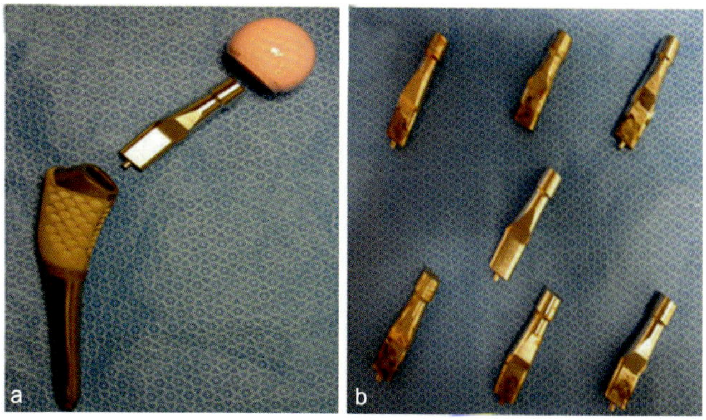

图 70-1　a.ABG Ⅱ组配式假体；b. 翻修手术取出的股骨颈假体连接处的腐蚀与未使用过的股骨颈假体（中心）的比较

内侧股骨侵蚀并接受了翻修手术。所有在影像学上出现 2 级或 3 级假体股骨距侵蚀的患者，其 MRI 结果均与局部不良组织反应一致。研究结果还显示 MRI 阳性表现与股骨内侧损伤呈正相关，所有出现内侧股骨距侵蚀的患者在 MRI 上均有不良局部组织反应。观察组织染色，组织坏死和假瘤形成后，组织学分析证实了金属对金属滑膜炎的存在，其变化类似于金属对金属轴承。由此可知，对于接受不同金属合金组配式股骨柄的患者，每年进行仔细的影像学随访非常重要。

目前对组合柄结合点的腐蚀原因和腐蚀类型进行了广泛的研究，得出的结论是机械辅助腐蚀是锥度腐蚀的主要原因，尽管具体的机制尚不清楚。机械辅助腐蚀是缝隙腐蚀和微动的结合，微动和持续的循环受力可以破坏氧化层，假体表面的微观结构被破坏，使假体内部的金属离子被释放（Force et al., 1995）。还有研究进一步表明假体股骨颈连接处的侵蚀严重程度与假体股骨颈连接处的锥度设计有关。因此，关节外科医生在使用钛合金或钴铬合金的组配髋关节股骨柄时，应每年定期对患者进行影像学 MRI 的随访（Viceconti et al., 1996）。

71. 组合柄的柄颈界面及头颈界面金属腐蚀引起的炎性假瘤有何临床表现？如何诊断？

组配式假体的部件之间，柄颈和头颈界面之间的磨损和腐蚀，可能导致大量的金属磨损颗粒在假体周围聚集，刺激局部发生慢性炎性反应，形成肉芽肿样包块，称为“炎性假瘤”。炎性假瘤发病早期往往没有症状，大部分病例无明显的聚乙烯磨损或金属过敏，在影像学上，炎性假瘤表现为邻近假体的透光区，有时可见软组织肿块影。

炎性假瘤的诊断标准为：全髋关节置换术后假体周围或骨盆髂窝内出现炎性包块，有疼痛或无疼痛，排除肿瘤和感染。髋关节周围或大腿周围或髂窝的超声检查，可见低回声或强弱不等回声。

炎性假瘤的形成原因尚不明确，可能是由于对磨损颗粒的炎症反应，或由于假体移位、过度磨损、高浓度的金属离子等因素相关。Santavirta 等（1990）进行的一项病理学免疫研究认为，肉芽肿是由单核细胞 - 巨噬细胞介导的对磨损颗粒等异物的吞噬和组织碎屑的清除，及在此基础上成纤维细胞介导的细胞外基质的合成和塑形反应的结果。THA 术后炎性假瘤反应可发生于关节周围任何一个与关节腔相通的部位，包括骨盆内和髋关节周围，因此炎性假瘤多发生于骨盆、臀部等部位。

一旦确诊 THA 术后炎性假瘤，应及时行手术治疗，切除炎性假瘤，清除骨溶解病灶。对髋关节假体稳定固定的患者，可不予假体取出，应清除髋周包含有磨损颗粒的肉芽肿组织，可减少或避免骨盆内炎性假瘤的发生。

72. 什么是腐蚀？腐蚀包括哪些情况？

腐蚀：材料与周围环境发生化学或电化学反应而逐渐消损破坏。腐蚀发生以后，假体整体或者金属磨屑逐渐变成金属离子和沉积物。其中金属离子进入体液（包括血液以及尿液等），沉积物存在于假体界面或者周围组织。

腐蚀分三种（图 72-1）：

（1）电偶腐蚀（galvanic corrosion）：两种不同金属相接触时在活性较大一端发生的腐蚀。

（2）缝隙腐蚀（crevice corrosion）：微小间隙中存在不流动液体时的腐蚀。

（3）微动腐蚀（fretting corrosion）：两接触面间有微小往复运动时的腐蚀。

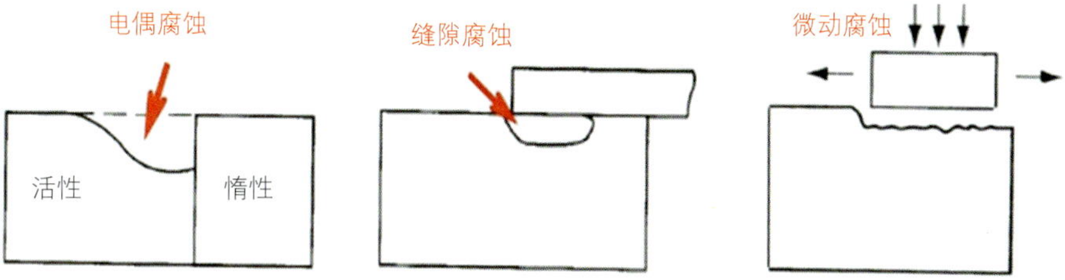

图 72-1　电偶腐蚀、间隙腐蚀及微动腐蚀的示意图

组配式人工髋关节出现于 20 世纪 80 年代，柄锥界面腐蚀早在 1988 年就有文献描述，在头 - 颈结合部发现黑色沉积物，头 - 颈锥界面发生的缝隙腐蚀导致金属离子释放，即锥度腐蚀。头颈锥度腐蚀是目前髋关节置换假体腐蚀的主要原因，如今逐渐得到广泛认识。组配颈假体早期严重的腐蚀相关失败是值得关注的问题，与手术医师有关的因素包括股骨头材料选择、股骨头直径、正确安装、避免锥度的不匹配等，锥度腐蚀的研究数据多从体外和回顾性研究发现。此外，在相关研究中，摩擦界面、股骨头尺寸、偏心距、柄的类型、柄的材料和假体厂商通常不一致，也可能对锥度腐蚀产生影响。在发生锥度腐蚀时，腐蚀严重程度有所不同，轻度侵蚀可以伴无或轻度临床症状，严重腐蚀可造成严重的局部组织不良反应伴外展功能丧失、金属沉着病和假瘤形成。

73. 磨损颗粒有哪些类型？颗粒导致骨溶解和假体松动的过程如何？

正常人体骨组织在遇到损伤后有自我修复的能力，而假体材料则不具有该能力，且不同的人工假体材料将产生不同的磨损颗粒，产生的影响也不一样。目前最常见的磨损颗粒包括金属颗粒（如钛合金颗粒和钴铬钼合金颗粒）、超高分子量聚乙烯颗粒（UHMWPE）、陶瓷颗粒及骨水泥颗粒（PMMA）等。假体周围骨溶解的发生发展和细胞的生物学反应与磨损颗粒的组成、数目、大小、形状及材料性质有着密切的关系。一般认为，直径在 0.2 ~ 10 μm 的磨损颗粒可直接被吞噬细胞吞噬，产生溶骨性介质，而直径大于 10 μm 的颗粒则不能被吞噬细胞所吞噬，只能被多核异物巨噬细胞所包裹，因此后者产生的炎性介质明显少于前者。

陶瓷对陶瓷界面全髋关节在改善患者症状及髋关节活动度方面与传统的金属对聚乙烯关节疗效相当，因陶瓷具有良好的耐磨性和耐腐蚀性，是年轻患者全髋关节置换术较为理想的关节界面选择。有学者研究用氧化钛、工业纯钛颗粒、骨水泥颗粒和氧化锆颗粒作参考研究，结果显示不同的颗粒碎片对人类成骨细胞的细胞因子释放的影响不同，研究发现使用金属磨损颗粒可导致成骨细胞释放 IL-6 和 IL-8 的水平提高，在较低浓度测试颗粒均能引起血管内皮生长因子（VEGF）的轻微表达，而且测试颗粒都使得成骨细胞的凋亡率增加，但是不锈钢颗粒相比钴铬钼颗粒产生不利的细胞反应更少，氧化锆可以假定为产生细胞生物效应最小的材料，结果显示磨损颗粒的材料及种类是影响细胞生物反应和骨溶解有关细胞因子的因素之一（Lochner et al., 2011）。

还有研究发现植入金属假体后，部分患者会产生金属过敏反应，尽管过敏的确切原因不清楚，可能与磨损或腐蚀的植入物释放的金属离子和免疫反应（Ⅳ型超敏反应）有关，活化的 CD4、CD8 淋巴细胞释放细胞因子如 IFN、IL-1、IL-6、TNF 等，这些一系列炎症反应最终导致骨吸收和假体松动（Gupta et al., 2015）。

超高分子量聚乙烯颗粒具有优良的生物相容性，但其耐磨性和强度普遍较差，容易产生磨损颗粒，导致颗粒病；陶瓷材料具有良好的耐磨性，极高的硬度及耐腐蚀性，但陶瓷材料存在碎裂及异响等问题；金属材料机械强度高，弹性模量低，耐磨性较高，但其产生的离子具有生物毒性。因此在行髋关节置换术前应先评估患者对各类假体材料的耐受情况，选取最适合患者的假体材料，以达到满意效果及延长假体寿命的目的。

目前普遍认为磨损颗粒通过激活巨噬细胞触发炎症级联反应，这种炎症反应与激活的破骨细胞有关，导致假体周围骨溶解。Toll 样受体（TLRs）已被证实为在巨噬细胞中促炎症信号通路的触发器，绑定的病原体相关分子模式和危险相关分子模式 TLRs 配体触发炎症反应，可能导致骨吸收（Valladares et al., 2014）。还有研究已证实 TLR-2 和 TLR-4 活化诱导核激活因子受体（RANKL）表达，从而促进破骨细胞前体细胞向破骨细胞生成，全髋关节置换术无菌性松动患者与控制关节滑膜炎症的患者相比，前者的 TLR-4 和 TLR-9 表达水平高于后者（Kim et al., 2007）。磨损颗粒的本身材料性质也影响着假体周围骨溶解，超高分子量聚乙烯磨损颗粒本身在软骨、滑膜、膝关节半月板施加有害作用，导致炎性细胞因子的释放、细胞吞噬作用和细胞凋亡。总之，无论是金属颗粒、聚乙烯颗粒或是其他类型的磨损颗粒，都会引起植入物周围炎症的产生，导致假体周围骨溶解，从预防炎症的发生发展入手，可能成为解决假体周围骨溶解的一种有效手段。

74. 髋臼假体内衬背面磨损有何弊病？磨损程度与何因素有关？

全髋关节置换术髋臼假体由一个内衬和一个金属材料臼杯两部分组成正式假体，假体磨损不仅发生在股骨头假体与内衬关节面之间，髋臼内衬与金属臼杯之间同样存在磨损。研究发现置换翻修术中取出的髋臼内衬背面均存在磨损痕迹，有些还相当严重（图 74-1）。磨损的颗粒在关节内扩散，通过刺激炎性反应活化破骨细胞，导致骨溶解及假体松动。磨损颗粒也可以通过髋臼螺钉孔扩散入髋臼骨床内部，刺激破骨细胞增殖与溶骨反应，往往会加速骨溶解过程。

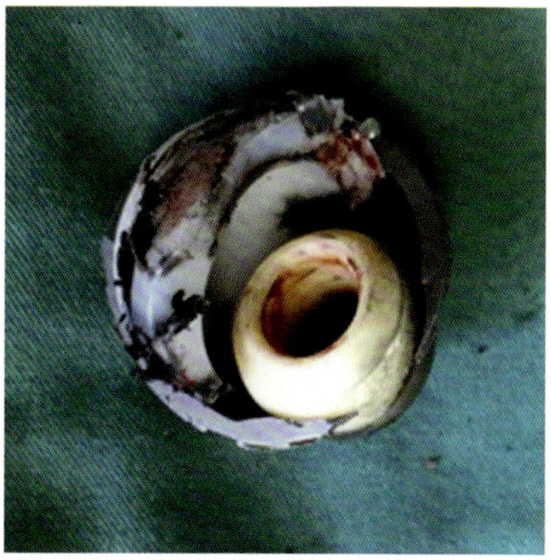

图 74-1　髋臼杯及聚乙烯内衬严重磨损

目前已发现的与内衬背面磨损有关的因素包括假体与内衬间的微动、二者间的接触压力、内衬材料的耐磨性、内衬植入时间的长短、患者活动量、关节活动度与体重等。Kurtz 等（1998）在一项有限元分析中发现，髋臼内衬的厚度和背面磨损的程度成反比，原因可能是较薄的内衬表面承受较大的接触压力，然而，Akbari 等（2011）对 56 例接受了髋关节置换翻修的假体内衬背面磨损情况进行研究后发现，背面磨损和内衬厚度、患者体重及 BMI 均无相关性，说明内衬的厚度已经足够对抗接触压力，也说明内衬厚度与磨损程度间是否存在关联性仍存在一定争议。

金属假体与内衬之间的微动是磨损的原因之一，现代假体的髋臼内衬边缘具有锁扣设计，金属臼杯上的卡槽与聚乙烯内衬之间的锁扣通过紧密结合，而金属内衬与陶瓷内衬与金属臼杯之间靠锥度锁定，锁定完好均能够明显减小微动与磨损（图 74-2）。另外，金属臼杯与内衬之间的匹配程度也影响磨损率，匹配程度越高，磨损率越低。有学者随访观察了 50 岁以下进行髋关节置换的患者进行长期随访，并观察了翻修患者假体背面的磨损累积率，发现日常活动量、髋关节活动度较大的患者磨损累积率较高。还有学者对组配式髋臼假体的锁定机制及髋臼内衬与臼杯接触面关系进行了研究，结果表明髋臼内衬背侧磨损和微动有直接关系，髋臼内衬和髋臼杯间发生的轴向和旋转运动越多，其背侧磨损、凹痕及刮痕越明显（Whiteside et al., 1997）。关于髋关节活动度增加是否会导致髋臼内衬与臼杯之间的微动度增加目前尚无明确证据。

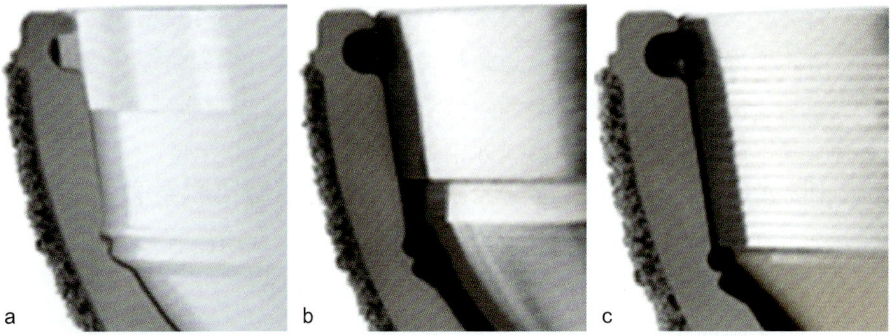

图 74-2 髋臼金属臼杯与内衬的锁定机制：a. 聚乙烯内衬与髋臼杯之间有锁扣设计，靠锁扣来达到锁定稳定；b. 金属内衬与髋臼杯的锥度锁定；c. 陶瓷内衬与髋臼杯的锥度锁定

75. 髋关节置换有几种磨损情况？哪种磨损危害性最大？

髋关节置换磨损主要有三种情况：①关节面间的磨损；②内衬与髋臼杯之间的磨损；③股骨柄锥部与球头之间的磨损。其中关节面产生的磨损危害性最大。

人工关节假体周围骨溶解病理过程是由假体磨损产生的微米和亚微米的磨损颗粒启动。骨溶解是引起假体无菌性松动，导致髋关节置换术失败的最主要原因。而磨损颗粒最主要的来源是关节面因关节活动而产生的，因此如何减少假体关节面磨损是防止假体松动的主要手段，摩擦界面的改进和发展是降低假体磨损的重要途径。

股骨球头和内衬之间的磨损主要分以下几种匹配：金属对聚乙烯、陶瓷对聚乙烯、金属对金属、陶瓷对陶瓷。

针对传统聚乙烯界面的临床随访得知：聚乙烯磨损引起假体无菌性松动是影响假体生存率的重要因素。高交联聚乙烯在磨损率方面较普通聚乙烯明显降低；陶瓷对聚乙烯磨损率低于金属对聚乙烯；金属对金属失败率高；陶瓷对陶瓷中长期随访结果较为满意，但存在异响和碎裂的风险（Devane et al., 1999）。

各种界面磨损率的比较见表 75-1。

表 75-1　各种界面磨损情况

	MoP	CoP	MoM	CoC
快速磨损（μm/ 年）	165 ~ 290	72 ~ 98	25 ~ 35	1 ~ 6
稳态磨损（μm/ 年）	5 ~ 60	5 ~ 50	5	0 ~ 3
容积磨损（$μm^3$/ 年）	21 ~ 36	17 ~ 25	0.3 ~ 5	0.004 ~ 1
磨损颗粒（μm）	200	—	10 ~ 50	5 ~ 40

内衬与髋臼杯之间的磨损常常被人忽略，其发生主要有两个原因：①老式髋臼杯承载面设计不够优化，锁定不牢固，导致了背侧磨损；②金属外杯与聚乙烯内衬接触，在体液环境下，加速了聚乙烯内衬的氧化。

股骨柄颈锥部和球头之间的磨损即锥度腐蚀。柄锥磨损与微动腐蚀：金属球头在微动磨损过程中，化学反应占重要作用，微动腐蚀磨损，磨损后果更严重；陶瓷球头的相对惰性，使柄锥部化学反应小，发生的微动腐蚀明显更轻，而以单纯的微动疲劳磨损为主。在美国，基于金属球头的微动腐蚀磨损及其导致的临床结果，陶瓷球头的使用比例逐年增加。

76. 如何认识髋关节置换中的磨损？

磨损通常被认为和摩擦等同，实际上，二者虽然相关，但并不是同一回事。摩擦是两个物体相对滑动的抵抗，常用摩擦系数来表示，运动抵抗是由接触表面不规则的互锁产生。低摩擦并不代表低磨损，以 Charlney 的髋关节发展史为例，最开始使用特氟龙作为髋臼杯，因为主要目标就是设计出一个低摩擦关节，而特氟龙在当时已知的情况中，是摩擦系数最低的可用聚合材料。但是其磨损率相当高，2 ~ 3 年杯就完全被磨透，后面才使用超高分子量聚乙烯，虽然摩擦系数比特氟龙高，但磨损抵抗能力却高了约 50 倍。

磨损主要有三种形式：黏着磨损、磨料磨损、疲劳磨损。黏着磨损发生在两个直接接触的物体，表面元素互相黏附，在滑动时造成磨损；磨料磨损发生在一个软的物质和硬的物质摩擦，除了它们相对的两个表面之间，还有被磨下来的颗粒磨损，因此也被叫做三体磨损；疲劳磨损发生在承载表面以下，这种磨损的机制可能和表面磨损状态有关。接触表面的光滑程度和硬度是磨损的主要因素。

润滑是在各种操作环境中最有效的预防磨损的方法，两种基本的润滑形式，分别是边界润滑和液膜润滑。大多数承载面会根据材料和操作环境把这两种形式结合起来，比如在表面进行氧化或涂层处理，仅一个分子的厚度就能预防表面的完全交锁。液膜处理中，承载表面有一层液膜，可能是表面不规则层的几倍厚，由于表面没有接触，所以就不存在磨损。

有两种形式的液膜润滑：流体静力学和流体动力学。流体静力学，或者说外部压力承载面的方式中，液膜的承载能力是靠着高压下液体进入承载面获得的。这种润滑适用于高承载、低表面运动速度，或者低黏度的环境，不可能用在关节假体中。

在流体动力学或者说是自润滑的情况下，液膜是随着承载面的运动产生的。两个不平行的承载面相对运动，会形成一个汇聚的楔形液膜，承载压力将由于承载面的运动随着液体进入到承载界面内。液膜的厚度、广度和承载力，是由润滑的黏度、承载面间隙孔隙的几何形状、表面运动的速度决定。从设计上不可能改变润滑物质的黏度，关节滑液在人的自然关节中起着很好地润滑作用，因此希望通过建立承载面的正确几何形状使其发挥功能。

承载面移动中，只要有两个因素具备其一，就可以产生液膜。压力诱导流动或者表面速率流动。在承载面的不同压力液体向压力低的方向流动产生压力诱导流动，液体在压力流动下产生，厚度终将变小，承载面最终接触。当承载面运动带着液体进入承载面时，产生了表面速率流动，这被称为“携带”。润滑流动的速率取决于承载面移动的速率。

表面润湿性是携带的重要因素，润滑附着性越好，携带特性就越好。铝基陶瓷有很好的润湿性，关节滑液中的水分子和蛋白质可以和表面的氧负离子结合，这加强了陶对陶界面的附着能力和润滑能力。

间隙的几何形状取决于承载面的表面粗糙程度、运动间隙和圆度。

完美的光滑表面是很困难的，不论看上去有多光滑，始终是凹凸的。表面处理用 Ra（表面粗糙度）来衡量，Ra 值越小，表面越光滑。所有承载面都有一个着床的过程，接触表面的粗糙在这个过程中会被磨掉，变得更光滑，这个时候的磨损率相对较高，随后就会降到一个稳定水平。陶瓷和金属有相似的 Ra 值，但陶瓷表面没有粗糙颗粒，因此产生更少的研磨磨损。

划痕，特别是在硬界面这一侧，将加大软界面这一侧的磨损。材料的硬度将影响它的划痕抵抗，在某种程度上，也影响它的表面处理，相对软的材料，由于有较低的划痕抵抗，相对较大的颗粒，所以很难将表面微处理做好。划痕是一些金属被去掉，在表面形成的沟槽。然而显微镜下，可以看到部分金属拱起，比周围高出许多。这些拱起阻止了表面液膜产生，因此在植入陶瓷和金属时，应更小心地对待假体界面以避免植入过程中损伤。

假体界面的匹配度对液膜润滑的形成非常重要，表面的圆整度需要精细的工艺以提供各个旋转角度的最大一致性。股骨头直径即使是 10 μm 的变化也会对液膜的产生和维持产生重要的影响。

股骨头直径和髋臼承载面完全一致，以产生低接触应力，随之产生低压力诱导流动率。低压力流动率对润滑液没有迅速替代时的液膜保持是有利的。完全匹配的假体承载面并不产生液膜，当两个面紧密匹配时，很少或者没有液膜可以被携带。在承载面的开口处，无法提供一个楔形的液面以产生液膜压力，在股骨头上形成有效的润滑。股骨头需要稍稍小于髋臼承载面提供的一个张开的承载界面，这是承载面的运动间隙，这个间隙产生了一个集中的压力，从而形成一个楔形液面。当股骨头转动时，分开了承载面。因此直径不匹配的程度是关键，如果头太小，承载面将会是一个小区域的穹顶承载，这将造成高接触应力，即造成高压力诱导流动率。如果压力诱导流动率超过了表面流动率，换而言之，如果液体被挤出的速度超过了被带入的速度，界面间就无法被充分分离。

当患者站立和坐下，携带速度变慢或者停止，表面流动速率将减小。这种情况下，液膜将被压力诱导流动所代替，承载面将解除，当运动开始时，表面流动将恢复，液膜将重新建立。当液膜的厚度减小到等于或者低于承载面的 Ra 值时，将出现液膜和边界润滑共同的混合润滑，通常发生在承载面的移动速度或液膜黏度较低或者承载压力较大时。理想的关节界面设计应该是具备全液膜润滑，承载面分离，不产生磨损颗粒。

边界润滑或者是混合状态很好地描述了 Charnley 关节的润滑特性。最开始的聚合物表面粗糙程度大约是 1 μm，但在体内经常被磨得更光滑。髋关节置换测量磨损最有效的办法是通过体内取出的假体来计算磨损率和穿透率。对于每年小于 100 μm 的低磨损率，就能保证最大的假体生存寿命，如果穿透率超过每年 200 μm，大约 16 年后就可能需要翻修。

为了获得较长的生存期，股骨头直径至关重要，股骨头直径是外杯的一半时，就可以获得最大的磨损寿命。当股骨头的直径在 20 ~ 24 mm 时，能获得磨损量和颈部撞击的最好效果。后面随着材料的改进，为了减少脱位风险，股骨头直径增加到了 32 mm。

材料的改进大大影响了聚乙烯的磨损率。全髋关节置换中早期使用超高分子量聚乙烯是使用 2.5 ~ 4 Mard 的 γ 射线来消毒，链的断裂在增加机械性能和增强耐磨性的同时，增加了大量的自由基，氧化造成其性能下降，氧化在聚合物表层以下 0.5 ~ 2 mm 最为活跃，这就是髋臼杯表层下白色带的原因。对聚乙烯进行重熔，在熔点以上能消除氧化自由基，对射线照射的剂量控制，能产生综合性能较好的聚乙烯。温度和照射剂量都会影响到聚乙烯的机械性能、耐磨性、氧化程度等性能，且三者互相牵制。新的环氧乙烷消毒能避免在最后消毒环节再次出现新的自由基与新的分子量断裂。新一代的聚乙烯通过添加抗氧化剂的方式，就是在混合前添加抗氧化剂，在之后的辐照中，能较好地与氧化自由基结合，防止氧化，增强抗磨损性能的同时，不损害材料的机械性能。

陶瓷头于 20 世纪 70 年代在法国首次使用成功。早期在德国的临床应用表明陶瓷头对聚乙烯的磨损比金属少了 50%，在磨损率和穿透率上，陶瓷头都比金属头更有优势，而且有更少的细菌黏附。陶瓷对陶瓷界面无疑有更多吸引人的摩擦学特性，它们固有的惰性和硬度保证了在活体内最大程度地抗破坏。陶瓷假体有很低的摩擦系数，代表了液膜润滑的环境，但是当两个面直接接触，粗糙表面的摩擦将大大增加整体摩擦。液膜厚度与承载面的弹性模量的平方根成反比，陶瓷比钴铬合金和不锈钢的弹性模量高，因此液膜较薄，但是出色的表面处理抵消了液膜厚度减少的弊端。

膝关节的磨损不同于髋关节，更多是疲劳磨损，抗氧化是大的挑战，在材料学上的改进，主要是通过不同聚乙烯氧化自由基的处理，此处不赘述。

77. 骨溶解的影响因素是什么？

骨溶解是一种由微小磨损颗粒、转移性疾病和原发性骨肿瘤导致的自主生物级联反应，是一个细胞免疫应答的生物过程（图 77-1）。

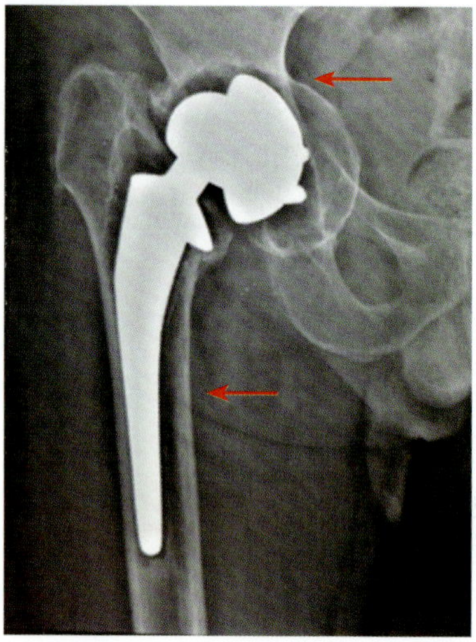

图 77-1　髋关节置换术后骨溶解，箭头所示髋臼侧及股骨侧均存在广泛骨溶解，假体无菌性松动

人工关节置换术后，材料与骨界面间的微动和关节界面的长期磨损，必然会产生大量的磨损颗粒，超高分子量聚乙烯、骨水泥、金属等磨屑会激活人体巨噬细胞，巨噬细胞释放多种骨溶解因子，如前列腺素 E_2（PGE_2）、肿瘤坏死因子 α（TNF-α）、白细胞介素 -1β（IL-1β）等，随后核因子（κB）受体活化因子配体释放，κB 受体活化因子配体（RANKL）与κB 受体活化因子（RANK）相结合，形成最后的通路，导致破骨细胞进行骨吸收，骨溶解形成，骨溶解形成的因素有以下几个方面。

骨溶解形成的细胞因素

与骨溶解过程相关的细胞有巨噬细胞、成骨细胞、破骨细胞等，这些细胞网状交互作用，引起了假体周围的骨吸收。

（1）巨噬细胞

巨噬细胞是一群表型和功能均具有高度异质性的免疫细胞，巨噬细胞吞噬磨损颗粒、释放骨溶解因子是骨溶解的开始。

巨噬细胞释放骨溶解因子的能力与磨损颗粒大小、数量有关。在磨损颗粒大小方面，小于等于 10 μm 的磨损颗粒激活巨噬细胞的能力明显大于 100 μm 以上的磨屑。

在磨损颗粒数量方面，随着磨损颗粒量的增多，巨噬细胞释放的 IL-1β、TNF-α 也增加，IL-1β、TNF-α 浓度与磨损颗粒数量成正比。磨损颗粒数量至少积累至 106 pg/ml 以上才能引起明显的骨溶解反应，这也是无菌性骨溶解多发于假体置换术中远期的原因。

另外，巨噬细胞可根据所处组织微环境不同呈现出不同的功能表达，这一过程称为巨噬细胞极化。炎症相关巨噬细胞极化状态主要分为具有促炎表型的 M1 型巨噬细胞和具有抗炎表型的 M2 型巨噬细胞。巨噬细胞极化现象在假体周围骨溶解反应中同样存在，主要表现为 M1 细胞比例的增加及 M2 细胞比例的下降，其中，NF-κB 以及 MAPK 等通路的激活促进了 M1 极化，而对 STAT3 等关键转录因子的活化状态与 M2 极化相关。

（2）成骨细胞

在炎性微环境的影响下，成骨细胞的骨转换、骨再造和骨基质矿化作用受到了抑制，导致骨细胞生成及矿化基质沉积的减少。同时，成骨细胞与假体周围界膜中的成纤维细胞等共同释放出的 RANKL 等破骨诱导因子增加，与破骨细胞前体细胞即巨噬细胞表面的 RANK 等相应受体结合，将破骨诱导信号传递至胞内，引导破骨细胞前体细胞的分化成熟，最终引起骨生成的减少及骨破坏的增加，骨溶解随即发生。

（3）破骨细胞

它是由破骨细胞前体细胞分化而来的一种多核细胞，是唯一能够进行骨吸收的细胞。

在骨溶解过程中，骨溶解形成的通路激活，巨噬细胞、成骨细胞及破骨细胞都发挥了关键作用，而与此相关的炎性通路、成骨相关通路及破骨相关通路的激活或抑制是控制骨溶解发生发展的核心环节。NF-κB 及 MAPK（ERK、JNK、P38）通路是调控破骨细胞的经典通路，而这两大通路均证实在骨溶解反应中出现了不同程度的激活，从而导致了骨溶解微环境中破骨细胞的大量生成，而成骨相关的 Wnt 通路及 BMP 信号通路则在磨损颗粒存在环境中出现了不同程度的信号抑制。在这些通路激活过程中，非编码 RNA、microRNA 等信号调控分子都参与其中。

此外，自噬通路、内质网应激通路及整合素通路等也在假体周围骨溶解中扮演着重要角色。它们通过直接或与上述 MAPK 等经典信号通路交叉对话（cross-talk）后调控巨噬细胞或成骨细胞增殖、分化、凋亡以及炎症等相关基因的表达，最终也导致了骨溶解微环境的紊乱及骨溶解的级联发生。

骨溶解形成的磨损颗粒因素

目前被报道的引起骨溶解的磨损颗粒包括骨水泥、金属、聚乙烯、陶瓷、内固定材料以及表面涂层。不同成分、浓度、大小的颗粒会引起不同程度的骨溶解反应。

对于磨损颗粒浓度、大小的影响，直径小于 10 μm 的颗粒具有更大的生物学活性，尤其是纳米级别的颗粒。除了磨损颗粒的大小，磨损颗粒的形状和种类也是影响其生物学活性的重要因素。通常来说，聚乙烯及金属颗粒所引起的生物学反应更为剧烈，金属颗粒还可由于体液的腐蚀而引起有害离子的释放，而陶瓷颗粒不仅在假体摩擦副中产生数量更少，在体内也具有更好的生物相容性。

骨溶解形成的主体因素

骨溶解形成的主体因素包括性别、身高、体重、遗传学因素等。

目前可以达成共识的是男性患者骨溶解风险更高，但具体是由于男性活动强度大、负荷高或其他因素还未确定。身高、体重在骨溶解的发生中也发挥了重要作用，大块髋臼骨缺损患者更易发生骨溶解，高度敏感的先天免疫表型患者更易发生骨溶解，炎症患者更易发生骨溶解，原因可能是炎症介质引起细胞间级联反应、刺激多种细胞增殖、诱导破骨细胞形成、刺激巨噬细胞和破骨细胞吸收邻近骨质。

对于遗传学因素，现已发现 TNF-α-238 A 等位基因和 RANK t 575 纯合等位基因 T/T 等可以导致患者骨溶解发生的可能性升高。但是对于一些人群，他们拥有 IL1RAt2081 基因，它可以编码一种骨保护免疫调节因子 IL-1Ra，从而抵抗骨溶解。

78. 药物对控制人工关节置换术后骨溶解有作用吗?

骨溶解导致关节假体晚期无菌性松动是影响人工关节长期稳定，降低人工关节使用寿命的主要原因。引起人工关节无菌性松动的原因，除了机械力学因素（假体设计、手术技术、假体微动、涂层质量、关节内液压波动等）外，还有生物学因素（假体材料及其产生的磨损颗粒等）。目前普遍认为，假体磨损产生的微小颗粒诱发假体周围组织产生一系列生物学反应并导致假体周围骨溶解，是人工关节晚期松动的主要原因。除翻修手术外，目前对骨溶解尚无有效的防治手段，但是翻修手术难度大、费用高且长期疗效尚不肯定。如果能应用药物来预防和治疗骨溶解，不仅可延长人工关节假体的使用寿命，而且可延迟或避免翻修，具有巨大的经济和社会效益。针对骨溶解导致关节假体无菌性松动的发病机制，药物预防和治疗骨溶解可从以下几个方面着手：①抑制炎症过程，抑制炎性细胞因子；②抑制破骨细胞的骨吸收功能；③促进成骨细胞活性，加强成骨功能。

抑制炎症

关节假体微小磨损颗粒在组织内积聚达到一定浓度后刺激假体周围组织产生炎症反应，分泌趋化因子及 IL-1β、IL-6、TNF-α、巨噬细胞集落刺激因子（M-CSF）、骨保护素配体（OPGL）等炎性细胞因子，趋化因子使周围血中单核细胞聚集于假体周围组织，在 IL-1β、TNF-α 作用下形成表达核因子（κB）受体激动剂（RANK）的巨噬细胞，然后在 OPGL 的作用下形成成熟的破骨细胞。IL-6 可能在破骨细胞形成时对 IL-1β、TNF-α 的合成和分泌有调控作用，从而促进破骨细胞的分化和成熟。M-CSF 是重要的破骨细胞形成调节因子，只有在 M-CSF 存在的情况下，骨保护素配体才能使前体细胞分化为破骨细胞，骨保护素配体是上述细胞因子中调控破骨细胞分化、成熟及激活其功能的最关键因子。阻断骨溶解过程中细胞因子的活性，可能对预防关节假体周围骨溶解有一定的作用。骨保护素（OPG）是一种天然蛋白，与 OPGL 结合后可阻断 OPGL 与 RANK 的结合，使之不能激活前体细胞分化为成熟的破骨细胞，从而抑制骨溶解。有学者发现，将表达 OPG 的重组腺病毒载体植入鼠体内可有效地抑制钛颗粒诱导的鼠颅骨骨溶解。还有一些实验证实逆转录病毒介导的人 IL-1 受体拮抗剂基因转染后，可明显降低鼠 IL-1β、M-CSF 及 RANK 的水平，可有效预防超高分子量聚乙烯颗粒诱导的骨溶解（Zhang et al., 2009）。

己酮可可碱为甲基黄嘌呤衍生物，是一种 TNF-α 抑制剂，口服己酮可可碱可明显抑制单核细胞分泌 TNF-α，已被用于治疗动物和人类的某些炎症性疾病。N-乙酰半胱氨酸为一种抗氧化剂，它可以抑制巨噬细胞的活化，也是一种细胞因子的调节剂，被证实可以明显地抑制巨噬细胞分泌 TNF-α。由于假体周围骨溶解是一个多因子相互作用、相互调节的复杂过程，药物作用于某一炎性因子或多个炎性因子究竟能否起到防治效果，尚待进一步研究。

抑制破骨细胞的骨吸收功能

目前对破骨细胞抑制作用最强的药物为双膦酸盐，包括含氮双膦酸盐和非含氮双膦酸盐两大类。含氮双膦酸盐（如帕米膦酸钠、阿仑膦酸钠及利塞膦酸钠等）较非含氮双膦酸盐抗骨吸收作用强，副作用小，因此临床应用较多。双膦酸盐进入体内可与羟基磷灰石紧密结合，然后在破骨细胞周围释放并进入破骨细胞，抑制胆固醇合成过程中甲羟戊酸合成途径的中间产物焦磷酸法尼酯 / 焦磷酸牛二酯（FPP/GGPP）形成，使细胞内信号传导通路受阻，从而抑制破骨细胞的分化、增殖及成熟，干扰破骨细胞功能，并促进其凋亡。双膦酸盐目前已广泛应用于临床，主要用于预防和治疗骨质疏松症、佩吉特病（Paget 病）及恶性高血钙等疾病。 阿仑膦酸钠主要作用于骨溶解的终末效应细胞 - 破骨细胞，而关节假体周围骨溶解由破骨细胞性骨吸收所引起，有些学者因此在全身和局部应用阿仑膦酸钠来预防和治疗关节假体磨损颗粒诱发的破骨细胞性骨溶解。Astrand 等（2002）根据双膦酸盐可结合到骨表面并抑制破骨细胞活性的特点，设计双膦酸盐注射抑制不稳定假体 - 骨界面骨吸收试验，结果发现只有高剂量才能抑制不稳定引起的骨界面骨吸收。对于骨质疏松患者，假体置换后仍需用阿仑膦酸钠，由于双膦酸盐主要起抑制破骨细胞作用，必然会影响到骨形成。裴福兴等观察了阿仑膦酸钠对磨损颗粒诱导骨溶解的效应，结果表明其可明显抑制骨溶解，提高界面强度（裴福兴等，2008）。

促进成骨

目前已有多篇文献表明，假体磨损产生的微小颗粒不仅在假体周围诱发明显的破骨细胞性骨溶解，而且还可抑制假体周围成骨细胞功能。Dean 等（1999）发现，超高分子量聚乙烯颗粒可抑制成骨细胞的增殖、分化，减少转化生长因子 -β（TGF-β）及骨基质的合成。Zreiqat 等（2003）研究表明，假体磨损颗粒可以明显减少与成骨相关的碱性磷酸酶、骨钙素、骨连接素的表达，将不同大小的钛颗粒与成骨细胞共培养发现，直径 1.5 μm 的钛颗粒可明显抑制成骨细胞增殖及功能。还有学者发现，钛磨损颗粒可明显抑制成骨细胞功能，降低 I 型胶原、纤维连接素等基因的表达水平（Kwon et al.,2010）。由上可见，引起假体周围骨量丢失的原因，除了破骨细胞性骨吸收外，还可能与成骨抑制有关。如能运用药物促进成骨，在人工关节术后早期有可能会促进生物长入型假体骨长入，使假体得到良好的生物学固定，预防关节假体无菌性松动，同时，对中晚期关节假体周围骨溶解也可能有一定的预防和治疗作用。目前促进成骨作用最强的物质为骨形态发生蛋白（BMP）。

79. 髋臼骨缺损结构性植骨，为什么会出现骨吸收?

大块自体骨（股骨头）或者异体骨结构性植骨广泛应用于髋臼节段性骨缺损的重建，可以很好地获得对髋臼假体的相对完整覆盖，更容易恢复髋臼假体前倾角和外展角，减少由于覆盖不足被迫改变髋臼位置的几率，很好地控制旋转中心的恢复（图 79-1、图 79-2）。同时增加了髋臼骨量，在之后的翻修手术中具有重要的临床意义。

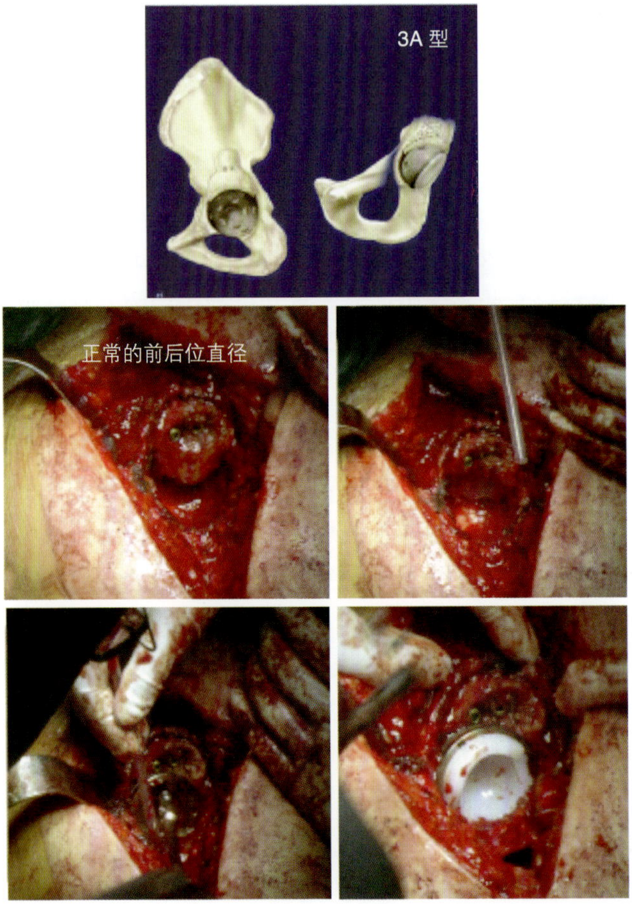

图 79-1　TM 臼杯联合结构性植骨治疗髋臼骨缺损

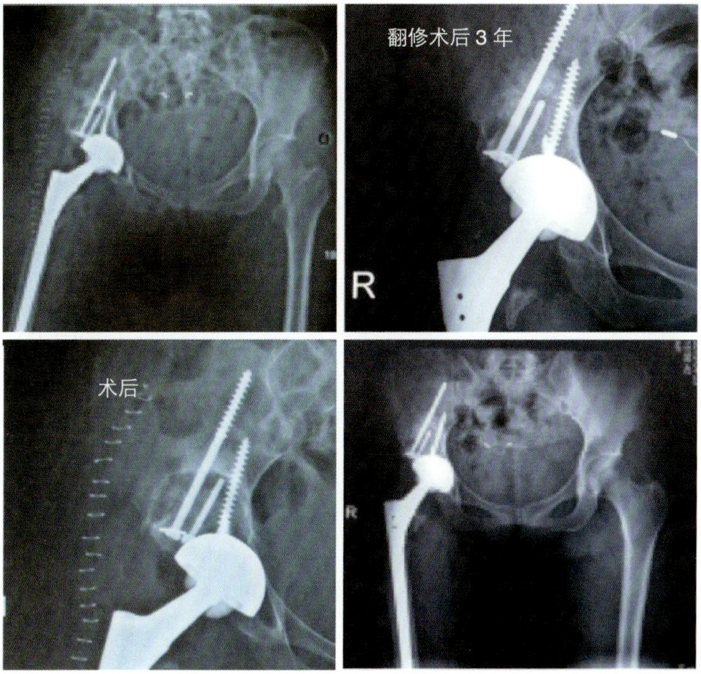

图 79-2　宿主骨能迅速长入臼杯表面，异体骨植骨块就会牢固愈合

异体骨结构性植骨虽然可以有效填补骨缺损，对假体的结构性支撑效果也较好，但也普遍存在骨长入较差、再血管化和重新塑形过程中易被吸收以及容易发生塌陷等缺点，而且随时间延长植骨块强度也减弱明显，最终导致关节假体出现松动。

在临床应用和各种文献中，植骨块的吸收和松动屡见不鲜，诸多学者对此做了深入的探究。Schelfaut 等（Schelfaut et al.,2009）曾对接受结构性植骨治疗的一组患者进行了平均 3.4 年的随访，结果显示，该组患者在随访期内的结构性植骨块吸收率高达 10.5%。有研究报告指出，结构性同种异体骨移植后早期效果良好，但中长期随访中发现约 45% 的移植骨有吸收，但是当植入强度较强的异体骨后减少了骨吸收，提高了髋臼假体的生存率（Shinar et al.,1997）。植骨块对髋臼假体支撑的百分比与其远期吸收、松动率有很高的相关性，如植骨提供 40%以上的支撑，失败率 67%；植骨对髋臼假体覆盖率少于 40%，失败率为 21%。说明移植的骨块越小，对假体的覆盖率越低，越有利于植骨块的血管化，利于骨块与髂骨的融合。植骨块承担的负荷越高，越不利于植骨块的血管化，经常导致髋臼不稳，随着时间的延长，发生再吸收和塌陷。

植骨的技术对骨块的融合率有至关重要的影响，移植骨和髂骨需要有良好的机械稳定性，紧密的接触以及有效的应力传递是保证移植骨愈合的关键。要求骨的接触面尽量是松质骨对松质骨，去除接触面的软组织、硬化骨、皮质骨等，形状修成尽可能吻合（也可以在骨块之间植入细颗粒骨，增加接触面积）。螺钉固定需要有一定长度，最少 2 ~ 3 枚松质骨螺钉，尽可能沿受力方向拧紧，否则骨吸收的发生概率将会上升。

在 DDH 患者 Crowe Ⅲ型和Ⅳ型的时候，经常需要对患肢有较大的延长，使得髋臼周围组织张力增大，增加了植骨部位的力学要求，植骨块稳定性下降，吸收概率上升。

年轻患者常出现依从性差，活动量高，相对老年患者更易出现植骨块松动，吸收的概率增加。

有学者报道，异体骨植骨与自体骨植骨具有相同的成功率，但是并发症明显高于自体骨移植，包括排异反应和感染。排异反应是导致异体骨骨吸收的主要因素（孙世荃，2001）。

需要说明的是，骨吸收是结构性植骨术后骨重建的一个自然过程，骨吸收的发生必然导致假体的松动。

80. 髋关节润滑有哪些类型？机制是什么？

对于天然关节的润滑有很多不同观点，一般认为有流体动力润滑、边界润滑、弹性流体动力润滑、挤压膜润滑、渗出润滑、提升润滑等。

流体动力润滑

天然关节表面之间是被一层流体膜所隔开的，称之为流体动力润滑。

边界润滑

边界润滑是由液体摩擦过渡到干摩擦（摩擦副表面直接接触）过程之前的临界状态。尽管人类关节在各种运动状态下可能会存在某种形式的流体膜润滑，但当关节在承重状态下静止一段时间后，任何形式的流体膜润滑都不可能存在了，边界润滑是关节的主要润滑方式。

弹性流体动力润滑

由于覆盖在关节表面的软骨弹性模量很低，在较小的载荷作用下就会发生较大的变形，载荷较小时关节的润滑是弹性流体动力润滑。

挤压膜润滑

由于关节在承受重载时的相对运动速度一般较低，甚至为零，不利于建立润滑膜厚，而在相对运动速度较大时其作用载荷往往较小，甚至为零，可建立较大的润滑膜厚。关节在运动过程中其膜厚的变化也需要一定的时间，因此关节在高速运动时建立起来的膜厚将有助于其在低速重载状态下的润滑，这就是挤压膜润滑的概念。

渗出润滑

由于关节软骨是一种其间充满液体的多孔物质，在载荷作用下软骨中所包含的液体将向关节表面渗透，从而对关节的运动起润滑作用。这种润滑与工程中自润滑轴承的润滑机制非常相似，McCutchen 将之称为渗出润滑。

提升润滑

当关节软骨相互挤压时，软骨间滑液中的低分子量液体如水分等将通过软骨中小孔而渗入软骨中，而透明质酸等大分子量物质则被截留在软骨之间，由于滑液黏度主要取决于其透明质酸含量，基本上与透明质酸的浓度成正比，因此关节受压后其间滑液的黏度将增加，从而使关节表面之间的流体膜厚度增加，在极端情况下，软骨间的滑液可被挤成胶状物质，从而使这种边界膜的承载能力大为提高，这就是提升润滑概念。

不同载荷下关节呈现出不同润滑状态，当关节受突加载荷作用时，关节表面处于挤压膜润滑状态；当关节所受载荷较轻时，关节表面处于流体动力润滑状态；而当关节受重载作用时，关节表面则处于边界润滑状态。

和天然关节的润滑问题相比，人工关节的润滑有许多不同之处。例如，润滑表面已由关节软骨变为金属或塑料等人工材料，由于关节囊的切除，关节不再分泌滑液，而是由润滑性能较差的体液来对关节进行润滑；由于长骨端部松质骨的切除，关节的缓冲能力大为下降，作用在关节上的载荷将增加。因此在人工关节中主要依靠材料的配对和材料的性能来减少摩擦和磨损。有学者曾对人工关节的润滑机制做过较深入的研究，他们认为即使在金属对金属这样的高弹性模量摩擦副中，只要关节表面的直径差及表面粗糙度选择合适，关节表面之间也能形成全膜润滑。有学者对各种润滑模型下的人工关节润滑机制进行研究，结果表明，在一个正常的步态周期中，髋关节仅有 30% ~ 40% 的时间处于弹流润滑状态，其余时间则处于边界润滑状态（Unsworth et al., 1995）。

81. 不同的生物陶瓷材料有什么样的特性?

生物陶瓷材料是指与人体工程有关的可用于人体组织修复的一类陶瓷材料，在人体内理化性能稳定，具有良好的生物相容性，能达到特定的生物或生理功能。一般有生物惰性陶瓷、表面活性陶瓷、可吸收生物陶瓷三类。生物惰性陶瓷在器官内稳定、具有生物相容性，包括氧化铝、氧化锆等氧化物陶瓷，碳素等非氧化物陶瓷；表面活性陶瓷可以和生理环境相互作用形成细胞，并和植入物表面化学结合，生长在骨骼上变成生物的一部分，其具有化学相容性，包括羟基磷灰石、玻璃陶瓷等；可吸收生物陶瓷是新细胞生长的临时空间，可以用来治疗生理上的缺陷，起到人造骨腱和骨骼作用，包括 β- 磷酸三钙（β-TCP）、α- 磷酸三钙（α-TCP）等。在人工关节领域常见的陶瓷材料有以下几种。

氧化铝陶瓷

氧化铝陶瓷化学性能稳定，耐磨损、生物相容性优良，并且成本较低，是应用范围最为广泛的精细陶瓷。氧化铝是最早用于人工关节的陶瓷材料，其发展经历了三个阶段：① 20 世纪 70 年代时的第一代氧化铝陶瓷人工关节，由于当时氧化铝使用的是工业氧化铝，其纯度较差，晶体尺寸较大，并且相对密度低，导致其脆性较大，容易发生破碎；②第二代氧化铝陶瓷人工关节降低了氧化铝晶体颗粒的粒度，改善了颗粒的排列，并且相对密度大大提高，使陶瓷的性能得到了很大的改善；③ 20 世纪 90 年代后生产的第三代纳米级氧化铝陶瓷，晶粒尺寸更小，这使得氧化铝陶瓷的硬度、机械性能都比前两代产品有显著提高。

氧化锆陶瓷

适用于生物学领域氧化锆陶瓷断裂强度是氧化铝的 2～4 倍，断裂韧性是氧化铝的 2 倍。氧化锆陶瓷于 20 世纪 80 年代中期开始应用于人工关节，它同样具有良好的生物相容性，是继三氧化二铝后另一种性能优良的氧化物人工关节陶瓷材料。但纯氧化锆不太稳定，它容易发生相变，相变时形状和体积的变化会使容易材料发生开裂，产生裂纹，影响其作为人工关节的使用寿命。

羟基磷灰石

羟基磷灰石生物活性陶瓷，由于具有骨的无机质成分，因此植入体内不仅能诱导骨的形成，还能传导成骨，但由于其力学性能不足，常和其他材料形成复合材料运用在人工关节中，常用于涂层材料。

新型复合陶瓷

第四代陶瓷是近年研究出的新型氧化铝基复合陶瓷，这种材料将氧化铝、氧化锆、氧化铬等结合在一起，其生物相容性及耐磨损性等性能更优异，第四代陶瓷人工关节的材料强度、韧性均更大，最重要的是其优越的摩擦性能和较低的磨损率。陶瓷材料的离子结构可以吸引带极性的液体，使之均匀地覆盖在陶瓷的表面，有利于形成流体薄膜润滑效果，减少假体之间的摩擦。

黑晶

黑晶为复合陶瓷表面氧化处理的 Zr-2.5 Nb 合金（陶瓷化合金）。锆铌合金经锻造在空气炉中加热氧扩散进入材料表面，并在材料表面形成稳定的氧化锆陶瓷（5 μm），只有头发丝直径的十分之一。黑晶的优点包括：

（1）陶瓷的硬度；

（2）陶瓷的摩擦磨损性能，但不会脆裂；

（3）金属的强度，金属的韧性，但抗腐蚀性能优于 CoCr 合金；

（4）低 Ni 含量；

（5）优异的生物相容性。

黑晶股骨头假体因为采用了最优质的金属，它的硬度、光洁度、耐磨性以及抗刮性相较于其他类型的假体具有一定的优越性，它比传统的钴铬钼合金材料更耐磨，比陶瓷材料更坚硬。为金属过敏的患者提供低反应源解决方案，同时减少骨溶解的风险，碎裂、碎屑、异响将消失（图 81-1）。

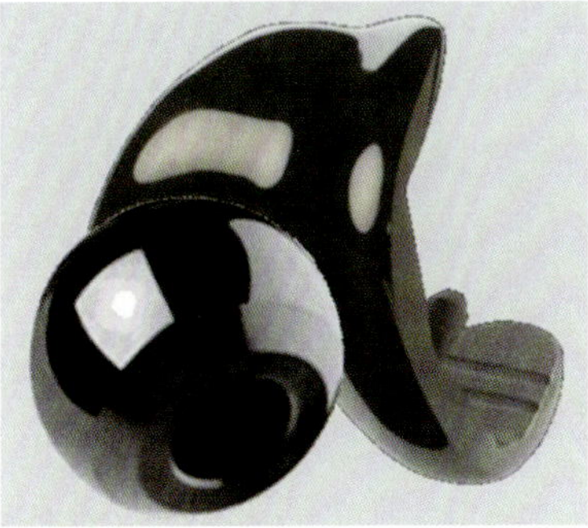

图 81-1　黑晶股骨头及黑晶股骨髁假体（Smith & Nephew 公司）

82. 陶瓷分几代？其结构有何变化？

陶瓷具有极高的硬度和耐磨性，是摩擦界面应用的理想材料，被广泛应用于人工关节领域。陶瓷的发展分为四代，在过去的 40 多年中，氧化铝陶瓷的原料组成、生产方式都有了很大的优化和改进（图 82-1）。这些改进提高了全髋关节置换假体的耐久性和可靠性。

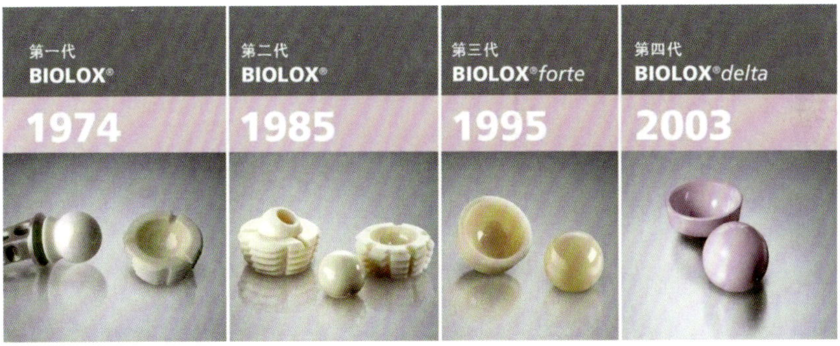

图 82-1　德国 CeramTec 公司的四代陶瓷（CeramTec 公司）

第一代陶瓷

1962 年，英国人 Charnley 将超高分子量聚乙烯引入到全髋关节置换中，使其获得突破性进展。由于聚乙烯材料的耐磨损性能不佳，1970 年 Boutin 开始研发氧化铝关节面假体用于全髋关节置换。多晶氧化铝，一种高强度的陶瓷材料，由于具有极高的硬度和化学稳定性因而被 Boutin 认为是关节面应用的理想材料。氧化铝分子间具有极强结合力的共价键，这使得氧化铝陶瓷在体内环境中具有极佳的生物稳定性，几乎没有老化或组织反应现象。此外氧化铝陶瓷具有很好的浸润性，液体易于吸附从而获得表面润滑，无论是大块的氧化铝陶瓷还是细小的氧化铝陶瓷颗粒都具有很好的生物相容性和惰性，因此特别适合用于制备关节面假体。1974 年德国医生 Mittelmeier 首先植入 CeramTec 公司的陶瓷 THA，虽然大多数的早期陶瓷应用结果并不满意，但失败的原因多为假体设计不合理或假体与骨界面固定失败所导致。

第二代陶瓷

1985 年，陶瓷公司通过选用高纯度陶瓷原料和改进生产流程控制，诞生了第二代氧化铝陶瓷。这种陶瓷的主要特征是密度得以提升，晶粒尺寸从 4.5 μm 减小到 3.2 μm，晶粒尺寸的一致性更高，杂质进一步减少。提升陶瓷材料品质的另外一个重要步骤是热等静压（hot isostatic pressing，HIP）工艺的应用。热等静压工艺是一种热处理工艺，将陶瓷产品在高压下（大约 1000 MPa）加热至近烧结温度，使密度进一步增大，从而限制晶粒尺寸，提升材料力学性能和安全性。早期一、二代陶瓷的缺陷包括晶粒尺寸大（第一代陶瓷晶粒≤4.5 μm，第二代陶瓷晶粒≤3.2 μm），粗糙的设计和固定方法。虽然最初陶瓷关节的早期结果尚好，但是，陶瓷碎裂也令人担忧。高碎裂发生率是由于氧化铝的颗粒大、密度低以及不纯造成的。单独针对第一代、第二代陶瓷产品早期的临床报道较少，多为一、二代产品集中的分析。20 世纪 80 年代早期，氧化铝球头碎裂率最高的两个厂家退出了骨科市场。

Lee 等（2011）报告指出，20 年前陶对陶 THA 碎裂率在 0.4%～0.5%，但有两项报告其碎裂率分别高达 5% 和 13%，在此期间，假体设计的改进也提高了陶瓷部件的安全性，医生认识到长颈球头会增加陶瓷球头碎裂的风险，及无粗糙的柄锥表面和钛合金的使用也可减少陶瓷碎裂的风险，因此 20 世纪 90 年代后陶瓷碎裂率降低。

第三代陶瓷

为进一步减小陶瓷部件的碎裂风险，陶瓷厂家通过激光打标和保证实验两项技术来提升三代氧化铝陶瓷的品质。以往产品标记（厂家标识、尺寸、产品编码）通常是在产品烧制之前通过机加工方式雕刻在产品表面，但由于陶瓷材料自身的脆性和对刻痕的敏感性，这些刻痕会导致应力集中而降低产品寿命。而激光打标技术可以使标识痕迹更为平滑、浅表，因此可以进一步提升氧化铝陶瓷部件的安全性。保证试验是陶瓷生产过程中的另一项改进措施，每一个即将出厂的产品必须都要进行这项无损测试，如果产品缺陷超出预期尺寸有可能影响产品使用寿命和功能，这一产品将弃之不用。测试时陶瓷产品（球头和臼衬）要承受接近其承载极限的应力，而应力作用方式一方面要不会导致产品的损坏，另一方面还必须使瑕疵漏检率降到最低。

德国 CeramTec 公司的第三代陶瓷 BIOLOX®forte 采用高纯度氧化铝制成，含有少量的氧化镁，以控制晶粒生长，达到最大的密度。生产工艺的改进，也同时进一步提高了陶瓷部件的耐磨损性能。CeramTec 公司在 2000 年以来，严格收集其产品的碎裂数据，至 2010 年的结果表明，BIOLOX®forte 陶瓷的碎裂率为 0.02%。第三代陶瓷假体临床存留率较前两代有大幅提升，而陶瓷异响的报道在此代假体中被提及最多。

第四代陶瓷

目前使用的氧化铝陶瓷产品属于第四代陶瓷，这是一种复合陶瓷材料，将细小的氧化锆颗粒加入氧化铝基质中形成。其在不影响光滑特性的同时可以增加碎裂韧性，提供更优异的磨损性能。

德国 CeramTec 公司的第四代陶瓷 BIOLOX®delta 于 2003 年问世，是一种具有独特微观结构的氧化铝基复合陶瓷。这种陶瓷的基体为超精细化的氧化铝（平均晶粒尺寸为 1 ~ 2 μm），内部包含有 Y-TZP（氧化钇稳定的四方氧化锆）氧化锆晶体（平均晶粒尺寸 0.3 μm）和铝酸锶盐板状晶体（最大长度 5 μm）。这种复合陶瓷韧性加强的原因来自于两个独立但相互协同的机制：基体中均匀分布的 Y-TZP 晶体（体积比约为 17%）的相变作用和板状晶体（体积比为 3%）所发挥的裂纹桥接作用，氧化铝与其他氧化物间达到很好的平衡并共同形成固态混合物。CeramTec 公司 2017 年底的数据显示，BIOLOX®delta 陶瓷球头的碎裂率为 0.001%，BIOLOX®delta 陶瓷内衬的碎裂率为 0.021%。第四代陶瓷假体氧化锆和氧化铝基复合陶瓷材料异常坚硬，具有超高抗碎裂性和高耐磨性，和 BIOLOX®forte 比较，明确表现出更高的抗条状磨损现象。第四代陶瓷的异响问题在后面的章节部分提到。

83. 陶瓷对陶瓷假体最大的优点是什么?

陶瓷对陶瓷界面是目前人工髋关节置换领域非常受欢迎的界面组合，其最大优点包括：高耐磨性、极高的硬度、良好的生物相容性。出色的陶瓷性能可减少关节磨损和骨溶解的发生，磨损和骨溶解都将影响髋关节置换的远期效果。近年来全髋关节置换的患者有更加年轻化、对运动需求更高的趋势，消除磨损和骨溶解已经变得越来越重要。

耐磨损性能出色

陶瓷表面为离子型结构，高负电荷，因而有亲水性，可自润滑。同时，具有良好的浸润性，体液可在表面形成一层薄膜使关节面得到良好的润滑，降低了摩擦系数。陶瓷可抵抗研磨性磨损和第三方物体的磨损，如骨组织、骨水泥、金属碎屑等，这样就减少了假体间负重面的磨损。陶瓷对陶瓷界面是目前髋关节置换中磨损率最小的组配方式，研究有报道陶瓷 - 聚乙烯界面产生的磨损明显低于金属 - 聚乙烯界面，陶瓷 - 陶瓷假体的平均磨损率是 0.003 mm/ 年。还有研究显示，经过 200 万次的循环负荷，陶瓷 - 聚乙烯配伍中陶瓷股骨头的磨损率仅为金属 - 聚乙烯中金属股骨头磨损率的一半（Mohammed et al., 2016）。

极高的硬度

陶瓷材料非常坚硬，其硬度仅次于金刚石，远高于钴铬合金和钛合金等金属材料，因此陶瓷制成的部件不易被划伤，但陶瓷是一种脆性物质，其抗张强度和碎裂韧度仍明显低于金属材料。有报道假体碎裂的发生率为 0.015%，并且大多数报道都提示陶瓷内衬碎裂的发生率远高于陶瓷股骨头的碎裂发生率。氧化锆陶瓷硬度更大，而且其韧性较氧化铝好，可减少陶瓷部件碎裂的发生率（Hamilton et al., 2010）。

良好的生物相容性

使用金属 - 金属假体患者置换后血清中金属离子浓度升高，金属 - 金属假体产生的金属颗粒不仅对于巨噬细胞具有毒性，也可影响成骨细胞的生长，金属假体也可导致人体组织对金属离子的超敏反应。氧化铝陶瓷为生物惰性材料，化学键稳定，组织学反应低，无腐蚀，陶瓷颗粒对组织的刺激也较金属颗粒小，磨损时产生颗粒小，组织反应小，所以陶瓷关节可有效地减轻骨溶解。很多研究指出解决假体周围骨溶解的方法是减少假体周围的磨损颗粒，氧化铝陶瓷正是减轻了磨损产生的生物学反应，延长了假体的使用寿命。还有学者比较了金属颗粒、聚乙烯颗粒及陶瓷颗粒对组织的反应，结果表明陶瓷颗粒的组织反应最低，钛金属次之，聚乙烯最大，与其他材料不同的是，陶瓷颗粒不引起机体的成纤维反应（Christel et al., 1992）。

综上所述，随着陶瓷材料工艺的进步以及抛光技术的发展，使得陶瓷颗粒减小，氧化铝陶瓷的表面粗糙度极大降低。陶瓷硬度高，耐刮擦，减少了由骨、金属碎屑或骨水泥带来的第三方磨损。氧化铝陶瓷还具有很高的抗压强度和浸润性，氧化铝离子与体液结合形成一层液膜，进一步降低摩擦。氧化铝陶瓷具备很低的生物活性，与金属 - 金属界面相比较，陶瓷不会导致血清或细胞内金属离子浓度增高。陶瓷对陶瓷的这种低磨损率加上低生物活性，极大地降低了骨溶解，现代的假体设计结合先进的陶瓷制造工艺，使得陶瓷成为全髋关节置换术关节界面的理想选择。

84. 陶瓷对陶瓷假体潜在的问题是什么?

陶瓷对陶瓷假体潜在的问题有碎裂的风险、活动相关的异响、条纹状磨损、撞击以及可供医生选择配件的有限性。

陶瓷碎裂

陶瓷碎裂是在意外遭受超出极限负荷的情况下，纳米级的裂隙不断扩展造成的（图 84-1）。当应力强度因子大于陶瓷的疲劳极限时，会产生裂隙；当应力强度因子大于断裂韧度时，陶瓷将出现猝然破裂。在生理情况下，应力强度不会达到疲劳极限。早期陶瓷低劣的质量使得陶瓷部件碎裂发生率很高，经过一代一代的材质和工艺的改进，陶瓷更小的颗粒、更少的杂质、更高的密度、保证测试等，使碎裂

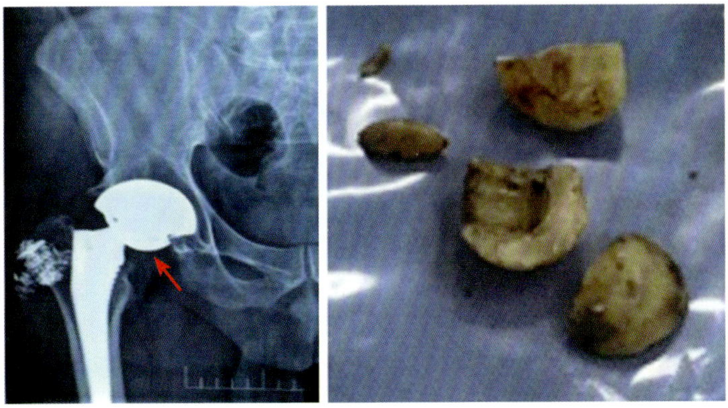

图 84-1　陶瓷头碎裂，箭头可见碎裂陶瓷股骨头

的发生率极大降低。现在碎裂的发生率介于 0.004% ~ 0.010% 之间，相较于 20 世纪 90 年代的碎裂率 0.8% 已大大降低，然而，碎裂并未完全杜绝。

陶瓷的质量至关重要，保证陶瓷产品的治疗就需要进行质量测试，测试的目的是将可能引起失败的有瑕疵的产品去除，它将陶瓷部件置于一定的应力之下，该应力足以使有瑕疵的产品碎裂，但又保证正常产品不致损坏，然而，验证测试并不能保证 100% 将劣质产品清除。1998 年，法国一家陶瓷公司，尽管已经进行了验证测试，但改变了其氧化锆球头的烧结工艺，从标准式或“批量型”烤炉转变为隧道式烤炉，这增加了产量，但工艺的改变导致了氧化锆陶瓷股骨头 1/3 的临床失败率，这些假体植入后碎裂率明显增高，导致所有相关产品均被召回，此后这个灾难冲击了整个行业，美国 FDA 要求增加监督，记录生产的所有环节。目前，陶瓷的质量很少出现问题。

同时，正确的外科技术是至关重要的，假体位置不良可能导致陶瓷部件的碎裂。在假体植入过程中，应该避免股骨柄颈锥部与陶瓷股骨头之间有任何的异物，和用锤子用力将股骨头打入颈锥部。当陶瓷头同心性地安装在颈锥部上之后才可击打。植入时旋动股骨头来保证同心性，不这样做可能导致对线不良，点状接触应力，以及失败风险的增加。另外要注意，因为不同公司之间的锥度不同，应该使用同一生产公司的股骨头和柄。

陶瓷碎裂后需要立即行翻修手术。首先进行彻底的滑膜切除和清创以最大可能清除陶瓷碎屑，避免埋藏于软组织中的碎屑导致第三方磨损或在使用金属 - 聚乙烯承重面时磨损加速。但是即使迅速采取干预并且有良好的手术技术，替换碎裂部件后仍有可能结果不太理想。因此，对碎裂的陶瓷髋关节置换，为了减少陶瓷碎屑的三体磨损，翻修时应首选陶瓷对陶瓷界面，加用金属锥套陶瓷头，次选陶瓷对高交联聚乙烯界面，而禁止选用金属头对高交联聚乙烯界面。

很多手术医生总结了一些可减小假体碎裂几率的手术操作经验，比如，减小臼杯的外展角度以增加球头与臼衬的接触面积，同时增加髋臼前倾角度以增加后方对陶瓷球头的覆盖；避免反复安装对假体部件的损坏；手工放置陶瓷臼衬；在陶瓷臼衬及陶瓷球头安装以后，使用塑料打击器轻柔敲击使得陶瓷与金属间更贴切等。另外，在植入陶瓷假体前，金属臼杯内面及金属柄锥表面必须仔细处理，彻底清除其表面异物如碎骨片、软组织、体液等。

髋关节异响

全髋关节置换中硬对硬界面出现特有的活动相关的噪声，使用陶瓷 - 陶瓷关节的患者将这种声音描述为“吱吱响”，它是指在全髋关节置换后患者在髋关节活动中出现的高声调而且可以被人们听见的声音。这一声音可能使患者非常不安，以至于要求行翻修手术。

在北美接受陶瓷 - 陶瓷全髋关节置换术的患者中关节异响的发生率为 0.3%，对患者的直接调查显示关节异响的发生率比报道数据要高。有研究认为关节异响和髋臼杯的位置有关系，另外关节面不匹配和股骨颈短这些技术因素，以及患者年纪轻、个子高、体重大等先天因素都被认为和关节异响有关。一个体外试验认为关节异响是润滑的问题，当两个关节面之间的液膜破裂时这种声音会出现（Chevillotte et al., 2010）。

周勇刚教授在文章中提到（周勇刚等，2010），有很多对异响产生原因分析的报道，如边缘撞击、微分离或半脱位、条形磨损、髋臼垂直造成边缘受力、使用短颈、周围软组织松弛等，并且认为是多因素的原因。后来人们发现这些作者使用的金属臼杯与以往有别，使用的都是存在金属高边设计的髋臼假体，这是过去 20 ~ 30 年唯一的改变。Chevillotte 等（2010）的试验结果认为产生异响的主要原因是润滑中断，这也能解释临床上的很多发现，如高边臼如果出现颈臼撞击，会产生金属碎屑，介入到摩擦界面后产生异响。条形磨损不是主要原因，但可以加速异响的产生，短颈容易产生异响的原因是容易产生撞击，所以手术技术也很重要，可以减少撞击产生的金属碎屑，从而避免异响的产生。

条纹状磨损

假体回收研究已报道最常见的磨损是股骨头和臼杯边缘的条纹状磨损。条纹磨损是因为它和高容积磨损率相关而备受关注。对于条纹磨损的原因有两种说法：一种认为是由于在摆动步态时，股骨头从臼杯中的微分离或股骨柄颈部在髋臼杯边缘的撞击造成的，这在体外试验中已经证实；另一种说法，认为多数条纹磨损在正常步态中不会发生而在边缘受力时发生，如髋关节屈曲时上台阶或从椅子上站立起来时。当条纹状磨损发生时，关节面粗糙度和承重界面的摩擦系数都会明显增加，陶瓷球头磨损显示可视条纹平均 1 mm^3/ 年。临床上认为陶瓷内衬的松动可能有以下原因导致：髋臼杯植入位置外展角过大；髋臼杯松动之后倾斜或移位；在翻修之前，患者陶瓷杯长时间在对位不良状态下被使用。

陶瓷的其他关注点

陶瓷股骨头和陶瓷内衬可选择性的减少也是陶瓷 - 陶瓷假体的一个局限。陶瓷关节在股骨头大小和颈长方面，提供给医生的选择是有限的。多数陶瓷 - 陶瓷系统，对于一个给定的髋臼部件，仅有两个直径尺寸的内衬和配套的股骨头可供选择。而传统的金属 - 聚乙烯关节有增加的股骨头尺寸、组配式股骨头长度和内衬选择。为避免撞击和碎屑的产生，没有带偏心距和带高边的陶瓷髋臼内衬假体。

85. 第四代陶瓷 BIOLOX®delta 相对于第三代陶瓷 BIOLOX®forte 最大的改进是什么?

第三代陶瓷(BIOLOX®forte) 是 100%的氧化铝陶瓷。第四代陶瓷 (BIOLOX® delta) 晶体颗粒更小，以氧化铝为主 (82%)，同时添加氧化锆 (17%)、氧化铬 (0.5%) 和铬酸锶铝等多种物质，是一种复合材料，它具有和第三代陶瓷一样优异的生物相容性、机械性能、化学和热稳定性。添加的铬增加了复合陶瓷的硬度，添加四方氧化锆颗粒和铬酸锶铝形成板状晶体、起到相变增韧、裂纹偏转作用，增强了第四代陶瓷的韧性和抗碎裂性能，断裂韧性从 3.2MPa 升至 6.5MPa (断裂韧性是表征材料阻止裂纹扩展的能力，是度量材料韧性好坏的一个定量指标)。

第四代陶瓷材料中使用的第一种增韧机制是在稳定的氧化铝基质中引入小的、均匀分布的氧化钇稳定的四方氧化锆颗粒 (Y-TZP)。这些氧化锆颗粒的空间分离降低了结构转变的可能性并且防止了裂纹的引发或传播 (图 85-1)。

第二种增韧机制是通过添加氧化锶来实现的，氧化锶形成片状晶体，这些薄片通过偏转裂缝消散能量，从而提高材料强度和韧性 (图 85-1)。

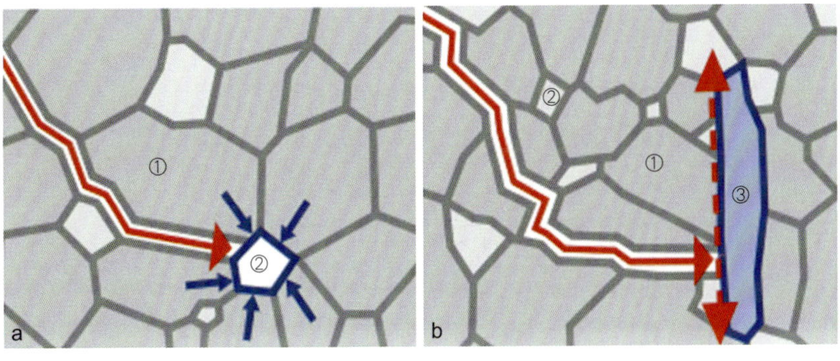

图 85-1　a. 通过分散在氧化铝基质中的小氧化锆颗粒进行转化改性的原理：①氧化铝颗粒；②氧化锆颗粒；b. 在氧化铝基质中通过片状晶体增强的原理：①氧化铝颗粒；②氧化锆颗粒；③片状晶体

相对于第三代陶瓷，第四代陶瓷有更高的断裂强度、更好的耐磨性，陶瓷碎裂率、磨损率进一步降低，可满足年轻、活跃和体重较重患者对植入物耐久性的需求，相对于第三代陶瓷，第四代陶瓷更适合年轻、活动量大的患者（表 85-1）。

表 85-1　第三代人工陶瓷关节和第四代陶瓷关节的性能对比

性能指标	第三代陶瓷关节	第四代陶瓷关节
Al_2O_3（体积 %）	>99.8	81.6
ZrO_2（体积 %）	无	17
其他氧化物（体积 %）	余量	1.4
密度（g/cm^3）	3.98	4.37
四点弯曲强度（MPa）	580	1384
断裂韧性（$MPa\ m^{1/2}$）	3.2	6.5

86. 第四代陶瓷为什么是粉红色的？

第四代陶瓷（BIOLOX®delta）是一种氧化铝基质复合陶瓷，由约 82% 的氧化铝（Al_2O_3）、17% 的氧化锆（ZrO_2）和氧化铬等其他微量元素组成。氧化铝提供材料的硬度和耐磨性，而氧化锆与其他添加剂一起改善材料机械性能。为了提高复合材料的硬度，添加了氧化铬，加入氧化铬经烧结后陶瓷呈现出粉红色。第三代陶瓷是 100% 的氧化铝陶瓷，经过烧结后一般呈现黄色，而且不同厂家、灭菌前后产品颜色不一（图 86-1）。

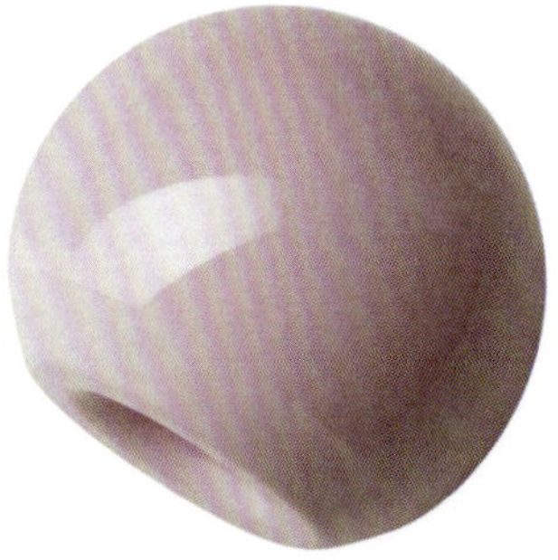

图 86-1　第四代陶瓷材料产品示例（CeramTec 公司）

87. 第四代陶瓷的碎裂率是多少？碎裂的主要原因有哪些？

所有配伍关节面都存在碎裂风险，对于陶瓷而言，偏薄的陶瓷内衬与小直径的陶瓷股骨头较易引起碎裂。有研究者从体内取出的陶瓷假体表面分析发现股骨头出现条状磨痕，认为与髋臼内衬边缘的点状接触有关，同时发现磨痕有再抛光现象（Walter et al., 2004）。

陶瓷假体自 1970 年应用到临床后经历了三代的发展和改良。一代陶瓷对陶瓷假体碎裂的发生率高达 10%。随着材料和工艺的改进，第三代陶瓷材料碎裂率极低，为 0.02%～0.10%。第四代陶瓷中氧化锆有能量吸收作用、板状晶体有抑制裂纹作用，因此碎裂率进一步降低，仅为 0.003%。

引起陶瓷假体碎裂的原因一般有巨大外力创伤、高强度载荷、部件不匹配、手术操作错误、假体混配等。对于陶瓷假体碎裂分为球头破损和臼衬破损。

球头破损

一般认为，锥部 - 陶瓷界面的稳定性差是陶瓷头破损的主要原因之一，而锥部 - 陶瓷界面干洁对锥部 - 陶瓷头的稳固有重要作用。有实验表明，一滴黏附于锥部的血垢（30 mg）可使陶瓷界面抗断裂能力降低 60% 以上，一片碎骨泥（4 mg）可使抗断裂能力降低至一半以下。球头碎裂与手术中纱布、血液黏附情况相关度较大（Weisse et al., 2008）。假体初次安装将在一定程度上影响陶瓷部件碎裂的发生率，一般外展角过大陶瓷易发生碎裂。在操作过程中要注意以下几点：①在股骨颈截骨时，最好精确截骨线，选择标准颈股骨头；②在假体安装中，避免髋臼杯外展角过大；③彻底清除髋臼周围骨赘，减少股骨头与髋臼发生撞击；④安装股骨头时，冲洗股骨柄锥部血液、骨粒等杂质，确保股骨头锥孔与圆锥密切接触，减少应力集中，可以预防股骨头碎裂。2017 年，德国 Krull 教授在《关节成形外科杂志》（JOA）发表文章对锥部污染和清洁对头锥固定的影响进行分析，结论认为术中锥部受到污染可显著影响锥部固定强度。球头与锥部的匹配至关重要，选择合适相匹配的假体锥度和锥孔也同样重要，只有当二者完全均匀匹配时，才是假体长期均匀受力的保障（Krull et al., 2017）。

球头直径的大小也影响陶瓷碎裂的发生。有报道显示使用大直径球头（36 mm 股骨头）在活动度改善方面具有明显优势，股骨头直径的增加使得头颈直径比增加，从而增加了摆动角的度数，髋关节的活动范围也随之增大。另外使用大直径球头（≥36 mm）股骨头脱位时需要的距离比使用小直径球头大，从而假体在术后关节脱位率明显降低。传统陶瓷材料不能生产使用大直径球头假体所需要的薄型内衬，而第四代陶瓷克服了这个问题，既能增加关节的活动范围，又能减少条纹磨损的发生，股骨头直径的增加也降低了股骨头假体破裂的可能。目前文献报道的陶瓷部件破裂多发生于陶瓷头直径≤32 mm 的关节假体（Garion et al., 2006）。

臼衬破损

与臼衬破损相关的因素有假体柄设计选择、球头移位、前倾角过大、手术技术等。

在高屈曲度和外旋位时，球头撞击陶瓷内衬或聚乙烯臼缘，最终引起假体破裂松动。另外陶瓷内衬的破裂，还发生在调整髋臼假体位置时，当使用大直径陶瓷头时可以减少破损发生。

在臼衬破损方面，“三明治”式陶瓷关节（陶瓷球头对陶瓷 - 聚乙烯 - 金属髋臼）导致陶瓷臼缘破损的报道较多（图 87-1），且多发生在后下方。一般认为是由于“三明治”式陶瓷假体中球头 - 内衬反复冲击，使两种不同弹性模量的材质产生应力，聚乙烯不断磨耗，股骨柄撞击臼缘，导致球头、臼衬破损率提高，进而不可避免地出现各种并发症以致置换失败。鉴于“三明治”式陶瓷关节较高的破损率，目前多

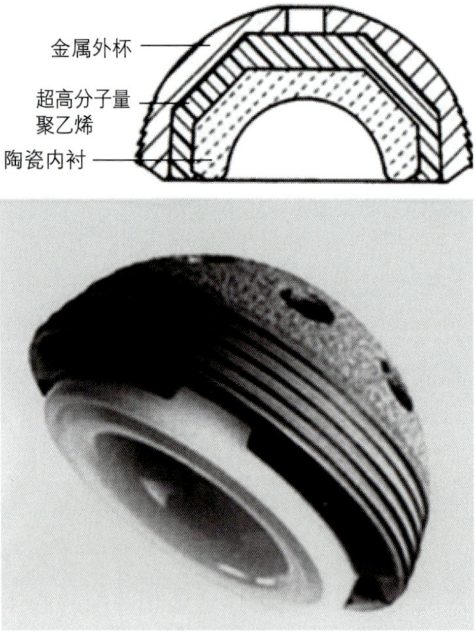

图 87-1 "三明治"式陶瓷关节示例。"三明治"陶瓷髋臼组件，组成为金属杯、聚乙烯衬、陶瓷衬；"三明治"陶瓷关节为陶瓷球头对陶瓷 - 聚乙烯 - 金属髋臼

使用单纯的陶瓷对陶瓷人工关节假体。

在手术技术方面，陶瓷碎裂的危险因素主要有：①混用不同品牌、不相匹配的陶瓷假体；②臼杯外展角过大、前倾角过小，一般认为臼杯前倾角超出最佳前倾角 15° ± 10° 时陶瓷内衬容易发生碎裂，理想的陶瓷臼杯放置角度应当为外展 40° ~ 45°，前倾 15° ~ 20°；③术中操作失误，陶瓷内衬未完全嵌入，锥度锁定不完全（图 87-2、图 87-3）；④头臼间异物，第三体磨损；⑤术中无意间损伤陶瓷假体，未发现并及时更换；⑥股骨柄锥损坏，加速陶瓷头磨损，出现碎裂等。

手术中为避免陶瓷碎裂，应遵循：①截除股骨颈时应保守，试装确认可恢复适当的肢体长度后再截除多余股骨颈，这样可避免因为没有加长股骨

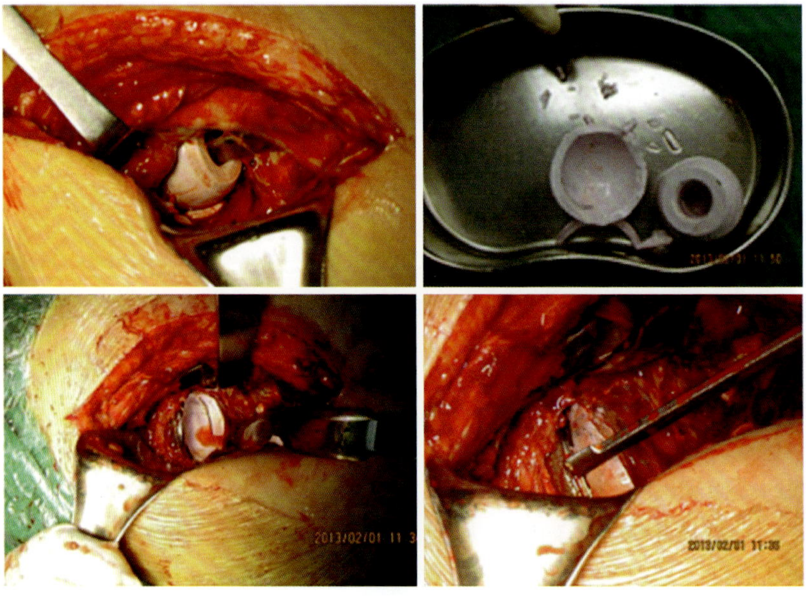

图 87-2 陶瓷内衬没有放置到位导致碎裂

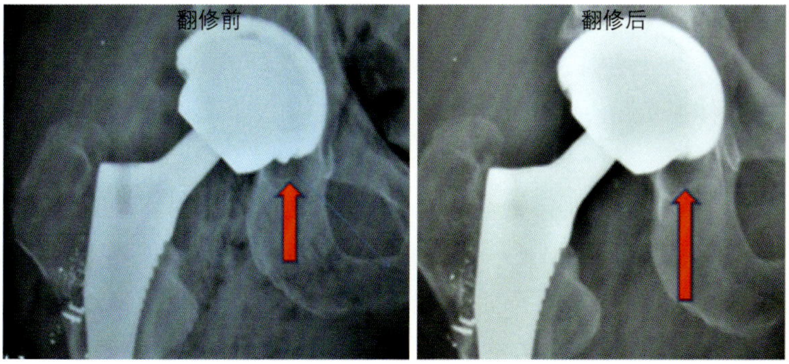

图 87-3　翻修前 X 线可见陶瓷内衬未正确安装到位，出现台阶，翻修后台阶消失

头假体造成肢体短缩和髋关节不稳定；②理想的陶瓷髋臼杯安放角度应当为外展 40°～45°，前倾 10°～15°，此时陶瓷头 - 臼接触面积最大，应力分布最为均匀，同时，髋臼杯水平安放可减轻陶瓷边缘的切削，保持臼杯适当的前倾一定程度上可以增加髋关节的后方稳定性；③切除骨赘以及高出的髋臼壁以减少前方撞击，一般情况下，高出金属杯 5 mm 以内的骨赘不会造成前方撞击，故无需清除，而高出金属杯 10 mm 以上的骨赘会发生明显的前方撞击，故必须清除；④髋臼杯的安放需压配固定，这就对主刀医生的手术技术提出了更高的要求，安置假体时需要注意必须保持正常生理的软组织张力，主要目的是为了防止初始显微分离（microseparation）出现而损坏内衬边缘；⑤试装可以测试关节的稳定性，应尤为重视以避免发生撞击和脱位。陶瓷内衬的置放应确认假体均匀压入髋臼杯内面，确保髋臼内衬边缘与金属杯边缘等距，如检查时发现内衬安装位置不理想，需谨慎取下陶瓷内衬并重装，否则强行敲击容易引起内衬碎裂。

88. 如何认识全陶关节置换术后的异响问题?

由于陶瓷 - 陶瓷摩擦界面（CoC）具有优越的摩擦性能，同时还具有生物相容性好、硬度高的优点，因此被广泛应用于人工髋关节置换。但陶瓷 - 陶瓷关节也存在很多问题，除了并发陶瓷碎裂外，陶瓷髋关节假体在全髋关节置换后出现了“咯吱声”等异响问题。

声音从本质上说都是一种特定频率的声波，异响声也不例外。任何听力范围内的声响都是由强迫振动产生的，因此，对陶瓷髋关节假体异响声的研究就转到了对陶瓷髋关节假体的振动特点的研究与分析。强迫振动包括驱动力和动态响应，目前认为驱动力应该是由坚硬的陶瓷界面产生摩擦振动力，而动态响应则应该来自髋关节假体的共振。

目前对髋关节异响的出现原因尚未清楚，但至少发现是多因素作用的结果，主要影响因素包括陶瓷杯边缘负荷、头臼间的条纹磨损、撞击、第三体颗粒磨损、金属粉末在陶瓷上残留、界面破坏、润滑液性状改变等，这些因素都可造成液膜润滑中断，而液膜润滑中断使得负荷界面直接接触，它们间的相对运动造成摩擦就会产生异响。

边缘负荷

陶瓷杯可明显减少界面接触面积，因而使接触应力显著增加，导致了具有特征性的斑纹磨损。通过对磨损区域的研究发现，髋关节深度屈曲时边缘负荷位于后方，髋关节伸直时边缘负荷位于前上方。许多患者在特定体位或动作下就会出现异响声，例如行走或屈髋时出现，这种现象与边缘负荷的研究相一致。此外，对因异响声而行髋关节翻修的手术中发现假体界面有边缘负荷的磨损证据。有学者研究发现，软组织松弛使关节半脱位并增加边缘负重而出现咯吱声，髋臼放置位置也与咯吱声有关，如果髋臼前倾过大，伸髋时易出现咯吱声，同样髋臼后倾过大，屈髋时易出现咯吱声（Walter et al., 2004）。

头臼间的条纹磨损

临床上，异响声常常于髋关节置换术后 6 ~ 26 个月才发生。在出现陶瓷杯边缘负荷磨损的情况下，经过一定时间的持续负荷应力，边缘负荷产生条纹磨损，这也证实了斑纹磨损与发生异响声有一定的关联。临床上髋臼假体前倾角增大就有可能导致边缘负荷，加快磨损，而且随着时间延长，会逐渐增加陶瓷界面的摩擦因数，导致条纹状磨损，出现异响（图 88-1）。

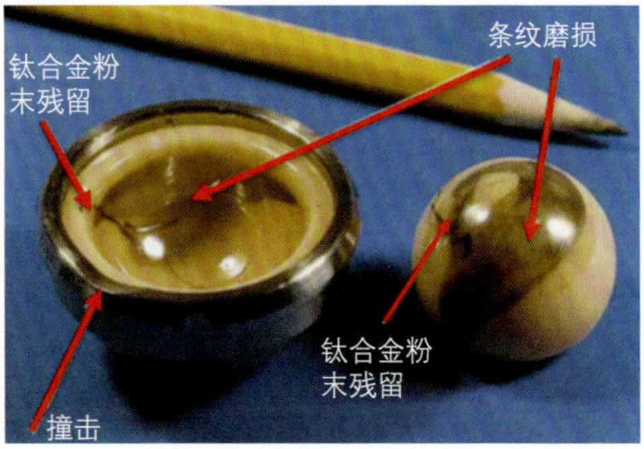

图 88-1 条纹磨损导致陶瓷碎裂，并有髋臼杯金属撞击切迹

撞击

股骨颈侧金属撞击会产生杠杆效应，导致股骨头潜在半脱位，这也会导致边缘负荷。Restrepo 等（2008）通过术中对假体的研究分析发现在斑纹磨损区域对侧，66% 的髋臼假体存在髋臼缘侧的金属切迹，提示撞击可以造成条纹磨损（图 88-1）。但金属撞击并不是造成异响声的唯一因素，毕竟有一部分患者只是在行走时才出现异响声，而行走时很难发生金属撞击。

第三体颗粒

第三体颗粒主要是指金属磨损碎屑和陶瓷颗粒，前者是由金属撞击造成的。通过电镜扫描研究发现，陶瓷股骨头上的金属条带就是钛金属沉着造成的。有研究发现，在髋关节异响患者的关节液中通过微量分析发现有大量的陶瓷磨损颗粒（Stea et al., 2012）。

润滑机制改变

润滑机制在髋关节异响声的发生中起到重要作用。在一项体外试验中模拟了不同的界面条件和载荷条件，在没有润滑的条件下，不同的界面间都出现了异响声。当有润滑机制存在时，则没有出现异响声。更有趣的是，在有金属颗粒附着的陶瓷股骨头组，在加入润滑条件后，异响声在股骨头活动 30 个循环后就消失了。在一项金属 - 金属界面的体外研究发现，在高浓度血清和较厚润滑液膜状态下，异响声的发生率较低（Brockett et al., 2008）。

综上所述，为避免陶瓷 - 陶瓷全髋关节置换术后带来的异响，很多关节科医生提出以下建议：①髋臼安装位置准确性要高，前倾角及外展角要把握适当；②应避免撞击引起的股骨头脱出髋臼而带来的磨损；③适当松解髋关节周围软组织，避免摆腿时出现的巨大磨损；④避免过度活动导致假体超出范围而造成撞击和边缘负荷磨损；⑤置换过程中全面检查活动范围可大大减少撞击的发生；⑥在假体设计方面降低颈部直径或调整合适的颈长与偏心距，也可降低撞击的发生。

89. 半陶和全陶在全球各国的使用概况如何？影响因素有哪些？

对于人工关节使用情况大数据主要来自人工关节登记中心。目前建立这一制度的国家主要有美国、澳大利亚、瑞典、加拿大、荷兰、新西兰等国。几个国家关节登记中心在不同年份对 MoP（金属对聚乙烯）、MoM（金属对金属）、CoP（陶瓷对聚乙烯）、CoM（陶瓷对金属）、CoC（陶瓷对陶瓷）人工髋关节使用情况做出了统计。

对于新西兰，CoC（陶瓷对陶瓷）自应用以来使用量先上升后下降，2011 年左右达到峰值，约占全部关节置换术的 20%，CoP（陶瓷对聚乙烯）使用量呈上升趋势，于 2016 年达到 38% 左右（图 89-1）。

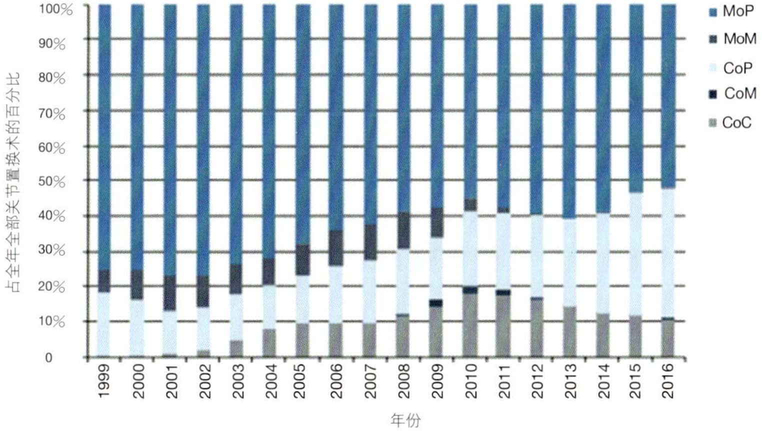

图 89-1 新西兰髋关节假体使用情况（依次为金属对聚乙烯，金属对金属，陶瓷对聚乙烯，陶瓷对金属，陶瓷对陶瓷）

对于澳大利亚，2018 年关节置换登记系统报告显示，全陶使用量为 84 474，约占全部置换术的 23%，半陶使用量为 68 494，约占全部髋关节置换术的 18%（图 89-2）。

负重界面	翻修手术量	全部手术量	1 年	3 年	5 年	10 年	15 年	16 年
陶瓷 / 陶瓷	3130	84474	1.5(1.4, 1.6)	2.4(2.3, 2.5)	3.1(3.0, 3.2)	5.0(4.8, 5.2)	7.2(6.8, 7.5)	7.6(7.2, 8.1)
陶瓷 / 非交联聚乙烯	483	6793	1.9(1.6, 2.30)	3.2(2.7, 3.6)	3.8(3.3, 4.3)	7.1(6.4,7.9)	12.1(10.9, 13.3)	13.4(12.1, 14.9)
陶瓷 / 交联聚乙烯	1631	61666	1.7(1.6, 1.8)	2.5(2.4, 2.6)	3.1(2.9, 3.3)	4.5(4.2, 4.8)	5.8(5.2, 6.5)	6.2(5.3, 7.3)
陶瓷 / 金属	20	299	1.7(0.7, 4.0)	3.7(2.1, 6.6)	4.4(2.6, 7.4)			
金属 / 金属≥32mm	3119	14421	1.7(1.5, 1.9)	5.7(5.3,,6.1)	11.7(11.2, 12.2)	22.6(21.9, 23.4)	29.6(27.7, 31.6)	29.6(27.7, 31.6)
金属 / 金属≤32mm	373	5146	1.6(1.3, 2.0)	3.3(2.9, 3.8)	4.4(3.8, 5.0)	6.6(5.9, 7.4)	8.9(8.0, 9.9)	9.2(8.2,10.2)
金属 / 非交联聚乙烯	2497	34837	1.4(1.3, 1.5)	2.5(2.3,2.6)	3.4(3.3, 3.7)	6.4(6.1, 6.7)	10.9(10.4, 11.3)	11.7(11.2, 12.2)
金属 / 交联聚乙烯	4577	143028	1.6(1.5, 1.6)	2.4(2.3, 2.4)	3.0(2.9, 3.1)	4.5(4.4, 4.7)	6.1(5.8, 6.5)	6.3(5.9, 6.7)
陶瓷化金属 / 非交联聚乙烯	40	293	1.7(0.7, 4.1)	3.8(2.1, 6.8)	4.2(2.4, 7.3)	12.7(9.1, 17.7)		
陶瓷化金属 / 交联聚乙烯	517	20327	1.6(1.5, 1.8)	2.2(2.0, 2.4)	2.5(2.2, 2.7)	3.5(3.2, 3.9)		
全部	16387	371284						

图 89-2 澳大利亚髋关节假体使用情况

对于瑞典，半陶使用率约为 8%，2010 年以前多为陶瓷 - 非交联聚乙烯，2010 年以后陶瓷 - 交联聚乙烯逐渐增加，全陶使用率呈现增长趋势，至 2016 年，全陶与半陶使用量相当（图 89-3）。

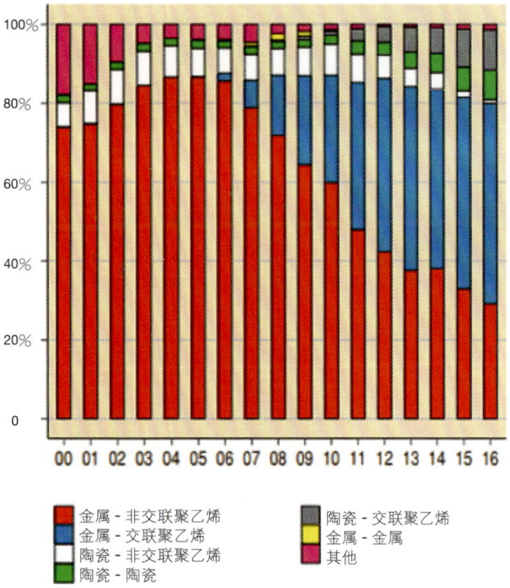

图 89-3 瑞典髋关节假体使用情况

加拿大卫生信息研究所关节登记系统报告中指出，加拿大髋关节置换最常见的表面组合是金属 - 交联聚乙烯（72.5%），陶瓷 - 交联聚乙烯（9.8%），陶瓷 - 陶瓷（3.2%）和金属 - 非交联聚乙烯（2.5%），半陶相对全陶使用量较高（图 89-4）。

对于荷兰，半陶使用量呈现递增趋势，全陶使用量略微减少，2017 年，全陶使用量约为 40%，半陶约为 5%，另外，荷兰骨科协会关节置换术登记系统对不同年龄不同界面髋关节使用情况进行统计，统计结果显示全陶与半陶使用情况根据年龄不同呈现不同的使用率，对于全陶，小于 50 岁人群使用量较高，对于半陶，大于 80 岁人群使用量较高（图 89-5）。

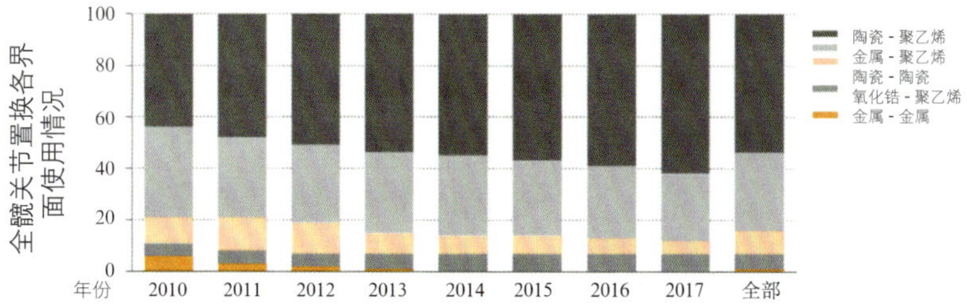

图 89-4　加拿大髋关节假体使用情况

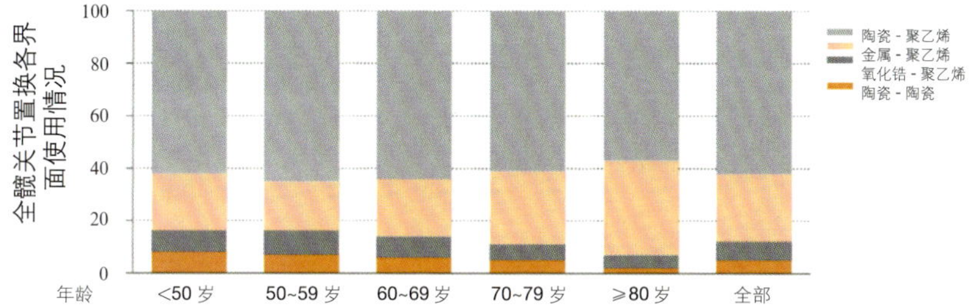

图 89-5　荷兰髋关节假体使用情况

在法国髋关节置换术中陶瓷 - 陶瓷（全陶）使用率约为 43%，美国在原发性髋关节置换术中使用全陶的比例约为 15%。据不完全统计，中国全陶使用量占 15% ~ 20%。

全陶在硬度、磨损特性等方面优于半陶，影响选择全陶的因素可能是成本费用高、断裂、关节异响或脱位。

90. 全髋关节置换中何为适应性骨重建?

健康的骨骼在机械刺激中的适应过程被称为骨骼重建，更具体地说，骨组织的表面密度与其随时间变化承受的载荷直接相关。当植入物置入体内，骨的一部分会被替换，骨骼应力状态的改变会影响剩余骨组织的重建。由于植入物由金属制成，因此它们比周围的骨组织更坚硬，能承受比替换的骨组织更多的负载，结果，剩余的骨组织最终可能损失其大部分结构，这种效应被称为应力遮挡，会导致植入物松动并最终导致固定失败。因此，骨组织能够保持其表面密度的程度是长期植入成功的重要度量。

现代骨重建理论试图建立起骨重建与力学环境之间的定量关系。骨组织中的成骨细胞和破骨细胞通过感受力学刺激来对骨的生长或吸收进行调控。当骨的应变低于 50 ~ 100 微应变、应力低于 1 ~ 2 MPa 时，骨组织发生吸收；当骨的应变高于 1000 ~ 1500 微应变、应力高于约 20 MPa 时，骨组织发生生长；而当骨的应变进一步高于约 3000 微应变、应力高于约 60 MPa 时，骨组织发生损伤。但目前关于骨重建的具体机制仍然未被研究清楚。

与生理性骨重建一样，股骨柄相关的适应性骨重建是一个连续的过程。在假体柄植入后的最初几个月内，骨吸收大于骨形成，骨量丢失，在此过程中，股骨柄假体非常少量的纵向下沉是可以被机体接受的，仍然可以达到理想的固定及骨长入。目前大多数股骨柄假体均为锥形设计，通过假体与股骨近端或者中远端紧密贴合获得初始稳定。由于骨具有弹性及可塑性，在应力下发生改变使得固定变松，当界面支撑力低于压力时，假体随即会有一定程度的下沉，形成新的压配直至稳定，此后骨吸收与骨形成达到平衡，骨量丢失停止，此时适应性骨重建才完成，称之为假体周围适应性骨重建。多数研究者认为适应性骨重建在术后第 1 年末完成。有研究发现，骨水泥柄植入后直到第二年时所有 Gruen 分区都表现骨矿密度的增加。在全髋关节置换中，髋臼假体也会同样经历这个过程，在初始位置随应力改变，最终固定在稳定压配区域（Clauss et al., 2009）。

髋关节置换中，骨水泥柄与非骨水泥柄植入会导致股骨负荷传递的显著改变，而股骨会通过适应性骨重建的过程并按照 Wolff 定律，对这些改变产生反应。适应性骨重建受到力学和生物两种因素的影响，前者与股骨柄施加的新的应力分布有关，包括假体特征以及假体的固定形式。术前骨量被认为是最重要的生物因素，其次为患者年龄和体重、初始固定质量以及术后即刻由假体承受的负荷。年龄对骨重建具有重要影响，因为与年轻患者相比，高龄患者的骨量较低且骨重建能力较差。

91. 低弹性模量股骨柄的固定与股骨假体周围骨重建有何变化?

低弹性模量股骨柄的设计目的是为了减少假体远端的应力遮挡效应。它可以更加有利于传递股骨受到的轴向负荷，促进假体周围骨重建，减少股骨近端骨溶解，并且减少继发于股骨柄远端应力集中产生的骨硬化。然而，因为其弹性模量较低，远端负荷的减少增大了近端的骨 - 假体间的界面应力，易产生更大程度的微动，导致纤维组织长入而不是骨长入，这种假体与骨界面间的不稳定可能会影响假体最终的生物学固定。

弹性模量低的假体与弹性模量高的假体（坚硬的股骨假体）相比，坚硬的股骨柄更容易产生高的界面应力和更大程度的微动，此类假体的假体 - 骨界面不稳定，再加之表面处理较差，容易导致骨整合较差，从而达不到真正的生物学固定，导致假体松动。为解决这一问题，研究者设计开发了低结构刚度、广泛多孔涂层的复合股骨柄假体，临床上的应用显示出满意的效果。

实际上，髋关节置换术后早期骨量丢失主要是应力遮挡和骨质的失用性萎缩的结果，然而经过术后最初 3 ~ 6 个月急性骨丢失期后，骨量的进一步丢失明显减小，术后第一年股骨近端骨重建效果令人满意。

92. 近端相同涂层股骨假体的远端设计有何不同？各假体周围骨改建有何不同？

目前非骨水泥假体已经广泛应用于髋关节置换中，并取得良好的效果。由于很多非骨水泥假体的设计会造成远端固定，进而会产生应力遮挡效应，造成假体近端的骨吸收，所以目前初次全髋关节置换常使用近端处理的假体（如钽喷涂、羟基磷灰石喷涂等），这一技术可以促进假体近端的骨整合，增加假体近端对体重的负荷，减少远端应力遮挡造成的骨吸收。

关于股骨假体远端设计目前存在一定分歧，不仅外形有圆柱形、锥形等区别，表面处理也各异。远端为锥形的假体设计目的是通过降低远端的髓腔填充，将负荷更多传导至假体柄近端，使近端的假体与骨质达到更良好的匹配，达到近端骨整合的同时，避免远端的应力遮挡。远端为圆柱形的假体在植入时需要使用髓腔锉进行适当扩髓，否则当股骨干髓腔狭窄时，假体近端与髓腔匹配程度会明显降低，有增加远端应力遮挡、导致近端骨吸收的风险。和锥形柄相比，圆柱形柄由假体柄到骨质的负荷传导位置更加靠近其近端部位。

假体远端除去外形之外，表面结构的处理也是一个导致负荷传导差异的重要因素。对金属表面进行喷涂处理可以增加骨与假体界面的骨诱导能力，而二次喷涂材料如羟基磷灰石等可以强化这一效果。

然而，在实际手术中，因患者关节疾病、解剖形态、假体类型、固定方式、手术技术等因素各异，单纯对比假体远端形态不同或表面处理不同导致骨改建有何差异的研究并不多。Koyano 等（2017）研究指出，患者双侧股骨假体的近端设计相同，而远端一侧为锥形，另一侧为圆柱形结构，术后随访发现 2 种假体临床和影像学结果均表现良好，但远端为锥形的柄骨整合更偏向假体远端，说明其远端负荷更加明显。

93. 多孔涂层复合柄（Epoch）和近端多孔涂层坚硬柄（Anastomic）的固定效果有何不同？

髋关节置换术的股骨假体远端均会发生一定程度的应力遮挡效应，进而导致假体近端的骨密度减低，影响假体与骨之间的骨整合。为减少应力遮挡效应，研究者设计出了低弹性模量的股骨柄，它可以良好地分布假体的轴向负荷，减少股骨近端的骨吸收。然而，弹性模量较大的股骨柄在骨 - 假体界面容易产生较大的应力，造成较大幅度的微动，影响骨与假体之间的骨重建。已有临床研究发现，高弹性模量股骨柄在随访中出现多例假体无菌性松动，翻修率偏高，为解决股骨柄的固定问题，Zimmer Biomet 公司设计开发出了 Epoch 股骨假体，它具有较低的弹性模量（与股骨干接近）和大面积的多孔复合涂层，表层之上还有一层钛金属喷涂的多孔纤维网结构，除此之外，假体柄的近端 2/3 还喷涂有一层羟基磷灰石和磷酸三钙材料。设计的原理是通过骨干与骨骺之间的填充实现假体稳定的初始固定，羟基磷灰石 / 磷酸三钙具有骨诱导作用，与钛金属涂层可增强骨长入作用，加速假体表面的骨长入从而实现牢固固定。

近端多孔涂层坚硬柄（Anastomic）也由 Zimmer Biomet 公司设计开发，它由钛合金制成，具有较高的弹性模量，假体近端约 1/4 喷涂有羟基磷灰石和磷酸三钙，中间部分喷涂有羟基磷灰石，远端部分则做抛光处理。

Thien 等（2012）对 40 例随机应用 Epoch 与 Anastomic 股骨柄的髋关节置换患者进行了平均为 7 年的临床随访，使用普通 X 线片与 DXA 法（双能 X 射线吸收法）检查患者假体周围骨吸收情况，发现 2 种假体周围均表现出一定程度的骨溶解，但术后 7 年时临床效果仍然十分优秀，均无假体松动失败。相比较之下 Anastomic 股骨柄在股骨距周围的骨密度较高，而股骨柄尖端周围也存在更多的骨质硬化现象，可能与高弹性模量的股骨柄对骨内膜刺激有关，但二者差别并无统计学意义。

94. 对于年轻、活动量大的患者，全髋关节置换陶瓷 - 陶瓷与陶瓷 - 聚乙烯的中长期效果观察有何区别?

人工全髋关节置换是目前治疗终末期髋关节疾病最有效的方案，能快速缓解关节疼痛、重建髋关节功能、改善生活质量。自 20 世纪 70 年代全髋关节置换在中国广泛开展以来，许多患者因此而从获新生。然而，随着患者中年轻人群的比例逐渐增加和术后预期寿命逐渐延长，如何延长人工关节的使用寿命，降低翻修或者再翻修的风险成为目前世界上研究的热点。关节假体磨损和假体周围骨溶解而导致的假体无菌松动是人工全髋关节置换晚期失败的主要原因，为解决这一问题，近年来研究对假体界面组合进行了较多的探索。陶瓷 - 陶瓷界面以其卓越的耐磨性、极高的硬度和良好的生物相容性受到了对功能和使用寿命要求较高的年轻患者的青睐。因陶瓷材料硬度高，磨损率低，并且其磨损颗粒在体内的组织反应性最低，在年轻、活动量较大的患者人群中使用尤其普遍。陶瓷 - 陶瓷界面组合是目前磨损率最低的界面组合，能有效降低骨溶解的发生。

Zywiel 等（2011）对 4 项临床研究分析发现，陶瓷对陶瓷的界面组合在全髋关节置换术后 8 年，仍有 96% 的假体在位，然而，较高的价格、存在碎裂风险等是这类假体的共同缺点。同时，聚乙烯材料在加工技术等方面不断进行着更新变革，尤其是高交联聚乙烯的出现，很大程度地提高了材料的性能，它的磨损率明显降低。这样骨科医师在对较年轻的患者行全髋关节置换手术时，就面临着上述两种假体材料的选择。

Beaupre 等（2013）在一项随机研究中，对 2 组各 20 例 61 岁以下 THA 的患者采用上述两种不同界面材料进行比较，术后随访 5～10 年，2 组患者接受的治疗除使用假体界面不同外，其余在固定方式、手术切口等均基本相同。术后随访结果显示 2 组患者在术侧髋关节 WOMAC 主观疼痛评分、WOMAC 功能评分、WOMAC 僵硬度评分、健康程度评分（RAND-12）、并发症、翻修等方面均无显著差异。他们的研究结论是上述 2 种界面材料均可以为相对年轻、活跃的患者提供相同良好的术后效果。还有研究显示在置换后患者功能恢复方面，两种假体均能有效改善关节功能，并在随后短 - 中期的随访结果中差异均无显著性意义。而且分析显示陶瓷 - 高交联聚乙烯界面的可获得较陶瓷 - 陶瓷界面更高的 Harris 评分。但在 WOMAC 评分方面差异无显著性意义，这可能与两种评分表的偏重不同有关，Harris 评分主要用于髋关节活动功能的评估，WOMAC 评分主要侧重下肢骨性关节炎相关行为能力的评估。另外前者为观察量表易于出现观察者偏倚，而后者为自评量表，会受到患者自身情绪、状态的影响（Liebs et al., 2013）。

由于陶瓷 - 陶瓷界面会出现碎裂、异响等问题，因此要求医生对假体选择更为仔细、置换技术更为精准以及对软组织平衡的要求也相对更高。目前临床广泛使用第 4 代陶瓷假体（BIOLOX® delta）通过添加氧化锆和铬酸锶铝使其韧度和耐磨性进一步增强，极大降低了假体异响和破裂的风险。

95. 圆柱形全涂层带颈领股骨假体（AML 股骨柄）设计理念是什么？临床效果如何？

AML（anatomic medullary locking）股骨柄是美国 DePuy 公司在 Charnley 柄的应用基础上，于 20 世纪 80 年代推出的一款髓内解剖锁定型股骨柄。该柄近端为三角形，有颈领，远端为圆柱形，与 Corail 等广泛骨长上涂层（羟基磷灰石）股骨柄不太一样的是，该柄为广泛骨长入（钛珠喷涂）全涂层股骨柄，柄体由多孔微孔涂层所覆盖，可在股骨近端，尤其是股骨狭部与骨质紧密结合，产生骨长入而获得良好的假体稳定性。

AML 股骨柄的多孔涂层是金属微粒熔合在一起形成的一个空隙互相连结的三维结构，平均孔隙率为 250 μm，为快速骨长入提供良好的空隙。另外，多孔涂层还存在一个空隙梯度，外层空隙大，内层空隙小，利于骨细胞快速长入，大大提高骨整合的强度。多层微孔的交锁使得 AML 假体单一涂层的假体有更好的摩擦系数，具有更大的抗剪切力和抗摩擦系数（图 95-1）。

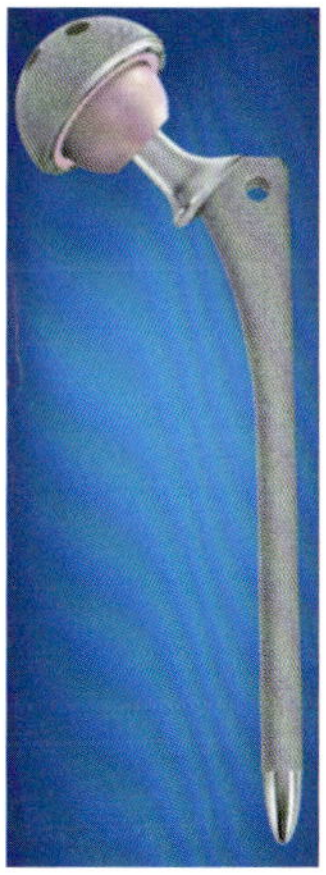
图 95-1　AML 股骨柄（DePuy 公司）

在体型较小的患者中，股骨不仅较短，而且髓腔比较狭窄，这些特点使得患者在进行髋关节置换时生物型股骨柄与股骨髓腔很难实现线对线的匹配，从而难以达到牢固的初步固定，这一特性在髋臼发育不良后继发骨性关节炎的患者中尤其显著。由此，生产商设计开发了圆柱形全涂层、带有颈领的髓内解剖锁定的 AML 股骨假体，在髋关节置换术时，AML 假体近端相对较小，股骨固定是从远端开始，所以术中假体柄植入更加容易，可重复性高，不容易受到近端股骨畸形影响，因此假体股骨柄远端能够稳定地固定于股骨峡部。至今，使用对此类假体长期随访的临床研究为数不多。

日本学者 Nakamura 等（2016）对 187 例使用此类假体的髋关节置换患者进行了随访，有 14 例进行了翻修，说明其临床效果比较满意。Rahimtoola 等在另一项研究中，对 41 例使用 AML 假体的小体型髋关节置换患者进行了平均 50 个月的随访，术后除 1 例患者因股骨假体松动而翻修外，其余假体均固定良好，无松动与下沉迹象。

需要注意的是，此类假体因髓腔远端固定牢固，容易出现不同程度的应力遮挡现象，导致股骨近端出现骨吸收现象，虽然不会导致假体柄固定失败或者其他症状，但应考虑到将来可能进行的翻修。远期效果需进一步观察。

96. S-ROM 组合假体三角袖套（sleeve）与锥形袖套（cone）分别在什么情况下应用?

S-ROM 组配式假体柄最初源于苏联学者于 1956 年设计的 Sivash 假体，该假体近端袖套组配设计被沿用至今，经多次产品收购和技术改良最终于 1982 年命名为 S-ROM（Sivash-Range of Motion）。该假体属于近段固定、远端稳定设计，所采用的近端组配式锁定装置由带微孔涂层的干骺端袖套和远端柄这 2 个不同组件组配而成，近端袖套只需放置在最佳宿主骨的位置，并可压配填充近端，获得轴向稳定并维持股骨载荷和应力传递，远端柄特有的 8 条侧棱可降低假体刚度，增强髓腔旋转稳定性，且柄可以 360° 随意调节，前倾角和偏心距可独立调整，充分满足翻修术中复杂情况的需要。

目前，S-ROM 作为组配式股骨柄的典型代表，在世界范围内被广泛应用（见图 69-4）。S-ROM 尤其适合于如下患者：需要调整、矫正前倾角；特殊股骨形态，如股骨近端狭窄、髓腔过细、颈短；需要转子下截骨以保护股神经，调节腿长，矫正旋转。因此 S-ROM 假体在髋关节初次置换及翻修领域已经得到广泛应用，特别是在髋关节发育不良等近端畸形患者中疗效显著，被誉为解决成人髋关节发育不良（DDH）的“专家”。

袖套表面为钛珠微孔涂层，分为三角袖套和锥形袖套（图 96-1）。袖套采用 ZTT 结构（由于股骨柄的股骨距部位应力集中，因此假体涂层设计中把股骨距部位设计成能有效将剪切力转化为压应力的结构），阶梯状以传导压力负荷，剪切力及分力最小化，阻止下沉，封闭近端股骨阻止潜在的磨损碎屑抵达远端柄。

三角袖套和锥形袖套的选择视股骨近端骨质及髓腔形态情况而定（图 96-2）。针对 Dorr A、B 型髓腔，推荐选择三角袖套，无需考虑前倾角的大小，只需要将三角部位放置在最有活力的宿主骨上。最低植入深度为袖套部分的 1/2 或者三角部分的 1/3，以保证长期良好的骨长入。作为 DDH“专家”，S-ROM 经常会处理到复杂 DDH，对于股骨解剖异常，Ⅳ型 DDH 近端很多缺乏漏斗状解剖结构，往往髓腔呈现 Dorr C 型，此时应该选择锥形袖套，一方面可以部分解决三角袖套无法深入狭窄髓腔内而使股骨头旋转中心高悬的问题，同时因三角打入过深，易引起近端劈裂；另一方面锥形袖套可以做深一点，结合近端截骨可以避免粗隆下截骨，大大减少创伤，缩短手术时间。另外针对股骨畸形的情况，可视畸形状况而定。有的畸形可以将三角袖套反放，能够更好匹配髓腔形态，有效避免截骨，即可使假体适应髓腔，有的畸形锥形袖套就可以应对。

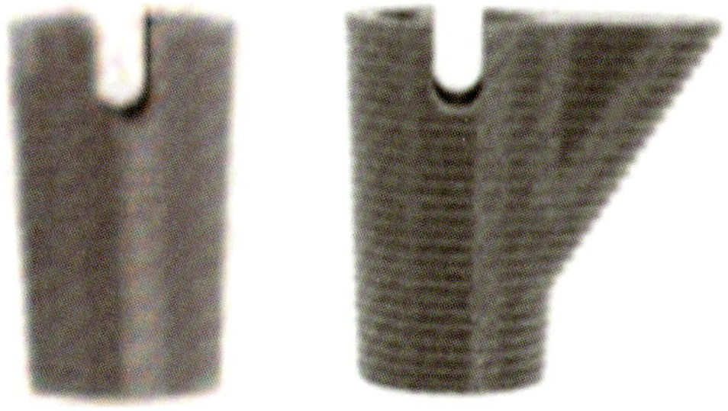

图 96-1　S-ROM 股骨柄袖套：左图为锥形袖套，右图为三角袖套

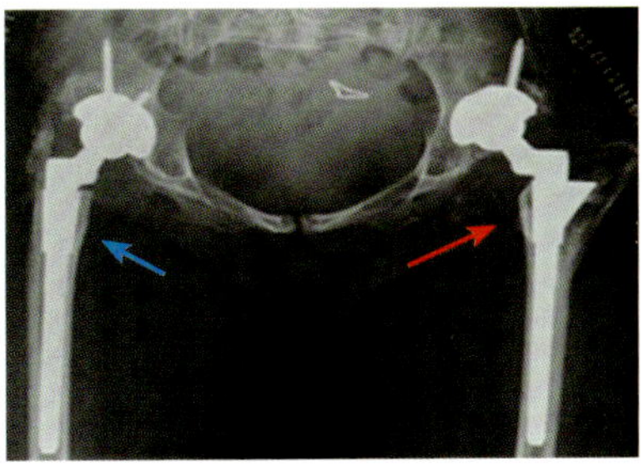

图 96-2　蓝色箭头示锥形袖套；红色箭头示三角袖套

97. S-ROM 组配型股骨柄假体袖 / 柄连接处易发生假体周围应力性骨折的原因是什么？发病率是多少？

在髋关节置换翻修或髋臼发育不良患者行髋关节置换或髋关节置换翻修手术时，因股骨近端发育不良或骨质较差、甚至有不同程度缺损，导致固定困难。组合型 S-ROM 假体属于股骨复合固定假体，它由股骨假体柄和假体袖套两部分组成，假体柄远端部分为粗糙面设计，有很好的抗旋转稳定作用，假体袖套表面为钛珠微孔喷涂，植入股骨髓腔后可实现良好的骨长入，假体柄与假体袖套通过锥度锁扣机制固定。

在实际使用中，有研究者发现这一假体在股骨柄假体袖 / 柄连接处可发生假体周围应力性骨折，O’Donnell 等（2011）对随访 1237 例使用 S-ROM 进行髋关节置换的患者资料库进行了分析，发现共有 13 例发生了股骨柄袖 / 柄连接处的应力性骨折，发生率为 1.05%，其中 11 例骨折有明显诱因，如扭伤、正在进行体力活动等，另 2 例无明显诱因。从假体植入至发现假体周围骨折的时间平均为 28.3 个月，其中最短为 7 个月，最长为 89 个月，假体袖的大小与骨折发生无显著相关性。所用病例均给予 8 周部分负重、口服非甾体抗炎药等非手术治疗，有 3 例患者在 12 ~ 36 个月内再次出现骨折，其中 1 例非手术治疗无效而接受了置换翻修手术。

这一骨折的原因至今尚不完全清楚。假体柄 - 袖之间在传递应力时，因为假体柄 - 袖之间通过锁扣机制连接，二者界面存在微动，有学者推测微动磨损的金属微粒引发的局部骨吸收效应可能是原因之一，但 O'Donnell 等（2011）分析了 13 例假体周围骨折患者的 X 线片后发现，显著的骨溶解属于个别现象，所以金属微粒骨溶解只是一种可能性。

另一种可能的原因是应力的集中，股骨假体近端受到的负荷通过股骨柄传递到柄 - 袖之间的锁扣，转化为轴向负荷，集中在假体柄 - 袖链接处的皮质骨局部，引起应力骨折。

98. 何为 CLS 股骨假体，有何特点？

1983 年，Lorenzo Spotorno 教授参与设计了 CLS 柄（Cementless Spotorno）。CLS 股骨柄体全称为生物型 Spotorno 系统，于 1984 年开始应用于临床，是世界上应用最广泛的生物型髋关节假体之一（图 98-1）。经过多年的临床验证，Spotorno 教授为这款初次置换用柄归纳了以下几点优势：非骨水泥柄；最大限度保留自体骨量；近端压配，避免应力遮挡；钛合金材质，良好的弹性模量，最好的生物相容性。

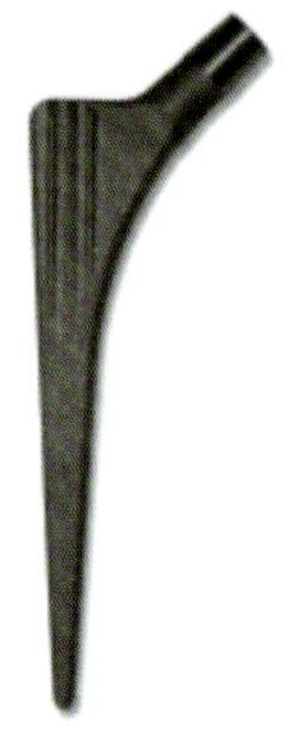

图 98-1 CLS 股骨柄（Zimmer Biomet 公司）

CLS 柄一个重要的生物力学设计依据是股骨近端双重固定，这点在假体的设计上体现为：①该柄为多锥度设计，柄体单个横截面为矩形，前后面的棘突和柄体均有各自的锥度，可以对髓腔内膜血供系统的损伤最小化，使旋转稳定性最大化；②钝角收边的近端棘突设计，有助于防止假体下沉，有助于防止近端骨折，利于骨长上并与之咬合；③无领设计，有利于锥度柄体的近端压配；④表面金刚砂打磨处理，打磨材料为含三氧化二铝的金刚砂。

目前，CLS 股骨柄颈干角有 135° 和 145° 两种。假体近端、前方和后方均有垂直棘突、类似肋骨形态的设计，可以在术中假体敲击的过程中嵌入转子区的松质骨中，增加和股骨近端接触面积，提高假体的稳定性。假体柄的远端部分截面为矩形，外形呈锥状，所以远端不会紧密填充在股骨髓腔内。CLS 股骨假体柄的上述特性使得其近端部分所有与骨质的接触面，以及远端部分的背侧表面与股骨柄之间都能够产生骨长上。另外假体远端为锥形，近端固定牢固，应力遮挡效应较小。同样因为其锥状外形，假体在植入时无需着力扩大髓腔，所以保留了相当程度的松质骨与股骨内膜血供，这为充分的骨长入提供了良好的前提。术后负重初期，假体可出现轻微下沉，达到新的压配平衡后，假体重新获得稳定，随后发生骨长上，在骨内膜和假体的多孔表面之间可形成大量骨桥，实现良好的骨整合，可以把施加在股骨假体上的轴向负荷分散传递到股骨相应区域。

在一项长期随访中，Spotorno 等（1993）对 300 例使用 CLS 假体的患者进行随访，平均为 12 年，假体在位率为 95%。Han 等（2013）针对 95 例使用 CLS 假体的髋关节置换患者进行随访，随访时间平均为 12.7 年，使用假体松动为观察终点时，假体在位率为 98.9%，这些数据说明 CLS 假体的临床效果表现优秀，此假体在世界范围内应用十分广泛。

99. 人工关节置换骨整合的定义是什么?

内植物植入骨组织后界面良好的骨整合是内植物获得长期稳定的基础，也是内植物手术成败的关键。

骨整合（osteointegration）是指在光学显微镜下，内植物与骨组织之间呈现的无纤维结缔组织界面层的直接接触。骨整合是有生命的骨组织对无生命的内植物的一种结构反应。骨整合的概念首先由 Branemark 等（1981）提出，指在光学显微镜下，内植物与骨组织之间呈现的无纤维结缔组织界面层的直接接触（图 99-1）。目前，内植物与骨组织结合的方式主要有两种学说，即骨整合和纤维性骨结合。纤维性骨结合是指内植物与骨组织不直接接触，而是界面形成纤维膜或滑液膜相隔；而骨整合是骨组织的正常改建，骨与内植物直接接触而无任何纤维组织间隔，并且能承受及传递应力，是内植物 - 骨界面最理想的愈合形式。内植物植入骨组织后，内植物 - 骨界面会出现与骨折愈合相似的过程，先后经历血肿炎症机化期、新生类骨形成期及界面骨组织的改造塑形期。

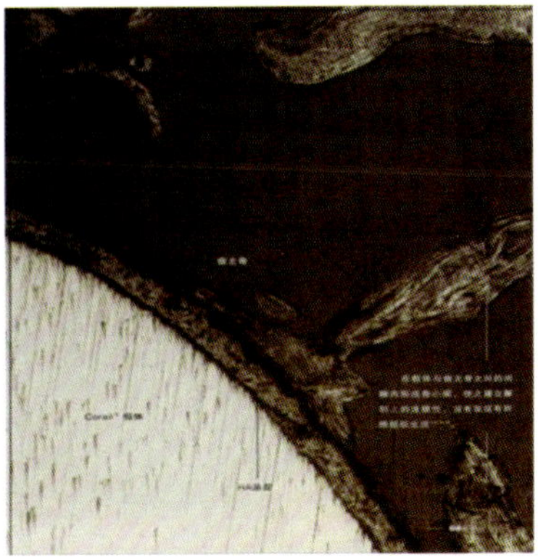

图 99-1 光学显微镜下 Corail 股骨柄 HA 涂层与宿主骨之间骨整合（DePuy 公司）

骨整合主要分为三个阶段：

第一阶段：内植物假体被植入后表面被血块包绕 - 血肿炎症期。

第二阶段：植入后 7 天左右，围绕植入物周围同时发生骨组织破坏和增生，但以创伤修复为主 - 新生类骨形成期。

第三阶段：植入 3 个月以后，在植入物周围形成胶原纤维，之后形成网状纤维结构，使骨组织紧密地贴附或长入植入物，使植入物牢靠的固定于与骨接触的界面中 - 骨界面骨组织改造塑形期。

尽管骨整合是内植物与骨组织结合的最理想方式，即界面成分为连续的骨组织，但许多情况下，界面的组织成分是相对复杂的，常为骨组织、纤维膜及纤维软骨混合，即界面结合方式为骨整合混合纤维性骨结合，这主要与内植物表面材料的多样化有关。

100. 如何提高假体 - 骨界面的骨整合？

假体 - 骨界面骨整合被认为是人工关节置换术后的理想状态。影响骨整合的因素有假体材料设计、细胞因子、激素、药物、微量元素等等。提高骨整合主要通过物理化学方法、形态学方法、生化修饰方法。

物理化学方法

利用改变假体表面能力、表面电荷及表面成分等物理化学特性来提高假体 - 骨界面的质量。光放电已被用于增加表面自由能以提高组织黏附性能。带电荷表面可能对组织整合具有诱导作用。羟基磷灰石涂层具有骨矿物质相似的化学性能，能够起骨诱导作用，加速骨长入及骨长上（图 100-1）。

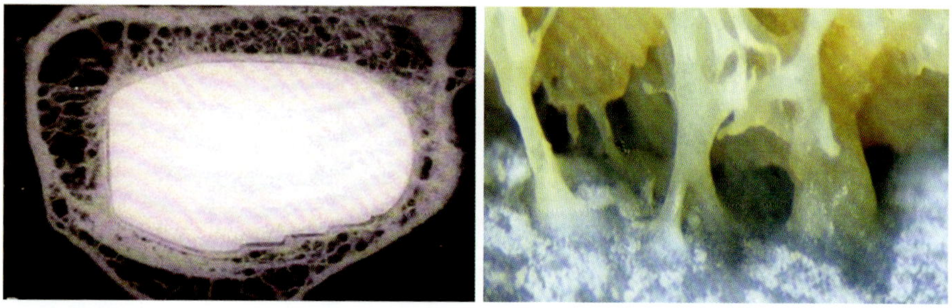

图 100-1　HA 涂层有良好的骨诱导作用，促进假体与宿主骨之间的整合

形态学方法

通过改变表面形态和粗糙度以影响细胞和组织对假体的反应。多孔涂层假体的最佳孔径为 100 ~ 400 μm，低于 200 μm 或高于 600 μm 均不利于骨长入，其孔隙率 30% 左右较合适，孔隙率越高越有益于骨长入，但假体的强度受一定程度影响。机械交锁及表面的凹槽产生接触引导都能增加假体的固定及稳定性。

生化修饰方法

靶蛋白、酶或多肽固定在生物材料表面以特定的细胞或组织反应，这种方法对控制假体 - 骨界面的初始愈合反应有很大潜力。第一种是细胞黏附分子修饰将含

RGD 序列的多肽沉积于生物材料以利细胞黏附；第二种是应用已正式具有骨发育效应的生物分子，将这些在骨形成中起重要作用的生长因子直接输送至假体 - 骨界面可能促进骨整合。

假体表面生化修饰的目标是靶蛋白、酶或多肽固定在生物材料表面以诱导特定的细胞或组织反应，换句话说，控制假体组织界面以直接把分子输送到界面，这种方法对控制假体 - 骨界面的初始愈合反应有很大潜力。目前常用的表面生化修饰是利用骨中的重要有机成分以影响组织反应。细胞黏附分子修饰将含 RGD 序列的多肽沉积于生物材料以利细胞黏附，由于整合素对黏附蛋白的过度亲和性，而且不同细胞拥有相同的整合素，因此细胞对 RGD 修饰表面的非特异性黏附是个问题。就目前而言，需要更多研究只对成骨细胞选择性黏附的多肽修饰的表面。第二种表面生化修饰的方法是应用已证实具有骨发育效应的生物分子，这些生长因子的效应范围从丝裂效应（如胰岛素样生长因子 IGF-1，成纤维细胞生长因子 FGF-2 和血小板衍生生长因子 PDGF-BB）到增加骨细胞活性（如转化生长因子 TGF-β 增加胶原合成）以及骨诱导（如骨形态发生蛋白 BMPs），将这些在骨形成中起重要作用的生长因子直接输送至假体 - 骨界面可能促进骨形成。为控制暴露时间及浓度，可通过不同的方法改变生长因子的维持及释放，包括吸附法、共价固定法及涂层缓释。最简单的方法即在植入前将组织假体界面浸入含有蛋白的溶液。生物大分子结合在假体上是另一种输送方式，这种方法比吸附法复杂，因为还牵涉到化学，但是固定在假体表面的生物大分子活性等同甚至大于溶解的蛋白质。将生长因子输送到假体骨界面必须考虑两个问题：局部细胞必须和生长因子有一定的作用时间以利于启动细胞活动；生长因子的浓度必须超过细胞活性的阈值。但目前对骨发育生长因子起作用的最佳暴露时间及浓度仍不清楚。

近来组织工程技术在促进骨愈合方面取得明显成果，因此将其技术引入假体 - 骨界面可能也是未来值得重视的方向。从目前的技术看，将细胞直接黏附于假体表面是可行的办法，但要应用于临床还需解决众多问题。其次基因涂层或转基因细胞涂层的研究也正在进行中，这些研究结果对提高界面愈合质量、丰富不同情况下假体选择具有一定意义。

101. 生物固定型假体的由来是什么？

目前关节置换假体按照固定方式可分为两类：生物型假体和骨水泥型假体。目前，在中国髋关节置换手术中生物型假体占主流。

1958 年 John Charley 爵士开创性地使用骨水泥进行关节假体的固定，这对人工关节置换手术有着里程碑式的意义。但随着骨水泥的广泛应用，其存在的问题也逐渐暴露，而其中最重要的就是无骨长入以及骨溶解这两大问题。在 20 世纪 70 年代中期，根据临床数据统计，依靠骨水泥固定的内植物有着高达 10% 的松动率。

进入 20 世纪 70 年代后，随着对髋关节生物力学的深入理解，新的工艺与技术快速发展，生物型固定假体开始登上历史舞台。

有部分学者开始研究“生物型固定”，通过特殊的工艺对假体表面进行处理，以帮助周围的骨质可以与假体的表面连接。

1971 年，法国出现了 Judet 型表面多孔的钴铬钼股骨头假体，同一时期 Lord 也设计了大孔径的珊瑚样珍珠面假体。而北美地区临床更多采用表面微孔的设计，假体表面为多层小丘或金属丝覆盖，孔径为 100 ~ 500 μm。

20 世纪 70 年代后期还出现了一些根据严密紧压原则（full-fit，press-fit）设计的假体。假体与骨之间隙不大于 1 mm，无颈领，柄上宽下窄，使其更适合髓腔形状而紧密相贴，以达固定牢靠目的。

1985 年，Furlong 和 Osborn 首次将羟基磷灰石喷涂的人工髋关节假体用于临床，通过生物性材料 HA 诱导骨组织生长，并取得良好的效果。

20 世纪 70 年代，生物固定骨长入型多孔表面植入物的理念开始被提出，在此期间，加拿大多伦多大学生物材料研究员 Robert.M.Pilliar 博士研发出一种微珠多孔涂层，加拿大的一家公司 Canadian Oxygen 买断了这一专利并应用在了骨科内植物领域。在 1971 年，第一例肩关节手术成功开展。1977 年，第一例髋关节股骨柄也成功植入。1980 年，DePuy 公司买下 Canadian Oxygen 包括涂层在内的各项专利，并将此微珠多孔涂层命名为 Porocoat。1983 年，该产品成为第一个指明的生物固定型骨长入假体。此后生物性假体获得了长足的发展，各类多孔金属涂层技术开始广泛应用于骨科尤其是关节领域，其中在髋关节置换手术中，生物型假体已取代骨水泥型假体成为临床应用和市场的主流。

102. 何谓弹性形变和弹性模量？何谓塑性形变和屈服强度？

弹性形变

宏观上讲，在材料上施加一个临时的力会发生形变，当力被移除后，材料可以抵抗力的影响并恢复到原来的形状和大小，称之为弹性形变；微观上讲，弹性形变就是材料的原子键之间的拉伸，但是原子之间不会互相滑动。在应力 - 应变图中（图 102-1），OE 段线性变形阶段即为弹性形变阶段。

弹性模量

弹性模量即为杨氏模量，是应力与应变的比值，是体现材料抵抗形变的物理量，衡量的是材料各向同性弹性体的刚度。它只与材料的化学成分有关，与其组织变化无关，与热处理状态无关。各种钢的弹性模量差别很小，金属合金化对其弹性模量影响也很小，大部分金属在合金成分不同，热处理在加工过程中的应用，其弹性模量值会有 5% 或者更大的波动。在应力 - 应变图中，O 点位原点，P 为比例极限，OP 段应力应变呈线性关系，斜率即为弹性模量，并且应力应变关系遵从胡克定律。

塑性形变

宏观上，在材料上施加的临时外力移除后，材料不能恢复到原来的形状和大小，发生了永久性形变，称之为塑性形变。但是在塑性变形范围内，材料会首先发生弹性形变，所以物体会部分恢复到原来的形状。微观上，塑性变形就是晶体位错的移动破坏了有限数量的原子键。在一个晶体平面上，所有原子同时断裂所需要的力是非常大的，然而，位错的运动允许晶体层中的原子以低得多的应力水平相互滑动。由于沿着原子密度最大的平面移动所需的能量最低，位错在材料的颗粒中有一个首选的移动方向，这将导致沿颗粒内平行平面发生滑移。这些平行的滑移面聚在一起形成滑移带，可以用光学显微镜观察到。在显微镜下，滑移带以单线形式出现，并且它是由紧密间隔的平行滑移面组成的。

在应力 - 应变图中，E 点为弹性极限，是可以测量到的永久变形的最低应力点，这需要手动加载和卸载程序，其准确性严重依赖于所使用的设备和操作人员的技能，EB 段即为塑性变形阶段。其中，塑性变形阶段又可再分为强化阶段、缩颈阶段以及最后的断裂。

屈服强度

由于实际材料所表现出的应力 - 应变曲线千变万化，通常很难精确地定义屈服。一般有几种定义屈服的可能方法，而对于屈服强度，超过这个应力值后材料将发生塑性变形。比如对于普通的金属材料，在应力 - 应变图中，力学上定义材料发生屈服而首次下降前的最大应力为上屈服点 U，以及当不计初始瞬时效应时屈服阶段中的最小应力为下屈服点 D，由于下屈服点数值较为稳定，所以在结构工程学里定义下屈服点 D 为材料的屈服强度。而对于高碳钢、Ti-6Al-4V、CoCr 等材料，由于屈服过程不是很明显，设定 2% 延伸率时的应力为屈服强度，称为条件屈服强度，即图 102-1 中的点 2。

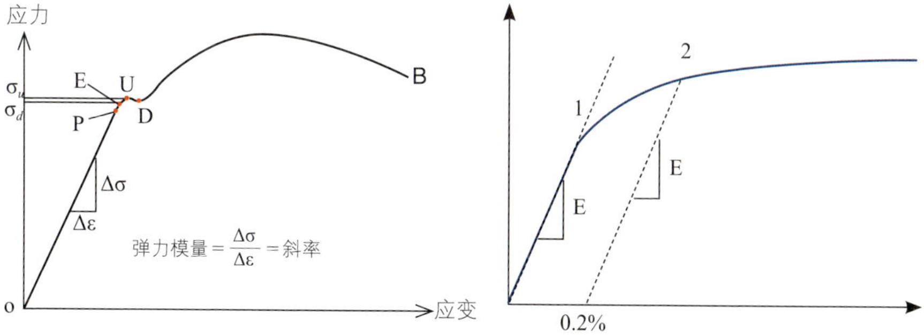

图 102-1　应力 - 应变图

因为结合键、组织、结构、原子本性对材料的屈服强度有直接关系，通过改变位错密度、杂质水平和晶粒尺寸（在晶体材料中），可以很好地调整材料的屈服强度，这通常通过在材料中引入杂质位错等缺陷来实现。所以材料的屈服强度对材料的加工极为敏感。

103. 何谓“TM”金属？特点是什么？

TM 是 trabecular metal 的简称：trabecula 为小梁，metal 为金属，TM 中文翻译为小梁金属。在骨科通常译为骨小梁金属或金属骨小梁。其原理为将金属材料（钽 / 纯钛 / 钛合金等）用特殊工艺加工成类似骨小梁的结构，使其可以和骨接触界面有更好的骨整合，来增加假体的术后稳定性，类似骨小梁的金属结构也能为假体和骨界面提供更高的摩擦系数，提高假体的初始稳定性。目前，钽金属是典型的骨小梁金属，随着材料学的进步，很多公司利用钛金属也能够制成骨小梁结构（图 103-1）。国内已有多家公司利用 3D 打印技术生产多孔金属植入物，其使用材料为大部分为钛合金。

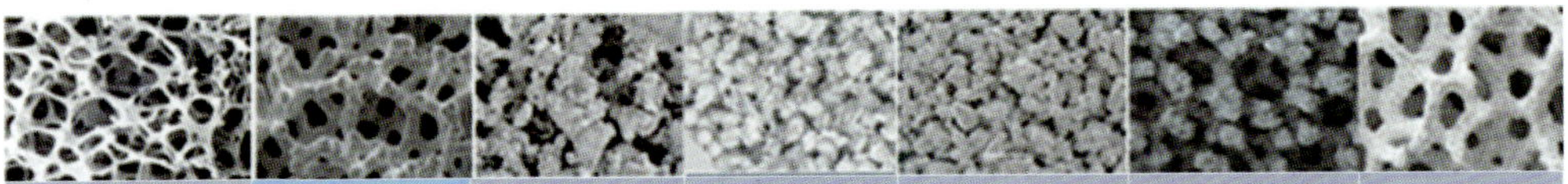

松质骨	Zimmer Trabecular Metal Technology	Biomet Regenerex Material	Depuy Gription Material	Amith & Nephew stiktier Material	Stryker Tritanium Material	Wirght Medical Biofaam Material
材料	钽金属	钛合金	钛合金	钛粉	钛合金	钛合金
弹性模量	1.5-3.1 GPa	1.9 GPa	115 GPa Coating=Ti	115 GPa Coating=Ti	115 GPa Coating=Ti	115 GPa Coating=Ti
压应力	50~70 GPa	157 GPa	N/A	N/A	60 MPa	N/A
平均孔隙率	达 80%	67%	63%	60%	72%	70%
平均孔径	一致的孔径大小 450μm	<300 μm 不规则形状 孔径范围在 100~600μm	不规则形状，平均孔径 300 μm	孔径大小 200 μm	不规则形状，平均孔径 565 μm	大孔径 530 μm 小孔径 Pore- 200 μm
摩擦系数	0.98	N/A	1.2	N/A	1.01	N/A

图 103-1 各公司骨小梁金属情况

骨小梁金属材料有以下优势：

初始稳定性高

类似骨小梁的金属结构能与骨小梁紧密扦插提供较高的摩擦系数。

远期骨长入效果好

类似骨小梁的金属多孔结构有更好的远期骨长入效果。

与人体骨相近的弹性模量

有的厂家的产品使用钽材料，能提供类似与骨的弹性模量，以保证术后最佳的应力传导，并有一定的抑菌效果。

104. 多孔金属涂层形成的表面结构有哪些?

目前世界上各个公司生产的多孔金属材料主要包括以下两种：①钛金属，纯钛或者钛合金具有良好的生物相容性，低弹性模量，早期有钛丝编织涂层、钛珠颗粒烧结巨孔涂层等，近年来发展有连通多孔钛涂层；②钽金属，纯钽具有抗磨损且耐腐蚀性能，目前多孔钽孔径一般在 410 ~ 720 μm 之间。孔隙率为 75% ~ 85%，具有较高的机械强度。多孔钽被认为是目前用于关节表面最理想的材料（图 104-1）。

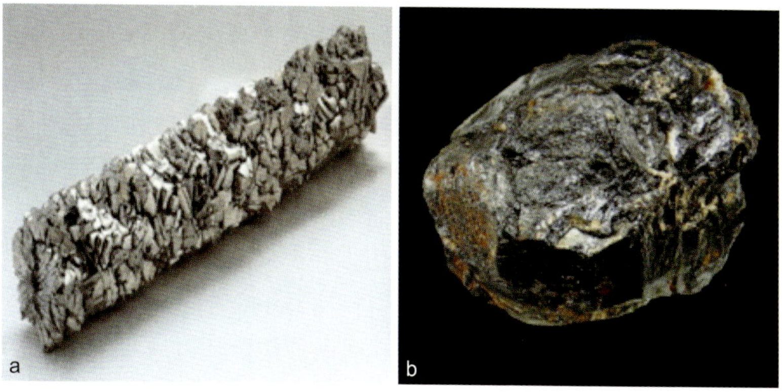

图 104-1　多孔金属材料（a. 钛金属；b. 钽金属）

涂层形成的表面结构

（1）巨孔型表面涂层

是早期人工关节假体表面类型，研究者为了加强骨与假体结合，对假体表面进行粗糙处理，使骨沿假体粗糙面交错生长，实现牢固固定的目的。

（2）微孔型表面涂层

骨组织可以长入到具有百微米级的微孔结构中，最适宜骨长入的孔径在 150 ~ 500 μm。随着技术的发展目前新型微孔表面涂层结构大致可分为：二维微孔表面设计和三维多孔表面设计。二维微孔表面设计主要通过金属颗粒烧结或喷砂在金属基体表面形成凹凸不平的有孔粗糙面，各孔之间不相连通或少部分连通；三维多孔表面设计时通过等离子喷涂、化学沉积等方法在金属基体表面制备出具有三维连通孔的表面结构。

（3）复合涂层

包括材料复合涂层和结构复合涂层，材料复合涂层是将集中材料按一定比例混合并通过特殊制备工艺涂覆在金属假体表面所形成的机构。结构复合涂层是在原有涂层表面再复合一层涂层，这样可使该结构整体表面积加大，提高骨长入量，使骨与假体结合更为牢固。

现如今关节领域的多孔金属涂层处理方式分为如下几种：①球形和不规则粉末涂层技术：粉末不规则排列可产生粗糙的纹理，在将植入物插入准备好的骨中时能够增加摩擦力；②纤维网技术：工业纯钛丝扭结并压成各种形状各异的垫片，然后烧结在植入物表面；③等离子喷涂技术：等离子体部分融化粉末，并将其喷射到植入物表面，融化的混合物在植入物表面凝固，形成纹理化，但少或无孔隙的表面，在美国 FDA 的类别认证中，认为这是一种纹理化表面处理技术，不属于多孔金属涂层。除了上述的三种涂层技术外，多孔金属材料也应用于骨科内植物的填充块中，一般是金属粉末与造孔剂混合，经冷等静压成型，可用机加工制成终产品形状，然后通过酸洗等方式去除造孔剂，烧结至固体多孔材料，其表面经粗化变得粗糙。这种多孔金属填充块具有高孔隙度、高连通性、低弹性模量的特点，用作骨缺损的填充材料，可促进骨生长，避免应力遮挡效应。

在临床应用上，100 μm 以下的孔径材料涂层属于骨长上，股骨柄假体既有骨长上涂层的使用也有骨长入涂层的使用。而髋臼侧涂层的要求相对更高，更需要骨长入的多孔材料，在髋臼杯假体中也多使用多孔金属涂层。在翻修手术中，骨缺损更严重，骨质情况复杂，需要整体的多孔材料如 DePuy 公司的 TF 填充块或 Zimmer Biomet 公司的钽金属填充块，永久性地替代骨的作用，用以应对复杂的手术。

105. 多孔金属涂层各自形态对比情况如何?

骨科假体与骨组织的结合只是一种机械锁合，与组织不易牢固结合。植入体内后受人体生理环境的影响，导致金属离子或聚合物单体释放而产生各种不同的生物学反应，造成对机体和材料性能的不良影响，因此临床应用上常采用表面处理技术对金属假体进行表面改性。对于髋关节假体的多孔金属涂层，其最重要的物理特性应满足以下几个要求：良好的生物兼容性；植入的初始稳定性，合适的表面粗糙度及合适的表面摩擦系数；长期的稳定固定性能，满足骨长入或骨长上的条件；可靠的机械强度，可靠的抗剪切能力和适合的弹性模量。

多孔金属涂层的分类及其基本形态

目前的金属涂层有普通钛粉涂层、钛丝涂层、钛珠涂层、多孔钽涂层以及复合涂层等。

（1）普通钛涂层

通常由等离子喷涂或者高温烧结而成。其中等离子涂层是最为广泛的一种方法，是利用等离子喷涂技术，将钛喷涂在金属表面，使其表面具有微孔结构特征。微孔层的结后强度、孔隙率以及孔隙的大小取决于喷涂条件，晶粒尺寸450～600 μm（见图 5-7）。

高温烧结是将金属钛经过 1000℃ 高温处理直接与金属基体结合，所形成的孔径大小、孔隙率与珠粒大小有关。

对纯钛制成的三维涂层进行检测发现，钛涂层的骨长入和结合强度明显优于单纯钛金属假体和钴铬金属假体。

（2）钽金属涂层

纯钽具有良好的抗磨和耐腐蚀性能，在人体复杂的液体环境下，金属钽能够保证较好的稳定性。其弹性模量介于皮质骨与松质骨之间，同时具有一定的弹性和延展性，因此拥有极佳的生物相容性。特别是被称为“骨小梁金属”的多孔钽，具有与人体松质骨结构特点相同的蜂窝状立体状结构，是目前最理想的用于关节的材料。多孔钽涂层是晶粒尺寸为 520 μm 左右的蜂窝结构（见图 5-4）。

（3）钛珠涂层或钛丝涂层

钛珠涂层或钛丝涂层采用等离子喷涂技术，将小钛珠或钛丝喷涂在金属表面，使其表面具有微孔结构特征，晶粒尺寸在 250 μm 左右（见图 5-5、图 5-6）。

（4）复合涂层（多孔金属双涂层）

复合涂层是一种新型涂层，例如 Gription 涂层，其微孔表面涂层是在原钛珠涂层的基础上为进一步提高界面结合强度和长期稳定性效果设计的，它是在原有涂层结构的表面再复合不规则的钛碎片。两种工艺都是在相同的烧结周期内烧结而成，以获得各自的特性。涂层晶粒尺寸为 300 μm 左右（见图 39-6）。

Gription 微孔表面涂层由具有极好纹理的粗糙表面结构（STAT）构成，该表面具有特有的宏观和微观结构，提供了适合骨长入良好的机械负荷环境，使得更多的骨细胞吸附并增生，由下图（图 105-1）所示。

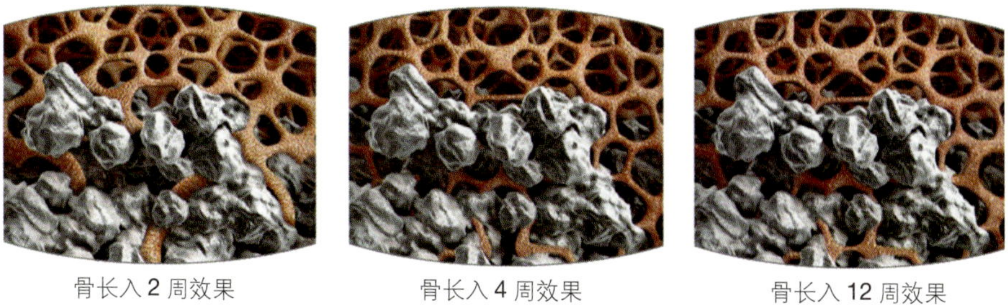

图 105-1 Gription 涂层假体植入效果（DePuy 公司）

多孔金属涂层的初始稳定性对比——表面摩擦系数

涂层的性能会影响植入假体的初始稳定性、机械性能以及长期的骨长入稳定性。达到良好的初始固定稳定性对于保证非骨水泥髋关节假体获得良好的短期和长期效果至关重要。初始稳定性的缺乏会导致大腿疼痛和因为假体周围骨重建连续破坏导致的假体松动。植入假体的初始稳定性很大程度上取决于涂层表面的摩擦系数。

几种涂层摩擦系数对比可以看出（见图 103-1），Gription 微孔表面涂层具有 1.2 的摩擦系数，比等离子喷涂涂层有大幅的提高，比起类似的钽金属涂层摩擦系数要增加 36%，所以 Gription 微孔表面涂层具有最优越的初始植入稳定性。

多孔金属涂层长期稳定性能

假体植入的使用寿命与长期稳定性有很大关系，这取决于晶粒大小和孔隙率。晶粒越细，孔隙率越大，宿主骨越容易长入假体内部，可以减少假体的松动率，从而提高长期稳定性和寿命。各公司生产的金属涂层的孔隙率和晶粒大小参考图 131。

常见多孔金属涂层的机械性能对比——弹性模量和抗压屈服强度

植入物假体要有合适的强度、硬度、塑形等力学性能以满足耐磨、耐压、抗冲击和弯曲等医用要求。评价植入物假体的机械性能最重要的指标有：抗拉抗压强度、屈服强度、弹性模量。

弹性模量是生物材料的重要物理性质之一，过高过低都不行。模量相对于骨过高，在应力作用下，承受应力的金属和骨将产生不同的应变，在金属与骨的接触面会出现相对位移，从而造成界面处松动，长时间下，还会造成应力屏蔽，引起骨组织的功能退化和吸收；模量相对于骨过低，变形较大，起不到固定和支撑作用。因此一般希望多孔金属涂层材料的弹性模量要尽量接近或稍高于人骨的弹性模量。

三种常见金属涂层与人骨的弹性模量数据见图 105-2。根据几种涂层的弹性模量数据的比较不难发现 Gription 涂层和钽涂层弹性模量介于松质骨和皮质骨之间，略高于松质骨，是适合植入的假体涂层。

抗压屈服强度体现了植入物假体抵抗压力载荷的能力，从图 105-3 中数据可以看出钛涂层相对于其他涂层拥有绝对的抗压优势。

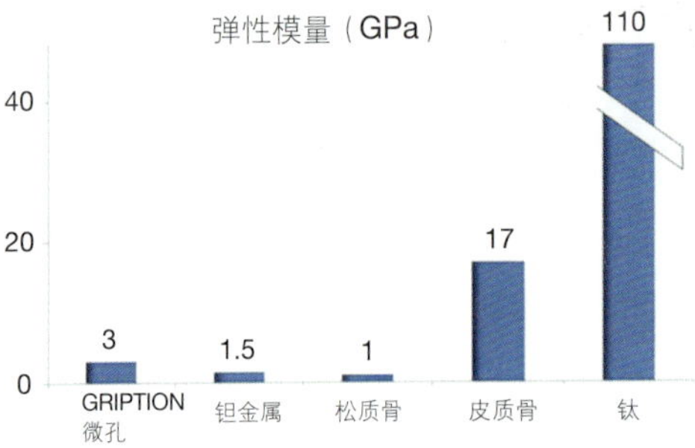

图 105-2　几种涂层弹性模量

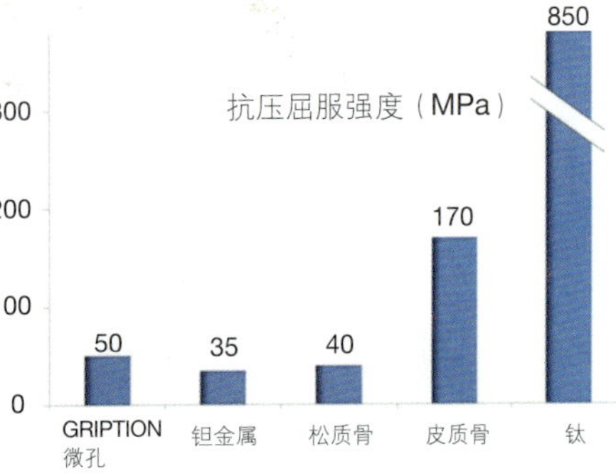

图 105-3　几种涂层抗压屈服强度

106. 多孔金属涂层髋臼杯与整体多孔金属髋臼杯有何区别？临床效果如何？

多孔金属涂层髋臼杯与整体多孔金属髋臼杯是两种完全不同设计理念的髋臼杯。

髋臼杯的构造区别

在髋臼杯的设计上，通常为半球形，表面呈粗糙面或微孔涂层状。在实际手术使用中，通常先用髋臼锉磨出半球形的髋臼窝，并植入大一号的髋臼杯，例如髋臼锉磨出 54 mm 的球窝，植入 56 mm 的髋臼杯，这样做的目的是使得髋臼杯与髋臼本身产生一个压配（压配是每边 1 mm）从而达到较好的初始固定。

多孔金属涂层髋臼杯表面的微孔涂层能够促进松质骨长入，达到长期固定的效果（图 106-1）。这样做的缺点是：①单靠髋臼骨质与髋臼杯本身的压配达到初始固定并不可靠，特别是在骨质较差的患者身上；②压配是依靠髋臼杯的半径比髋臼球窝的半径大 1 mm 实现的，那么在髋臼杯达到髋臼球窝底部时，髋臼杯的边缘并没有达到 1 mm 的压配，从而影响初始固定；③松质骨的骨长入是与其受力相关的（Wolff 定律），在半球形髋臼杯的使用中，髋臼的受力会集中在底部，髋臼周围的受力并不集中，这样人体髋臼没有起到箍住髋臼杯的作用，影响固定效果。

而整体多孔金属材料制作的髋臼杯其特点是具有模拟人骨形态规则的疏松多孔结构，与等离子喷涂等工艺制造的表面涂层有很多不同之处。例如 Smith & Nephew 公司的整体多孔钛金属臼杯，该结构是由 3D 打印设备直接制造出来的仿生结构，孔的几何结构可以得到精确控制，通过 Trabecular Titanium 技术制造的髋臼杯植入物的孔隙率为 65%，平均孔径为 640 μm（图 106-2）。金属 3D 打印技术所创建的多孔植入物结构可以促进骨长入，从而带来更加良好的康复效果。

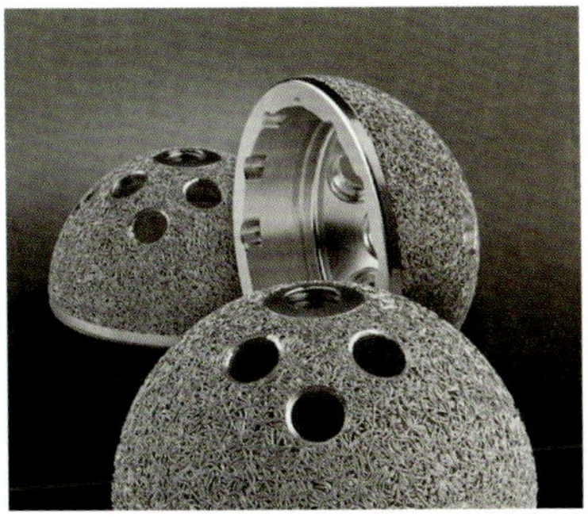

图 106-1　多孔金属涂层髋臼杯（Zimmer Biomet 公司）

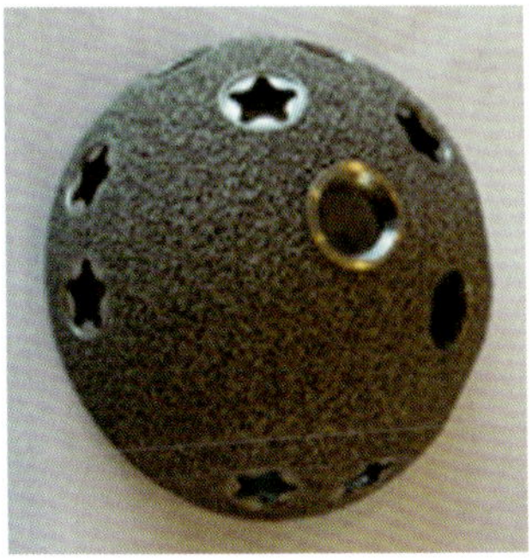

图 106-2　整体多孔钛金属臼杯（Smith & Nephew 公司）

生物学特性的区别

钛及其合金因其有着良好的生物相容性、无毒性、高强度和耐腐蚀性，已被广泛应用于骨科植入物的制造。但钛及钛合金材料有着一定的生物惰性，不能有效激发骨生长过程，故在钛及钛合金植入物的制造过程中，通常使用表面涂层技术使得植入物有着更好的骨长入能力。整体多孔钛金属臼杯由于其独特的孔隙结构，具有极佳的骨长入效应，这种假体能够诱导骨组织长入假体内，具有骨传导性，可以形成结合性能优异的骨结合。

整体多孔钽金属臼杯具有低弹性模量、高容积孔隙率和高摩擦系数等多项生物力学特性，使其成为髋关节翻修中髋臼重建的极好材料。低弹性模量使假体植入后产生最低应力遮挡，多孔钽与软骨下骨的弹性模量非常相似，有利于应力从假体至患者骨的生理性传导，并很好地保留骨量。多孔钽的屈服强度和极限强度大于软骨下骨，在修复骨缺损时，与同种异体结构骨移植相比，多孔钽填充块可能是更好的选择，它可以使骨折和骨吸收的风险降到最低。高容积孔隙率意味着有更多的骨组织和富含血管的纤维组织向人工假体生长，使钽髋臼与宿主骨产生稳定连接。与传统的非骨水泥固定技术相比，高摩擦系数可以提供更好的假体稳定性，而当缺乏结构支持的时候，移植物的稳定性是关节置换翻修手术的关键性因素。多孔钽金属具有无明显生物毒性、抗腐蚀能力强、良好的生物相容性、很强的骨诱导和骨再生能力等生物学特性，使其成为理想的骨缺损替代材料。

多孔金属涂层髋臼杯是以金属锻件或铸件为基体，所以植入假体的强度、硬度和抗冲击性能要明显优于 3D 打印整体多孔金属材料。以金属钛为代表的钛涂层弹性模量达 100 GPa，远高于人体皮质骨与松质骨的 1 ~ 20 GPa。然而近年来随着钽金属涂层的发展，其弹性模量可以介于皮质骨与松质骨之间。整体多孔材料其独特的多孔结构可以大大降低弹性模量，一般介于 3 ~ 10 GPa，能够达到植入物的要求。

临床应用中整体多孔金属髋臼杯的优越性

整体多孔金属髋臼杯最早出现的就是多孔钽一体化髋臼杯，多孔钽一体化髋臼杯是整体多孔钽金属髋臼杯与聚乙烯内衬结合成一体化的设计（图 106-3）。首先制

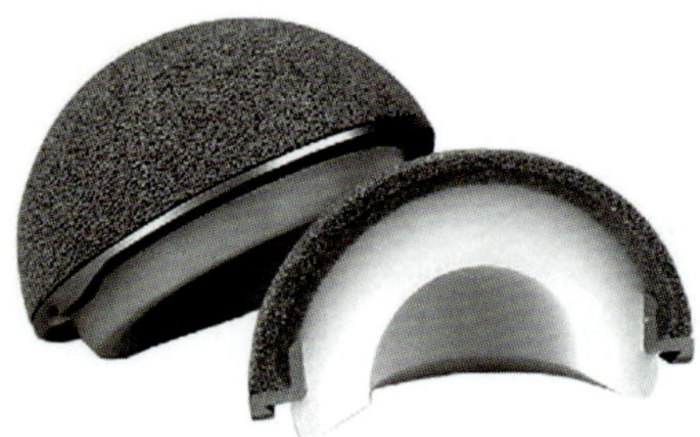

图 106-3　多孔钽一体化髋臼杯剖切图（Zimmer Biomet 公司）

作一多孔钽罩，厚约 5 mm，然后通过压膜法将高交联聚乙烯臼衬直接压入整块的多孔钽罩，聚乙烯臼衬一般进入多孔钽罩内 1.0 ~ 2.0 mm，外层仍有 2.0 ~ 3.0 mm 厚的多孔钽。这种一体化髋臼杯的硬度比有实心金属后背的髋臼杯低数倍，但是更多的生理性载荷能传递到周围骨组织。这种假体的设计有以下几个优点：多孔钽金属的弹性模量低，减少了髋臼骨质应力性遮挡的丢失；多孔钽金属表面的摩擦系数高，增强了髋臼植入的早期稳定性；多孔钽金属的孔隙率高，有利于骨长入，增强了其远期稳定性。

目前最新的整体多孔钽金属髋臼杯为 TM Revision Cup，也称 TM 翻修臼杯（见图 10-1），不采用臼衬一体化设计。该臼杯主要应用于髋关节翻修，其除了外缘有部分钛合金材料，其余全部为钽金属材料，其没有普通臼杯和内衬的锁定机制，内衬通常为高交联聚乙烯，髋臼杯与聚乙烯内衬之间用专用的骨水泥固定，这样设计的目的是无需考虑髋臼杯置入的角度是否合适，可通过调整聚乙烯内衬的角度来调节前倾角及外展角的大小，也是 Cup-Cage 手术技术时必需的产品。

在髋关节重建术中，髋臼重建术在临床上可造成骨缺损，其范围由小范围可控性到大面积节段性缺损，因此，有报道提出制造钽杯和网状物可用于大面积髋臼缺损。同时，钽杯在缺乏抵抗力的生物环境中具有较好的生物固定作用。Unger 等（2005）报道了随访 42 个月的 60 例髋臼重建术中应用辅助螺钉固定整体多孔钽杯的效果，X 线显示骨整合良好，髋关节的 Harris 评分由术前的 74.8 分增加至术后的 94.4 分。有趣的是，所有的骨移植物，其中包括 80% 同种异体移植物，都能与相邻的钽移植物相结合。还有学者应用多孔钽杯及钽金属垫块对 28 例 Paprosky Ⅲ、Ⅳ型髋臼缺损患者行全髋关节翻修手术。平均随访 26.3 个月，Harris 评分总分及功能、疼痛、畸形、关节活动度等 4 项指标均较术前显著提高，所有患者的 X 线片显示多孔钽杯或钽金属垫块均无位移，骨缺损部位获得理想填充，植骨整合替代情况满意，于假体周围呈现有辐射状骨小梁密度增加影像，所有患者多孔钽杯或钽金属垫块均获得良好骨长入，假体稳定，生存率为 100%（尚希福，2016）。

总之，整体多孔金属臼杯以完美的机械性能和良好的生物相容性受到人们的广泛关注。多孔金属不仅能促进新生骨组织的长入，增强与骨组织的连接能力，同时可促进骨的再生和重建，加快其愈合过程。其中，多孔钽金属的弹性模量大于人体松质骨的 0.1 ~ 0.5 GPa，低于皮质骨的 10 ~ 30 GPa，避免了应力遮挡，整体多孔钽金属髋臼杯的稳定性更高，临床应用效果更好。

107. 多孔金属材料分几种？临床应用中如何选择？

人工关节置换的发展与植入材料的发展密不可分。多孔金属材料的进步极大地促进了髋关节置换手术的远期成功率。目前，比较流行的多孔金属材料包括以下几种：

钽金属

钽金属具有高熔点、高强度、抗磨损、延展性好、耐腐蚀等物理和化学性质，另外，由于钽金属还拥有相对惰性和对机体组织无毒害等生物性质，成为了骨组织工程的理想植入材料。固态钽金属的弹性模量相对较高，约为 185 GPa，与多孔碳骨架结合后其弹性模量显著降低，约为 3 GPa，介于松质骨（0.1 ~ 0.5 GPa）和皮质骨（0.1 ~ 0.5 GPa）之间。多孔钽在显微镜下结构如同松质骨，其孔隙大小在 400 ~ 600 μm，孔隙率高达 75% ~ 85%。Zardiackas 等（2001）对用于骨生长的多孔钽金属支架进行测定，其抗压强度为（60 ± 18）MPa，抗拉强度为（63 ± 6）MPa，抗弯强度为（110 ± 14）MPa。多孔钽支架孔隙率高，孔隙大，生物力学性能好，所具有的三维多孔结构利于成骨细胞黏附、分化和生长，促进骨长入，促进骨组织再生和重建。

目前，多孔钽已经运用于临床，被设计成关节假体、金属填充块、脊柱融合装置及软骨支架，早中期效果令人满意，但长期效果还需进一步研究。虽然钽金属耐磨性和生物相容性好，但是其价格很昂贵，且其强氧化性和高熔点导致加工成本及加工难度高，极大限制了它作为移植材料的应用。钽金属粉末可以通过选择性激光熔化技术得到单元结构为正十二面体、孔隙率达 80% 的 3D 结构多孔钽金属支架，但是材料成本也很高。今后是否能更好地利用钽金属，克服加工困难，制作成各种多孔支架，还需要更深入的探索。

钛金属

钛金属拥有很好的抗腐蚀性，密度小、无磁性以及有金属中最高的强度 / 重量比，而且钛及钛合金材料有良好的生物力学性能和生物相容性，被广泛用于骨植入物领域。纯钛的弹性模量约为 108 GPa，钛合金的弹性模量约为皮质骨的 6 倍，长期植入时会产生应力屏蔽效应（随时间推移，骨由于机械张力下降而萎缩且植入部位骨折），导致生物力学失效。多孔钛支架相比致密钛有较低的弹性模量。利用聚乙烯醇作为黏结剂，通过 3D 打印制造出多孔钛支架，孔隙率为 32.2% ~ 53.4%，压缩模量为 0.86 ~ 2.48 GPa，降低了弹性模量，同时其拉伸模量、压缩模量接近于松质骨，但抗断强度远高于骨组织。

目前已经可以通过 3D 打印等方法制作出大孔径钛支架。利用 3D 打印技术得到一种多孔 Ti-6Al-4V 支架，孔隙大小为 640 μm，孔隙率达 73%，该多孔钛支架有与骨相似的弹性模量，同软骨组织相比拥有相似甚至更高的生物相容性及力学性能。通过对多种多孔钛支架的检测及细胞试验，发现多孔钛支架的机械强度、生物相容性同其孔隙率、孔径大小及支架结构有关。用成骨细胞检测钛及钛合金的细胞毒性，发现钛的细胞毒性和其离子浓度有关，安全浓度为 8.5 mg/L，在体内几乎无毒性。有研究通过多种金属的生物相容性检测，认为钛及钛合金是无细胞毒性的，但是也有研究认为钛金属植入物释放的钛金属离子会加强巨噬细胞释放炎性细胞因子，促进破骨细胞分化，导致骨质吸收。近来研究认为钛纳米颗粒会导致显著的细胞毒性，包括 DNA 损伤（Ping et al., 2017）。

临床上，钛金属支架已经应用于口腔医学，如用于颌骨的修复；在骨外科领域，全髋关节置换术中应用了多孔钛金属髋臼杯。

钛镍合金

钛是金属植入材料最常用的一种，但是它的弹性模量太高，会导致屏蔽效应。钛镍合金拥有低弹性模量、高阻尼及形状记忆能力，具有很大的发展潜力成为下一代骨修复金属支架。利用造孔剂技术制得多孔钛镍合金支架，孔径大小达 350 ~ 400 μm，弹性模量接近皮质骨。此外，用钛镍合金粉同聚乙烯醇混合，以聚氨酯海绵作为原始支架，浸以上述混合物，烧结制得钛镍合金支架。所得支架拥有 65% ~ 72% 的孔隙率，孔径大小为 250 ~ 500 μm，抗压强度达 73MPa，弹性模量为 3GPa，同松质骨相近。

用选择性激光熔化技术可制造出一种钛镍合金支架，进行间充质干细胞培养，同钛支架比较，发现钛镍合金支架拥有更佳的生物力学性能，其形状记忆、对植入处刺激再生等特点对快速恢复及临床有深远意义。钛镍合金具有良好的生物安全性和相容性，在骨组织工程中，具有三维孔隙结的钛镍合金支架对成骨细胞的黏附、分化和增殖，以及组织的再生和重建非常有利，并且多孔钛镍合金支架良好的生物力学性能提供了植入材料的稳定性，其形状记忆的特性及其作用还需要进一步研究。

镁金属

镁及其合金具有接近人类骨组织的力学性能、与人体良好的生物相容性能以及生物可降解吸收等特点，被建议用于骨组织工程的金属支架。有学者制作了两种不同孔径大小（分别为 250 μm 和 400 μm）的多孔镁金属支架，其孔隙率分别达（54.78% ± 2.67%）和（54.31% ± 3.10%），并且两种支架的抗压强度分别达到（41.2 ± 2.14）MPa 和（46.3 ± 3.65）MPa，弹性模量分别为（2.18 ± 0.06）GPa 和（2.37 ± 0.09）GPa，拥有较好的力学性能。另有学者使用激光烧结技术制作了具有 3D 结构的镁 - 硅酸钙骨组织工程支架，这些支架拥有高孔隙率以及互相连通的大孔径结构，细胞试验证实此支架具有促进人类间充质干细胞成骨分化的作用（Canullo et al., 2013）。

镁离子在许多细胞生物过程中发挥关键作用，镁作为人体骨细胞活动的基本要素之一，相比其他金属，它的优点在于可以作为生物可降解支架在人体内溶解、逐渐消耗或者被吸收，但是镁的不足之处在于它的耐蚀性差，镁迅速产生的氢气可以导致碱中毒并且导致组织延迟愈合。基于镁的生物材料因其独特的力学性能、生物可降解性以及生物相容性等特点，成为骨组织、血管及其他组织损伤再生的最有前途的替代品，但是镁金属支架的快速降解率限制了其在临床的广泛应用。如何通过设计镁金属支架的多孔结构以及表面特性，从而控制其降解速率，值得更好地深入研究。

108. 多孔金属材料孔径和孔隙率到底多大为好?

在孔隙材料制造和材料性能评估过程中，孔隙形状是一项不可忽略的因素。孔隙形状影响着孔隙在材料内的空间分布情况，细胞的黏附、转移等行为也会在不同孔隙形状的材料中有着不同的表现。在评估不同孔隙形状对于骨长入效果时，应注意的一点是控制变量法在实验过程中难以达到，因为孔隙形状的改变必然会引起孔隙尺寸和孔隙率的变化，而无法单一改变孔隙形状这一变量。

使用传统技术，材料内部精细的孔隙形状难以控制制造，而评估孔隙形状的生物学性能更是天方夜谭。3D 打印技术可以通过 CAD 构造出材料内部规律排列的孔隙形状模板，融化的材料粉末固化后可塑造成预先设计好的结构，材料内部的微观构造也得以精确控制。在大多数研究中，选择构造最多的两种形状为蜂巢形和立方形。蜂巢形也称为菱状结构，是由数个开口方向一致、背对背对称排列的六边形单房所构成，这种形状结构的密合度很高，可使用最少材料构建的强度最高、空间最大。

对于骨科内植物领域来说，多孔金属材料孔隙的几何形状和孔隙梯度十分重要。植入物表面的大孔径和高孔隙度能够促进骨长入，快速骨整合。多孔金属材料促进骨整合的机制包括：①多孔涂层增加假体表面接触面积，有利于细胞黏附并长入；②多孔结构分布均匀，绝对连通，有利于氧气及营养成分的流动更新，并利于快速血管化；③多孔结构摩擦系数大，可获得良好的初始稳定性，骨质沉积入微孔能形成足够强大的三维机械状态，达到骨整合。

吕厚山教授（2006）曾提出多孔金属材料孔径及孔隙率标准：①孔径大小：骨长入最佳孔隙规格应以 100 ~ 400 μm 为宜，孔隙在 75 ~ 100 μm 时血管开始长入，而在 100 ~ 150 μm 时才开始有矿化物充填，小于 100 μm 或大于 400 μm 时则不利于骨的长人；②孔隙度：以 20% ~ 40% 的孔隙度适合于骨的长入，而小于 20% 或是大于 60% 的孔隙度则不利于骨的生长。多孔假体固定强度与骨组织长入量和骨成熟程度之间有相关性，同样，它还取决于是否允许负重。

109. 钽金属优越性体现在哪些方面?

钽（Tantalum），元素周期表中第 73 号元素。1802 年，由瑞典化学家瑞克贝格发现，1903 年鲍尔登制得了钽金属。钽金属是一种灰色、光亮、坚硬的金属，其熔点接近 3000 ℃，并且化学性质极其稳定，因其具有熔点高、强度大、抗磨损、耐腐蚀等良好的物理和化学性质，而被广泛地应用于电容器、化学反应装置、核反应堆、航空航天器和导弹制造中。此外，由于钽金属的相对惰性和对机体组织无毒害等生物性质，钽金属也成为制造外科植入的理想材料。其在医学方面的应用历史已超过半个世纪，其中包括心脏起搏器制造、颅骨缺损修补、血管夹制造、关节假体制造等方面的应用。

目前，关节骨科的蓬勃发展与手术器械和植入材料的发展密不可分。钽金属是近年来出现的一种较理想的骨科植入材料，克服了目前临床常用的其他金属制成的植入物整体孔隙率低、表面摩擦系数小、弹性模量较高等缺点，具有优良的空隙率、较高的表面摩擦力、与人体骨质接近的弹性模量、良好的生物相容性，被认为是一种较理想的骨科植入材料。钽金属的优越性体现在以下几个方面：

钽金属优良结构特性

多孔钽金属最初由美国新泽西州 Implex 公司开发，并被命名为 Hedrocel，于 2003 年更名为 Trabecular Metal（骨小梁金属），由纯商业钽制成。在制作过程，首先对多聚泡沫材料 - 聚亚安酯前体进行热降解，从而得到低密度、玻璃质样的碳骨架，这种碳骨架呈多重的十二面体排列，其内为网状结构整体遍布微孔，孔隙率可高达 98%。将商业纯钽通过化学蒸气沉积、渗透的方法结合到碳骨架上就形成了多孔金属结构，最后将碳骨架去掉，这样形成了独特的金属多孔结构。该结构钽层厚度在 40 ~ 60 μm 之间，在重量上钽约占 99%，而碳骨架则占 1%。对医用多孔金属钽材料进行了相关的检测后发现：在显微镜下该材料结构如同松质骨，其内孔隙大小为 400 ~ 600 μm，整体互相连接的孔隙率高达 75% ~ 85%，明显高于其他生物固定材料孔隙率（图 109-1）。多孔钽金属所具有的三维多孔结构更有利于成骨细胞黏附、分化和生长，促进骨长入，从而加强植入物与骨之间的连接，促进骨整合，起到生物固定的作用。Hacking 等（2000）通过将矩形金属钽植入物植入杂种犬的皮下组织，在第 4、8 和 16 周时评价模型中纤维组织向内生长情况，通过组织学检查

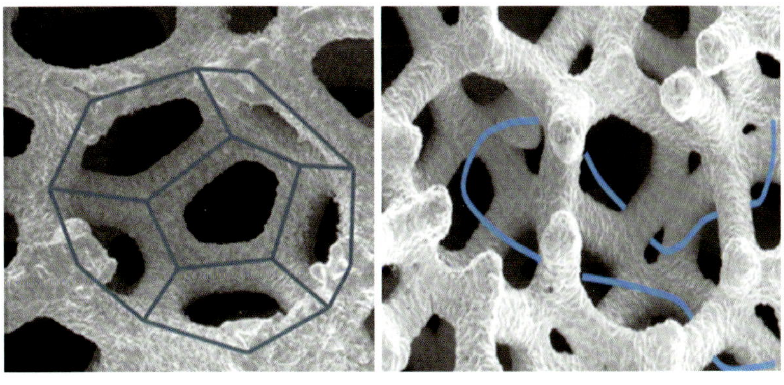

图 109-1　多孔钽金属孔隙率高达 75% ~ 85%，100% 开放、联通微孔（Zimmer Biomet 公司）

结果显示，在矩形植入物内部和表面长有含血管的完整组织。Aldegheri 等（2007）临床试验证实，将多孔钽金属棒插进股骨头下部的缺血区域，能刺激组织修复，解除坏死区域和健康区域之间的障碍，从而达到重建局部血液循环的目的。还有学者研究表明，应用髓核减压术和植入医用多孔钽金属能治疗股骨头坏死，在股骨头早期坏死阶段，应用髓核减压术和多孔钽金属植入改善了骨坏死区域的血液供应状况，特别是对于股骨头缺血性坏死早期阶段的患者。

钽金属良好的力学性能

理想的骨科植入材料必须具有良好的力学性能。通过对多孔钽金属的测试发现，钽金属层平均厚度为 50 μm、整体孔隙率达 80% 的样品，其最大抗压强度和抗剪切强度可达 35 ~ 45 MPa，与钛、镁等其他金属相比，医用多孔钽金属材料的弹性模量约为 3 GPa，介于皮质骨（12 ~ 18 GPa）与松质骨（0.1 ~ 0.5 GPa）的弹性模量之间，与人体的骨小梁结构更接近，良好的弹性模量可以减少应力遮挡的发生，更有利于骨质的重塑。另一方面，与其他多孔金属材料相比，医用多孔钽金属的摩擦系数要大得多，相对于松质骨和皮质骨，医用多孔钽金属的摩擦系数分别是 0.88 和 0.74，比其他材料的摩擦系数要高 40% ~ 80%，这也有利于多孔钽金属置入后的初期稳定性。有研究检测了医用多孔钽金属钉和腓骨的屈曲强度，计算出钽金属钉屈曲强度为 10 Nm，而人腓骨平均屈曲强度为 8.0 ~ 12.5 Nm。这说明多孔钽金属材料的弹性模量和正常骨组织非常相似，符合人体骨质的弹性模量，这样可以使材料植入后的应力阻挡作用降到最低，从而有利于骨骼重塑及骨整合。还有研究发现，医用多孔金属钽比骨松质更坚固，其抗疲劳特性和疲劳极限也比骨松质、冻干骨、陶瓷制品更优秀，足以支撑人体生理负荷（Zardiackas et al., 2001）。

钽金属极佳的生物学特性

（1）无生物毒性

许多金属材料会与人体发生反应并产生对人体有害的物质，但是多孔钽金属却在许多实验中一直保持着相对惰性。Schepers 等（1955）通过实验证实，生物体内清除钽金属的主要载体是吞噬细胞，体内吞噬细胞在接触钽金属 1 h 后，仍保持细胞活性，仅表现为葡萄糖氧化的增加，而相同条件下矽尘则可以使吞噬细胞出现严重的胞质变性和死亡，这说明钽没有生物毒性，对人体没有毒害作用。Johansson 等（1990）对钽和钛的生物相容性进行了对照性研究，结果发现在钽的周围可偶见巨噬细胞，但与钛相比总体结果差异无显著性意义，这也说明了其在体内长期置入时无明显的毒性。

（2）极强的耐腐蚀性

多数金属材料是具有反应活性，在含有多种复合电解质溶液的体液中容易反正电子迁移，从而促成电化学腐蚀。而医用多孔钽金属在体内却表现出极强的抗腐蚀能力，医用多孔钽金属在模拟体液的环境中，会在表面形成一层致密的氧化膜（Ta_2O_5），从而对钽金属进行保护，有效地防止了钽的进一步氧化。Levine 等（2006）通过实验表明，与钛和不锈钢等金属相比，医用多孔钽金属在较高酸性环境中没有显著的质量或粗糙度的改变，具有出色的耐腐蚀性。Matsuno 等（2001）通过一项动物实验对钽金属的生物相容性进行研究，他们在胎鼠的软组织下植入钽丝，植入后 4 周在其组织切片中未发现钽丝有任何腐蚀或电解的迹象。

（3）良好的生物相容性

自 1940 年钽金属应用于医疗以来，大多数报道认为钽金属作为人体植入材料未发现任何不良反应。有研究标明，相同孔隙率的钽金属样品和钛金属样品相比较具有优越的生物相容性。通过扫描电镜细胞形态学、激光共聚焦显微镜分析定性评估以及移动目标跟踪法对医用多孔钽金属进行定量评估显示，在多孔钽金属样本上的大多数骨细胞具有良好的黏附性和延展性，这说明钽金属表面具有良好的生物相容性，并且不会抑制骨细胞的黏附与生长。而且，在医用多孔钽金属样本上有相对较多的细胞外基质矿化，这表明成骨细胞已出现分化，细胞液也出现了转型。还有研究表明，医用多孔钽金属中能够迅速出现起愈合作用的纤维组织和骨组织。这些内在特性和良好的生物相容性使多孔钽金属成为全髋关节置换的极佳植入材料（Matsuno et al., 2001）。

（4）出色的骨诱导和骨再生能力

多孔钽金属作为骨组织工程代表性材料，具有高度生物适应性，其在骨诱导和促进骨再生方面表现着非凡的特性。Bobyn 等（1999）报道了一项为期 6 个月的体内试验，在 22 例犬模型中植入多孔钽金属髋臼元件后通过组织学和 X 线摄影检测到了骨植入体界面，并通过电镜检查得到验证，植入后 4 周其孔隙的骨长入率为 42%，植入后 16 周为 63%，植入后 1 年孔隙的骨长入率高达 80%（图 109-2）。

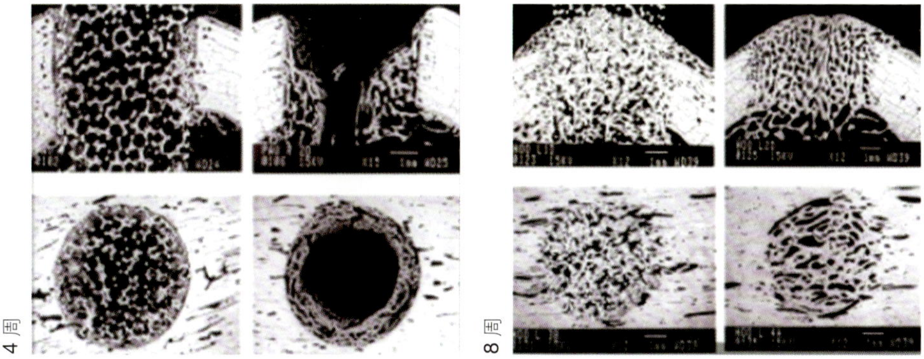

图 109-2　4 周：骨填充入钽金属骨小梁，与自然愈合现象相似；8 周：70% 的钽金属骨小梁和空隙被骨填充

Macheras 等（2006）对 82 例患者（86 个髋关节）进行了单块多孔钽金属髋臼的植入，所有患者分别在第 6、12、24 个月时接受一次临床和影像学检查评价，此后每年进行 1 次，随访时间平均 7.3 年，影像学结果显示，钽金属髋臼元件无射线通透性，也无明显溶解现象，无脱位及其他并发症。这些都充分表明多孔钽金属材料有很强的骨诱导和骨再生能力。据报道，在一些其他体外和动物体内研究中，医用多孔钽金属为骨组织的长入提供了可附着的支架，促进骨细胞的生长和增殖。

（5）优秀的化学表面特性

多孔钽表面被证实有较高的表面能和细胞浸润性，明显有利于细胞与材料的相容。医用多孔钽金属表面的微细结构能促进成骨反应的发生，有研究发现了多孔钽表面的高成骨现象，实验证明细胞在钽金属表面有较多的三维立体的伪足，提示细胞在钽金属表面有着很好的黏附与扩散能力，钽金属相对于钛金属有跟高的浸润性和表面能，从而促进细胞黏附性和长入。国外研究人员发现成骨细胞的生长率在钽金属表面上是在钛金属表面上的 6 倍。国外学者曾用高能激光工程的方法使钽涂层在钛器械上提高其与骨的结合性，这种高密度钽涂层能在没有改变钛的高抗疲劳性的同时又利用了钽的表面生物活性。同时，钽金属被证实有抑菌作用，有学者研究了金黄色葡萄球菌和表皮葡萄球菌在纯钽上的黏附力，结果发现，在纯钽上的黏附力比在钛合金、抛光不锈钢、钽涂层不锈钢上少得多，这也就显著降低了感染率（Clhen et al., 2002）。

110. 钛金属与钽金属有什么区别？其弹性模量与骨质弹性模量有多大差别？临床应用时如何选择？

在许多高强度 / 重量比的金属中，钛在制造后仍然保持轻盈和强硬的优势。此外，钛元素丰富，广泛分布于天然矿物中，使得它比稀有元素更易获得，而且其耐腐蚀、低导电性和导热性、高抗张强度和低弹性模量使其成为骨科植入物的优先选择。目前，商业上要么单独使用纯钛，要么与其他金属制成合金，最常见的钛合金是 Ti-6Al-4V，许多其他的混合物也被用于制造钛材料，使植入物弹性模量与皮质骨匹配。钛作为许多合金的主要成分，强度和重量特性使其特别适合于骨科植入物。结构复杂的器材如切割块和导线可以定制，以符合特殊患者的解剖和骨缺损，并且，钛植入物可以承受极端载荷，用于肥胖患者等特殊情况下的全髋关节置换。这种钛材料不仅作为植入物，还可作为表面涂层，例如钛丝网用作固体基质，增加表面粗糙度能促进局部骨整合，改善植入物的固定效果。同样，钛珠烧结到相同材料的固体基质中来增加骨整合，二次表面改造如喷砂处理有益于加强骨整合的效果。

钽金属具有很高的熔点，钽的熔点为 3017 ℃，形成保护性氧化层使其具有强耐腐蚀性。不同于钛，钽对热和电高度传导，但钽金属在大自然相对稀少，主要存在于钽铁矿、钶铁矿和少量的钶钽铁矿。虽然钽在动物和人类身上显示出高生物相容性，由于采矿和制造昂贵，使得它成为常用骨科材料相当昂贵。为克服这个因素，研究人员和制造商试图降低制造成本，利用蒸气沉积技术使钽附着在支架上或通过部分钛或钴铬合金涂覆钽上制造植入物，高生物相容性的益处也不会丢失。材料的完整性、理想的临床效果和制造成本之间的平衡，导致创造性的钽金属植入衍生物的出现。与多孔钛类似，多孔钽金属植入物通常结构复杂但生物相容性高，在多孔钽髋关节置换的髋臼和股骨假体中，研究提示存在良好的骨诱导和骨整合。在确保连续性和所有参数都高精度的情况下，多孔钽较薄结构的制造相当困难，特别是避免材料断裂。多孔钽的微观结构为空间上互联的排列规整的十二面体微孔，与松质骨类似，其结构有较高的容积孔隙率，较低的弹性模量，较高的摩擦系数。

对临床应用来说，理想的骨科植入材料必须具有较好的机械性能。钽金属与钛金属、钴铬合金、不锈钢及其他骨科植入材料的机械性能对比，固态钽金属的弹性模量相对较高，约为 185 GPa，与多孔碳骨架结合后其弹性模量显著降低，约为 3 GPa，介于松质骨（0.1 ~ 0.5 GPa）和皮质骨（12 ~ 18 GPa）之间，明显比钛合金（110 GPa）和钴铬合金（220 GPa）低。钽金属的弹性模量与软骨下骨相近，但其强度却是后者的 10 倍。Shimko 等（2005）认为钽金属的弹性模量与人和牛的松质骨相近。弹性模量低使其能更好地避免应力遮挡，对骨质的重塑更有利，更好地促进骨整合。

Zardiackas 等（2001）发现钽金属比悬臂弯曲的松质骨强度更强，其压缩极限强度是（60 ± 18）MPa，拉伸极限强度是（63 ± 6）MPa，弯曲极限强度是（110 ± 11）MPa，其疲劳极限及耐力极限均高于松质骨、冻干骨折片、陶瓷颗粒和钙盐剂。它的这些机械性使其在骨科应用中能够有效承载生理载荷和骨长入（例如脊柱融合、髋膝人工关节置换、修复骨缺损等）。多孔钽金属的孔隙率高达 75% ~ 85%，而钛喷涂金属表面的孔隙率是 40% ~ 50%，钴铬合金熔结珍珠面是 30% ~ 35%。还有学者对多孔钽金属界面和骨膜完整、骨膜缺损、表面平坦的皮质骨及松质骨的界面摩擦系数作了比较，结果表明微孔结构的多孔钽金属和上述表面的摩擦经过电子束放电处理以后，多孔钽金属和上述表面的摩擦系数分别是 1.10、0.82、0.86、0.98。研究结果表明多孔钽相对于松质骨的表面摩擦系数明显高于其他多孔表面的金属和熔结珍珠表面材料（0.5 ~ 0.66），从而证实多孔钽金属与自体骨移植物和传统的金属材料相比，能提供更好的初始稳定性（Zhang et al., 1999）。

多孔钽金属具有较大的孔隙率与表面摩擦力，有与人体骨质接近的弹性模量，有较好的生物相容性，随着对多孔钽金属生物学特性和其在骨外科应用的不断研究，其作为良好的骨科植入材料越来越被大家所接受，目前多应用于一体化髋臼杯、全髋关节翻修臼杯与髋臼填充填充块、多孔钽金属棒以及胫骨平台假体、髌骨假体等的制备中。骨外科中应用多种多孔钽金属植入体的短期随访已有报道，临床数据、放射学检查及取出物的组织学分析证明了该材料的实用性和安全性，但该材料的远期效果如何还有待证实。因为多孔钽金属独特的物理特性、生物活性，结合其加工和工程的灵活性，在骨科应用中可以根据不同需求设计成不同的假体。当然，为了能利用多孔钽金属的生物特性和各种力学性能更好地服务于临床，还有许多问题值得进一步研究。

111. 多孔金属填充块（钛或钽）术中能否切割？用什么工具切割？填充块能在术中重新钻孔上螺钉吗？

在人工膝关节或髋关节初次置换或翻修置换中，由于骨缺损的存在，经常会用到金属填充块，用以填补骨缺损。但术中可能会出现金属填充块不匹配的问题，十分棘手，很多有经验的医生会对多孔金属填充块进行修正切割，方便更好地匹配缺损，相较而言，钛更易切割。术中可以用大力钳、摆锯进行切割（图 111-1）。金属填充块的配套螺钉可以自攻进填充块中。

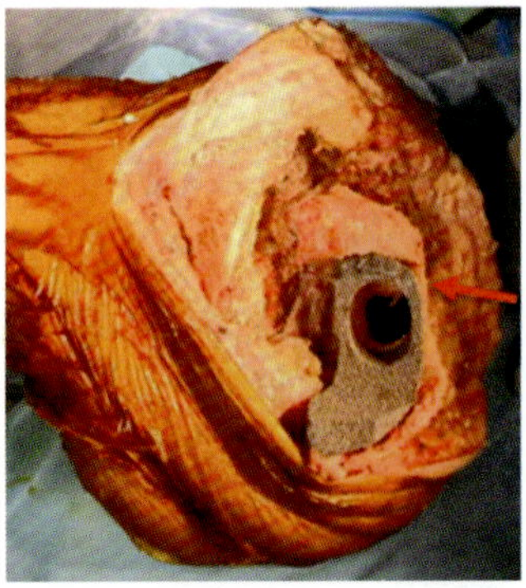

图 111-1　箭头所示切割后的金属填充块

112. 钽金属骨小梁有何特殊工艺？钽金属骨小梁有何特点？

钽金属被称为“被动的”金属，其惰性较强，不易与其他元素发生化学反应，最早应用于航空航天，于 1997 年首次应用于关节外科手术。钽金属有非常优秀的生物相容性，及非常优秀的骨整合特性，Zimmer 公司目前的金属骨小梁材料均采用的是钽金属。

工艺：钽金属骨小梁的加工首先采用医用级聚氨酯泡沫塑料（该塑料有类似海绵的多孔结构），再将热固性聚氨酯泡沫塑料热解，以获得由小的开口或入口互连的具有十二面体多孔阵列的低密度玻璃碳骨架，最终形成网格状玻璃态碳，并处理成为植入物假体形态，使用化学蒸汽沉积或浸润的方法将商用纯钽沉积在碳骨架内和周围制成金属多孔结构，最终形成见到的植入物假体。

一般假体的钽金属涂层厚度约为 50 μm。钽沉积厚度的增加可影响孔隙的大小和机械特性。目前钽金属骨小梁材料的产品主要为髋臼及关节缺损填充块等，它也是目前市场上骨长入最快的产品。

钽金属骨小梁的以下特点是其他金属骨小梁材料无法达到的：①惰性金属，不易与其他物质发生化学反应，有良好的抗腐蚀性及化学稳定性，非导电表面氧化物不会引起体内蛋白质变性；②最接近于骨的弹性模量，钽金属的弹性模量介于松质骨及皮质骨之间，能保证术后最佳的应力传导，使其可以代替结构性植骨；③高摩擦系数：最佳的摩擦系数，其摩擦系数为0.98，能和骨质形成绞索，达到最大稳定性；④高孔隙率：其孔隙率为80%，是目前各家孔隙率最佳的材料，孔隙之间相互连通，平均直径为440 μm，能保证血管及毛细血管长入，并有骨诱导效果；⑤抑菌性：能够抑制细菌的生长。

113. 钽金属材料目前主要有哪些产品？应用状况如何？

钽金属骨小梁材料已有50年医用历史，目前主要应用于人工髋膝关节、脊柱、齿科等方面。在髋关节方面其主要有：髋臼杯、股骨柄、钽金属填充块等产品。

髋臼杯

目前主要有三种产品：

（1）TM Modular 组合髋臼杯（TM Cup）

TM Modular 组合髋臼杯在 Trilogy 髋臼杯（钛丝喷涂）成功设计的基础上，将其生物固定界面优化成多孔钽金属骨小梁，使假体更灵活应对不同患者的骨质条件和动力学需求（图113-1）。TM Modular 组合髋臼杯具有很多优势：高摩擦系数0.98，保证假体初始稳定性；骨长入效果极佳，1年后骨长入高达79.7%，保证假体长期稳定；弹性模量介于皮质骨与松质骨之间，应力传导最佳；可对骨与假体界面之间≤5 mm的间隙进行修复；具有良好的抑菌性；10年生存率100%。

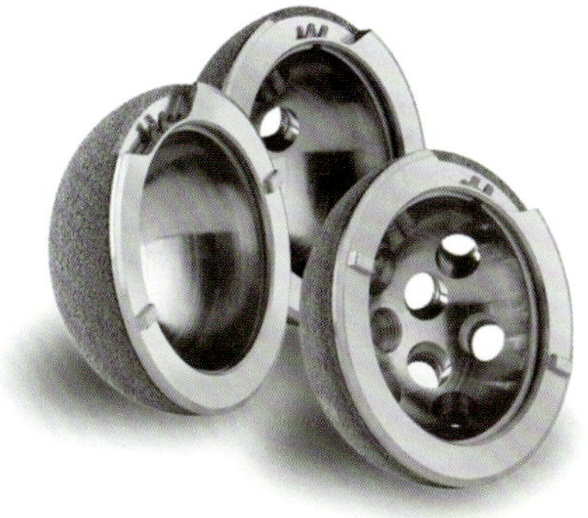

图113-1　TM Modular组合髋臼杯（Zimmer Biomet 公司）

该臼杯只可匹配聚乙烯内衬，型号为38～70 mm，为先髋及翻修臼侧最佳产品之一。

（2）Continuum 髋臼杯

Continuum 髋臼杯与 TM Modular 组合髋臼杯相似，其生物固定界面也采用多孔钽金属骨小梁，其生物固定优势与 TM Modular 组合髋臼杯一样。但该髋臼杯最大的改进为一杯三衬设计，不仅可以与聚乙烯内衬匹配，还可以和陶瓷及金属内衬匹配。国内最小为44 mm直径（图113-2）。

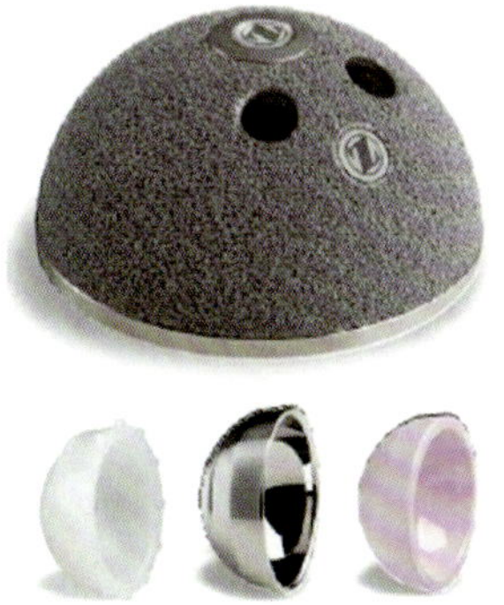

图113-2　Continuum髋臼杯（Zimmer Biomet 公司）

（3）**TM Revision Cup 也称 TM 翻修臼杯**

主要应用于髋关节翻修，其除了外缘有部分钛合金材料，其余全部为多孔钽金属骨小梁材料，其没有普通臼杯和内衬的锁定机制，有专用的水泥臼产品和其匹配，也是 Cup-Cage 手术技术时必需的产品（图 113-3、图 113-4）。

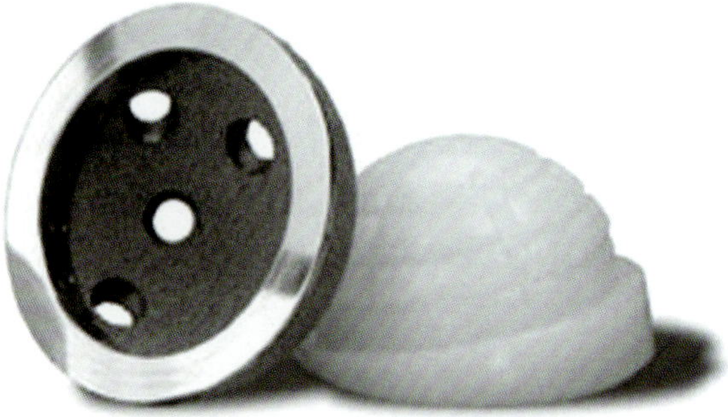

图 113-3 TM 翻修臼杯（Zimmer Biomet 公司）

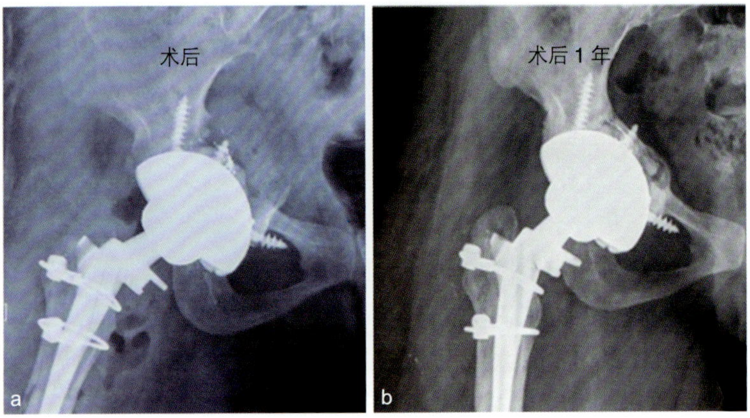

图 113-4 a.TM 翻修杯术后 X 线片；b. 术后 1 年 X 线片，髋臼杯诱导骨长入

钽金属填充块

（1）**Augment**

为橘瓣型填充块，主要针对与橘瓣型类似的骨缺损，也是最常用的髋臼侧缺损填充块，其和臼杯之间需要骨水泥固定，可以适配其他公司骨长入型臼杯。有 10/15/20 mm 三种厚度，即多种外径规格（见图 10-3）。

（2）**Buttress&Shim**

为上壁撑型填充块，主要针对于上壁缺损，能重建髋臼上缘及前后缘，Shim 为方形带角度支撑块，主要配合 Buttress 调整与骨面的接触角度（见图 10-4、图 10-5）。

（3）**Restrictor**

为臼底填充块（此类产品应用相对较少），主要针对髋臼内壁缺损，有26/32/38 mm 三种规格（见图 10-6）。

股骨柄

TM Primary 股骨柄，其近端采用多孔钽金属骨小梁生物固定界面，使假体具有很好的初始稳定及长期稳定性。该柄的设计有很多特点：①假体近端 14° 锥形设计，均匀地将应力负荷传递到近端骨质，应力遮挡降到最低；②假体近端的几何结构以及多孔钽金属骨小梁材料的高摩擦系数和骨长入特性保证了假体的稳定性，防旋转及防下沉能力出色；③ 3° 锥形远端设计，且高抛光处理，防止应力遮挡，并预防假体植入过程中的撞击；④ 23.5° 股骨颈截骨角度设计，最大限度保留股骨距（图 113-5）。

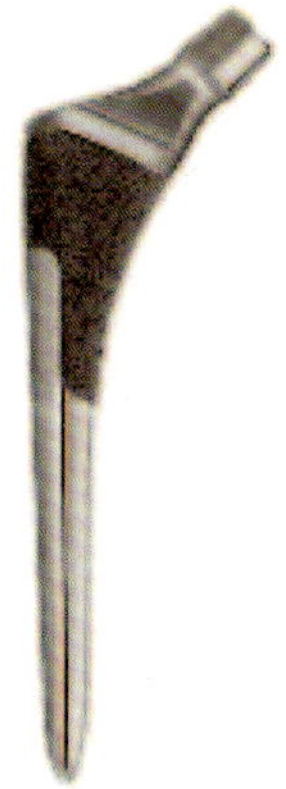

图 113-5　TM Primary 股骨柄（Zimmer Biomet 公司）

114.　为什么钽金属有抑菌作用？

目前的假体材料，有报道的只有钽金属可以有抑菌的效果，据国外文献报导其主要抗菌原理有以下几点：①钽金属表面不利于细菌附着及菌落形成，钽金属骨小梁采用的是气化沉积工艺方式，其晶体表面结构为多面体，不利于细菌菌落形成及黏附，没有菌落及伪膜保护的细菌更容易被控制；②钽金属为惰性金属，其植入人体后会引起白细胞反应，使其分泌更多的抑菌因子；③快速的骨长入及毛细血管长入，能快速填充假体空隙，不给细菌留存及菌落形成留下空间，钽金属骨小梁可以长入毛细血管，为假体内部骨组织提供血运，长入的毛细血管可为假体内部提供充足的抑菌因子（Matharu et al., 2018）。

115.　股骨侧翻修：保守一点？积极一点？

髋关节翻修假体在选择时不仅要重建稳定的髋关节，还要力求恢复合适的肢体长度和偏心距以获得理想的髋关节力矩。在这过程当中，不仅要考虑骨缺损的程度，还要考虑当前可供使用假体的实际情况。在股骨侧，主流采用一体式的生物固定柄为主（圆柱形或锥形），除了一体式生物柄外，也可以选用提供各种组合的组配式股骨柄。而在近端大量骨缺损且未累及外展肌止点时，则可以采用近端股骨置换进行重建。

股骨侧的翻修需要达到以下几个目的：拥有良好的即刻稳定性；能够有好的长期生存率；为未来可能的二次翻修保留更多骨量。

市场上主流的广泛微孔涂层圆柱形股骨柄和组配式的远端固定柄需要骨干部有

良好的骨质条件进行固定。这种柄为圆柱形或锥形，因而可以在骨干区获得良好的压配，但要求骨干区有至少 4 cm 骨质完整才能获得满意的固定。假体柄的远期固定效果和生存率会受到骨缺损严重程度的影响。长期研究的结果证明，广泛微孔涂层假体有较好的远期生存率和骨长入，使用远端固定柄进行全涂层固定的翻修是一种积极性的翻修。

但这种积极性的翻修在扩髓的锉磨过程中会进一步的损失骨量，过度依赖远端固定导致大腿痛，应力传递至远端骨干导致近端应力遮挡，加速骨吸收。而且大部分一体式翻修柄为柱形柄，但初次股骨假体多为楔形柄或矩形柄，用填充式的远端固定柄来翻修，会损失更多骨量。且初次置换的患者趋向年轻化，接受翻修的年龄前移，二次翻修的可能性上升。

但在大样本分析中，最常见的翻修为假体松动，但剩余骨量相对较好，89% 的骨缺损为轻中度，只需要进行保守的翻修。面对这部分患者，首先应该在保证固定的情况下尝试保守的翻修方式，采用初次柄或者保留型翻修柄进行翻修，让患者保留更多的骨量。同时保守的翻修能够减少并发症的发生，降低翻修难度，节省手术时间。

116. 股骨侧翻修组配柄的利与弊有哪些?

股骨侧翻修首先要根据骨缺损的情况来分析，采取什么类型的假体和重建方法，是用骨水泥假体，还是生物固定性假体，是用结构性指骨还是应用打压植骨的方法，是用一体柄还是用组配柄，不仅根据术中情况，还要根据术者的经验来决定。组配柄近年来从材料、方法机制、设计方面均有较大的改善，特别是假体连接部位远期磨损以及假体断裂已经越来越少。从临床效果看，有学者观点报道组配柄要优良一些，由于骨缺损问题一体柄往往不容易很好地达到满意的髓腔匹配，特别是对特殊髓腔变化的患者，如髓腔宽大于 20 mm，假体要想初始稳定，必须有 40 mm 长的骨面压配固定，这种情况，近端骨缺损，骨床不完整，远端髓腔又宽，一体柄难以解决问题。顾及远端顾及不了近端。但是组配柄可以解决这样的问题，可以分别处理，根据上下不同的髓腔变化，选择上下不同的组配假体，使翻修达到初始及长久的稳定。组配柄具有轴向稳定和旋转稳定的作用，防下沉，防旋转，同时由于股骨近端变形，组配柄还可以调整前倾角，其锥度可以保留更多的骨质。远端近端分别处理是组配柄的先进之处，不同的骨缺损分开处理，满足假体与骨质的匹配，达到初始稳定（图 116-1）。

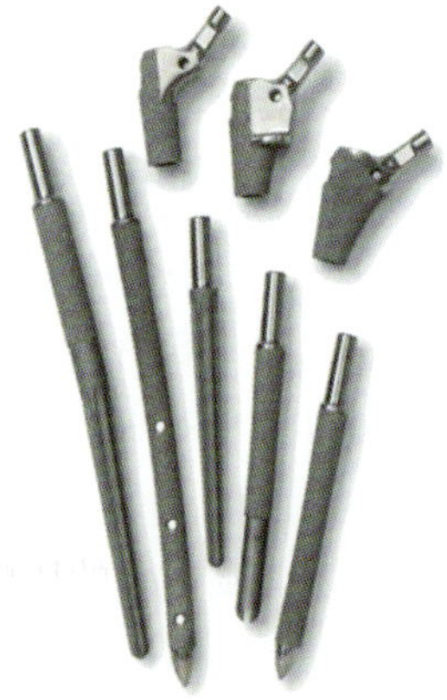

图 116-1 Arcos 组配柄（Zimmer Biomet 公司）

当然，翻修应追随简单方法解决问题优于复杂化，不能说组配柄就是股骨翻修的发展方向，但确实能解决难以处理的情况。组配柄可以适用于所有的患者，但还要针对综合情况采取合理且简单有效的假体，组配柄并不是唯一的选择。

117. 股骨假体下沉的影响因素有哪些？下沉导致的后果是什么？

人工髋关节置换术后，有一定数量的假体出现早期下沉，在初期固定和永久固定中间有一段假体下沉的距离。但假体下沉患者并不都有临床症状，部分患者的假体通过假体柄或假体柄和骨水泥在髓腔内的位移，可重新获得稳定。对于进行性假体下沉，则是松动的明显表现，患者会出现相应的临床症状，如疼痛、功能障碍等，需做相应的处理。

许多专家对假体选择、患者、手术等多个因素对下沉的影响进行研究，总结如下：

手术因素

（1）术中压配技术

术中压配技术是影响假体早期下沉的基础性因素，如果术中压配不好，术后负重必然会引起假体早期下沉。如果下沉的幅度过大和速度过快，可能会影响假体与骨界面的生物学融合即骨整合，导致 3 个月后假体仍持续下沉，出现假体与骨界面的“延迟愈合”，如此时仍不限制负重，有可能出现假体与骨界面的“不愈合”，最终导致假体松动。如果术中压配技术好，则假体和骨界面能紧密结合，既减少了假体早期下沉，也缩短了假体和骨界面“骨性连接”的时间。

（2）磨锉髓腔与假体选择技术

手术中髓腔锉的太大，使得髓腔与假体不匹配，或是选用较小的假体都容易引起假体下沉。总之髓腔与选用假体不匹配是下沉的一个因素。

假体因素

（1）假体表面的喷涂技术

假体表面的喷涂技术十分重要，若产品表面粗糙度比较低，柄太光滑，假体容易下沉。表面没有涂层的假体容易下沉，表面有涂层但涂层不能与骨界面很好地骨整合，即便术中压配良好，术后也迟早会下沉松动。

目前普遍认为非骨水泥型假体的下沉较骨水泥型常见。非骨水泥假体的固定需要经过两个阶段，即初期固定阶段和继发固定阶段。前者是机械固定，要求假体和骨皮质形成良好的压配；后者是骨组织长入假体表面的微孔内，形成牢固界面，是真正的生物学固定。机械固定期间骨组织尚未长入假体微孔表面，在这段时间如果负重过早或过重，假体与骨界面之间可能会有位移，如果这种位移的幅度很小，就不会影响假体和骨界面之间的骨整合，这样经过 3 个月后，假体和骨界面之间逐渐进入生物学融合阶段，这种位移即趋于停止。如果位移幅度过大，假体与骨界面之间不能形成生物学固定，则这种位移将延续至 3 个月后。晚期下沉往往幅度越来越大，最终出现假体松动。

（2）产品匹配因素

产品不匹配或产品设计不合格，圆形的或锥度设计较小的柄抗下沉能力比较差；仿制或国外的产品，与国人骨骼不匹配也会增加下沉的可能性。

患者因素

（1）骨质

骨质疏松是导致假体远期松动的重要因素。生物型假体植入后，周围的骨小梁会逐渐长入假体表面的涂层中，使假体和骨界面之间形成骨整合状态。随着假体的负重，假体与骨界面之间的应力也在不断变化，假体与骨界面之间骨小梁也处于一个不断破坏和重建的过程中，当然这个过程是极其缓慢的。当重建速度大于破坏速度时，假体是稳固的。随着患者年龄的增大，骨质疏松逐渐加剧，当骨小梁的重建速度小于破坏速度时，假体会逐渐出现松动下沉。从理论上来说，骨质疏松对假体早期下沉应该影响很小，只要术中压配良好，毕竟短时间内骨质疏松的进展有限。但明显的骨质疏松对假体的生物学固定应该是有影响的，一旦假体植入后长时间不能生物学固定，则假体的中晚期下沉松动是难以避免的。股骨远端的纵向骨折也是假体早期下沉的危险因素。

（2）患者性别、活动量

有研究对性别与假体早期下沉的关系进行统计，发现两者没有统计学意义。这可能是因为无论男性还是女性，术后早期的活动量都不会太大。而对于进行性下沉，男性比女性患者趋势更加明显，研究认为这可能与男性的活动量大有关（Girard et al., 2011）。

118. 股骨双偏心距假体的设计理念是什么?

股骨假体设计时，如果设定假体的颈干角或颈部长度使得横向偏移与完整正常股骨的平均横向偏移值相当，则可以说该假体具有标准偏心距。然而，如果设定颈干角和颈部长度使得横向偏移相对较大，则这被称为高偏心距假体。

重建或增大股骨偏心距有如下益处：使股骨外移，减少了其与骨盆的撞击，改善了周围软组织张力，使髋关节更加稳定，可以增加髋关节的活动范围；对某些外展肌肌力较弱的髋部疾病，也可适当增加偏心距以恢复外展肌的力臂，以提高关节的稳定性。相应地，减小股骨偏心距也就减小了外展肌杠杆的力臂，使髋关节受力增加，从而增加磨损与无菌性松动。股骨偏心距偏小时，股骨势必靠近骨盆，进而限制髋关节活动范围，引起周围软组织松弛，降低髋关节稳定性，造成髋关节脱位。

一些研究者已经发现高偏心距与低偏心距相比具有很多优势，包括改善髋关节稳定性、活动范围和臀部外展肌力，产生足够的髋外展肌扭矩以维持适当的骨盆倾斜度和直立的躯干姿势等（Chamnongkich et al., 2012）。

然而，股骨偏心距增加的作用依然存在争议。一些学者认为偏心距的增加会带来“微动”，假体和骨面距离大于 150 μm 时，骨整合活动会停止。但某些体外研究结果发现，假体“微动”与偏心距之间并无统计学关系。小型号股骨柄的使用可能会导致髓腔的填充不足和股骨柄近端的活动，从而导致假体的“微动”和干扰假体的骨长入。应谨慎进行股骨柄偏心距选择，以避免与偏心距相关的任何其他并发症（Dolhain et al., 2002）。

在假体设计方面，应充分考虑颈干角、偏心距、腿长的关系（图 118-1）。颈干角对偏心距影响显著，随着股骨假体颈部延伸到越来越远的外翻位置，股骨偏心距减少。这使得股骨更靠近骨盆，可能引起髋关节的半脱位或脱位。如图 118-1 中的数学方程所示，股骨假体颈干角角度的调节也会影响和调整腿长。在体内，改变股骨偏心距的方法很多但有时很复杂，方法包括髋臼内侧化（加深套管），转子前移，髋臼内侧矫正，增加股骨颈部长度，减少股骨植入系统内的颈干角角度，或完全选

$$Tan\,(180-CCD)=\frac{\Delta FO}{\Delta LL}$$

图 118-1　颈干角（CCD）、偏心距（FO）、腿长（LL）之间的关系

择不同的股骨假体。柄的颈部长度的增加不可避免地增加了手术侧的腿长。

设计时使假体偏心距不会随着柄大小的增加而改变，柄的位置可以“保持”或打入骨水泥髓管以改变腿的长度，但股骨的偏心距保持不变。这种设计原理在骨水泥柄中很常见，相对应地，在大多数非骨水泥柄中，假体的偏心距随着股骨假体尺寸的增大而增加。

有的假体设计时，充分考虑颈干角、偏心距、腿长的关系，例如春立公司生产的 BE2 股骨柄（见图 65-1），提供标准偏心距设计（不同的规格但都具有标准的偏心距，具有不同颈干角，多种颈长、柄长）和高偏心距设计（不同的规格但都具有高偏心距，具有不同颈干角，多种颈长、柄长），以提供适当的关节张力，而不会影响腿长或手术技术，为临床上提供了更多的选择（表 118-1）。

表 118-1　春立公司生产的 BE2 股骨柄采用双偏心距设计

标准偏心距				高偏心距			
规格	长度	颈长	颈干角	规格	长度	颈长	颈干角
6/6.5	110	32	127 133	6/6.5	110	37.5	127 133
7/7.5	115	33		7/7.5	115	38.5	
8/8.5	120	34		8/8.5	120	39.5	
9/9.5	125	35		9/9.5	125	40.5	
10/10.5	130	36		10/10.5	130	41.5	
11/11.5	135	37		11/11.5	135	42.5	
12/12.5	140	38		12/12.5	140	43.5	
13/13.5	145	39		13/13.5	145	44.5	
14/14.5	150	40		14/14.5	150	45.5	
15/15.5	155	41		15/15.5	155	46.5	
16/16.5	160	42		16/16.5	160	47.5	
17	165	43		17	165	48.5	
18	170	44		18	170	49.5	

119. 髋关节假体可以使用多久？

髋关节置换术是治疗严重髋关节炎的一种方法，但假体会随着时间的推移而磨损，那么髋关节假体到底可以使用多久？

多数研究认为，常见的髋关节置换术后可以持续 15 ~ 20 余年。一项研究发现，较年轻（小于 65 岁）患者中，有 80% 的髋关节假体 15 年后使用良好，而在老年（超过 65 岁）患者中这一比例为 94%。有许多年轻的患者，其髋关节假体可以使用长达 30 ~ 40 年。许多因素都会影响人工髋关节的寿命，包括患者的病情（骨质疏松症或其他骨骼疾病）、患者的身体状况、活动水平、体重以及手术中假体放置的准确性（Holohan et al., 1998）。

关节置换设计和理念创新可能会使假体使用更长时间。回到最初的问题，髋关节假体能使用多久，这涉及两个问题：第一，为什么髋关节假体会“磨损”？第二，如何最大限度地延长髋关节假体的寿命？

首先，髋关节置换术失败有几个与假体的磨损无关的原因。感染、早期松动和植入不当是独立于磨损的髋关节早期失效的三个原因。然而，从长期来看，假体失效的最常见原因是磨损。目前植入的大部分髋关节假体都使用了聚乙烯内衬，正是聚乙烯的磨损特性决定了髋关节假体的寿命。如果聚合物磨损很快，则失效的可能性会显著增加。聚乙烯磨损颗粒会导致髋关节置换周围的骨溶解。此外，如果聚乙烯完全磨损，则髋关节可能变得不稳定或非常疼痛。因此，聚乙烯的特征对于髋关节置换术的长期生存至关重要。

第二，怎样提高髋关节置换术的寿命呢？

必须克服的最重要的长期问题是改善聚乙烯的磨损特性。聚乙烯必须有低磨损特性，交联聚乙烯的发展显著改善了磨损特性，另一个有前景的可以提高聚乙烯寿命的创新是引入维生素 E，还有关于加强聚乙烯对侧的球头涂层的研究。

虽然完美地髋关节假体还没有研发出来，现在已有报导，正在研究可以持续使用约 50 年的假体，没有人能够预测未来科技的发展，期盼一些报道中永不磨损假体的设想能够成为现实。

120. 2018 年各国 THA 系统年报的趋势是什么？

澳大利亚报道组配式假体失败风险明显高于一体式假体，约为后者的两倍。

股骨头直径方面，挪威、新西兰以 32 mm 头部为主流选择，而美国以 36 mm 头部为主流选用。在不同股骨头直径与假体生存率方面，澳大利亚报告显示，大头较好，但 36 mm 与 40 mm 没有差异；新西兰报告显示，>36 mm 的头生存率最差，32 mm 的头生存率最好；美国报告显示 32 mm 和 36 mm 头最好；挪威报告显示，不同大小的股骨头假体生存率没有差别。

在翻修原因方面，瑞典报道松动为首要原因，感染因素在逐年增加。美国翻修因素依次为脱位、松动、感染，早期失败（术后 90 天内）原因有：假体周围骨折、感染、脱位。

对于双动髋假体的选择，美国主要在翻修中应用双动髋假体，而且双动髋假体的应用越来越多。澳大利亚对双动髋假体中短期随访发现，双动髋假体与普通臼生存率无差异。

假体界面选择方面，挪威和瑞典的金属对普通聚乙烯界面使用量越来越少，到 2017 年几乎没有这种界面的选择，而金属对高交联聚乙烯界面的选择成为主流。在英国，界面选择方面以金属对聚乙烯为主。在新西兰，金属对普通聚乙烯界面的选用量在下降，与此同时，陶瓷对聚乙烯界面的选择在增多。在美国，内衬选择以高交联聚乙烯为主，股骨头选择上陶瓷和金属各占一半，陶瓷的选择呈增长趋势并且以年轻患者为主。澳大利亚、新西兰、英国、挪威报告均显示，金属对金属界面生存率最低。

假体固定方式方面，欧洲以水泥固定方式为主，生物型固定方式越来越多，骨水泥假体的选用以老年患者为主。挪威、澳大利亚、新西兰报告均显示，生物型假体的生存率更低，但美国报告显示生物型假体生存率更高。

在患者年龄方面，澳大利亚、瑞典、新西兰、英国年报均显示年轻患者假体置换失败率较高，应当谨慎选择假体。在患者体重指数（body mass index，BMI）方面，澳大利亚、瑞典、新西兰报告显示，肥胖可以降低假体生存率，当

BMI＞40（kg/m^2）时，翻修风险极高，患者应进行术前减肥。在患者性别方面，澳大利亚、瑞典报告显示，女性患者更多，但有下降趋势，男性的再翻修率更高。

121. 人工全髋关节置换假体选择的方案是什么？

在选择假体时，既要考虑患者和外科医生的相关因素，又要考虑其功能，因此，所选择的假体在患者和外科医生之间会有所不同。此外，对于每个假体的适应证，外科医生之间并不一定达成共识。目前有各种全髋关节置换假体可供选择，在选择恰当的假体时要考虑各种因素。

髋关节假体的耐久性

目前全髋关节置换术的使用假体能持续多久还没有确定答案，有研究发现 83% 初次置换的假体至少在 20 年内有效，说明全髋关节置换术已经是一个很成功的手术（Holohan et al., 1999）。因此，选用假体的预期寿命应该超过该期限。

假体固定方式

按固定方法可分为：骨水泥固定；非骨水泥固定；混合固定。在第三个类别中，两个组件中的每一个都以不同的方式固定到骨骼上。

对于固定方式的选择即使在专家中争议也很大。骨水泥固定有很多优点，一般来说，手术后可以立即获得刚性固定，尽管骨的形态和性质有所不同，但这种技术仍可以应用，并且固定产生的界面能够抵抗磨损碎片的穿透。然而，骨水泥固定也存在一些缺点，根据术中是否成功地进行了骨水泥固定，结果差别很大，如果假体松动，邻近骨的疏松往往会加速，翻修髋关节置换时，可能难以除去骨水泥。

非骨水泥固定的优点包括：当骨生长到表面涂层的孔隙中时，其固定非常坚硬，能较好地保存骨量。即使发生松动，也可以在较多地保存骨量的情况下进行翻修关节成形术。缺点包括：当骨头不合适时可能出现禁忌证，偶尔由于下沉导致固定不良，取出固定牢固的植入物可能特别困难，可能发生持续的股骨疼痛。

无论采用何种固定方法，植入的假体都会导致骨骼上的机械应力变得非生理性。因此，在长时间的术后过程中，植入物周围的骨质可能会衰退、疏松或肥大。

固定方法的选择不仅要考虑其耐用性和功能优势，而且要考虑将来治疗并发症或翻修的对策。换言之，当选择固定技术时，应考虑用于翻修的手术程序、植入过程和处理骨缺损的方法。

关节面类型

就关节面类型而言，最常见的组合有金属 - 金属、陶瓷 - 陶瓷、聚乙烯 - 金属或陶瓷。人工髋关节摩擦界面选择上：经济性、灵活性以金属 / 陶瓷对高交联聚乙烯界面为最佳；磨损率及磨损颗粒与人体相容性以陶瓷对陶瓷界面为最佳。对于不同材料界面组合远期效果，其与假体制作水平、患者骨质条件、医生手术技术等密切相关。究竟哪种组合最有利于提高假体的使用寿命，还有待进一步的资料积累和深入研究。

患者有关的因素

在患者的年龄选择层面，通常年轻患者采用非骨水泥固定，老年患者采用骨水泥固定。由于较年轻的患者更活跃，并且在将来经常需要进行翻修，因此选择了非骨水泥固定，这使得固定更加牢固，并有可能保留骨量。然而，这一方法并不是绝对的，应考虑到骨溶解的可能性和翻修时移除植入物的困难。

在患者的骨质因素层面，当患者有骨质疏松症状时，例如类风湿关节炎患者和老年患者，由于非骨水泥固定方法往往无法实现刚性的初始固定，因此通常认为骨水泥固定更为合适。当髋臼和股骨像先天性髋臼发育不良患者一样小而变形时，有时采用非骨水泥技术进行重建。

外科医生有关的因素

如果用外科医生第一次使用的新假体进行关节置换术，无论外科医生多么熟练，都较难完美地完成手术。

尽管不同的假体适用于不同的适应证，但如果可选择的假体太多，外科医生又没有足够的临床经验，很难完全理解某一类型假体的优缺点，例如，骨水泥固定需要相当的技巧才能获得良好的效果。采用非骨水泥技术，固定的刚性取决于所选假体的尺寸和使用手术器械的经验。因此，对于年轻医生，在不同的条件下备用过多的假体并不是保持关节置换术结果高标准的好方法，这种情况似乎更适合选择一个已取得最佳的长期效果的假体为主要类型，并提供一个或两个额外的选择方案。

通常情况下上述选择过程都是适用的，除了注重外科医生培训以外还要注意根据特定病例创造不同的选择标准。

122. 金属对金属的髋关节表面置换真的过时了吗?

髋关节表面（以下简称表髋）置换术在 20 世纪 70 年代就开始有相关的使用和报道，2000 年后得到大范围推广，广泛用于相对年轻的患者，直到 2010 年 8 月强生公司强制召回 ASR 产品，金属对金属的髋关节表面置换进而不再被大多数医生认可。但是髋关节表面置换假体原理设计仍有其独特的优点，期待新的材料学开发和进步能避免金属离子弊病，促进髋关节表面置换可以有更好的发展。

主要优点

（1）表髋置换术可以更好地保留股骨侧骨量，利于翻修。

相比全髋关节置换术，表髋置换术只需要磨削病变的股骨头表面，不切割股骨颈，不干扰髓腔，有效保留了股骨部分的骨量。翻修时有充足的区域固定新的假体（图 122-1）。

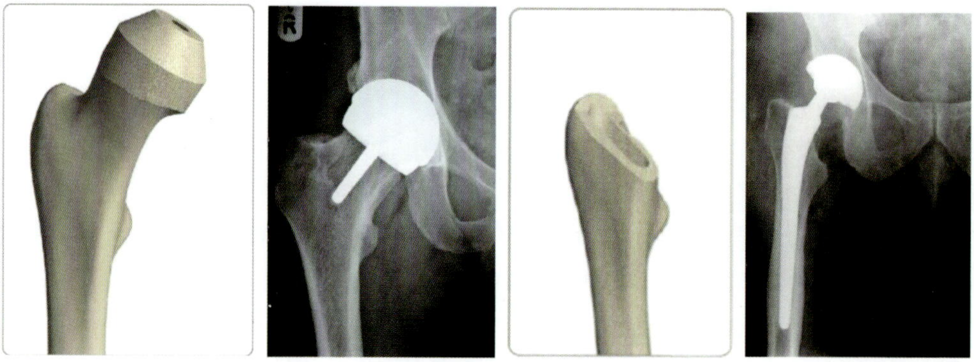

图 122-1　髋关节表面置换术利于保留股骨侧骨量

（2）表髋置换术可以很好地顺从患者原始股骨前倾角，容易恢复正确的偏心距。相对全髋关节置换 2%~5% 的位移率，表髋置换只有 0.27%，更容易恢复患病前的下肢长度。

（3）更好的活动度和更好的步态，由于表髋大头接近人生理股骨头，可以具备更高的稳定性，较难脱位，所以患者步态和活动量接近正常。

（4）可以用于一些特殊患者，髓腔封闭或者股骨近端特殊畸形。

（5）髋关节的软组织损伤小，更有利于关节本体感觉的正常存在及软组织的功能恢复。

主要缺点

（1）金属对金属界面会共同面对金属离子增高的问题。血清中钴和铬离子浓度增高，引发过敏、致癌几率上升，在假体位置不良时尤为甚，引发了诸多担忧。金属离子浓度的增高不仅会诱发过敏，还可能诱导淋巴细胞聚集以及无菌性淋巴细胞性血管炎等损伤，出现结节、炎性假瘤等。

（2）手术操作难度升高，且不适合所有患者。表髋手术由于保留部分股骨头，髋臼暴露及股骨头操作均会有一定难度。此外根据股骨头骨质的损坏程度，不是所有患者都可以选择表髋手术，不同的情况适合于不同患者（图 122-2）。

（3）Noching 现象，导致股骨颈骨折的风险上升，据报道骨折发生率约为 1.5%（女性约为 2%）。

髋关节表面置换术由于金属离子释放导致炎性假瘤、过敏等问题，在全世界范围内的使用越来越少，但随着材料学的进步，如果能够很好地减少金属离子的释放，髋关节表面置换术还有很多的应用空间。据报道，英国有研究机构研发陶瓷对陶瓷的髋关节表面置换系统，已在临床试验阶段（图 122-3），相信在不久的将来，髋关节表面置换有可能重新成为关节外科医生的选择。

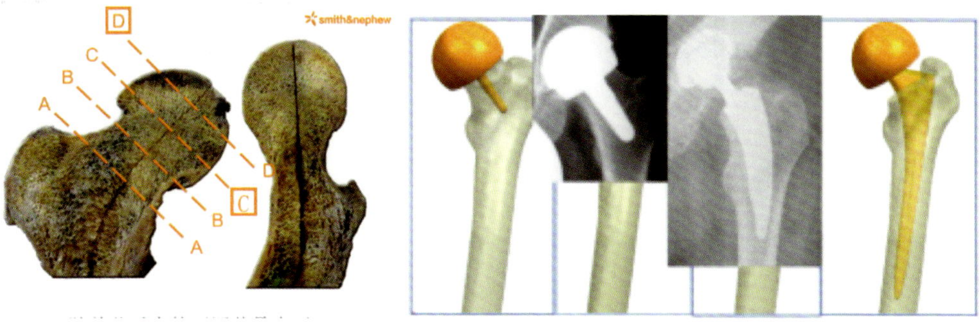

图 122-2　根据患者情况选择髋关节表面置换术或全髋关节置换，不同情况适合于不同患者；A. 常规全髋关节；B . 短柄；C. BMHR ；D. BHR（ Smith & Nephew 公司）

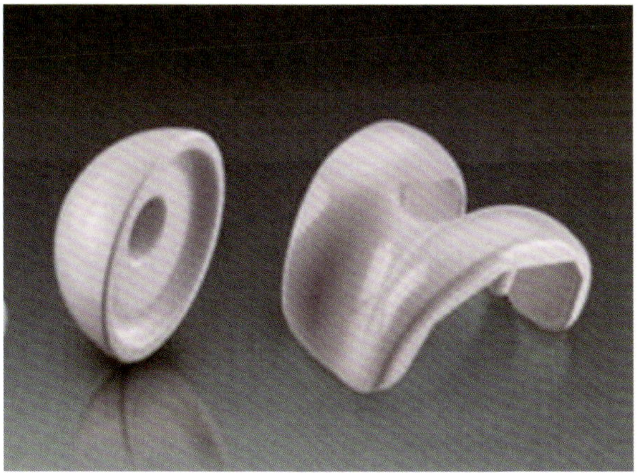

图 122-3　新的陶瓷组件，包括髋关节表面置换的陶瓷头及膝关节置换的陶瓷假体

123. 髋关节置换假体材料研究有何进展?

人工关节能够替代人体关节部位、实现关节功能重建，这对人工关节的制造材料要求较高，需要有较好的机械物理性能、化学性能、生物相容性等。常用的主要有钴基合金、钛及钛合金、陶瓷、聚乙烯等。人工关节材料作为重要的生物材料组成部分，近 20 年来得到了长足发展。

近年，一种新型的热塑性工程材料——聚醚醚酮（polyetheretherketone，PEEK）逐渐进入骨科植入物领域。它具有以下特性：①机械强度高；②弹性模量与皮质骨相近；③摩擦性能优异；④可透 X 线；⑤蠕变量低，惰性高；⑥生物相容性出色；⑦耐化学腐蚀和辐射；⑧加工方式灵活多样等。

目前在骨科植入物的应用主要脊柱外科植入物、关节外科植入物、创伤骨科植入物等。在关节外科中的应用有 PEEK 股骨柄假体、PEEK 髋关节臼杯、指关节假体（瑞士 MATYS 公司）、单髁膝关节假体（商品名 Oxford, 美国 Biomet 公司）等。

在髋关节置换方面：

传统股骨柄金属假体弹性模量远远超过骨的弹性模量（钴铬钼合金为 220GPa，钛合金为 110GPa，而骨皮质仅为 18GPa）。它们的组合，显然力学性能无法相容，不能创造一个较好的、接近生理状态的受力环境，由此产生应力遮挡、引起骨吸收、骨萎缩，乃至假体松动等一系列并发症，并且为今后的重建带来困难。PEEK 弹性模量为 3~4 GPa，与金属植入体（180 GPa）相比极为接近皮质骨（约 18 GPa），通过调节含碳纤维 PEEK（CFRPEEK）的碳纤维方向和长度，其弹性模量可与皮质骨相同（约 18 GPa），使其力学性能与骨组织相近，故加载时两者的应变量一致，可产生良好的力学相容性，大大增加了界面的结合强度，减少剪切应力，降低了微动与垂直位移，确保了假体的初始固定，进而确保骨组织长入假体，以达到生物学固定的目的。

基于优异的力学性能和生物相容性，PEEK 已被证明是唯一适合应用于股骨柄假体的聚合物。但需更为长期的临床随访来明确其对全髋关节置换远期疗效的影响（Kurtz et al., 2007）。相关股骨柄产品如下：

Versys Epoch 全涂层股骨柄（美国 Zimmer 公司）应用的结果良好。Epoch 股骨柄由铸造钴铬钼合金内芯，PEEK 材料的中间层和经过烧结处理的钛丝表层组成。聚醚醚酮（PEEK）聚合物基质具有较低的弹性模量，以帮助模仿天然股骨的柔韧性。柄比钴铬（Co-Cr）合金柄硬度低 75%，比钛合金柄硬度低 50%，可解决大腿疼痛并降低应力屏蔽的风险（图 123-1）。Epoch 股骨柄因股骨去骨量过大、假体下沉等原因已经退市，在世界范围应用较少，但并不表明该柄采用 PEEk 材料的设计理念过时，随着假体材料学的迅猛发展，相信不久的将来新材料和新技术的应用必然会带来更仿生、更耐磨的髋关节假体，让患者一生只换一套关节，无需考虑翻修的情况。目前很多公司正在研究新型 PEEK 材料的髋关节假体，现已在临床试验阶段。

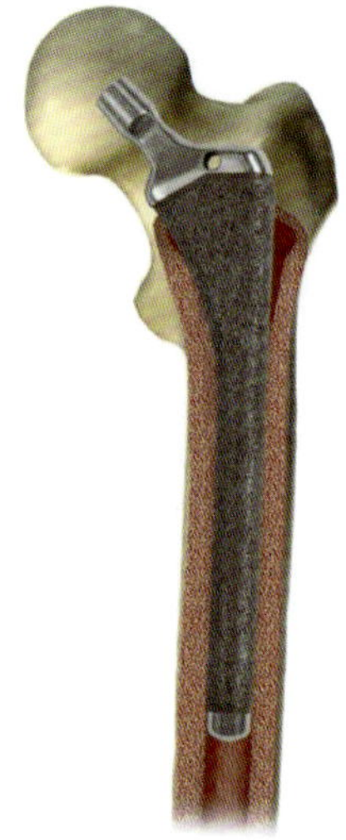

图 123-1 Versys Epoch 全涂层股骨柄（Zimmer Biomet 公司）

PEEK 材料臼杯产品有解剖型马蹄状 CFR-PEEK 臼杯（商品名 MITCH，瑞士 Stryker 公司）。厚 3mm 的 CFR-PEEK 臼杯可以提供半月形的假体周围应力分布，与实际人体接触应力分布一致，而且它表面的孔钛及羟基磷灰石涂层有利于骨长入。由于 CFR-PEEK 材料的出色的耐磨性，其作为臼杯或臼衬的厚度要求大大降低，使得体型较小的患者也能够使用 36 mm 甚至 40 mm 以上的大直径球头，从而使大直径球头在亚洲人中的普遍应用成为可能。

第二部分

人工髋关节置换临床操作与技术的相关知识

124. 股骨距结构及其意义是什么?

股骨距位于小粗隆深部，从股骨颈后侧延伸到小粗隆后方的纵行致密骨板，是股骨上段的重要承载结构，在股骨负重、骨折内固定和人工全髋关节置换术中具有重要意义。

1874 年 Merkel 首先发现了这一特殊结构，在股骨颈部的前内侧有一个由皮质骨构成的坚硬的纵行骨性隆起，该隆起上起自股骨头基部下连小粗隆，在横断面上隆起顶点距离松质骨有 1 cm 厚。该结构在以往的解剖学上未见描述，其作用是连接股骨头与小粗隆，并能够在起立时承受更大的压力负荷。

该隆起在新生儿期见不到，随着站立行走所带来的压力负荷增加而开始形成。1957 年 Harty 正式提出将这一结构命名为“股骨距”。很长的一段时间里，股骨距没有获得足够的重视，人们对股骨距的形态结构缺乏系统的认识，直至 1982 年，Griffin 第一次较为详细地描述了股骨距的解剖特点。

解剖特点

股骨距位于小粗隆深部到股骨颈中轴后侧的一个增厚的骨嵴，在股骨颈与股骨干的连接处，其上端与股骨颈后侧上中 1/3 交界处的皮质骨融合，下端与股骨干上部小粗隆下缘的皮质骨融合。股骨距游离缘伸向髓腔，呈三菱柱状。

目前认为股骨距内侧较厚，外侧分散为薄层骨板。其内侧部又称致密部，由致密的骨皮质构成，其基底与股骨内侧骨皮质相连；外侧部又称分层部，由 3 ~ 5 层薄骨板组成（图 124-1）。

有学者将股骨距分为三个区域，可承担不同作用：股骨距内段皮质骨结构、中部致密松质骨、外段平行排列骨板。有学者等通过 X 线片研究认为股骨距可分为四种类型，即弧线型、骨小梁型、断线型和融合型（Wroblewski et al., 1983）。

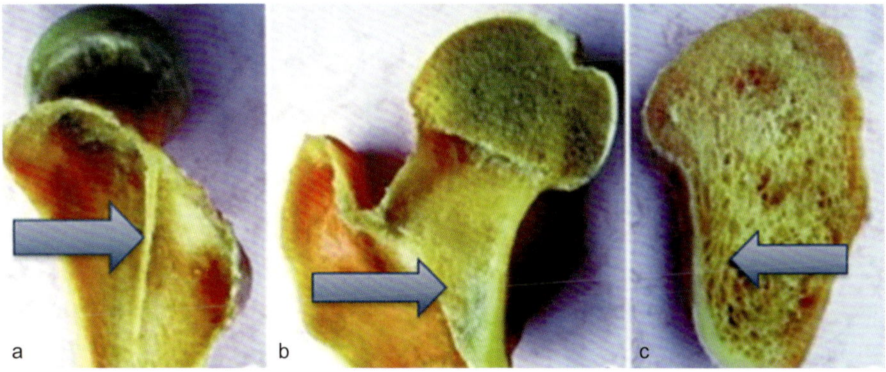

图 124-1　股骨距的大体解剖结构：a. 侧面观；b. 前面观；c. 横断面观

生物力学意义

由于颈干角和前倾角的存在，从身体经股骨头传向股骨上段的载荷并不在一条直线上，股骨颈在生理载荷下的受力是压应力、张应力和剪切力的复合，结果产生了巨大的弯矩和扭矩的作用。

股骨颈相当于悬臂梁，股骨距的位置相当于悬臂梁的基底部，缩短了股骨颈的实际长度，减小了股骨颈干连接部的弯矩，起到加强股骨颈基底部的作用，成为股骨上段内部负重结构的重要组成部分。

股骨距的存在改变了负荷传导分布方式，减少了后、内侧皮质负荷，增加了前、外侧皮质负荷，影响股骨上段生物力学性能，改善股骨上段应力分布情况，使应力分布更加合理。

同时，股骨距、压力骨小梁束、张力骨小梁束和斜向骨小梁束构成股骨上段的桁架结构，这对股骨上段的承载功能具有特殊意义。桁架结构可将弯矩转化，将传向股骨上段的载荷均匀分布在内侧皮质上。

股骨距内段皮质骨结构与股骨颈皮质紧密结合，加强股骨颈基底部。中部致密松质骨及远段松质骨有广泛的面积与纵向和斜向骨小梁束相结合，承担从以上两束骨小梁传来的压缩载荷并传向股骨距的内段，最终由内段传向股骨内侧皮质。股骨距的外段为平行排列的骨板，骨板之间由横行骨柱相连，在承受纵向载荷时非常稳定。

临床意义

股骨距的存在影响骨折类型，股骨距对内固定治疗、骨折疗效都有影响，在人工髋关节置换方面，股骨距的存在有防止人工假体松动与下沉的作用。应通过术前拍片了解股骨距的位置和长度，来决定股骨距的截骨平面和选取假体的颈长，在小粗隆上方应保留股骨颈 1.0 ~ 1.5 cm，可防止破坏股骨距，从而防止假体下沉，减少髋关节内翻和下肢不等长的发生率。髋关节置换术中保留股骨距或者使用骨水泥、金属网等人工材料对股骨距进行修复重建可以帮助患者的功能恢复。术中操作应敲击假体上段，听声音、看移动以了解假体装配是否合适，敲击过程中不能用力过大。

125. 如何确定松质骨压缩量?

松质骨与皮质骨有截然不同的骨密度和弹性模量，人工髋关节置换术的植入物主要置于松质骨中，了解松质骨的力学特性，才能使置入的人工材料力学性质与松质骨的力学性质尽可能地相近，以使置入物固定可靠，避免松动。松质骨由骨小梁以各种方式排列而成，对于不同的人、不同的骨骼和部位，松质骨骨小梁的排列方式有很大差异。

生物学固定要求假体与股骨近端髓腔松质骨的紧密压配及适宜压缩，从而达到植入物与松质骨紧密结合的初期稳定，预留的松质骨在一定时间应力环境下与假体进行骨长上或骨长入，从而实现假体在股骨中的远期稳定（图 125-1）。假体与松质骨生物学固定的条件与骨折愈合相似，即初期稳定性、紧密压配（假体骨界面无间隙接触）、合理的应力分散传递。

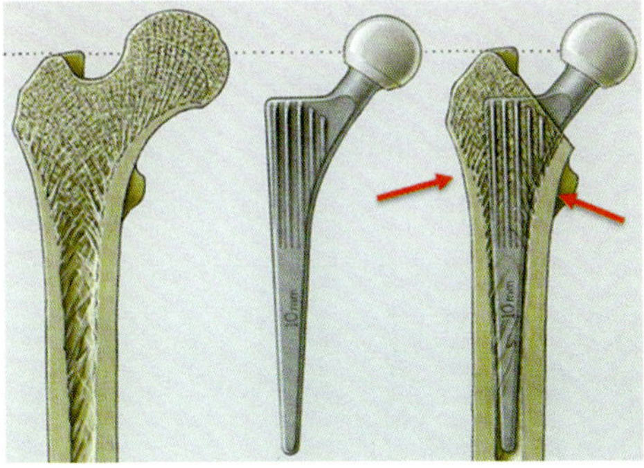

图 125-1　箭头所示 CLS 股骨柄与股骨近端适宜的压缩骨量（Zimmer Biomet 公司）

不同患者的髓腔质量个体化差异较大，松质骨压缩量目前尚无统计学结论，不过，目前最主流的观点认为，压缩松质骨应该以近端压缩为主、远端压缩为辅，假体与松质骨的压配要适宜，松质骨压缩要适度，既能保证假体植入后的即刻稳定性，又不宜过紧的压缩松质骨，以免造成缺血，适宜的压缩应力会促进骨与假体的牢固结合，利于骨整合，保证假体的长期稳定。

126. 全髋关节置换术后深静脉血栓形成（DVT）的因素有哪些?

患者自身情况

全髋关节置换的患者年龄较大，合并慢性病较多，尤其以糖尿病、高血压、高脂血症、心血管疾病等疾病为主。患者由于高血糖、高血脂、血小板功能异常及血浆中纤维蛋白原含量升高，纤溶活力减弱，使血液黏滞性增加，血流缓慢，红细胞聚集加速，导致血液高凝状态。同时血液中血浆内皮素高，血浆中自由基代谢紊乱与血清过氧化脂质水平升高及高糖参与均可造成血管内皮损伤。血管内皮损伤可导致血小板聚集、黏附从而启动凝血过程，最终形成血栓。老年患者常合并动脉粥样硬化，血液黏度增加，血流缓慢，导致血栓形成。

患肢术后康复训练

下肢静脉血流相对缓慢，全髋关节置换术后患者常因切口疼痛、活动受限、长期卧床等原因，肢体活动量明显减少，维持静脉回流的肌肉收缩减弱，静脉血流处于相对淤滞状态。下肢的长期制动会明显减缓血流速度，制动危险因素持续存在，术后发生 DVT 的危险性会持续增高。因此，在全髋关节置换术后，早期活动十分重要，从患肢足部到大腿的按摩，从踝泵运动到直腿抬高，都这样能促进血液流通，改善微循环，降低 DVT 发生率。

假体固定方式

在骨水泥固定假体的过程中，骨水泥的热损害、术野炎症刺激等会直接损害静脉血管壁，这些静脉内膜上的损伤病灶会继发形成凝血块，而且骨水泥本身也是一种促凝物质。有研究还发现骨水泥形成栓平均长度明显大于非骨水泥组。还有研究发现在应用骨水泥的全髋关节置换中，将股骨假体插入股骨干时，用真空吸附器降低骨髓腔内的压力，能减少脂肪及骨髓细胞栓子进入血管的数量，可以有效地减少术后 DVT 发生的几率。因此，在条件允许的情况下，提倡用非骨水泥固定，不仅可以降低 DVT 的发生率，还可以降低远期松动。如果骨质条件差，用骨水泥固定，术后应积极予以预防措施（Clarke et al., 1998）。

输血情况

全髋关节置换术出血量较多，很多医生常规备血，在出血量较多的情况下需要输血，这不仅有利于维持正常血压及有效血容量，而且可以提高机体免疫力。库存血通过常规滤器后，仍有相当数量的血块和碎粒，输入这些碎粒可诱发血栓形成。因此，在治疗性输血时，尽力用成分输血，这样可降低 DVT 发生的危险性。

抗凝药的预防应用

围术期预防性予以抗凝治疗，能有效阻止血栓形成、改善微循环。全髋关节置换术后未行预防性治疗的患者 DVT 发病率高达 92%，而使用低分子肝素进行预防性治疗后 DVT 发生率明显下降。因此，对于髋关节置换术后患者，应当积极给予预防血栓药物治疗，但要注意个体化以免引起出血。

麻醉方式

目前观点普遍认为，椎管内麻醉阻滞了交感神经，促使下肢血管扩张，从而促进下肢的血流，减轻下肢静脉血的淤滞，减少 DVT 的发生。有学者报道，全身麻醉患者 DVT 的发生率较其他麻醉方式高，认为椎管内麻醉增加了阻滞平面以下的血流，并且会减少下肢静脉血液黏度，而全身麻醉使下肢血流显著减少。同时，椎管内麻醉降低了血液的凝血活性。因此，在进行全髋关节置换时，尽量选用椎管内麻醉（Freedman et al., 2000）。

年龄和体重

年龄、体重是发生 DVT 的危险因素。高龄患者易在髋关节置换术后发生 DVT，可能由于高龄患者血流减慢，血液黏度大，动脉粥样硬化形成等原因有关。有学者认为肥胖并不构成独立的危险因素。在一项前瞻性研究中，DVT 的年发病率随年龄增加而递增。年龄的致栓机制尚不明确，可能是由于老年人血管内膜粗糙、内膜受损严重、产生凝血物质增加、常合并心脑血管病等，而这些疾病均与血栓形成有密切相关性（Schouten et al., 2017）。

手术时间

手术时间也是 DVT 形成的相关因素。手术时间 >4 h 者 DVT 发生率明显增加。可能手术时间过长，机体的反应会造成血管内膜损伤，与 DVT 的发生有关。

127. 全髋关节置换术后患者血清金属离子水平与哪些因素相关？

全髋关节置换术后许多潜在因素均可能影响金属离子浓度。

患者因素

患者体重、活动量及肾功能均可使血中金属离子浓度发生变化。体重较重、活动量大的患者产生的磨损显然相对较大，金属离子释放相应增多。患者肾功能不全时，血中金属离子难以排出体外，其血中浓度将进一步升高。此外，经常有下蹲、下跪、盘腿而坐的全髋关节置换术后患者血清金属离子水平高于不经常做这些动作的患者，因为下蹲、跪姿和盘腿坐姿可能会导致金属 - 陶瓷关节或者金属 - 金属关节的撞击，进而金属离子水平升高，具有传统亚洲生活方式的患者存在金属离子相关问题的风险较高。

关节摩擦副因素

金属 - 金属假体较金属 - 聚乙烯假体更易产生金属离子（图 127-1）。金属 - 高交联聚乙烯关节可以减少金属磨损和离子释放，但相对于陶瓷 - 陶瓷或陶瓷 - 聚乙烯 THA 的患者还是具有高的循环钴（Co）和铬（Cr）离子水平。有研究报道，安装金属 - 金属假体的患者经 144 小时的磨损腐蚀后，血钴浓度升高 40 倍之多，而安装金属 - 陶瓷假体患者血钴浓度没有明显变化（De Haan et al., 2008）。

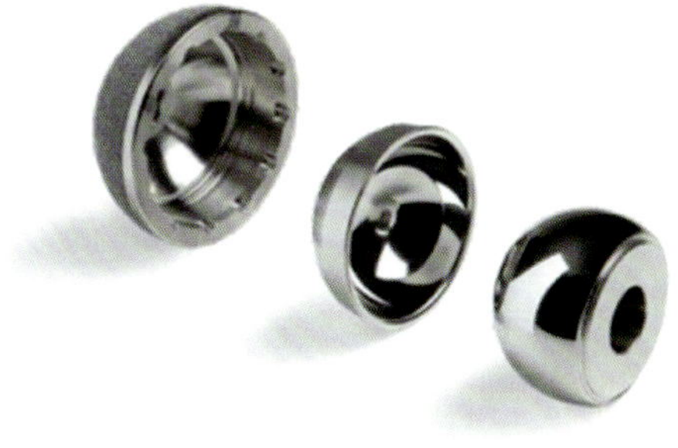

图 127-1　金属 - 金属关节假体

假体设计因素

金属假体在体内以一定的溶解率发生腐蚀，所以直径较大的金属 - 金属假体面比直径较小的假体面金属离子释放量更多，磨损腐蚀后金属离子的释放将大大加快。但研究发现使用直径 >53 mm 以上假体的患者离子浓度反而要低于使用直径 <51 mm 假体的患者，他们认为接触面的增加可以形成更厚的流体膜，达到足够的润滑，来减小表面间的摩擦。除摩擦副的接触界面外，股骨头假体与股骨柄连接处的锥部腐蚀、组配式假体组件之间的微动也是金属离子的重要来源（Elkins et al., 2014）。

手术相关因素

髋臼假体安放位置与金属离子释放有一定关系。当髋臼前倾角处于正常位置时，髋臼假体对股骨头的覆盖较好，比较符合正常人的髋关节解剖结构，髋臼与股骨头表面接触较多，因此应力分布均匀，关节稳定，磨损率低。髋臼前倾角和外展角的增加会导致股骨侧假体表面覆盖面积减小，减少了可使用的润滑液的量。髋臼外展角、前倾角过大会增加边缘负载导致磨损增加，而且前倾角增大，在关节屈曲时，会导致撞击症的出现，使磨损增加，引起金属离子水平的升高。髋臼外展角过大，减少股骨头假体和臼杯假体的接触面积即头臼包容率，负重区域的面积大大减少，这使得在髋臼假体的外上缘应力比较集中，造成局部的接触界面间摩擦力增大，磨损率增加，金属离子释放增加。

128. 关节置换术后金属过敏反应的表现、诊断和治疗方式有哪些?

采用金属 - 金属假体的全髋关节置换患者，术后有出现金属离子过敏反应的可能。有研究报道一般人群对钴、铬等金属离子的过敏率为 10% ~15%，术后关节功能良好的患者金属离子过敏率约为 20%，而无菌性松动致假体固定失败患者金属离子过敏率达 50% ~60%。金属离子过敏反应为淋巴细胞介导的Ⅳ型 (迟发型) 超敏反应。金属离子是一种半抗原，不能单独引起免疫反应，但可与人体蛋白结合成为抗原决定簇，在抗原呈递细胞作用下将抗原信息递呈给外周血淋巴细胞，引起外周血淋巴细胞增殖反应，导致过敏反应的发生。

金属过敏反应的临床表现

关节置换术后金属过敏患者最常见的临床表现是皮肤反应，包括关节局部的皮肤反应及全身皮肤反应，主要表现为皮肤红斑及湿疹。其次出现关节滑膜炎，表现为持续性关节疼痛、关节活动度下降、僵硬、甚至假体松动等症状。

皮肤红斑及湿疹样症状与金属离子的相关性很多文献就已有报道。有学者对 30 例接受钴铬合金股骨装置和钛合金胫骨平台的膝关节假体后出现皮肤反应的患者进行了 3 年随诊，发现有些人出现皮肤红斑改变，有些人则表现为湿疹样皮炎。还有研究报道术后出现金属过敏的患者往往伴有严重滑膜炎反应。在初次接受关节置换术后，3 ~ 28 个月开始出现关节疼痛、活动受限的症状并持续存在，但引起严重滑膜炎反应的最常见原因是慢性或低毒性感染，因此必须对此进行鉴别，至少需要行C反应蛋白、红细胞沉降率、关节液白细胞计数及关节液细菌培养等检查(Verma et al., 2006)。

金属过敏反应的诊断方法

目前有两种最常用的检测关节假体置换术后金属离子过敏反应发生的方法，即皮肤贴斑试验和白细胞移动抑制试验。皮肤贴斑试验操作简单，应用广泛，但易受溶剂影响，敏感性较低，尚未作为关节假体置换术前的常规检查，而白细胞移动抑制试验具有安全、准确的特点，可避免机体致敏的可能，并可显示皮肤贴斑试验所不能显示的抗体和深部组织的过敏反应。相对于皮肤贴斑试验，白细胞移动抑制试验更为可靠，有望成为全髋关节置换术前的常规检查。

金属过敏反应的治疗

如果患者仅出现皮肤反应，包括局部或全身性皮肤红斑、湿疹样皮肤改变，而并没有影响关节活动度、稳定性，无假体松动表现时，应用局部激素治疗是行之有效的方法。但是当出现严重的滑膜炎反应，甚至伴随假体松动表现时，虽然可以采用 NSAIDs 药物及物理治疗，但没有证据表明可以抑制金属过敏的发生和进展，在这样的情况下，通常需要手术干预。有学者对首次使用钴铬合金假体后出现严重滑膜炎反应的金属过敏患者进行研究，在他们接受黑晶假体进行翻修后，随诊 1 ~ 2 年，全部患者的疼痛症状得到改善，关节活动度提高（Thakur et al., 2013）。

129. 髋关节置换术后血清金属离子变化水平及变化特点是什么？

目前普遍认为，髋关节置换术后体内金属离子水平的变化存在一定规律。目前关于髋关节金属 - 金属界面假体置换后体内金属离子的研究由于测定方法的不同，离子水平的测定无很好的可比性，还未形成统一的标准。但很多研究普遍认为金属 - 金属界面髋关节置换后，血中金属离子的浓度普遍上升，并有一定的趋于平稳的现象。分析这种现象的原因，假体关节面要经过一个磨合阶段，达到稳定磨损阶段后磨损会大大降低，金属颗粒相应减少从而减少了离子释放，同时与肾的代谢速度持平，从而趋于稳定。血中金属离子水平的常规监测和临床结果结合起来，更有助于评估置换后疗效。钴、铬离子水平在置换后均不同程度地升高，变化趋势与以往的研究相似。但不同于钴、铬离子浓度水平的是，钼离子水平并没有出现类似的起伏变化，这可能与代谢途径不同有关，另外假体中钼含量较钴铬合金占假体比例来说是非常小的，是否会在更长时间后钼的释放与代谢才会出现平衡，从而出现类似的变化趋势，还需长期随访观察（Macdonald et al., 2004）。

置换后体内金属离子主要有两种来源，一是体液的直接电解腐蚀，再就是运动时假体界面间的摩擦产生的金属碎屑，前者反映了静态时假体材质流失，后者与患者活动量及假体安放位置有较大关系。有研究通过在体外将假体置于模拟体液的环境中再进行测定，已明确静态下假体电解腐蚀量甚微，因此金属离子的产生主要来自活动时假体界面磨损，金属离子的浓度水平反映了假体的耗损程度，界面之间相对运动越多，之间的摩擦作用越多，对界面的影响逐渐积累增多。有学者报道钴离子与置换后 Harris 评分呈负相关，钴是假体的主要成分，可反映出功能障碍的状态下金属界面之间的正常摩擦运动受到限制，不良摩擦活动增多，局部的金属碎屑产生增多，导致金属离子的释放增多（Savarino et al., 2010）。

130. MoM 假体金属过敏反应发生机制是什么？

目前认为金属 - 金属（MoM）假体的金属过敏属于Ⅳ型（迟发型）超敏反应，

常表现为严重的皮炎、荨麻疹、湿疹或非特异性免疫抑制。Foussereau 等（1996）首先报告了金属移植物与湿疹的发生有关。

很多研究指出金属过敏反应的发生与淋巴细胞激活密切相关。金属离子与 T 淋巴细胞表面硫醇分子结合引起酪氨酸激酶活化，进而激活 T 淋巴细胞，T 淋巴细胞激活后可释放出各种细胞因子，如白细胞介素 -1/3、γ 干扰素、转化生长因子（TGF）、单核细胞趋化激活因子、粒细胞集落刺激因子、迁移抑制因子等，巨噬细胞促使单核细胞及中性粒细胞等向局部趋化。属半抗原的金属离子不能单独引起免疫反应，但可与人体蛋白结合形成超抗原复合物，由抗原提呈细胞呈递至敏感的 T 细胞，这些复合物也可与淋巴细胞表面受体结合直接激活淋巴细胞。此外，金属颗粒被巨噬细胞吞噬后可经主要组织相容性复合体（MHC）Ⅱ类抗原呈递给 T 淋巴细胞，使之激活，诱发迟发型超敏反应。激活的巨噬细胞提呈抗原分子复合物的能力增强，可引起更多的淋巴细胞激活，由此形成恶性循环，从而引起广泛的组织损伤（Hallab et al., 2001）。

131. 金属离子会对人体产生哪些损害？

髋关节金属 - 金属界面假体置换后产生的金属离子可对人体产生损害，包括局部损害和全身性损害。

局部损害

髋关节假体磨损产生的金属离子主要包括钴（Co）、铬（Cr）、钼（Mo）、镍（Ni）、钛（Ti）等，目前研究最多的以 Co、Cr 为主。金属磨损颗粒在假体周围组织沉积，导致组织坏死和炎症改变，统称为对金属碎屑的不良反应，包括假体周围渗出、坏死、骨溶解、金属沉积、炎性假瘤形成等。另外还导致无菌性淋巴细胞性血管炎相关损伤，包括一系列组织变化，金属沉着、组织炎性渗出、周围组织坏死和炎性假瘤形成。

金属碎屑在假体周围的软组织和骨髂内沉积，会导致慢性炎症、磨损加速、假体松动和晚期骨溶解等病变，称为金属沉着病（图 131-1）。文献报道在有金属植入物病例中，金属沉积的发生率约为 5%。还有研究等报告术中发现的金属沉积与更高的血清金属离子浓度、磨损率和并发症发生率相关（Nasser et al., 2009）。

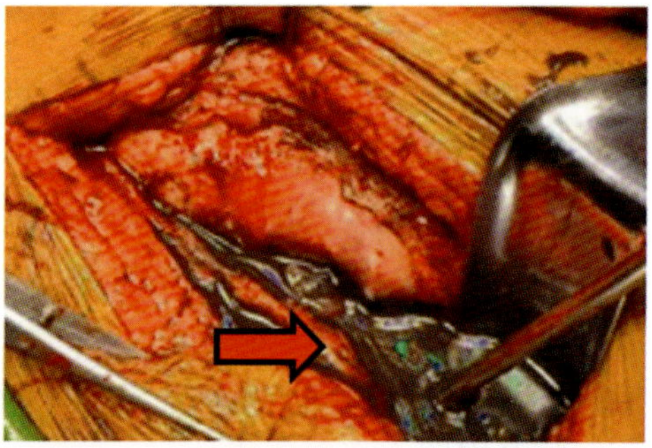

图 131-1　金属碎屑导致股骨柄侧骨溶解，箭头所示大量黑色炎性物质增生，股骨变薄呈蛋壳样改变

炎性假瘤为一种特发的非特异性慢

性增殖性炎症，临床表现类似肿瘤，但实质上是炎症，故名炎性假瘤。炎性假瘤病因尚不清楚，目前多认为是一种免疫反应性疾病。金属离子导致的炎性假瘤多被描述为是一个非恶性软组织生长而形成的团块，可以是囊性的、实性的或囊实性的，反映了对金属磨损反应和金属超敏反应的组织学变化，被视为软组织不良反应的最终形式。炎性假瘤的发生率，各个国家的报道不尽相同。一项加拿大的多中心研究数据显示，炎性假瘤的发生率仅为 0.10%，而其他国家文献中炎性假瘤的发生率最高达 6.6%，差异巨大的原因可能是对炎性假瘤的界定不同，检测手段也存在差异（Sutphen et al., 2016）。至于影响炎性假瘤生成的因素，目前也没有明确的共识。有研究结果显示升高的钴离子浓度与假瘤大小相关，还发现假瘤发生与性别、年龄、体重指数、股骨头假体直径、金属离子浓度等均无明显的相关性（Bayley et al., 2015）。

全身性损害

（1）致畸性

有研究报告指出，分娩过程中从母体到婴儿血之间没有钴、铬离子的运输。相反，有些研究报告经胎盘传输钴、铬离子的证据，但同时强调了胎盘的调节作用。有学者研究正常妊娠分娩的妇女，取母体静脉血、脐带血和胎盘组织进行检测，发现母体血浆和脐血中的铬浓度相当，而胎盘组织中的浓度较低。尽管理论上金属离子有致畸作用，但目前临床证据不充分，也没有相关的文献报道（Brodner et al., 2004）。

（2）致癌性

大多数金属离子能影响机体的生物学反应，大部分学者认为铬离子会导致癌症发生，而且六价铬离子有一定的诱导机体发生突变的能力，故六价铬离子已被国际肿瘤研究中心认定为一级致癌物质，镍同样被认为是一种致癌原，钴则被认为是一种可疑致癌原。推测癌症的发生可能与金属 - 金属假体植入有一定的相关性。

在植入钴铬钼假体的患者体内，铬离子在转化过程中可产生大量自由基，这些自由基来自宿主细胞的溶酶体。自由基团的产生可打破细胞内氧化 - 还原平衡状态，破坏氧化还原敏感的信号分子如激活蛋白（AP）-1、抑制性 κ B 蛋白、肿瘤抑制蛋白 p53，信号分子的破坏可影响正常细胞信号传导和基因表达，导致细胞毒性和致癌性。六价铬转变为三价铬的过程中可通过多种形式造成基因损伤，主要包括 Cr-DNA 二聚复合物、Cr-DNA 三聚复合物、DNA 蛋白交联体、双功能聚合物（ILCS）形成、DNA 单链断裂、DNA 基质氧化。复合体形成和 DNA 双链破坏都会影响基因的正常表达和复制，引起表达产物的异常。钴铬钼假体广泛应用以来，大量临床和试验研究显示金属对金属假体植入后或动物负荷金属离子后，可在手术部位附近或全身发生各种肿瘤，如骨肉瘤、淋巴细胞瘤、白血病。但全髋关节置换术后 20 年内肿瘤发生的临床流行病学研究表明，关节置换部位及远处肿瘤的发生与假体植入无必然联系（Visuri et al., 2010）。

其他损害

金属离子毒性引起的全身性事件很少。目前有文献报道金属离子会导致神经系统病变、心血管系统病变、甲状腺病变等（Zywietl et al., 2016）。

132. MoM 髋关节置换产生的金属离子能导致患者 DNA 及染色体的改变吗？磨损的金属离子能通过胎盘屏障吗？

金属对金属界面全髋假体由于其具有良好的活动度，因而被广泛应用于全髋关节置换。近年的多项研究显示，金属对金属全髋假体置换术后，由于磨损或侵蚀，可能产生大量的金属离子。根据材料的不同，金属假体大致分为有钴铬钼合金、钛合金两大类，关节置换术后的患者常可检测到血清钴离子和铬离子水平增高。研究报道显示钴离子和铬离子均可以通过胎盘。体外试验和动物试验均显示钴和铬可导致基因突变和基因毒性，尤其是三价铬离子（Cr^{3+}），对脱氧核糖核酸直接或间接毒性作用。

正常成人体内铬的含量为 2 ~ 7 mg，主要存在于肺、肾和胰腺中。铬离子在体内主要以两种价位存在：三价铬离子（Cr^{3+}）和六价铬离子（Cr^{6+}）。Cr^{3+} 是胰岛素参与作用的糖代谢和脂肪代谢过程所必需的元素，也是正常胆固醇代谢的必需元素。Cr^{6+} 可以通过细胞膜的负离子通道进入红细胞，并在红细胞内快速还原为生物活性较低的 Cr^{3+} 后容纳于红细胞内。Cr^{3+} 不能顺利通过细胞膜，但是像钴离子一样，它可以较强的黏附在血浆蛋白上（主要是白蛋白）。Cr^{6+} 对血浆蛋白的黏附力较弱（几乎没有）特别是当钴离子同时存在时。而 Cr^{3+} 可以转变为 Cr^{5+} 和 Cr^{4+},并分布在细胞的多肽或蛋白质受体内。研究显示，对正常妊娠分娩的妇女，取母体静脉血、脐带血和胎盘组织进行检测，发现母体血浆和脐血中的铬离子浓度相当，而胎盘组织中的浓度较低。一项动物研究显示，高、中剂量的铬离子可能导致雌性受孕小鼠的血清孕酮、雌二醇水平下降，小鼠的子宫、卵巢的亚细胞形态结构改变随着铬离子含量的增加随之加重，故推断铬离子对子宫卵巢胎盘存在直接毒性损害，并可能对雌性妊娠期间的生殖内分泌激素的动态平衡造成干扰。

目前，最新研究结果显示，Cr^{3+} 具有细胞毒性，关节置换术后，假体周围铬离子（主要是 Cr^{3+}）与成骨细胞发生的反应，此种反应可诱发骨溶解，最终造成假体松动。国际癌症研究机构认定 Cr^{6+} 为 I 级致癌物质，金属 - 金属关节置换术后，癌变为一个潜在的长期生物学效应，而钴为可能的致癌物质。

成人体内钴含量为 1.0 ~ 1.5 mg，主要存在于骨髓中。钴离子在体内的存在形式主要是二价钴离子（Co^{2+}）。钴（Co）是维生素 B_{12} 和一些酶（如核糖核酸酶等）

的组成成分，主要通过维生素 B_{12} 参与机体造血和营养物质的消化、代谢（蛋白质、脂肪和碳水化合物）等过程。钴一部分以维生素 B_{12} 的形式，另一部分以钴蛋白复合物和无机盐的形式进入体内，摄入消化道的钴主要在小肠上端被吸收，尿液是排泄的主要途径，也有少量钴由肠道、汗腺、头发等途径排出。

133. 不同厂家的头和柄是否可以混合使用?

头颈锥度承受加压、弯曲和旋转应力，产生剪切运动，导致磨损和腐蚀，即锥度腐蚀。腐蚀最初是由两个界面的机械作用和相互活动产生，两个表面都可以发生。如果髋关节假体头和柄产生微动会有机械缝隙，机械缝隙与锥度腐蚀相关，如果头和柄连接保持机械稳定，则可以减少腐蚀。

大直径、长锥度股骨颈与小直径、短锥度股骨颈相比，髋关节活动度较低，前者容易发生撞击，脱位风险大。为了降低脱位风险，曾经的 14/16 锥度被更细的 12/14 锥度取代。然而，并不是所有的 12/14 锥度都具有相同的锥角，锥角同时也与锥度的长度有关，很多公司生产的 12/14 锥度的长度和锥角不尽相同。有学者分别测量了 4.0°、6.0° 和 5.6° 锥度以及 11/13 和 12/14 锥度的锥角，发现侵蚀程度与锥角无关。另一项研究模拟头颈交界的锥度不匹配，锥度不匹配角度小于 0.075° 时与锥度微动无关，但当超过这一阈值后，微动增加。理论上，锥度不匹配会增加侵蚀风险，所以必须避免不同厂商间的锥度错配（Porter et al., 2014）。

因此，应提示关节外科医生，混合不同制造商的头和柄可能会影响锥度连接强度，并可能降低稳定性，增加锥度侵蚀风险。由于安全应该是患者治疗的重中之重，因此应避免任何潜在风险，不建议混合和匹配来自不同制造商的头部和股骨柄（图 133-1）。

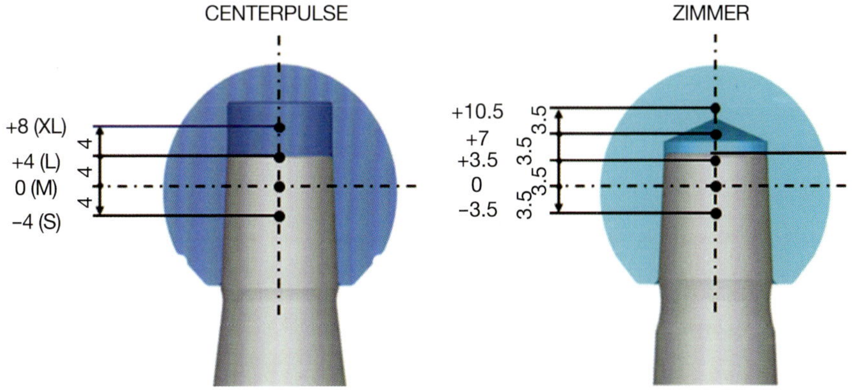

图 133-1　Zimmer 产的 +10.5 mm 股骨头与 Centerpulse 产的柄不配伍，不能混用（Zimmer Biomet 公司）

134. DAA 入路：到底是福音还是噱头?

德国 Hueter 医生于 1881 年首次描述了髋关节前方入路，即 Hueter 间隙，经阔筋膜张肌、缝匠肌间隙和臀中肌、股直肌间隙进入髋关节（图 134-1）。后经 Smith-Peterson 改良为 DAA 入路（直接前方入路），经缝匠肌、股直肌与阔筋膜张肌间隙直接进入髋关节，避免了髋关节外展肌群、短外旋肌群及后方关节囊的损伤，更加微创安全，近年来已被越来越多的关节外科医生用来进行 THA。

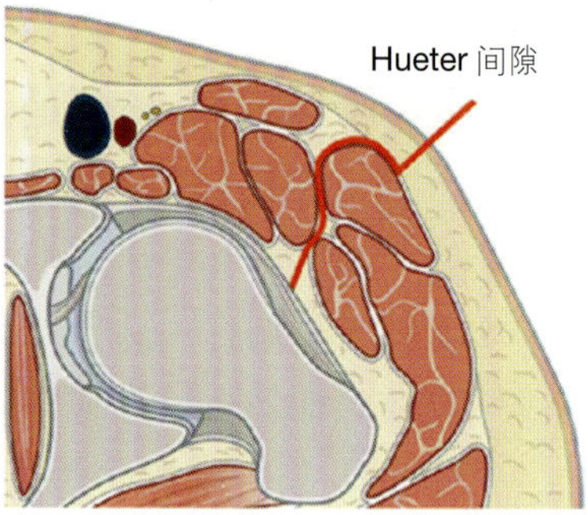

图 134-1 Hueter 间隙

DAA 入路是真正的肌间隙入路，即通过缝匠肌、阔筋膜张肌间隙达到髋关节，具有微创、软组织损伤小、功能恢复快、住院时间短、脱位风险低等优点，完全符合快速康复的理念。很多报道显示 DAA 入路与常规后外侧入路相比具有术后疼痛轻、早期下床、住院时间短、更早康复锻炼等优势（Brown et al., 2017）。目前 DAA 入路在美国十分流行，约 30% 的医生采用 DAA 入路完成髋关节置换。由于 DAA 入路微创、当天可以下地行走、步态好、皮肤切口小等优点，更受年轻女性患者的喜欢。

鉴于 DAA 入路当天下地活动、无疼痛、3 个月后可以进行骑摩托车等各种活动，越来越多的患者选择该入路进行全髋关节置换。同时随着 DAA 入路在美国的普及与宣传，使得行髋关节置换后外侧入路的患者越来越少，因为很多患者觉得用 DAA 入路的医生水平很高，造成应用 DAA 入路的医生可以吸引更多的患者。

但是目前 DAA 入路在中国还是刚刚兴起的技术，要想对 DAA 入路达到熟悉，必须要有一个学习曲线，其特殊的微创器械与工具必须要严格掌握，并且初始做 DAA 入路时最好选择相对年轻、身体偏瘦、髋关节病损相对较轻的患者。精准的适应证会减少并发症，现在熟练的医生用 DAA 入路完成强直髋、DDH 高脱及髋翻修的病例均有报道，但手术过程难度较大，并发症偏多。目前学者普遍认为 DAA 入路不一定选择短柄，有一定弧度的柄更易操作，直柄假体对操作有一定难度，更易损伤周围的组织。

鉴于 DAA 入路的优良之处，在中国会有越来越多的医生接受这种入路。但后外侧入路与 DAA 入路的远期效果没有区别，目前国内许多关节领域的大专家仍然采用后外侧入路，该入路经多年的临床实践仍然是非常好的手术入路，会给患者带来满意的结果。DAA 入路可以选择应用，但不能否定后外侧入路，对难度大的髋关节置换乃至翻修，后外侧入路仍然是非常好的选择。

135. DAA 与 DAMIS 入路二者相比有何不同点？

直接前侧入路（direct anterior approach，DAA）手术入路于 1881 年由德国医师 Hueter 首次提出，也称为 ASI（前仰卧肌间）入路、AMIS（前微创手术）或 Heuter 入路，这些过程在许多方面都是相同或相似的。DAA 入路完全从解剖间隙进入，避免了髋关节外展肌群、短外旋肌群及后方关节囊的损伤，符合微创理念及快速康复的观念。

由希腊医生 Geoge A Macheras 开创的 AMIS 微创全髋关节置换术（anterior minimum invasive surgery，AMIS）采用了独特的前入路技术，无肌肉软组织的损伤和离断，明显降低了对肌腱、血管和神经损伤的发生率。在 DAA 的解剖基础上，通过对解剖的研究和手术器械的改良把 AMIS 入路改良成为 DAMIS 入路（direct anterior minimum invasive surgery，DAMIS），DAMIS 采用前外侧解剖入路，其解剖路径与直接前方入路相似，而能较好地避开股外侧皮神经。

DAMIS 入路具体过程：使用专用牵引床，患者取仰卧位，在皮肤切口以髂前上棘向远端 2 ~ 3 cm 并外侧 2 ~ 3 cm 处为起点，向腓骨头方向行 8 ~ 10 cm，切口的中点位置与大粗隆顶端和耻骨联合上缘平面平齐，切开皮肤前需触诊阔筋膜张肌，确认牵引床处于非牵引状态。切开皮肤后继续向深层切开皮下脂肪，识别阔筋膜张肌肌腹，会看到肌肉表面有多个穿支血管，沿肌纤维走向切开阔筋膜张肌筋膜，将阔筋膜张肌从筋膜上分离。识别并处理旋股外侧动脉升支，用手指钝性分离阔筋膜张肌与缝匠肌股直肌之间的间隙，并用撑开钳撑开，在切口的中段剥离脂肪和筋膜组织，找出旋股外侧动脉升支切断并结扎或电凝，这一过程需充分牢固，可有效防止术后血肿的形成，结扎线留出一定长度，作为旋股外侧动脉位置和切口远端的参考标记，将撑开钳置于分离的肌肉两侧继续向深层组织分离，撑开钳随着分离的深入不断改变位置向深部移动。显露并打开关节囊。去除关节囊外的脂肪组织后，显露出部分前侧关节囊，将关节囊行“V”字切开，使用缝线将关节囊牵开，可以清楚看到股骨颈（图 135-1）。

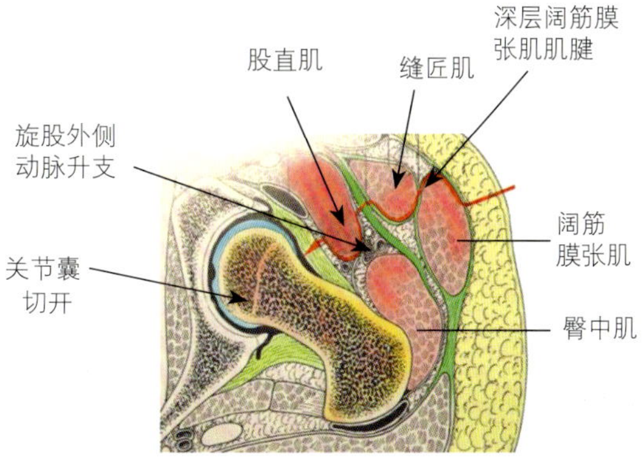

图 135-1　DAA 入路解剖示意图

总结来说，DAMIS 是 DAA 手术的一种，是改良的 AMIS 手术，它弥补了传统 DAA 的一些不足。传统 DAA 入路是通过阔筋膜张肌及缝匠肌间隙、臀中肌及股直肌间隙直达髋关节，对肌肉起到了很好地保护作用，但有不少文献报道 DAA 入路存在股外侧皮神经损伤和股骨端暴露困难等缺陷（Hallert et al., 2012）。DAMIS 入路通过解剖学和手术器械上的改良，从肌肉平面和神经血管平面进入髋关节，能够更好地暴露股骨端，弥补了 DAA 的不足（图 135-2、图 135-3）。

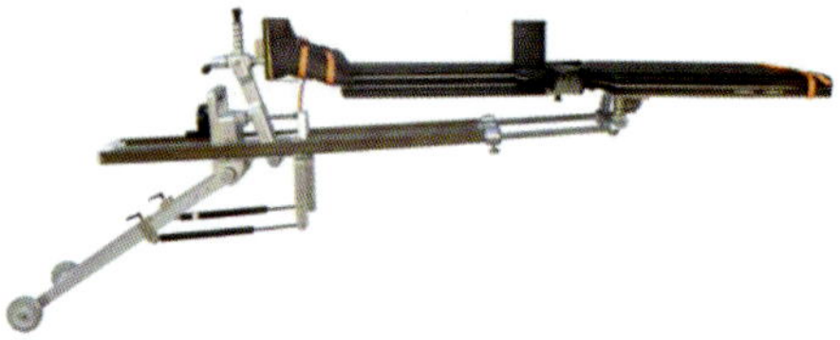

图 135-2 DAMIS 牵引床

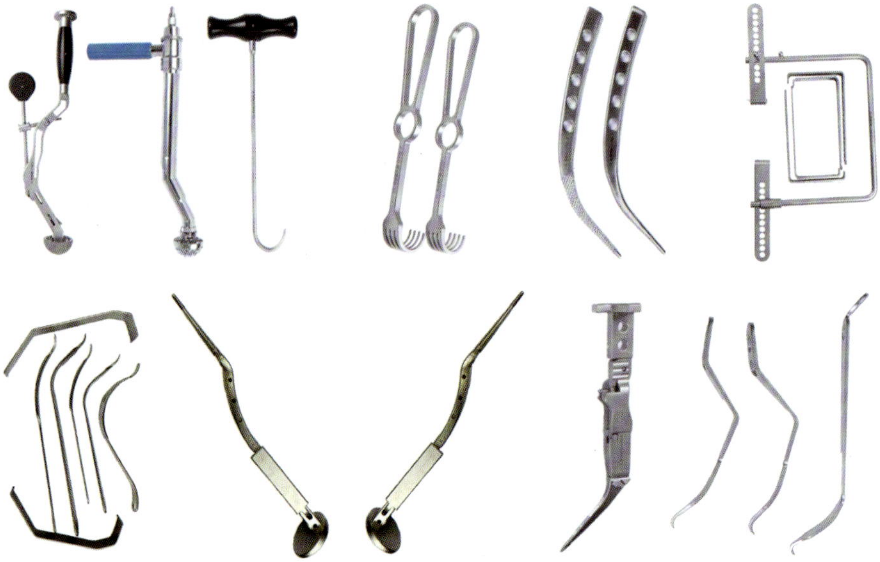

图 135-3 DAMIS 手术器械

136. 全髋关节置换微创手术 DAA 和 SuperPATH 入路各自的特点与临床效果如何？

微创全髋关节置换术（minimally invasive surgery of total hip arthroplasty, MIS-THA）出现至今已经有近 30 年的历史，它是近年来髋关节重建术的重要发展方向之一，在保证关节置换质量和疗效的基础上，旨在减少软组织损伤和肌肉破坏，减少出血，缩短术后康复时间，减少术后并发症。MIS-THA 技术要求手术切口小于 10～12 cm，其特点是术中部分切断或不切断任何肌肉和肌腱组织。随着 MIS-THA 技术的发展，当前微创全髋关节置换术的切口长度甚至可小于 6～8 cm，但绝不可盲目追求微创和“小切口”而降低手术质量。

在 MIS-THA 技术发展过程中，有多种手术入路被发展出来以减少对肌肉和软组织的损伤，如髋关节小切口后外侧入路（mini-incision posterior approach）、双切口入路（two-incision technique）、前外侧臀中肌和阔肌膜张肌间隙入路（OCM）、直接前方入路（DAA）、SuperPATH 入路等。目前临床工作和研究中应用最广的为 DAA 入路和 SuperPATH 入路。

直接前方入路（DAA）

DAA 入路为肌间隙入路，是从缝匠肌和阔筋膜张肌、股直肌和臀中肌间隙（Hueter 间隙）显露髋关节的手术方式。该间隙最早于 1881 年由德国医生 Carl Hueter 首次描述，经一个多世纪的发展，逐渐被推广用于微创全髋关节置换术中。DAA 入路的适应证、禁忌证与传统的 THA 相近，明确的适应证和禁忌证目前尚无统一标准。多数学者认为 DAA 入路适用于非肥胖患者的初次髋关节置换术，但对于经验丰富的医生及专业的团队也适用于髋关节翻修术。不适于过于肥胖如体重指数（BMI）在 30～40（kg/m^2）或以上的患者，髋关节结构复杂如存在严重畸形及骨质流失的患者（Hallert et al., 2012）。

手术方法：患者取仰卧位，腰骶部于髂前上棘水平放置一软垫，以抬高髋部利于髋关节过伸。于髂前上棘远端和外侧各 3 cm 处做一个 8～10 cm 纵行切口，避免损伤股外侧皮神经。切开皮肤及皮下组织，经阔筋膜张肌与缝匠肌间隙，臀中肌与股直肌间隙进入关节囊，注意分离旋股外侧动脉，视其走行方向予以结扎或保留。切开关节囊，将关节囊拉向内侧显露髋关节，电动摆锯截断股骨颈并取出股骨头。使用带偏心距的髋臼锉处理髋臼，使用带偏心手柄的髋臼打入器安装髋臼。由于髋关节暴露有限，髋臼的定位需要参考髋臼横韧带及髋臼前后壁的位置，髋臼杯的安放注意保证正确的前倾和外展，安全范围一般在前倾 15°±10°、外展 40°±10°。髋臼侧假体安装完毕后显露股骨端，患肢过伸、内收、外旋位，使用拉钩将股骨近端提起，如暴露不充分可适当切除后关节囊。去除大粗隆处部分皮质骨后使用带有偏心距的髓腔锉扩髓，由小到大处理骨髓腔，试模后装入股骨假体。安装股骨头假体，复位，检查髋关节的活动度及稳定性。缝合关节囊并逐层关闭切口。

优点：DAA 入路对软组织和肌肉的损伤很小，更符合微创的理念。该入路通过肌肉间的 Hueter 间隙，没有切断肌肉组织，未损伤外展及外旋肌群，无损伤坐骨神经的风险。DAA 入路术中出血较少，住院时间更短，术后 6 周到 1 年髋关节 Harris 评分更高。Bergin 等（2011）比较了 DAA 入路和后侧入路全髋关节置换术对肌肉损伤的影响，显示 DAA 入路术后炎症标志物水平明显低于后侧入路组。DAA 入路可以减少手术创伤，患者可在早期负重活动，减少下肢深静脉血栓、肌肉萎缩等并发症的发生，达到快速恢复的效果。DAA 入路在术中没有对髋关节周围的肌肉组织进行切断或过度分离，有利于髋关节周围肌肉力量的平衡，可减少髋关节脱位的发生。

缺点：易发生股外侧皮神经损伤，导致大腿外侧皮肤感觉异常。Reichert 等（2015）研究发现行 DAA 入路的患者中股外侧皮神经损伤发生率达到 4.3%。术中股骨骨折是 DAA 入路全髋关节置换的第二大并发症，发生率约为 2.3%，高于其他入路。DAA 入路切口靠前，肥胖患者腹部脂肪过多可覆盖切口，加之手术时间较长，易出现切口感染、延迟愈合等并发症。肥胖患者在 DAA 入路术中更容易出现阔筋膜张肌损伤。DAA 入路术区视野较差，肥胖患者假体安放位置易出现偏差。DAA 入路学习曲线较长，经 25 ~ 50 例手术后技术方趋于成熟与稳定，经验丰富的医生及专业的团队可减少并发症的发生。

SuperPATH 入路

2009 年，美国圣路加医学中心的 Chow 等将经皮管道处理髋臼侧技术（SuperCap 路径）及髋关节原位处理股骨侧技术（PATH 路径）相结合，提出了 SuperPATH 微创人工全髋关节置换术。与传统入路相比，SuperPATH 入路经臀小肌和梨状肌间隙进入髋关节，并借助经皮穿刺套筒完成部分手术操作，无需切断臀部外旋肌群，几乎保留了完整的髋关节囊，有利于患者的快速康复。

对于 SuperPATH 入路微创人工全髋关节置换术的适应证及禁忌证的掌握很重要。适应证：①体重指数＜30；②术中能将股骨头脱位并在直视下行股骨颈截骨；③无需重建髋臼者。相对禁忌证：①体重指数 >30 的肥胖患者及肌肉发达患者；②髋关节强直或者融合患者；③需要附加操作，如植骨或去除内固定者；④严重骨质疏松患者；⑤严重髋关节发育不良（Crowe Ⅲ型以上）者；⑥髋关节翻修手术者。绝对禁忌证：①股骨近端骨质破坏患者，如骨肿瘤；②粗隆间骨折导致股骨近端无法暴露于手术视野内；③髋关节有手术史。

手术操作：根据患者实际情况选择麻醉方式，一般选择连续硬膜外麻醉。取标准侧卧位，髋关节屈曲 45°，患肢内旋 10° ~ 15° 保持大转子朝上。适当位置放置挡板固定耻骨联合和骶骨，保持体位稳定。切口起自大转子间，沿股骨长轴方向向近端延伸，切口长 6 ~ 8 cm。显露臀大肌筋膜，切开臀大肌筋膜，钝性分离臀大肌。暴露并牵开臀中肌，外展、外旋髋关节降低外旋肌群张力，找到梨状肌、臀小肌之间的间隙，牵开肌肉暴露髋关节囊。纵行切开髋关节囊，充分显露梨状窝、大转子顶点和股骨颈鞍部。调整髋关节为屈曲 50°，内收 15°，沿梨状窝顶点外侧 0.5 cm 处开口，使用髓腔锉由小到大依次扩髓，依据髓腔锉的标记使用窄锯片截断股骨颈取出股骨头。清理髋臼盂唇，安装髋臼导向器，邻近股骨后方建立经皮通道将动力杆植入髋臼，通过切口安装或去除髋臼锉，处理髋臼至合适大小。经皮辅助通道安装髋臼杯及髋臼内衬。植入股骨假体，髋关节复位评估髋关节稳定性、活动度及下肢长度。缝合关节囊并逐层关闭切口。

优点：SuperPATH 入路术中软组织损伤较小，它通过梨状肌和臀小肌之间的间隙进入关节囊，不损伤外旋肌群，手术创伤小，术中出血较少。Gofton 等（2016）进行的多中心研究显示，行 SuperPATH 入路全髋关节置换术的患者，术后输血率仅为 3.3%。SuperPATH 入路与传统后侧入路解剖标志一致，遇到复杂情况手术操作困难时可转为标准后侧入路。SuperPATH 入路保留了完整的臀部外旋肌群及前后方关节囊，髋关节稳定性较好，可早期下地锻炼，不容易出现髋关节脱位、深静脉血栓等并发症，符合快速恢复的理念。SuperPATH 入路较传统入路操作相对简单，且辅助手术器械得到极大改进，理论上 SuperPATH 入路手术时间应小于传统入路手术时间。SuperPATH 入路假体类型不受限制，可根据患者的疾病情况选择不同类型的假体。

缺点：由于 SuperPATH 入路手术视野不佳，加大了放置假体的难度，假体植入位置异常发生率较高。Rasuli 等（2015）研究发现，SuperPath 入路微创人工全髋关节置换术中臼杯准确植入“安全区”（前倾角 5° ~ 25°、外展角 30° ~ 50°）的几率相对较低。SuperPATH 入路手术适应证较传统人工全髋关节置换术窄，学习曲线相对较长，Rasuli 指出在行 50 例患者手术后手术技术仍未达平台期。微创手术除需要术者有着熟练的操作技术外，同时还需要特殊的微创手术器械（Rasuli et al., 2015）。

137. 微创髋关节置换新技术——SuperPATH 入路的术后效果如何?

全髋关节置换术患者的功能恢复包括在术后数月内恢复工作和运动。SuperPATH 入路微创髋关节置换术可以加速这一恢复期，并使患者能够在更短的时间内恢复活动。

驾驶是患者渴望重返术后日常生活中最重要的方面之一，临床医生经常被患者问到“我什么时候可以再次开车？”在没有任何指导方针的情况下，这个问题很难回答。应考虑到下肢使用加速器和制动踏板的功能，并通过评估制动反应时间（BRT）评估患者在微创全髋关节置换术后开车的能力，采用 SuperPATH 入路微创髋关节置换术，BRT 在术后第 2 天达到术前值。有研究发现，81%的 SuperPATH 入路全髋关节置换患者术后 4 周可以舒适地驾驶，42%的患者在 2 周内可以驾驶（Gofton et al., 2016）。

通常推荐接受全髋关节置换术（THA）的患者在术后 6 周开车，接受微创 THA 的患者恢复驾驶能力的时间可以提早。

当然，关于 THA 术后驾驶，不仅与患者制动能力相关，还与控制能力相关。以上叙述仅以术后驾驶相关评估为例说明 SuperPATH 入路微创髋关节置换术的良好效果。

138. 对于直接前入路（DAA）微创手术进行全髋关节置换术，短柄假体是否会减少并发症的发生率?

直接前入路（DAA）与后入路 THA 相比，因前者有较低的疼痛感、能早期出院、更快康复等优点而受到欢迎。但是它也有很多的并发症，如假体周围骨折、股外侧皮神经损伤、术中股骨侧操作难度大等问题。

术后早期及手术过程中的假体周围骨折是 THA 的主要并发症之一，而且术中假体周围骨折的患病率正在增加。很多研究报道采用 DAA 入路术中发生股骨侧骨折的几率偏高（Rüdiger et al., 2013）。

运用短柄髋关节假体可以降低 DAA 入路术中股骨端的处理难度。短柄髋与传统股骨柄相比，有以下优势：①柄相对短小，术中可以保留更多股骨颈，保证股骨距的完整性，可以减少假体松动或假体下陷的几率和程度，也为翻修提供了较好的骨质基础；②短柄假体良好的设计可以重建髋关节的生理性机制，恢复正常偏心距，使髋关节和周围的肌肉达到很好的平衡；③短柄假体更符合人体生物力学特点，通过假体近端宽大的设计与股骨干骺端紧密压配固定支撑股骨假体，不累及股骨干，减少股骨近端应力遮挡的发生，同时避免发生大腿疼痛；④手术具有创伤小、出血少、时间短、术后患者恢复快的特点；⑤短柄假体近端表面往往具有多孔涂层，涂层不仅摩擦系数大，还有良好的孔隙率和孔径，不仅保证骨质和关节假体柄之间的初始稳定，还促进骨长入和骨整合，有利于加强假体远期的稳定性。

在 DAA 入路术中，需要将髋关节外旋背伸才能将股骨头从髋臼中脱出并进行截骨，而髋关节背伸活动度非常有限，不同于后入路外旋肌群切断后股骨可以得到最大程度的内旋，股骨外旋同样有限，因此术中股骨近端的暴露比较困难，肌肉张力相对较大，使用常规长柄髋关节假体时，股骨颈截骨较多，假体进入股骨髓腔较深，股骨近端应力遮挡较大，术中操作不熟练或操作力量过大就很容易出现股骨距、股骨大转子及股骨干骨折等并发症。短柄假体使用时可以保留更多的股骨颈，整个股骨距保留完整，股骨近端的骨质强度明显得到加强，假体不用进入股骨干髓腔，股骨干近端的应力遮挡降到最低，因此在操作中发生股骨距和股骨干骨折的可能性很小。同时短柄假体易于操作安装，大大减少了手术时间，避免对周围软组织过多的损伤和牵拉，保证术后患者可以更快速康复。总之，与使用标准长度柄相比，使用短柄更方便操作，减少假体周围骨折等并发症（图 138-1）。

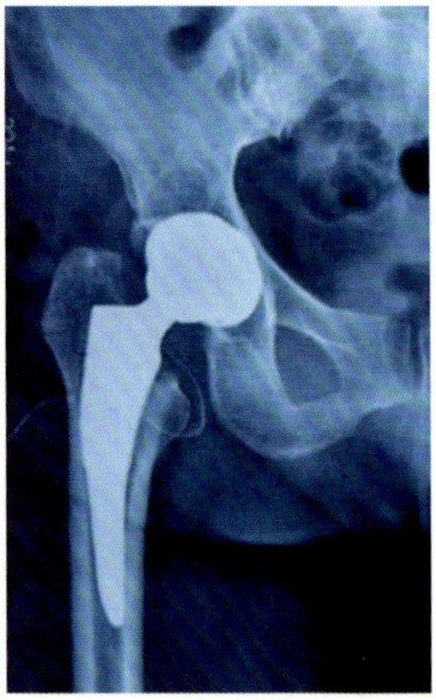

图 138-1 使用短柄假体进行 DAA 入路术后 X 线片

139. 微创全髋关节置换术中，使用髓腔锉手柄时要注意些什么？

小切口全髋关节置换术由于较好的效果和更快的恢复潜力而得到普及。为了促进这些手术进行，制造商开发了专门的髓腔锉手柄，并带有不同的偏心角度，使用过程中髓腔锉手柄将力传递到锉，最终传递到骨。

手术中如何准确地使用髓腔锉手柄至关重要，因为连接锉的手柄有各种偏心角度，要根据手术入路及暴露情况决定使用何种髓腔锉手柄，如果采用 DAA 入路，使用无偏心角度的髓腔锉手柄可能无法正常操作，因此需用到偏心角度的髓腔锉手柄（图 139-1）。

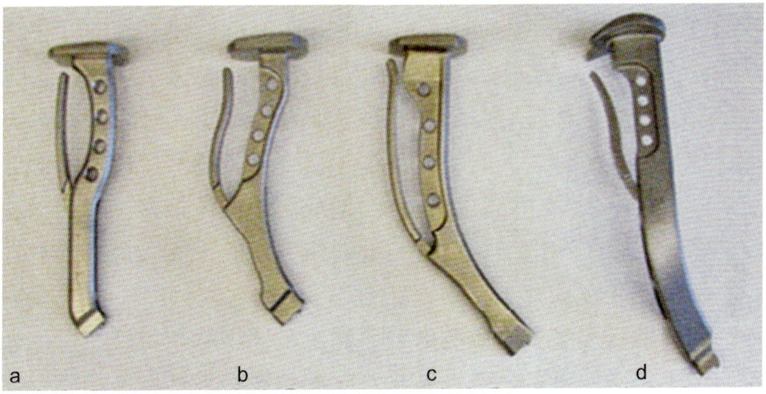

图 139-1　各种偏心角度的髓腔锉手柄

使用髓腔锉手柄有造成股骨骨折的风险。有研究发现，手术中不必要的轴外力和增强的旋转力可能在股骨管准备期间引起术中骨折。因此提示外科医生，在股骨管准备期间要使不必要的力最小化。由于 80% 的骨折发生在股骨近端，因此股骨近端增加的不规则力会导致骨折风险。证据表明，在髓腔锉手柄使用过程中，随着锉柄偏心角度的增加，在股骨管准备期间轴外力和锉的旋转外力增加。因此，建议在使用高偏心的髓腔锉手柄时要小心骨折风险（Greenhill et al., 2017）。

140. 骨性融合髋关节行全髋关节置换术，为什么对外展肌肌力要求较高？

髋关节强直定义为髋关节全部关节运动的丢失，髋关节骨性融合的患者表现为髋关节强直的症状（图 140-1）。髋关节融合后会出现下腰痛、同侧膝关节痛、对侧髋关节痛，严重影响患者的生活质量。通过人工全髋关节置换解决此类患者疼痛和功能要求已经得到国内外学者们认可，但术前外展肌因反复手术致其缺失或严重纤维化、近期有感染发作迹象、股四头肌肌力差者为手术禁忌证。综合评估关节周围

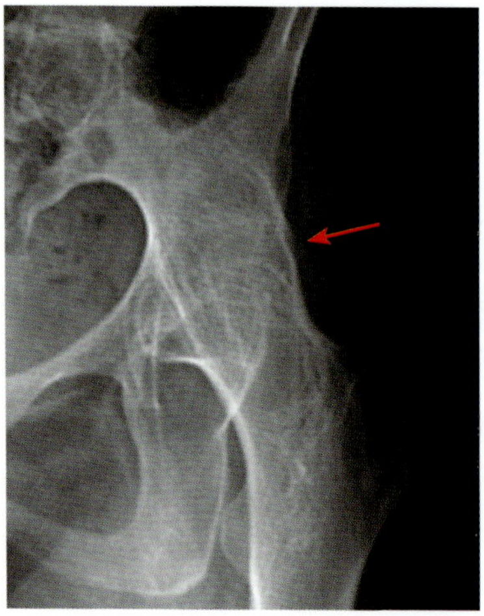
图 140-1 髋关节骨性融合，箭头示髋臼与股骨头已融合

软组织和外展肌肌力十分重要，外展肌功能决定是否行人工髋关节置换术。为避免髋关节长期骨性强直，外展肌肌肉废用萎缩甚至纤维化，导致术后功能恢复缓慢及术后高脱位率，影响手术效果，甚至失去手术机会，一旦手术指征明确，应尽早手术。

当强直髋行全髋关节置换时，对外展肌状态的评价是更重要的。大多数调查者在术中发现和肌电图结果之间并未发现有任何联系，建议做CT 扫描。有学者通过触摸外展肌的收缩对外展肌再获强度的评价是一种可靠的方法。有研究指出，长期骨性融合的髋关节均存在髋臼软骨下骨及股骨近端张力侧骨质疏松，因此术中髋臼磨锉容易加深，髋臼假体植入过程中由于与假体接触的松质骨在压配过程中发生压缩微骨折，会造成髋臼假体植入位置偏深。由此造成的髋关节旋转中心内移，改变了重力臂与外展肌力臂的平衡，提高了对外展肌肌力的要求（Kilgus et al., 1990）。

对于术前髋关节有反复手术史的患者，髋关节周围软组织破坏重，外展肌纤维化挛缩直接影响术后髋关节的稳定性及步态。髋关节自发性融合的患者外展肌肌力恢复最好。一般情况下，外展肌肌力恢复正常的时间在手术后半年至一年，其肌力恢复的程度取决于术前外展肌的质量及术后恢复的情况，包括髋臼的位置、偏心距的恢复、股骨柄置入的情况。因此外展肌肌力的功能对关节置换术后的效果起到至关重要的作用。

141. 髋关节骨性融合患者髋关节置换手术入路如何选择?

很多疾病如强直性脊柱炎、类风湿关节炎、化脓性关节炎等，均可引起髋关节发生骨性强直。对于骨性融合的髋关节置换的手术入路十分重要，选择合理的手术入路可使手术操作顺利完成，不实用的选择往往给手术操作带来不便。

对于髋关节骨性融合呈中立位者，多数学者采用后外侧入路，在后外侧入路的切口中，截断股骨颈，显露骨性融合的髋臼，然后锉臼，安装假体。也有的学者采用 Hardinge 切口入路来完成髋关节置换，对髋关节骨性融合在极度的屈髋、外展、外旋的位置，股骨粗隆部位与坐骨紧密接触，坐骨神经在此处往往有粘连，这样的强直体位，从后外侧入路极容易损伤坐骨神经。张先龙主张采用 Hardinge 外侧入路，然后从前方进入，按 Hardinge 切口皮下组织处理，即切断少许臀中肌股骨附着点，显露并切开关节囊，显露股骨颈，用两把撬板伸到股骨颈上方、下方以保护股骨颈后方的坐骨神经，然后沿着髋臼与股骨颈交界处平行髋臼口锯第一刀，然后与第一刀呈 20° ~ 30° 角再锯一刀（图 141-1），取出楔形骨块，这时旋转股骨，截断股骨颈即可分离，再内旋内收股骨后，从后外侧入路进入股骨颈后关节囊，切除关节囊，显露髋臼口部位骨质，按照髋臼的方向锉臼直到发现有脂肪结缔组织的髋臼底蛙形窝，这样损伤坐骨神经的风险即可避免。对于髋关节骨性融合的手术入路，还有一种就是大粗隆截骨术，该入路大粗隆连同臀中肌一起翻向上方，很容易地显露股骨颈，截断股骨颈即可锉磨髋臼，安装假体，但该入路最常见的并发症则是大粗隆不愈合或延迟愈合，影响关节早期活动度（Lee et al., 2015）。

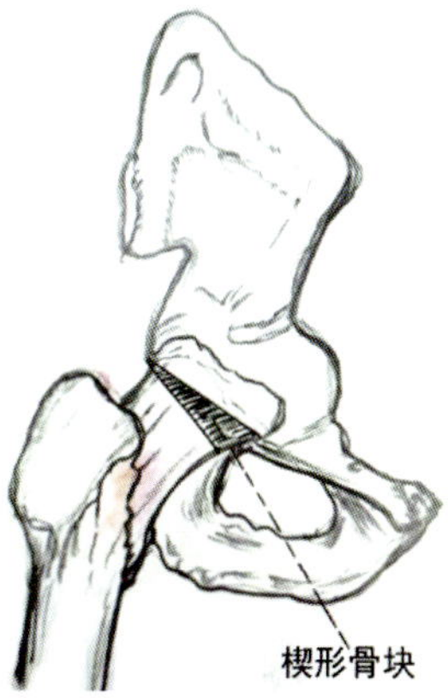

图 141-1　平行髋臼口部位锯一刀，再与锯口呈 20° ~30° 角再锯一刀，取出楔形骨块，股骨颈分离后可将股骨粗隆部位移向前方，虚线所示为楔形骨块

同时，确定原股骨头的位置也至关重要，一旦确定股骨颈及髋臼边缘的位置，股骨头的位置便可轻松找到。对于股骨头的清除，可采用髋臼锉直接锉除股骨头，即将小号髋臼锉直接对准残余股骨头，依次增加髋臼锉的直径，直至完全锉除股骨头及完全骨化的残留软骨，然后安装非骨水泥型髋臼假体。术中应注意患者体位并随时调整髋臼锉的方向，使髋臼锉完全对准原髋臼中心。对于是否允许残留股骨头骨质，不同作者有不同观点，对此问题的报道不多。有学者报告中有误将髋臼假体装入残留的股骨头内，导致术后发生髋臼假体连同残留的股骨头一起松动的病例。若必须将原股骨头彻底切除，找到真正的髋臼关节面，原髋臼窝内脂肪组织可作为参考标志。另外，虽然髋关节已发生骨性融合，但原关节面处一般会有灰白色未完全骨化的软骨残留，借此可寻找原关节面，建议术中使用 X 线监测（Kim et al., 2007）。

综上所述，髋关节骨性融合的几种手术入路均可选择，但要根据强直后髋部的畸形特点，采用适合于畸形特点的入路，只有这样才会给手术操作带来方便，也会使术后效果理想。

142. 对于生理性股骨髓腔狭窄患者，怎样选择假体？手术应注意什么？

全髋关节置换手术，要综合考虑股骨髓腔形状与大小，这是股骨假体选择的首要因素，很多患者存在股骨髓腔狭部过于狭窄（<8 mm），很多股骨柄的远端难以插入股骨髓腔狭部（图 142-1）。若术中股骨盲目扩髓会造成很多并发症，而选择小

号的股骨假体又会因柄过短、过细，直接影响全髋关节置换后的初期稳定性和长期固定效果。

另外，髓腔狭部狭窄患者往往伴有前倾角变大、股骨前弓明显等情况，故对假体选择有较高要求。细直径小号骨水泥柄可能更适合此种髓腔，如 Exeter 股骨柄（图 142-2），当然，直径较小的生物型股骨柄也适用于该髓腔。对于手术方面，股骨髓腔过于狭窄者行全髋关节置换时，必须对峡部进行适当扩髓，才能完成股骨柄的顺利置入。但一味地进行髓腔扩大会使髓腔锉撞击皮质骨后弹回而损坏周围松质骨，且髓腔锉上宽大的刀齿常使松质骨压陷或拉脱，造成更多骨量损失，致使植入的假体不能完全与所扩的髓腔紧密贴近，出现假体松动。可见，影响股骨髓腔狭窄患者手术效果的因素还有峡部皮质骨骨质、扩髓工具和术者技术。

目前，很多公司专门生产应对股骨髓腔狭窄的股骨柄，例如 Wagner Cone 先髋柄、S-ROM 组配柄，其远端直径均能满足股骨髓腔狭窄的患者，避免股骨髓腔的过度扩髓。

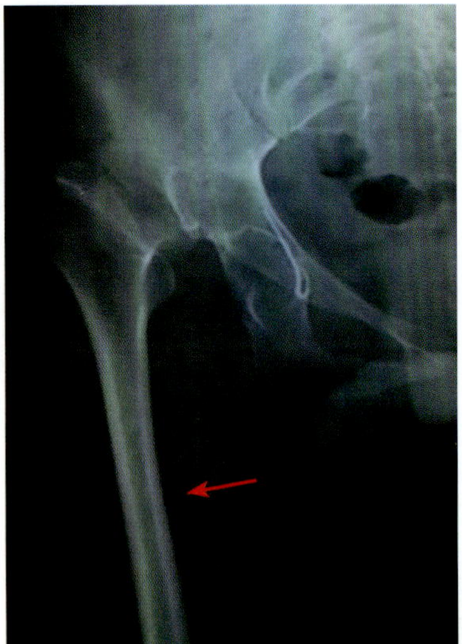

图 142-1　成人 DDH 患者合并股骨髓腔狭窄

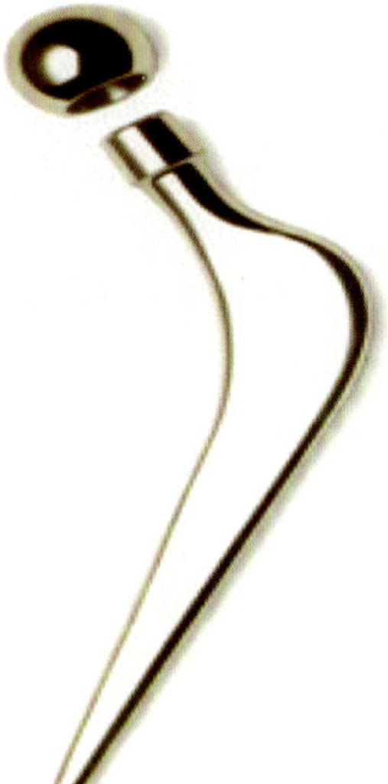

图 142-2　Exeter 股骨柄（Stryker 公司）

143. MoM 髋关节置换后假性肿瘤可以怎样筛查?

关于金属 - 金属髋关节置换后假性肿瘤有许多研究，一般认为假瘤不仅与软组织块和由骨溶解和侵蚀引起的骨质变化有关，而且还与关节周围软组织的损伤有关。这种损伤可导致软组织和肌肉坏死，骨质剥脱，病理性骨折和髋关节脱位。女性、年轻、血清金属离子水平高都是假性肿瘤发生的相关危险因素。但是假性肿瘤的病理仍不清楚，无论其有无症状，筛查假性肿瘤对患者的健康很重要。关于假肿瘤的建议有：①对无症状、有症状的金属 - 金属（MoM）髋关节置换术患者，每 1 ~ 2 年都进行一次常规长期随访；②对于有症状的 MoM 髋关节成形术患者，进行血清金属离子分析和先进的成像技术检查，如磁共振成像（MRI）、计算机断层扫描（CT）、超声检查。

对于具体诊断方案，有专家建议先利用超声检查跟踪 MoM 髋关节置换患者的假性肿瘤，超声检查能够检测具有高阴性预测值（NPV）和阳性似然比（LR+）以及相对低阴性似然比（LR-）的假瘤。对于超声检查中看到的关节扩张现象，应注意可能存在病变。对于超声检查异常的患者，再进行磁共振成像（MRI）检查，评估髋关节病变状态（Sutphen et al., 2016）。

144. 对于年龄超过 75 岁的患者，双动杯髋关节是否可以降低股骨颈骨折全髋关节置换术后的脱位风险？

股骨颈骨折在老年人骨折中占有较大的比例，随着我国人口老龄化的加剧，老年股骨颈骨折的发病率逐年提升，且超过 75 岁的老年人多合并骨质疏松，低能量的暴力作用就能引起股骨颈骨折，骨折常伴有移位，而移位性股骨颈骨折股骨头坏死率高达 78%，给老年人带来巨大灾难。因此，对于此类老年患者，如无禁忌应尽早手术治疗，即刻缓解疼痛，快速恢复活动能力，加速康复。根据骨折移位程度和患者年龄，股骨颈骨折可采用内固定和人工髋关节置换等治疗。但对于明显移位的高龄股骨颈骨折，临床上多数学者认为采用人工髋关节置换术效果更好，因内固定术后依然有很高的股骨头坏死率，且术后多需长期卧床，功能改善及并发症方面远不如髋关节置换，大大增加了患者的死亡风险。而人工髋关节置换术可以帮助患者早期下地活动，减少并发症的发生。但由于老年股骨颈骨折的患者髋关节周围韧带等软组织松弛、肌力低下，传统的全髋关节置换术后脱位率可达 10% 以上，如何降低该类患者全髋关节置换的脱位率成为一个棘手的问题。

双动杯髋关节（DMC）是由法国 Bousquet 教授设计的一款仿生全髋关节假体，采用低摩擦原理和能增加关节稳定性的大直径头原则结合的设计，具有较高的稳定性和较好的关节活动度，将能提高假体远期生存率的，从而降低髋关节置换术后的脱位率。经 DMC 髋关节置换的患者术后功能评分高、总体远期假体生存率高、脱位率低。

双动杯髋关节（DMC）在 20 世纪 70 年代被设计用于术后不稳定的高风险患者，其预防和治疗原发性和翻修 THA 的不稳定性方面已被证明有效性。最近双动杯髋关节被提议用于治疗老年患者的股骨颈骨折，有研究显示，其脱位率为 0% ~ 4.6%，结果令人受到鼓舞。还有研究显示，双动杯髋关节结合非骨水泥杯和骨水泥柄，通过后外侧入路治疗 75 岁以上患者股骨颈骨折脱位率明显降低，但还是有可以接受的脱位风险，这种脱位风险增加与髋臼杯定位误差有关。总之，双动杯全髋关节置换治疗超过 75 岁老年股骨颈骨折，在降低脱位方面具有更大的优势（De et al., 2014）。

145. 全髋关节置换术中，对手术温度环境有什么要求?

通常情况下，人体会平衡热量产生和热量损失，将身体温度保持在 36 ~ 38℃。但是在关节置换术中，神经系统在麻醉下被抑制，身体的体温调节系统无法正常运作。因此，在关节置换术过程中，人体温度小于 36℃或高于 38℃都可能发生。在关节置换术中存在许多体温过低的驱动因素，包括使用大量冷却液进行冲洗、血液或液体流失、人体暴露于外部环境等。与体温过低相关的并发症包括代谢改变、伤口感染、寒战、心血管效应、凝血功能障碍和手术出血增加等。但是，手术室温度也不能过高，应保持 20℃左右，否则细菌繁殖迅速。应通过各种方法保持患者体温正常。

低温会对人体产生很多损害，具体发生机制包括：低温可引起血管收缩和免疫力受损，增加患者手术期伤口感染的可能性；血管收缩导致的组织缺氧降低了愈合伤口的强度；低温引起血小板功能受损，凝血因子受到抑制，身体的止血功能受损，凝血系统被破坏，增加失血。

即使手术患者的轻度低温也会导致破坏性的生理后果，有研究显示，在 THA 期间发生低温现象的患者发生假体周围感染的可能性是常温患者的 3.7 倍，可见手术期常温的维持对减少手术期并发症至关重要（Frisch et al., 2016）。

在手术中常用的加热方法有循环水、强制通风、电阻加热、辐射加热器、负压加热、热水容器和液体加温等。循环水加热可能对患者皮肤表面产生损伤，并且在手术期间也不容易观察到，由于这些风险，关节置换手术中不建议使用。电阻加热与通风加热效果类似，在 THA 的仰卧位和侧卧位可以使用不同尺寸形状的电阻加热毯进行加热。辐射加热器使用特殊的白炽灯泡或加热表面提供热量，以产生红外辐射，但保暖器和患者之间的距离限制了辐射保暖器的有效性，辐射加热的局限性使得该方法在手术中相对无效，该技术目前尚未用于关节置换术。对于负压加热，全身麻醉导致外周血管舒张，负压加热的最大效果不能克服这一障碍，这些装置目前在关节置换术过程中不使用，而目前现代化的空调设备可以解决低温问题（图 145-1）。

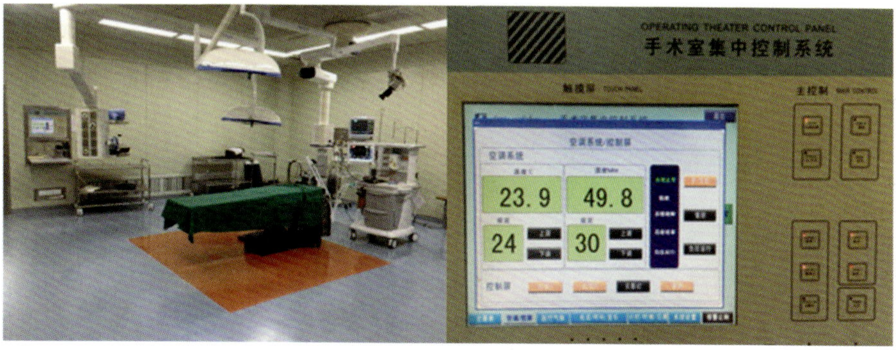

图 145-1　手术室环境及现代化的空调系统

146. 对于股骨颈骨折，闭合复位内固定与全髋关节置换术，如何选择?

股骨颈骨折属于老年人骨折的常见类型，近年来，股骨颈骨折在中老年患者中发病率逐年增加，中老年患者往往伴有骨质疏松、髋周肌群退变等，一旦摔伤，很容易发生股骨颈骨折，初次骨质疏松骨折病史的患者发生再骨折的概率很大，病发后患者行动不便，影响患者的坐起、走路等正常活动。股骨颈骨折治疗的手术方法有内固定和髋关节置换，具体手术方法的选择受多种因素影响，包括年龄、病情、自身因素等。人工髋关节置换是股骨颈骨折治疗的一种有效手段，髋关节置换可以有效缓解患者疼痛、恢复关节的稳定性、改善患者关节功能，但该手术方法的选择也一直存在争议。

股骨颈骨折占髋部骨折的 50%，无移位或外翻的股骨颈骨折，闭合复位内固定是常规治疗方法。虽然闭合复位内固定治疗股骨颈骨折可以产生很好的效果，但已知的并发症包括股骨头坏死、固定失败、螺钉切除和骨不连，所有这些都可能是灾难性的并发症，可能需要二次手术，对患者造成很大的痛苦（图 146-1）。闭合复位内固定治疗股骨颈骨折的失败率高达 10% ~ 11%，远高于报告的髋关节置换失败率。考虑进行闭合复位内固定的股骨颈骨折患者应咨询进一步手术的可能性。医生对患者说明闭合复位内固定与关节置换治疗股骨颈骨折各自的风险和益处，并共同决策来确定每个患者的最佳外科手术干预措施。

目前，对 Garden Ⅰ、Ⅱ型且无移位患者，采取小切口切开进行空心加压螺钉固定，患者治疗效果较好，对于中老年股骨颈骨折患者来说，关节置换术有助于关节功能更快地恢复，减少并发症，适合于中老年追求高生活质量的患者。

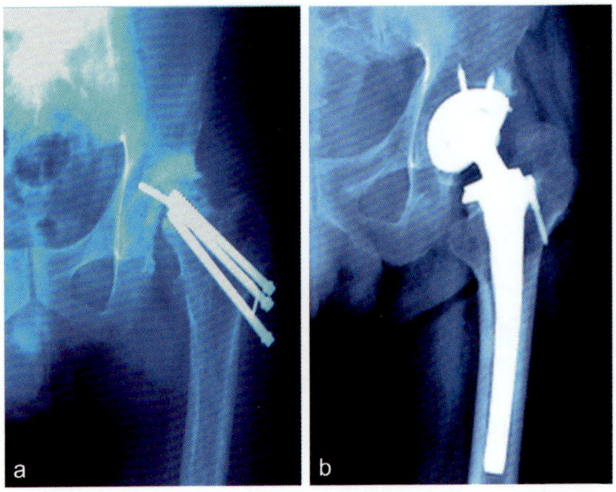

图 146-1　a. 股骨颈骨折闭合复位内固定术后失败；b. 采用全髋关节置换术治疗闭合复位内固定术后失败

147. 髋臼外展角过大或过小对磨损有何影响?

髋臼假体的精确放置对于人工髋关节的稳定至关重要。适当的髋臼角度可以避免髋关节撞击征、脱位的发生，维持人工关节的活动度和稳定性。髋臼外展角过小会造成髋关节屈曲和外展受限，过大则减少髋关节的内收和旋转。髋臼杯的安装还要考虑脊柱和骨盆的关系，如强直性脊柱炎、脊柱侧弯、脊柱前后突、腰椎内固定后等，髋臼杯的位置应随之变化，所谓的“安全区”并不安全。

不同的髋臼外展角度使股骨头与髋臼关节面的接触应力发生改变，磨损情况也相应变化，而磨损是影响人工全髋关节远期稳定的重要因素之一。研究发现，在正常的外展角度范围内，髋臼的线性磨损速度与外展角之间的关系并不显著。Woolson 等（1995）对 80 例无骨水泥型髋臼假体进行 68 个月的随访表明，磨损速度与聚乙烯内衬的初始厚度和髋臼外展角无关。Schutte 等（1998）研究测量了 364 例骨水泥型全髋关节置换的假体磨损和髋臼外展角，亦未能发现两者之间的相关关系。然而，髋臼外展角过大时，髋臼外上缘出现应力集中，会使该部位的聚乙烯内衬磨损高于其他部位，已有研究发现外展角 55° 以上的髋臼假体产生的磨损多于外展角 55° 以下的髋臼假体。磨损与假体植入的时间有关，在假体植入初期的 3 年内，磨损量和磨损速度明显高于平均值，而 3 年后磨损速度趋向稳定（D'Lima et al., 2000）。

虽然髋臼外展角度与磨损速度无相关关系，但磨损的方向和它关系却十分密切。有研究通过计算机辅助设计模拟不同髋臼假体外展角时髋关节的活动情况，认为外展角最好不超过 45°，在这一角度对髋关节的活动度和稳定性来说最为理想，在此范围内，髋臼假体对股骨头的覆盖较好，与股骨头表面接触较多，因此应力分布均匀，关节稳定。在一定的范围内，随着外展角的增大，磨损方向由内上方转向外上方，外展角 55° 以上的假体磨损方向基本指向外上方。另外需要说明的是，由于磨损是三维立体的，因此其大小和方向也会受髋臼前倾角的影响（Badet et al., 1999）。

磨损可以使股骨头中心发生迁移，股骨头中心的位移是聚乙烯内衬磨损（真磨损）和内衬在应力下变形或称"蠕变"的共同结果。单纯的蠕变指向关节接触应力方向即内上方，而单纯磨损指向股骨头瞬时旋转轴的垂直方向即外上方，股骨头中心迁移方向由两者共同决定。如果磨损所占比例较小，则迁移指向内上方，反之指向外上方。假体长期的外上方磨损还可以造成髋关节旋转中心向外上方的迁移，加速髋关节假体的松动。过大的外展角和头臼覆盖率的减低容易发生内收时撞击、假体外上缘破损和向后上方的脱位，使得髋臼假体不稳。有研究表明，髋臼外展角越小磨损越轻，但外展角度过小可发生屈髋及外展位的撞击。还有学者报道，髋臼外展角较小的假体其磨损指向内侧，与磨损指向外上方的假体相比，稳定性更好，翻修率明显降低。由于髋臼外展角过大时和线性磨损速度会相应增加，临床上应该尽量避免髋臼假体外展角超过 55°，以使股骨头中心位移方向基本指向内上方，减少髋臼假体的异常应力，保持髋关节的稳定性（Hirakawa et al., 2001）。

148. 髋臼前倾角术中如何准确安装？过大或过小有何弊病？

1987 年 Calandruccio 提出髋臼轴的概念，即垂直于髋臼口平面并通过髋臼顶点的直线。在此基础上，Murray 于 1993 年提出了基于人体冠状面的髋臼前倾角的三种定义：①解剖前倾角（AA），是髋臼轴在横断面上的投影与横断轴的夹角，解剖学前倾角常被称为真实或三维前倾角；②手术前倾角（OA），髋臼轴在矢状面上的投影与患者长轴的夹角；③影像学前倾角（RA）是髋关节前后位 X 线片上髋臼轴与冠状面之间的夹角，目前利用 CT 测量髋臼前倾角的方法更加方便准确（图 148-1）。这三种髋臼前倾角的定义方法沿用至今。

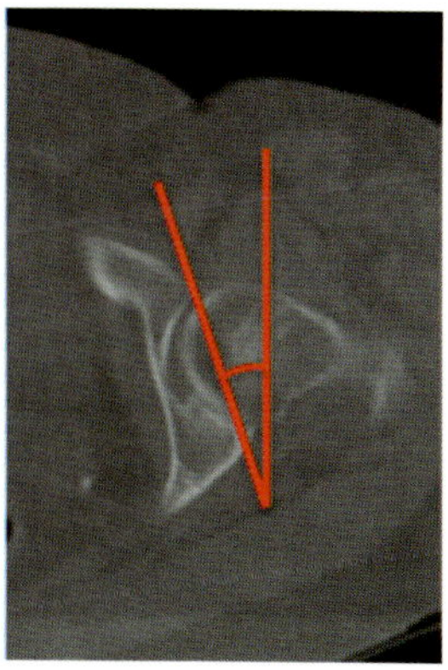

图 148-1　通过 CT 测量髋臼前倾角

人体在屈髋活动中，髋臼外展角逐渐减小，髋臼对股骨头覆盖越来越少。如果髋臼不存在前倾，外展角随屈髋活动很快减小，屈髋至 90° 时，外展角即变为 0°，臼头覆盖率完全失去。如果髋臼存在前倾角，外展角随屈髋活动减小缓慢，屈髋至 90° 时，原前倾角转变为此时的外展角，臼对头仍保持一定的覆盖，这对保证髋关节的屈髋活动稳定性是十分有利的。因此，在全髋关节置换术中，除注意髋臼杯的外展角度外，还必须重视髋臼杯的适度前倾。

全髋关节置换术的髋臼杯合适的安装角度为外展角 40° ± 10°，前倾角 15° ± 10°，髋臼杯的安放角度不应超出该范围。髋臼杯假体前倾角的定位主要有下列方法：①参照身体冠状面，目测或用专用定位器，将髋臼杯定位于外展 40° ~ 45°、前倾 15° 的位置；②参照髋臼骨性边缘，适用于股骨颈骨折、髋臼增生变形小的股骨头坏死等；③参照髋臼横韧带；④联合前倾角法，为最理想的方法。当参照身体冠状面、髋臼缘或横韧带定位髋臼杯时，髋臼杯的前倾角是恒定的数值，而实际上股骨假体的前倾角是不恒定的数值，有时会出现二者之和超出安全区的情况。根据联合前倾角和股骨优先的理念，髋臼杯的前倾角需要根据股骨假体的前倾角做相应的调整，使二者之和在安全区范围内，因此联合前倾角法更加合理。

髋臼前倾角过大或过小均会造成髋关节脱位，通过联合前倾技术调整股骨前倾角来维持髋关节稳定性。有学者用 CT 测量了一组患者，发现髋臼杯的前倾角不足与后脱位明显关联，78% 的后脱位患者髋臼杯的前倾角均小于 20°，而不论股骨前倾角大小，髋臼杯的前倾角不足不能完全由股骨前倾角来补偿，髋臼杯的前倾角对全髋关节置换后关节的稳定影响更大。有研究利用有限元分析得出髋臼假体的前倾角在 0° ~ 30°，外展角在 30° ~ 50° 范围内，髋关节屈曲 90° 或过伸 10° 时不会发生髋臼假体与股骨假体之间的撞击，如果前倾角增加 10°，外展角就会减少 7°。还有学者认为全髋关节置换术中髋臼外展 45°，前倾 15°，能够最小限度地减少关节置换术后脱位的发生 (Wines et al., 2006)。

149. 股骨假体前倾角术中如何掌握？过大或过小有何弊病？

股骨前倾角又称扭转角。自股骨头中点沿股骨颈画一条轴线与股骨下端两髁间的投影连线，并不在一平面上，正常情况下前者在后者之前，形成的角度称前倾角。股骨颈前倾角也可在侧位片获得，在关节面前后缘做连线，其中点垂线与股骨干纵轴交角即为前倾角，正常范围在 10° ~ 15°（图 149-1 ）。

通常全髋关节置换术中安装髋臼前倾角为 20° 的位置，而要求股骨假体的前倾角为 15°。股骨假体前倾角位置不佳不但会引起脱位，而且也会因为存在边缘撞击而导致假体松动。正常人的股骨前倾角为 10° ~ 15°，但可以从 -3° 变化到 35°，特别是在髋臼发育不良的患者中，股骨前倾角往往变得很大。在采用非骨水泥型股骨假体固定时，为了达到最佳的股骨假体压配和抗旋转能力，总是按照原有股骨颈前倾的方向插入股骨假体，因此股骨假体安装后的前倾角经常出现过大或过小，尤其是髋臼发育不良的

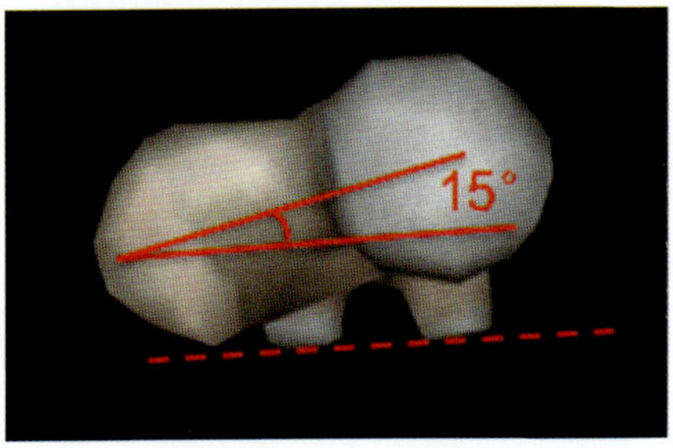

图 149-1　股骨前倾角

患者。这时如果要获得髋关节最大的活动度并防止假体间撞击而产生脱位，就需要相应调整髋臼假体的前倾角度，这会增加手术难度。而且，调整髋臼前倾角度的联合前倾角技术仅适用于轻度的股骨前倾角异常和术中意外发现的情况。

股骨假体前倾角安装不当会出现如下问题：①异常的股骨假体前倾角会导致它的有效偏心距减小，降低臀中肌的力矩，不利于髋关节生物力学的平衡与稳定；②股骨前倾角异常会使得外展肌扭转，降低臀中肌力矩，降低软组织张力；③异常的股骨前倾角可以导致足内旋和外旋畸形；④股骨假体上对股骨颈的削薄设计是为了防止前方撞击，如果股骨假体由于股骨的解剖异常而放置于过度前倾的位置，这一设计的优势将会消失，增加了撞击的可能性。因此，手术医生应该完善术前检查，争取在术前发现股骨的异常前倾角，从而使用组配式假体或圆柱形直柄假体（如 DePuy 公司的 S-ROM 组配柄或 Zimmer Biomet 公司的 Wagner Cone 先髋柄）在术中从容调整股骨前倾角。

150. 什么是联合前倾角？联合前倾角有何意义？手术台上如何测量？

全髋关节置换术中股骨和髋臼假体的安装角度决定了髋关节的活动范围。为满足全髋关节置换术后日常活动的需要，人工髋关节活动应达到一定的活动范围，否则患者对手术的满意度会大大降低。D'Lima 等（2000）提出目前认为可以接受的髋关节置换术后相对宽松的活动范围标准：前屈＞110°，后伸＞30°，屈髋 90° 位时内旋＞30°，外旋＞40°；相对严格的活动范围标准为：前屈＞120°，屈髋 90° 位内旋＞45°，外旋、后伸角度同一般标准。髋关节活动范围的大小与髋臼假体的外展角和前倾角、股骨假体的前倾角和颈干角等因素均有关联。而且，髋关节假体位置不良可能会增加髋关节置换术后脱位的风险，术中正确安放假体非常重要。有研究发现，如果髋臼杯和股骨柄的前倾角不在合理的安全范围，发生脱位的几率增加。因此，McKibbin 首先提出了联合前倾角的概念，证明髋臼杯和股骨柄联合前倾角的安全范围，决定着全髋关节置换术后关节的稳定性及活动范围（Dorr et al., 2009）。

联合前倾角即股骨侧前倾角和髋臼侧前倾角之和。Dorr 等（2009）研究认为只要髋臼杯假体和股骨侧假体的前倾角之和在一定范围内就能满足日常活动的范围。联合前倾角的安全范围各学者理解略有不同，认为在 25°～50° 之间。联合前倾角之和在此范围内被认为是安全的。

联合前倾技术在术中是需要灵活运用的。一般情况下，全髋关节置换手术首先准备髋臼侧，安装髋臼杯假体，然后安装股骨假体。在这种方法下，由于安装髋臼杯前股骨假体的前倾角是未知的，如果按照恒定的前倾角先安装髋臼杯，再按照股骨固定解剖结构安装前倾角，很可能出现联合前倾角不在安全范围之内，降低关节的稳定性。

目前，骨水泥型股骨柄的前倾角，容易由手术医师在术中调节，而非骨水泥股骨柄则不同，非骨水泥型股骨柄通常为一体柄，不像组配柄那样前倾角可以随意调整，其前倾角主要取决于股骨近端的原始解剖结构，股骨柄前倾角的调整范围极小。楔形柄最大可以有 5° 的旋转空间，而干骺端填充型股骨柄的前倾角可调节性更小。因此，可以看出非骨水泥股骨柄在术中可调节的前倾角范围有限，一旦出现联合前倾角不在安全范围，则需要重新调整髋臼前倾角，维持关节稳定性。

联合前倾角技术的应用大大降低髋臼发育不良的髋关节患者术中角度调节的难度，成人髋关节发育不良患者常存在股骨侧畸形，可能存在股骨前倾角 40°、50° 或更大，也存在髋臼后倾、骨盆发育不良、脊柱侧弯等可能性。先天性髋关节发育不良患者，例如 Crowe Ⅲ、Ⅳ型患者，在进行髋臼侧置换时，可能存在骨质缺损、因此髋臼杯假体的放置往往是放在骨质最好、最稳定的部位，因此在一定程度可以忽视髋臼前倾角，此时可使用股骨前倾可调节假体，通过调节股骨侧假体的前倾角，从而使联合前倾角在合理的范围，维持关节的稳定性。由此，髋关节发育不良全髋关节置换多用可以调节前倾角的股骨柄例如 S-ROM 组配柄，该柄可很好地调整股骨侧前倾角，使联合前倾在正常范围。

术中如何去测量联合前倾角在安全范围之内有如下方法：

活动范围法

D'Lima 提出现代认为可以接受的相对宽松的标准：前屈＞110°，后伸＞30°，屈髋 90° 位时内旋＞30°，外旋＞40°；术中达到此标准即可（D'Lima et al., 2000）。

联合前倾角法：Coplanar 试验

髋关节复位后，伸髋 0°，屈膝 90°，大腿与地面平行，从头侧观察，内旋大腿使股骨假体颈与髋臼杯假体平面垂直（股骨头假体边缘与内衬边缘平行，股骨头假体前部和后部外露面积相等），此时小腿与水平面所成的角度（髋关节内旋的角度）即为联合前倾角。联合前倾角在正常范围，那么髋关节稳定不脱位。

内衬与股骨头假体的相对位置法

在髋关节伸直，旋转中立位，观察内衬边缘与股骨头假体边缘投影之间的角度，应在 30°～45° 之间，如果内衬边缘与股骨头假体边缘投影之间的角度小于 30°，联合前倾角偏小，容易发生后脱位或屈髋受限。如果角度大于 45°，联合前倾角偏大，容易发生前脱位或伸髋受限。

屈髋 45° 法

判断假体角度合适的标准：屈髋 45° 时，股骨头试模的边缘与内衬试模的边缘或髋臼杯试模（无内衬试模时）的边缘平行，即股骨头试模的前部和后部外露面积相等。如果屈髋小于 45°（例如屈髋 20°）时股骨头试模的边缘与内衬试模的边缘平行，而屈髋 45° 时股骨头试模的前部外露少、后部外露多，说明髋臼杯试模的前倾小，需要增加髋臼杯试模的前倾。如果屈髋大于 45°（例如屈髋 70°）时股骨头试模的边缘与内衬试模的边缘平行，而屈髋 45° 时股骨头试模的前部外露多、后部外露少，说明髋臼杯试模的前倾大，需要减小髋臼杯试模的前倾。

151. 若术中出现联合前倾角不在安全范围之内，应如何调整?

术中如果出现联合前倾角不在安全范围之内的情况，可通过如下方法调整假体角度：①调整髋臼内衬高边方向，改变髋臼前倾角，但该方法角度调整有限，只适用于角度偏差较小的患者；②彻底取出髋臼杯假体，重新调整臼杯前倾角方向，这是最常用的方法；③增加股骨假体前倾角可旋转范围，主要调整股骨髓腔锉的方向，从小号开始扩髓，逐渐增大髓腔锉的型号，将髓腔尽量扩大，方便股骨假体旋转。但可能因为假体旋转不稳定而失败；④更换前倾角可以随意调整的假体，如 DePuy 公司的 S-ROM 组配柄或 Zimmer Biomet 公司的 Wagner Cone 先髋柄 / Wagner SL 翻修柄；⑤更换骨水泥股骨假体，由于骨水泥股骨柄在股骨髓腔内可以较大范围地调整前倾角，因此可以术中更换骨水泥股骨柄来合理地调整前倾角，使联合前倾达到安全范围，但骨水泥对人体有很多的危害，且对于年轻的患者应尽量避免使用。

152. 何谓髋关节偏心距? 何谓股骨偏心距? 何谓髋臼偏心距?

髋关节的偏心距是由髋臼偏心距和股骨偏心距共同组成（图 152-1）。髋关节偏心距的重建，包括股骨偏心距和髋臼偏心距的重建，不仅可以有效恢复外展肌力矩而增加髋关节稳定性，而且可以减轻髋关节假体应力集中，减少假体的磨损和减少髋关节脱位的发生，利于假体远期的生存率。

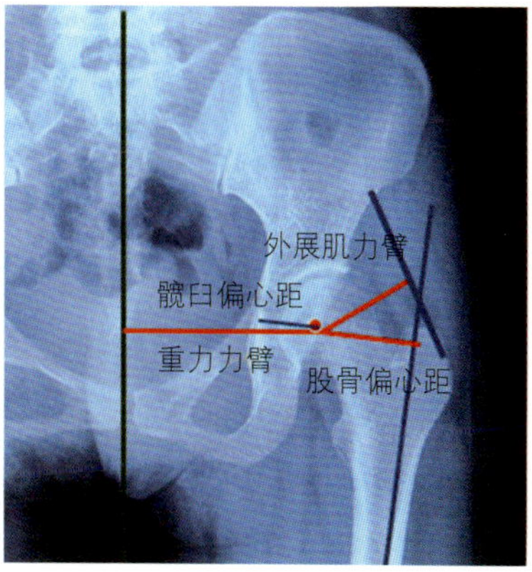

图 152-1　髋臼偏心距及股骨偏心距

股骨偏心距（femoral offset）指股骨头中心与股骨干纵轴的垂直距离，也是髋部外展肌群的杠杆臂。人体重量是通过这一偏心结构作用在髋关节上（偏心负重），再向双侧下肢传递。股骨的这种偏心结构影响了髋关节外展肌的力量和运动的效能。适宜的股骨偏心距可使髋关节外展肌肌力平衡，获得最大的外展力量和最小的关节界面应力，即使用最小的外展肌力也可达到骨盆平衡。偏心距增加，外展肌力臂相应增加，外展肌力相应减少，关节接触应力减少，假体磨损减少。同时假体颈部应力减小，相应部位的股骨应力下降。在人工髋关节置换术中，股骨偏心距的大小还决定了髋臼假体的磨损进程、股骨近端应力的大小、假体松动的发生时间。

髋臼偏心距的定义是股骨头中心至真臼臼底的距离。平均髋臼偏心距为（30.8 ± 3）mm。对于术前髋臼偏心距较大的患者，术者要特别注意髋臼杯的放置，尽可能恢复原始的髋关节旋转中心。很多医生只关注股骨偏心距重建，而忽略了髂臼偏心距的重建。髋关节是机体重力与外展肌共同作用的支点。髋臼偏心距 + 股骨偏心距为外展肌有效力矩，它们之间的动态平衡对维持骨盆水平位置及正常行走步态起重要的作用。髋关节偏心距偏小有两种情况：①髋臼偏心距偏小，则髋关节偏心距的存放值小，手术操作中亦有髋臼底磨锉破裂风险，造成髋臼内壁的骨折，为了重建髋关节偏心距，可能要增加股骨偏心距，如加长颈或加长头，这可能会引起双下肢不等长的情况出现；②股骨偏心距偏小，髋关节偏心距的有效值亦偏小，股骨更加靠近骨盆，髋关节假体置入后，关节活动度受限，且增加活动时的撞击风险，臀中肌、臀小肌张力未恢复，松弛乏力，从而也会增加假体的不稳定性及脱位的风险。偏心距的恢复重点要参考健侧，要使髋关节达到最大的外展功能，使关节面应力分散，对股骨假体柄以及其骨界面间产生最小的轴向力矩和内翻应力，恢复正常的髋关节生物力学，平衡骨盆，有利于假体的初始稳定及远期骨长入的效果，从而达到改善全髋关节置换术后的步态，减少术后跛行的可能性，延长髋关节假体的使用寿命。

153. 股骨偏心距对髋关节置换有哪些影响?

股骨偏心距指股骨头的旋转中心到股骨长轴的垂直距离，也是髋部外展肌群的杠杆臂（图 153-1）。人体重量通过这一偏心结构作用在髋关节上（偏心负重），再向双侧下肢传递。重力及外展肌张力之间的相互作用使髋关节作为负重的力学支点，维持着体重和外展肌之间的平衡，在步态周期中维持骨盆的水平。

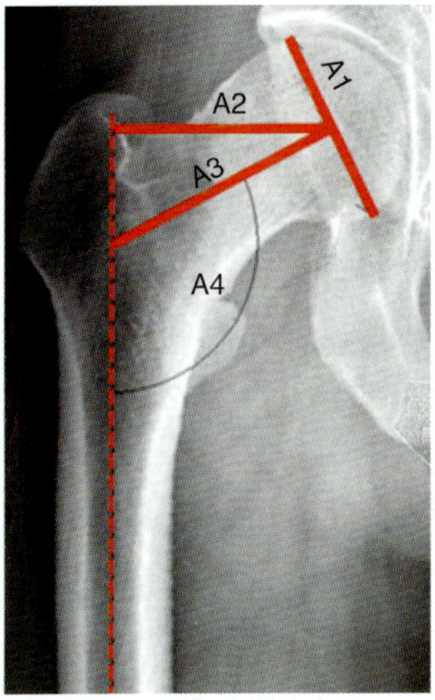

图 153-1　股骨头直径（A1），偏心距（A2），股骨颈长（A3），颈干角（A4）

股骨的这种偏心结构影响了髋关节外展肌的力量和运动的效能，外展肌力与外展肌力臂乘积同重力与重力臂乘积需相等才能维持骨盆平衡（外展肌力 × 外展肌力臂 = 重力 × 重力臂）。增加股骨偏心距也就增加了外展肌力臂，使外展肌在维持平衡中所需的力较小，可减小髋臼压力，减小髋臼聚乙烯磨损。

重建或增大股骨偏心距十分重要，主要有两方面优势：①使股骨外移，减少了其与骨盆的撞击，改善了周围软组织张力，使髋关节更加稳定，可以增加髋关节的活动范围；②对某些外展肌肌力较弱的髋部疾病，也可适当增加偏心距以恢复外展肌的力臂，以提高关节的稳定性，相应地，减小股骨偏心距也就减小了外展肌杠杆的力臂，使髋关节受力增加，从而增加磨损与无菌性松动。

股骨偏心距偏小时，股骨势必靠近骨盆，进而限制髋关节活动范围，引起周围软组织松弛，降低髋关节稳定性，造成髋关节脱位。股骨偏心距、髋臼偏心距和股骨头旋转中心高度共同影响外展肌活动，偏心距减小可能会导致术后关节疼痛加重以及功能减退。总结重建偏心距的意义有：①加强髋外展肌力及维持正常的步态；②增加了髋关节稳定性；③增大髋关节活动范围及良好的髋关节功能；④延长人工关节使用寿命。可见，正确重建股骨近端解剖，平衡髋关节周围软组织在 THA 中显得尤为重要。而 Harrington 等（2002）认为，加长的颈会使股骨偏心距增加，这样会增加股骨近端骨水泥壳的应力，而骨水泥壳在高应力下易出现假体 - 水泥界面的解离、骨溶解，最终导致假体松动的发生（通常应力集中点为股骨近端后侧）。

然而也有学者分析，过长的股骨偏心距会使安放的假体有内翻的趋势，而这样会引起骨水泥型股骨柄假体大粗隆远端骨水泥壳的厚度不足，这是诱发股骨假体松动的可能因素。还有研究发现，使用颈干角小的股骨假体可增加股骨偏心距，但也增加了假体颈部的应力，使假体颈部断裂的风险增加（Matsushita et al., 2009）。

目前，多数学者认为人工全髋关节置换术后产生的碎屑是造成假体松动的主要原因。有研究认为股骨偏心距的恢复程度决定了聚乙烯假体磨损的多少。多位学者的研究证实了这一结果，术中如能使股骨偏心距恢复到解剖水平，则术后关节内应力就能达到理想的程度，假体的使用寿命长；而过小的股骨偏心距则会使聚乙烯假体磨损明显增加，他们认为理想的术后股骨偏心距为术前值 ±1 mm。有学者总结手术经验发现这一标准术中较难达到，而 ±4 mm 这一标准既可减少术后并发症的发生，又可令手术不会太困难（Sakalkale et al., 2001）。

总之，偏心距的恢复是全髋关节置换术的一项重要指标，对其大小的选择需要考虑到多方面的因素，进行个体化选择。

重建股骨偏心距的技巧及方法有：

（1）术前精细测量

X 线片是测量偏心距较方便经济的方法，如果患者经济条件允许，可常规做 CT 三维重建检查，有助于获得精确的偏心距数值，有助于术者心中有数，减少手术的盲目性。

（2）增加假体的股骨颈长度

增加颈长使偏心距加大，使外展肌效率增加，但同时可以使肢体长度增加，产生双下肢不等长、行走姿势不当、腰背痛等并发症。因此，手术前要测量双侧下肢长度，这种方法最适合用于患侧肢体缩短的患者（见图 27-1）。

（3）减小颈干角

使用颈干角小的假体，增加了杠杆力臂，可以增加偏心距，增加外展肌的长度（见图 27-2）。

（4）确定髋关节旋转中心髋臼杯的位置

多数人认为手术后髋关节旋转中心髋臼杯的最佳位置是原始髋臼位置。在保持髋臼原始位置的前提下，增加偏心距可增加外展肌的功效。

（5）使用高偏心距假体

高偏心距假体是指在维持颈干角不变的前提上，在增加颈长的情况下使髋关节中心向内下方移位，因此既增加了偏心距又使患肢长度基本保持不变，是比较理想的重建或增加偏心距的方法。有国外研究表明高偏心距假体稳定性较好，重建偏心距的成功率高，不会使肢体过长（Chamnongkich et al., 2012）。

（6）股骨大粗隆外移

通过股骨大粗隆处截骨外移，可增加偏心距的长度，间接增加外展肌的功效。但是这种方式创伤大，截骨处容易发生骨不连，截骨处易疼痛，患者较易出现跛行。

（7）对股骨颈截骨面的调整

股骨假体置入的深度由股骨颈的截骨面水平决定。如果截骨平面低，则需增加假体颈长才能恢复患侧下肢的长度，于是偏心距也增大了；相反地，需要减少颈长，偏心距减小。要注意的是，股骨距是对股骨假体的扭转稳定性极其重要的结构，若股骨距牺牲过多，容易产生假体松动。

（8）使用组配式假体系统

这种方式的优势在于可以利用个性化的假体来满足不同的病情需要，重建髋关节生物力学，不仅可以调整偏心距，还能矫正下肢长度和股骨前倾角。

（9）准备多种偏心距和型号的假体

同时准备不同颈干角的多个假体，并且在同一种颈干角的前提下准备各种不同颈长的多个假体，不同颈干角、不同颈长的假体提供了多种偏心距，这样术中假体选择的机会增加，确保每个患者有合适的型号可用，提高手术的质量。

154. 偏心距对髋关节置换的重要意义是什么?

全髋关节置换要求尽量恢复正常髋关节生物力学性能，包括恢复正常的股骨头旋转中心、偏心距和双下肢等长。偏心距、颈干角的三角函数关系决定了股骨头的旋转中心位置。全髋关节置换术中，髋关节偏心距的重建及股骨头旋转中心的恢复，对良好的应力传递，保持双下肢等长、平衡髋关节周围肌力、维持髋关节稳定至关重要。

软组织平衡无论是对全膝关节置换还是全髋关节置换，都是十分重要的，术前髋关节不稳及软组织松弛将增加术后脱位等关节不稳的情况发生，重建偏心距显得尤为重要，尤其是老年患者，臀中肌张力过低容易发生髋关节撞击和脱位，并导致患髋疼痛、步态异常。虽然通过大转子截骨可增加外展肌力臂，但存在着骨不愈合等风险，因此，通过偏心距重建来增加外展肌力臂，平衡髋关节周围软组织显得尤为重要。偏心距的重建使得髋关节周围软组织得到不同程度地紧张，并在不影响患肢长度的前提下能够良好地稳定髋关节。同时，偏心距增加，外展肌力臂相应增加，经过髋关节的合力降低，减少假体磨损并降低由其引起的骨溶解的发生率。从理论上分析，外展肌力臂的增加对于外展肌的益处不仅仅是生物力学上的，外展肌的收缩效能因肌肉得到足够的休息而大大增加。

偏心距重建是外展肌通过作用于髋关节而获得关节稳定的重要因素，偏心距可以看做是外展肌发挥作用的有效杠杆，它的改变影响外展肌的效能和肌力。偏心距减小，使得股骨假体活动弧减小，增加了碰撞的可能，其次，偏心距离能提高臀肌的肌筋膜张力。如果髋臼假体植入位置太高或太偏内侧、选择的股骨假体颈长过短或者股骨柄假体植入在内翻位，会导致髋关节周围软组织松弛，张力偏低，关节容易脱位。偏心距增加则会增加术侧下肢长度，造成步态异常，并可能因增加软组织张力而造成患者术后存在术区持续疼痛。

155. 股骨偏心距对全髋关节置换术后疼痛与功能有影响吗？

髋关节疾病如股骨头坏死、骨性关节炎等是临床上常见的疾病，再加上国内人口老龄化现象的日益加剧，使得这类疾病患者每年发病率呈上升趋势，患者发病后多以疼痛、活动不便为主，影响患者正常生活和工作。目前，临床上对于这类髋关节疾病常规治疗方法主要以人工髋关节置换为主，这种手术已经成为治疗髋关节疾病比较理想的方法。但是部分患者术后由于手术、患者因素等造成股骨偏心距和髋臼旋转中心等发生改变，可能造成术后关节疼痛及术后功能恢复较差的情况发生。

广义的偏心距（offset）有两种定义：一是髋关节偏心距，在全髋关节置换术中股骨偏心距并不是一个独立存在的概念，它的大小和髋关节旋转中心的位置之间有很大的关系，并且引出了髋关节偏心距这一概念，从泪滴经股骨头旋转中心到股骨轴线的垂直距离；二是股骨偏心距，即通常所指的偏心距，它是指股骨头旋转中心到股骨长轴的垂直距离，其大小代表着髋关节远离身体纵轴的程度。

有研究结果显示，股骨偏心距和髋关节外展肌肌力对患者术后疼痛以及术后关节恢复等会产生一定影响。术中增大的股骨偏心距能够延长外展肌杠杆臂，从而能够有效地减少关节反作用力，更加有利于患者术后恢复，同时，增大的股骨偏心距还能够减少髋关节撞击的发生，增大术后髋关节活动度（Dolhain et al., 2002）。

全髋关节置换术后髋部外展肌强度与股骨偏心距间存在相关性，股骨偏心距体现的是外展肌的力臂，增加股骨偏心距即增大了外展肌群的力臂，继而增加了外展肌力矩，促进髋关节稳定。而适宜的股骨偏心距可使髋关节各肌群的力量变得协调，在获得最大的外展力矩的同时将关节之间应力降到最小，用较小的力量即可达到平衡骨盆的作用。

如果术者在全髋关节置换术中未能恢复患肢股骨偏心距，导致其缩小，偏心距的缩小会造成外展肌力矩减少，术后可能出现臀中肌等关节周围软组织松弛，从而引起臀中肌前负荷减少，容易导致肌肉收缩乏力，进而影响髋关节的稳定性，严重者甚至出现髋关节脱位。此外，股骨偏心距过小，会出现股骨假体与骨盆过度靠拢的情况，这将增加髋关节撞击的几率，导致髋关节活动范围的减小。反之，术中重建股骨偏心距不仅可以消除髋关节撞击，同时提升关节囊张力，极大地降低术后脱位的发生概率。而偏心距过大，将导致股骨假体内侧弯曲应力集中，使得假体发生疲劳断裂的风险增高，同时容易发生假体的松动和下沉。

有研究表明术中偏心距的恢复情况与术后假体稳定性、术后疼痛、假体磨损及应力变化都存在相当程度的相关性。当股骨偏心距恢复到正常生理解剖结构时人工髋关节假体能获得理想的应变力，从而减少术后疼痛发生，减少假体界面之间的磨损；反之股骨偏心距未得到良好的重建，其假体磨损速度将大大加快（Sakalkale et al., 2001）。

还有学者对不同股骨偏心距关节置换术后关节疼痛和功能的影响进行研究，比较了不同股骨假体偏心距（置换侧与正常侧髋对比）对术后临床疗效的影响。测量标准骨盆前后位片上置换侧股骨偏心距并与对侧进行比较，结果显示偏心距减小组的身体功能评分值小于正常偏心距组及偏心距增大组，研究结果提示术后股骨偏心距如果小于其原生偏心距会导致术后疼痛，降低髋关节功能评分（Berstock et al., 2014）。

因此，帮助患者恢复正常的股骨偏心距具有重要的临床价值。只有当股骨偏心距恢复到正常或尽可能地恢复到接近生理解剖数值时，不管是对髋关节假体的应力，还是应变力都是最佳的，股骨偏心距恢复不足或者恢复过多对假体的远期生存率都是不利的。

与健侧比较，患侧重建偏心距小于 1 mm 最为理想，但是实际操作中难以实现，而两者差距小于 5 mm 则可明显减少患者术后疼痛等并发症的发生，并且手术容易达到。将髋关节置换术前术后股骨偏心距的差值在 5 mm 以内定义为股骨偏心距得到重建。因此有学者按照两者差异小于 5 mm 作为股骨偏心距重建的标准（Dolhain et al., 2002）。

总之，人工全髋关节置换中，合理的重建股骨偏心距有利于缓解患者疼痛，促进患者术后恢复，偏心距减小则会加剧患者疼痛，不利于患者术后恢复。因此，患者置换过程中应该根据患者情况选择合适的治疗方法，尽可能降低患者置换后疼痛发生，促进髋关节功能更好地恢复。但对有些情况，如先天畸形、感染后遗症等骨畸形明显，软组织挛缩严重的患者，很难或不可能恢复偏心距，刻意去恢复会适得其反，应当综合考虑。

156. 臀中肌在全髋关节置换术中的作用是什么?

臀中肌的解剖

臀中肌是髋关节肌肉中的重要组成之一，臀中肌的前上部位于皮下，后下部位于臀大肌的深面（图 156-1）。臀中肌呈扇形，起自髂骨翼外面，肌束向下集中形成较短的肌腱，止点位于股骨大转子上。臀中肌与臀小肌协同作用，使髋关节外展，臀中肌前部肌束能使髋关节旋内，后部肌束则使髋关节旋外。臀中肌受臀上神经支配，其中，臀上神经最下支分布于臀中肌、臀小肌中外部，旋股外侧动脉臀中肌支经臀中肌阔筋膜张肌间隙进入臀中肌。臀中肌对维持髋关节稳定十分重要，一旦臀中肌出现损伤情况，可出现步态不稳、外展无力等，严重影响髋关节正常活动，因此必须维持臀中肌的完整。

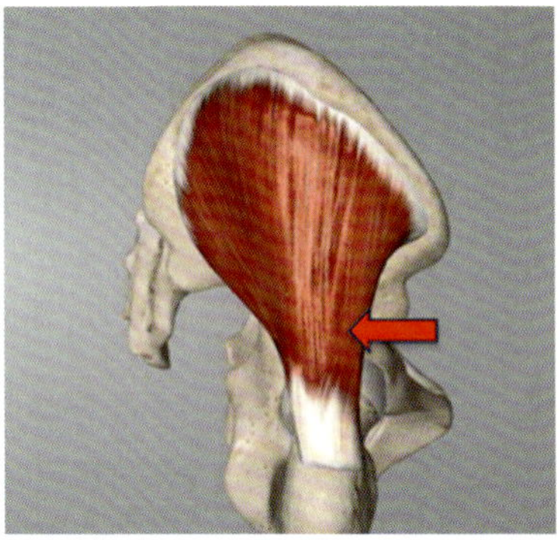

图 156-1　臀中肌示意图

臀中肌的临床意义

由于臀中肌是髋关节外展肌群的重要部分，也是髋关节后方软组织的重要组成部分，臀中肌对髋关节的外展功能是占据主导作用的。臀中肌在固定时使大腿外展，其前束使大腿屈和内旋，后束使大腿后伸和外旋，臀中肌是平时生活中走路、站立、保持良好姿势的重要肌肉。日常生活中的躯干活动如弯腰、直立、行走、下蹲等，臀中肌都起很重要的作用。髋关节是身体重力和外展肌的作用支点，臀中肌的生物力学作用就是维持外展力矩，外展力矩与重力力矩之间的动力平衡对维持骨盆水平位置及正常行走步态起着关键作用。研究发现臀中肌起到了杠杆臂的作用，对维持髋关节旋转中心的稳定有重要作用，一旦臀中肌损伤，髋关节生物力学平衡就被打破，会出现髋关节不稳等一系列问题。臀中肌也是维持姿势的重要肌肉，保护臀中肌，增加臀中肌等外展肌力臂，有利于髋臼杯内移，对偏心距的重建有利（Sivashankar et al., 2015）。

人工髋关节置换术后脱位发生率为 2%～5%，脱位主要是后脱位，且往往是在髋关节处于屈曲内收内旋时，后方结构破坏会不同程度地增加脱位风险，臀中肌属于后方结构的一部分，保护好臀中肌等后方结构十分必要。由于股骨头中心到臀中肌力臂较其身体重心的距离为短，臀中肌在维持骨盆平衡中处于劣势。股骨偏心距每增加 10 mm，可减少外展肌用力 10%，对髋臼杯的作用力量也减少了 10%，在股骨偏心距不变的情况下，增强臀中肌力，可以改善周围软组织张力，使髋关节更加稳定，利于髋关节假体长期稳定。对髋关节后方结构的修复和重建，可以明显降低脱位率。术中注意保护臀中肌，并维持臀中肌合适张力，保护好髋关节周围软组织，可以大大降低术后脱位、假体撞击及关节不稳的发生率。

总之，臀中肌作为髋关节肌肉的重要组成部分，也是后方软组织的重要组成部分，具有提供生物力学稳定的作用。臀中肌的完整在防止髋关节术后脱位、预防感染、维持外展肌功能、维持正常行走步态、减少疼痛和跛行、促进髋关节周围软组织平衡等方面具有重要的意义。

157. 髋关节骨性强直多年，臀中肌的肌力情况如何确定?

髋关节骨性强直定义为髋关节活动度完全丢失。髋关节骨性强直后髋关节功能障碍，诱发腰痛、膝痛、对侧髋痛以及下肢不等长等一系列的问题，严重影响患者的生活质量。越来越多的患者迫切希望解除髋关节强直状态，重建髋关节活动的功能。人工全髋关节置换术可以有效地重建髋关节功能。当强直髋全髋关节置换时，臀中肌状态的评价是非常重要的。

由于髋关节长期融合，周围肌肉失用性萎缩甚至纤维化。全髋关节置换术后，髋关节活动度增加，但是这些肌肉不能提供有效力量来控制关节稳定性。术后髋关节周围肌肉力量的恢复，直接影响髋关节置换的临床效果和患者对手术的满意度，臀中肌的恢复尤为重要。术前评估髋关节臀中肌的功能可以判断预后。通过触诊法耐心反复触摸臀中肌的收缩对外展肌强度的评价是一种可靠的方法。CT 扫描和肌骨超声可以显示臀中肌的存在或缺失，可一定程度反映肌肉萎缩的程度并估计肌肉的质量。有报道称肌电图检查也可提供帮助评估臀中肌的强度，但效果欠佳。臀中肌出现纤维化，肌力较差者，慎行全髋关节置换术。术中注意保护肌肉纤维，恢复重建髋关节偏心距，术后进行强化的髋关节周围肌肉力量训练非常重要（Kilgus et al., 1990）。

158. 臀中肌功能不良能否行全髋关节置换术?

臀中肌损伤和张力下降会导致软组织不平衡并进而影响关节功能的恢复。

有研究总结髋部不稳、臀中肌无力或缺失患者行髋关节置换或者翻修术，如果术中注重通过调整股骨柄假体的长度恢复臀中肌张力，即使臀中肌缺损合并粗隆间吸收的病例也能翻修成功，说明神经肌肉病变导致髋外展无力患者并非关节置换的绝对禁忌证。

例如 DDH 患者，臀中肌变短呈水平位，内收肌、腘绳肌、股四头肌均变短，髋关节周围肌肉及筋膜张力异常，臀中肌或髂腰肌挛缩使股骨头复位非常困难。但如果根据不同年龄和不同程度的 DDH 患者，个体化、针对性地选择合理的治疗策略，也可以行髋关节置换手术，让 DDH 患者重新拥有一个功能良好的关节（Rajkumar et al., 2011）。

软组织平衡和臀中肌功能重建需要重视很多操作技巧，髋部神经肌肉病变均存在髋部肌力不足、稳定性下降的问题，其中臀中肌无力为影响髋关节稳定的重要因素，行走时出现 Trendelenburg 步态（臀中肌步态），这类患者的关节置换或者翻修，术中仅靠大直径股骨头不能满足需要。同时由于股骨柄假体小、柄下沉过深以及粗隆间骨折未愈合，会导致臀中肌力臂变小、臀中肌更加无力。臀中肌完整患者，术中可通过延长臀中肌力臂来调整臀中肌张力，可以使用长颈股骨头、高偏心距假体甚至加长股骨柄假体。

159.　大粗隆延长截骨术（ETO）操作的关键点是什么？有何利弊？

全髋关节置换翻修术中，由于股骨侧假体固定稳定，假体柄、骨水泥鞘的取出可能非常困难，强行退出有时甚至造成骨折或骨缺损，影响翻修假体的固定。在这种情况下，翻修术的成功取决于术野的充分暴露，股骨侧骨量的保留，外展肌功能的保护，假体及骨水泥安全、彻底地取出及翻修假体的顺利植入。1995 年，Younger 等（1995）首先描述了一种新的股骨大粗隆截骨术，即大粗隆延长截骨术（extended trochanteric osteotomy，ETO；图 159-1）。该截骨术具有极佳的术野暴露，更容易取出股骨假体以及残留骨水泥，有利于纠正股骨近端畸形，并且更加直接地对股骨远端髓腔进行处理。除此之外，截骨块与骨床具有较大的接触面积，并且截骨块附着肌肉可以提供更好的血供，使得截骨块更易于愈合。

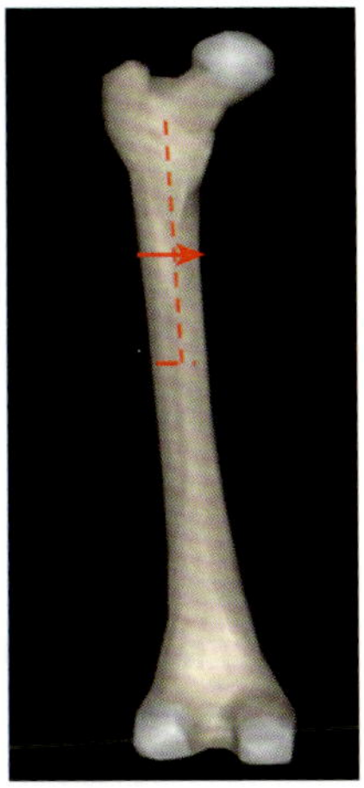
图 159-1　大粗隆延长截骨术，箭头所示截骨位置

ETO 操作的关键步骤就是确定截骨量。在术前计划中根据截骨的骨量和狭部需要保留的程度来决定 ETO 的截骨长度。对于一个使用短柄且骨整合良好或者使用骨水泥柄且固定良好的患者，ETO 的长度通常要达到柄尖端以下，使远端的骨保留量充足，有利于加长翻修柄远端固定的稳定性。如果植入的假体为长柄或骨水泥鞘的范围很广，治疗会给手术医生增加很多挑战性，目前有两种方案可供选择：①根据需要尽可能地将截骨线向远端延长，并根据需要进行重建；②将截骨线延长到股骨柄身的一半长度，如果股骨柄为非骨水泥型的柄则将其分段，再使用专用的工具将远节段取出。

ETO 应用于股骨侧假体翻修有如下优点：①股骨假体远段暴露更好，截骨块由于充分的软组织覆盖更容易愈合；②术中股骨假体暴露极佳，可以安全顺利地取出股骨假体；③更多地保留股骨骨质，可避免或减少因取出假体造成骨缺损；④更方便地处理及准备股骨远端髓腔；⑤保护外展肌，术中可根据具体情况调整外展肌肌力。

ETO 的绝对禁忌证包括外展肌缺失、大转子裸露，相对并发症包括干骺端或骨干部位严重的骨缺失。对于 ETO 的并发症及并发症发生率文献报道不一，常见的并发症有截骨处不愈合、股骨柄下沉、截骨块术中术后骨折、股骨柄位置改变、截骨块移位及感染等（Younger et al., 1995）。

160. 全髋关节置换术中骨水泥操作关键点是什么?

全髋关节置换术中骨水泥操作应十分严格，骨水泥是连接假体与骨质的媒介，操作不慎会导致假体松动率提高，影响骨水泥假体的使用寿命。

在使用骨水泥型假体的全髋关节置换术中，锉磨出的髋臼骨床与股骨骨床应略大于假体，使骨水泥在骨床面上分布均匀，切忌骨水泥集中于一侧。骨水泥置入后应保留一定厚度，一般以 3 mm 为宜。骨面应粗糙、干燥、无血，以保证骨水泥与骨之间的镶嵌牢固。调和骨水泥时应掌握适当的时间，使骨水泥具有良好的充注性。骨水泥从填入骨床至完全固化为 7 ~ 10 min，在此期间应保持一定的压力，并且保持假体稳定不动，直至骨水泥硬化，这样才能达到固定人工关节假体的目的，否则固定不牢固，会出现假体早期松动，影响假体长期使用寿命。如果有条件最好使用骨水泥枪或现代骨水泥技术以牢固固定假体。

161. 全髋关节置换术后外展肌功能缺失应如何治疗?

髋关节外展肌包括原动外展肌和辅助外展肌，是维持正常步态和整个髋关节稳定必不可少的重要组成部分。在单腿站立时，外展肌力与侧向倾斜抗衡，维持躯干的直立状态。外展肌力的减弱或缺失会导致 Trendelenburg 步态和术后很高的并发症发病率。有研究报道，外侧入路或前外侧入路全髋关节置换术后外展肌撕裂或撕脱损伤率高达 50%，这种外展肌撕裂或撕脱将严重影响患者的术后功能和对手术治疗的满意度，而且常常被漏诊（Bucher et al., 2014）。外展肌缺失必须要进行修复，修复的方法有以下几种：

外展肌直接修复

对于撕脱或撕裂的外展肌可直接修复固定于大转子上。首先切开组织显露撕脱的外展肌肌腱和整个大转子，注意小心地从臀中肌和股外侧肌上解剖分离髂胫束。对于慢性损伤的患者，软组织往往挛缩显著，形成严重的瘢痕，同时布满血管，并且活动很困难。对这些患者，要在没有产生过度张力的前提下，将肌肉向下移动，将其从前关节囊、阔筋膜以及髂骨上剥离开，同时清除关节囊内或肌肉内的异位骨化块。若大转子出现硬化产生骨赘，去除骨赘，用高速磨钻对大转子表面剩余骨质进行清理，使表面渗血，利于肌腱与骨质的整合。用钻头在大粗隆钻 4 ~ 5 个隧道，采用 Bunnell 缝合技术将肌腱缝合锚定于骨隧道上。术中保持髋关节外展至少 20°，将缝线穿过隧道，予以固定，连续缝合法修复肌腱的边缘，同时修复撕裂的阔筋膜。术后外展夹板固定患髋，固定于 20° ~ 25° 外展位和 10° 外旋位。

臀大肌肌瓣移位

对于长期断裂或由失神经支配导致肌肉严重萎缩造成外展肌力缺失不可能直接修复的患者，臀大肌肌瓣移位是一种有效的替代疗法。臀大肌前部通过对深部剥离进行修整，以显露肌肉，并且锐性剥离肌瓣。沿肌纤维走行剥离阔筋膜张肌，一直到臀大肌附着部。从远端拉起以阔筋膜张肌为主的三角形肌瓣，在阔筋膜张肌前缘横行切断肌肉，维持其张力适当。对于臀大肌后部，在阔筋膜张肌附着点远端大约 2 cm 处进行切割剥离，向近端连续切割，剥离长度为肌肉的一半，使之成为三角形肌瓣，与前部肌瓣相对应。将肌皮瓣跨过股骨颈且固定到关节囊和股骨大转子前方。

阔筋膜张肌肌瓣移位

对于臀中肌、臀小肌长期断裂导致的肌肉严重萎缩以及撕裂严重不能重建的患者，同时臀大肌也被损害或失神经支配时，进行阔筋膜张肌肌瓣移位会非常有效，可以恢复关节稳定性。阔筋膜张肌并不依附于任何其他肌群，因此，从筋膜附着处横行切开阔筋膜张肌，以锐性分离方式进行松解，缝线穿过大转子骨道将阔筋膜张肌肌瓣缝合锚定于大转子骨床上可达到外展肌重建。

同种异体跟腱移植

同种异体跟腱移植对外展肌肌腱部撕脱，但因肌肉的回缩造成不可重建的患者疗效很好。使用新鲜冰冻异体跟腱，并用摆锯修饰附带跟骨的外形，将跟骨骨块切成 2 cm × 1 cm 左右大小，这样就适合于填塞进大转子骨槽中。使用摆锯在大转子上制作一大约 1 cm 远的骨槽，来接受移植骨块。用钢缆将移植骨块固定到骨槽中，异体肌腱缝合固定到残余的臀中肌、前关节囊和臀小肌上即可达到重建。

162. 为避免假体撞击，操作要点是什么？

为避免髋关节置换假体撞击，术中操作要注意以下几点：

（1）避免假体位置安装不良，有文献表明，假体位置不良占发生假体撞击原因的 70% 左右。常规把髋臼安装在外展不超过 45°，前倾 15° ~ 20°，股骨假体前倾 15° 左右，联合前倾角 35° ~ 45° 为宜，如果超出这个范围，髋关节活动度即下降，容易发生撞击（Bader et al., 1999）。

（2）术中应该彻底清除髋关节周围骨赘或骨水泥，并将增生的软组织切除干净，否则会影响关节的活动度，诱发撞击。

（3）术中注意保护髋关节的静力结构，主要指外展肌群。如果软组织过度松解（包括老年人肌力不足），下肢缩短，股骨偏心距偏小，臀上神经损伤等造成静力结构损伤，容易出现撞击。

（4）假体的选择十分重要，股骨柄假体颈部的缩减可以降低撞击发生的概率，增加头颈比可以增大关节活动范围，必要时可以选择高偏心距的假体增加静力结构的力量。

（5）正确的术后宣教，告知患者关节活动的范围，避免由于撞击而发生关节脱位。

163. 为什么说假体撞击是髋关节脱位的内在因素?

全髋关节置换术后关节不稳造成的关节脱位是全髋关节置换术第二大并发症，仅次于人工假体松动，而撞击是造成髋关节脱位的一个重要因素。

髋关节置换术后假体脱位，从动力学原因来讲是促进和防止脱位两种力量对抗的结果。股骨活动超过一定范围之后就会出现小转子或者股骨假体或者股骨与髋臼和周围软组织发生撞击，当防止脱位的力量不能阻挡这种倾向的时候，就会通过杠杆作用导致假体脱位。所以假体撞击是髋关节脱位的重要内在因素，另一个因素就是软组织静力结构的张力。

164. 髋关节置换术后发生脱位的影响因素是什么?

人工全髋关节置换是治疗髋部病变行之有效的方法，已取得巨大成功。随着假体材料学、假体的设计以及手术操作技术的发展与成熟，手术后并发症的发生率已经明显降低，但有些并发症还无法彻底消除。脱位是全髋关节置换术后最常见的并发症之一，也是让全世界医生们非常棘手的问题。据报道，初次全髋关节置换术后脱位的发生率为 1% ~ 3%，而翻修手术后的脱位率则可高达 5% ~ 20%（Masonis et al., 2002）。因此，术后脱位已成为影响全髋关节置换术后患者生活质量的主要因素，因此医生应该积极应对，减少脱位的发生（图 164-1）。

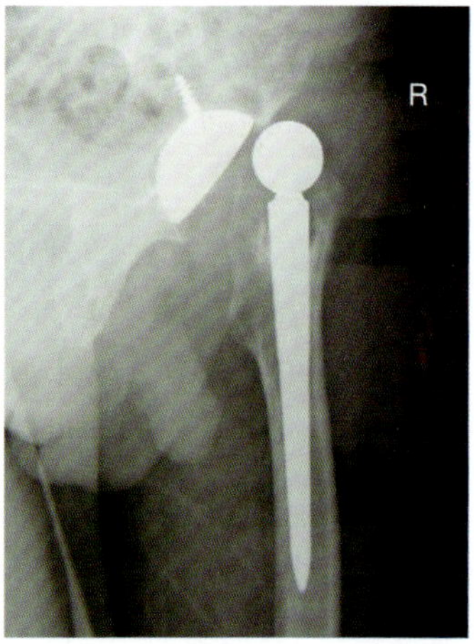

图 164-1　髋关节置换术后假体脱位

全髋关节置换术后发生脱位的影响因素很多，引起脱位的因素往往是多方面、综合的。

患者自身因素

患者自身因素包括是否有髋部手术或外伤史、患肢是否存在神经系统的病变、术后是否严格按照医嘱进行康复训练以及患者是否有其他疾病等。术前有较长的时间卧床史，一般情况差，术中可发现髋关节周围肌群明显变薄、肌肉萎缩、肌张力小，置换术后假体脱位率明显增加。

有过髋部手术的患者，术中软组织剥离、松解过多，软组织松弛会造成关节周围肌力失平衡，能导致外展肌力量减弱，同时关节周围大量瘢痕形成以及局部软组织张力降低，都会破坏术后关节的稳定性，增加髋关节的不稳定性，再次行髋关节置换时，容易引起术后脱位。因此任何原因而导致的同侧髋部的既往手术史，都会成倍增加髋关节置换术后脱位的风险。有研究发现既往有过髋部手术史的患者，22%的患者术后发生脱位。还有学者报道无既往手术史的患者，THA 术后脱位率为 2.4%，有既往手术史的患者，THA 术后脱位率为 4.8%（Masonis et al., 2002）。

假体设计因素

假体的设计因素在全髋关节置换术后脱位的发生中同样起着重要作用。假体设计缺陷有引起碰撞的可能，头颈比过小时，患者术后在正常的活动范围内就容易导致颈部与内衬的撞击，或者与增生的骨赘、清理不彻底的骨水泥及异位骨化块撞击从而导致脱位的发生。

目前一直认为，使用大直径股骨头的大头原则能减少脱位的发生。如果通过增加头的覆盖来预防脱位，就需要增大头颈比例，以降低碰撞几率。髋臼后侧边缘升高的髋臼假体可以增加覆盖面积，但这种假体提高一侧髋臼壁的高度会降低活动度的大小，这会增加撞击的风险，特别是在高边位置放置不合适时风险更高。股骨头越大的假体，头颈比例越大，关节活动幅度大，在髋关节脱位前更能稳定于髋臼内，并且能够对软组织施加更大的张力。

手术相关因素

髋关节置换术后脱位手术相关因素包括手术入路的选择、假体安放位置、软组织张力、偏心距恢复等情况。

（1）手术入路选择

手术入路与髋关节置换术后发生脱位的几率有一定关系。全髋关节置换的手术入路有前外侧、外侧及后外侧，三者各有利弊。前入路易引起前脱位，后外侧入路易引起后脱位，外侧入路引起脱位的几率较低，一般后外侧入路的脱位发生率大于前入路。后外侧入路时，后方软组织破坏，缝合后尚未完全修复，若髋臼安放时前倾角过小，则在后方这一薄弱环节造成脱位。有学者通过综述的方式对全髋关节置换术后发生脱位的患者进行了分析，发现后外侧入路术后的脱位率要明显高于前外侧入路和外侧入路，通过修补关节囊及外旋肌群的方法可以明显降低后外侧入路术后脱位的发生率（Masonis et al., 2002）。

（2）假体位置因素

假体位置安放一直就被认为是术后关节稳定性的最关键因素，髋臼假体位置很难获得一致的满意结果。在术中，患者骨盆位置不易确定，在侧卧位时不被注意的骨盆向前旋转会引起易被忽视的髋臼后倾增大。后侧入路比前侧入路更易发生髋臼前倾角减少，如侧卧位手术时，患者体位必须得到确实固定，否则术中患者会逐渐趋于前倾，这样可能造成髋臼假体的过度后倾位。使用髋臼定位器固然能够提供一定的位置参考，但也时常给术者带来安全假象，特别是当髋臼定位器未能牢固地将髋臼试模安放在髋臼骨床上时，观察髋臼假体边缘与髋臼周围的相互关系有助于确定髋臼假体的准确植入位置，但仍然很难获得精确放置。

髓臼假体精确放置对髋关节稳定性至关重要，脱位多由髋臼位置安放不当引起。髓臼的过度前倾或后倾、外展角过大无疑是术后早期脱位的主要因素。一般认为，髋臼假体的外展角度在 35°～45° 之间是相对安全的，超出此范围后术后关节脱位率增加约 4 倍。过小的外展角容易导致髋关节屈曲时发生撞击，也会导致脱位。

髋臼假体前倾过多，易发生前脱位，而前倾角太小或后倾则易发生后脱位。除前后倾斜外，正常髋臼有 45° 的外翻角，如果外翻大于 60° 髋关节即有向上脱位的可能，特别是在下肢内收位、股骨假体植入外翻位或髋臼假体近乎水平位安置，在髋关节屈曲时，会发生股骨颈与髋臼假体周缘的撞击，此时是结合内旋的力量，就会出现髋关节的后脱位。

另外，术中易发生的错误是前倾角过大而造成术后前脱位。股骨假体的定位相对较容易，可以让小粗隆作为标志，但对髋部发育不良的患者，若以此为标导，股骨假体前倾角往往偏大而增加前脱位的危险。

（3）其他手术因素

髋关节置换术后切口局部的软组织张力降低和手术医生的经验也是导致易发生术后脱位的原因。导致局部软组织张力降低的原因包括对臀中肌、臀小肌的损伤，软组织修复欠佳以及股骨假体的偏心距未恢复正常等。

从股骨头中心到股骨长轴的垂直距离为偏心距，是外展肌通过作用于髋关节而获得关节动力性稳定的重要因素，偏心距的改变影响外展肌的效应和肌力。偏心距减小，使得股骨假体活动范围减小，增加了碰撞的可能；其次，偏心距离能提高臀肌的肌张力。如果髋臼假体植入位置太高或太偏内侧、选择的股骨假体颈长过短或者股骨柄假体植入在内翻位，从而导致髋关节周围软组织松弛，张力很低，关节容易脱位。

术中软组织剥离、松解过多，软组织松弛造成关节周围肌力失衡等也会增加关节的不稳定性。植入髋臼假体后，必须彻底清除髋臼周围骨赘或溢出的骨水泥，否则这些硬性物质在髋臼的活动过程中可能会起到杠杆的支点作用，容易造成脱位。突出在髋臼后缘的骨赘或骨水泥可限制髋关节外旋，并可使股骨头向前脱位。此外，变形、位置异常的股骨粗隆也可在髋关节活动时，与髋臼发生碰撞，损害关节稳定性。残余关节囊和外旋肌群也会卡入大粗隆和髋臼后缘之间，也可引起股骨头脱位。

术后康复因素

主要的问题是搬运与制动的不当。术后脱位好发于早期，发生于 6 个月以后的脱位相对少见。置换术后过早地进行关节活动，有出现脱位的危险。由于髋关节囊和周围软组织的修复一般需要 6 周左右时间，故术后 6 周内尽可能少做髋关节活动特别是屈髋运动，后路手术的患者尤其要避免屈髋内旋。髋关节过度屈曲、内收、内旋可引起关节后脱位，通常见于患者坐低凳试图站立或弯身拾物时发生后脱位。伸直位过度内收和外旋可引起前脱位，多见于前方入路或假体位置过于前倾者，典型的动作是患者平卧位、外旋伸髋时，突然翻身或被扶下床时发生前脱位。

165. 髋关节置换术后脱位的分型以及处理方法有哪些？有何新进展？

术后脱位是全髋关节置换术的常见并发症，发生率各家报道不一，整体在 0.6%～7% 之间，而有学者通过对 16 篇报道中的 35 894 例全髋关节置换进行统计，脱位发生率高达 2.24%（Morrey et al., 1996）。人工髋关节置换术后脱位的原因很多，引起人工假体脱位的原因主要有：假体安放位置不良、偏心距未达到良好重建，髋周围软组织剥离、松解过大或高龄患者髋周软组织松弛等。术后搬运不当或术后患肢体位放置错误也是原因之一。脱位对患者精神和身体的影响很大，故防止假体脱位非常重要。不同因素引起的脱位处理方式也不尽相同。Dorr 等（1983）根据平片检查结果将髋关节脱位原因分为四型，不同类型脱位处理方式如下。

Ⅰ型：体位性脱位

其假体位置正确，软组织平衡，此类脱位最常在术后搬运患者体位不良情况下发生。通常表现为髋关节活动度过大，屈髋、内收、内旋患肢易造成脱位，此类脱位通常可在麻醉下手法复位，手法复位困难者可采用切开复位，复位后采用支具固定 4～6 周。

Ⅱ型：软组织失衡性脱位

凡是由于软组织失衡造成的脱位均可归入此型。它包括：①大转子截骨愈合不良、高位髋臼杯、股骨颈截骨过多等情况；②髋关节周围肌力过低，如脑梗死后遗症患者、老年女性患者及软组织过分松解患者等；③髋关节周围肌力失衡，如后入路破坏后方肌群，脱位较前入路为高；④术中损伤臀中肌；⑤术中修复外旋肌群不足等。

Ⅲ型：假体位置不良性脱位；Ⅳ型：混合型

假体的安放位置一直被认为是决定髋关节稳定性的关键因素。如果髋臼杯外展角和前倾角过大，髋臼后方覆盖不够，则髋关节容易发生向后、外上方脱位，髋臼杯单纯外展角度过大也容易发生向后上方脱位；如果髋臼杯外展和前倾角过小时，髋臼的前外侧覆盖不够，髋关节易发生向前脱位。髋臼的旋转中心也是影响假体稳定性的另一个重要因素，正常或稍内移的髋臼旋转中心能恢复良好的偏心距，使臀中肌保持良好的张力，较好地恢复髋关节软组织平衡；外移或上移的髋臼旋转中心点会使臀中肌力矩减小，臀中肌松弛，难以维持软组织平衡进而造成关节不稳，容易发生脱位。再次手术调整假体位置往往是解决这两型不稳的最好选择。

目前，在臀中肌肌力不良的患者中，为预防髋关节脱位可以选择应用限制性内衬。限制性内衬与常规内衬相比增加了 355% 的撬出力量，并提供了相比其他同类假体更大的活动范围，有效地解决了髋关节不稳，大幅降低了髋关节脱位的可能性。但由于限制性内衬使得更多应力作用在髋臼杯上，髋臼侧假体松动的风险增加（见图 55-1）。

双动杯髋关节系统的设计理念越来越受到重视，因其大直径内衬降低了脱位风险，双层活动界面提供了前后位 165° 的活动度，又因其较小的股骨头大大降低了磨损率，高交联聚乙烯的应用使磨损率降低 95%。因此，双动杯髋关节系统不失为解决髋关节置换术后脱位的新方法（见图 58-1）。

Wera 等（2012）报道了目前最常用的髋关节脱位分型：

（1）Ⅰ型：髋臼假体位置不良（33%）；

（2）Ⅱ型：股骨假体位置不良（8%）；

（3）Ⅲ型：外展肌功能（36%）：最常见，最难处理；

（4）Ⅳ型：假体撞击（9%）；

（5）Ⅴ型：晚期聚乙烯内衬磨损（7%）；

（6）Ⅵ型：原因不明（7%）。

166. 什么是金属腐蚀？什么是颗粒病？如何处理？

金属头对金属柄、金属头对聚乙烯及金属连接部位均有金属腐蚀。磨损与腐蚀是导致髋关节置换手术失败而翻修的常见原因，其中聚乙烯的磨损、金属 - 金属（MoM）界面的磨损以及组配型柄的金属界面微动均可产生磨损，三者均有影响。磨损以及伴随的骨溶解会导致毒性滑膜炎等周围软组织损伤、关节松动及不稳定，腐蚀则会产生细微碎片及金属离子，导致周围组织损伤，致使假体植入失败。有报道指出，金属对金属的髋关节置换术后 1 年的患者，其尿液中可检测出铬金属离子，这类金属离子引起的疾病名为“颗粒病”又称“颗粒包含疾病”（AKA）或“侵袭性肉芽肿病”(De Haan et al., 2008）。

颗粒病首先从炎性反应和骨质溶解开始，继发假体的部分脱落，常见于超微米大小的聚乙烯和聚甲基丙烯酸甲酯水泥。肉芽肿反应的表现为骨质溶解，典型者多发生于术后的 1 ~ 5 年，目前最常见于非骨水泥型假体。其临床表现以疼痛为主，一般在大量骨丢失前无明显症状，之后表现为疼痛，当假体松动后表现为肢体短缩，活动受限。在影像学表现上，水泥 - 骨界面的正常透明影小于 2 mm，且随着时间推移应保持不变。当透亮影大于 2 mm 时可提示松动、感染或者颗粒病。颗粒病产生的透亮带多提示与假体的形状不吻合，并且不伴有骨质硬化性反应。在髋关节置换中“颗粒病”病变位置常见于股骨假体柄远端的内侧缘（图 166-1）。

根据文献报道，部分或完全翻修是磨损与腐蚀问题最常见的处理方法（Jacobs et al., 1998）。髋关节聚乙烯假体的磨损常进行髋臼杯翻修或聚乙烯内衬置换，前者再翻修的原因有无菌性髋臼松动和复发性脱位，后者再翻修的原因有复发性脱位、髋臼松动及聚乙烯磨损。

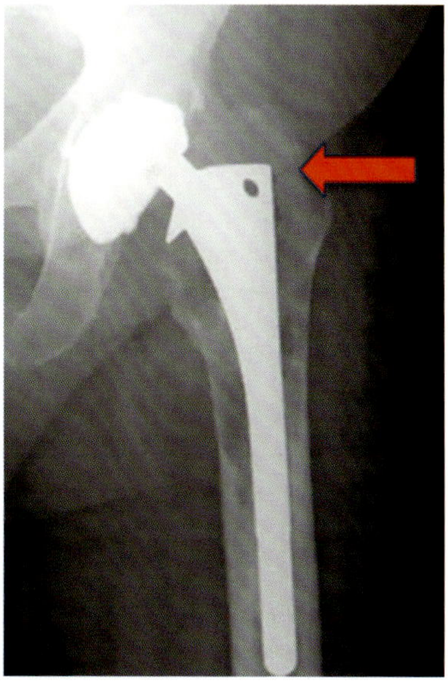

图 166-1 金属腐蚀导致的颗粒病，箭头所示骨溶解

对于金属对金属界面磨损，全髋关节置换术后磨损常进行髋臼翻修、臼衬置换或完全翻修，其中髋臼翻修最常见。一些病例可见炎性假瘤，影响翻修效果。全髋关节表面置换术后磨损常用的方法为股骨假体翻修。对于金属锥体的腐蚀，最常用的方法为保留锥体的球头、臼衬置换加锥体套的应用。

相比之下，由于大量金属对金属假体的存在，需要处理的磨损与腐蚀较多，早期干预指标和诊断标准的确立对于减少组织损伤、提高手术效果至关重要，但随着金属对金属界面应用的大幅度减少，磨损腐蚀的问题也相应减少。

167. 翻修髋臼侧骨缺损，常用哪些技术？

如何处理髋臼骨缺损，是全髋关节置换术（THA）及翻修术中比较棘手的问题。若髋臼骨缺损修复不当，髋臼侧假体不能牢固固定，会影响假体的初始稳定，而术后髋臼侧假体与骨不能形成牢固的融合，则会影响假体的永久稳定性，最终降低关节的使用寿命。目前在处理髋臼侧骨缺损时主要有以下几种方法：

大杯，即 Jumbo Cups 技术

Jumbo 杯最早由 Dearbon 和 Harris 提出，是指髋臼杯直径在女性大于 62 mm、男性大于 66 mm，或翻修臼杯直径比初次髋臼大 10 mm。大杯是在不提供骨量重建的前提下将髋臼杯尽量放到宿主骨的一种既简便又有效的方法。它可以增加宿主骨与臼杯的接触面积，利于骨质与假体的骨整合，也可以配合使用大头预防髋关节脱位。目前大杯已成为髋臼缺损翻修的首要选择，目前具有钽金属骨小梁涂层的大杯大大提高了翻修手术的成功率，即使只有 30% 的接触面积也能获得足够的骨长入。同时，联合结构性植骨或金属骨小梁填充块可以解决 Paprosky Ⅲ a 及大部分Ⅲ b 型骨缺损。此类技术可造成医源性骨量丢失，且适用范围局限于包容性骨缺损，如果髋臼侧为大量节段性骨缺损，该技术不能为臼杯提供良好的初始稳定性，也无法保证术后的远期效果（图 167-1）。但是，目前先进的骨小梁金属臼杯也可应用于非包容性骨缺损，需多枚螺钉固定（图 167-2）。

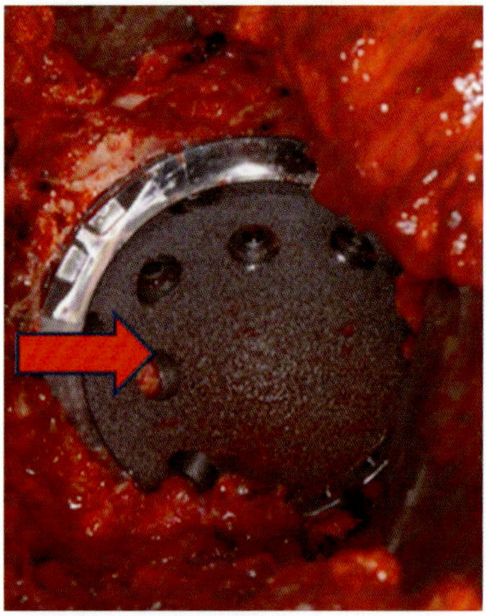

图 167-1　箭头所示为 Jumbo 杯

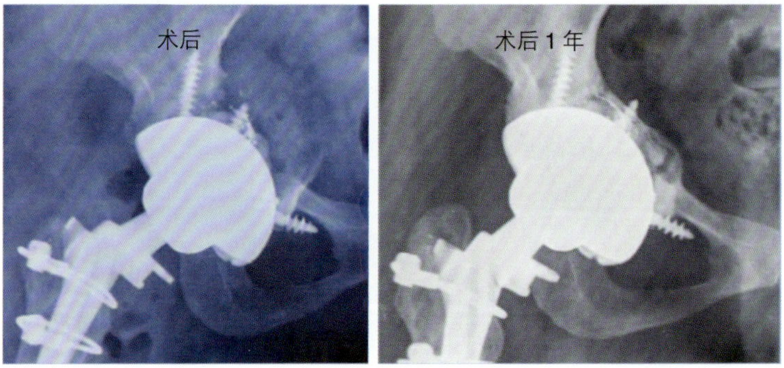

图 167-2　采用 TM 骨小梁金属的 Jumbo 杯治疗髋臼非包容性骨缺损

植骨技术

可分为：结构性植骨；颗粒型打压植骨配合生物型臼杯；颗粒型打压植骨联合使用 Cage/ 钛网配合水泥臼杯。

打压植骨技术从 1984 年问世至今，技术已相当成熟。短期效果良好，但远期失败率较高。该技术有手术时间较长、出血较多、不能使用陶瓷 - 陶瓷界面、骨源匮乏等缺点，目前随着 Jumbo 杯及金属填充块的出现，打压植骨技术使用率逐渐降低，但还有很多具有丰富经验的医生仍在使用该项技术（图 167-3）。

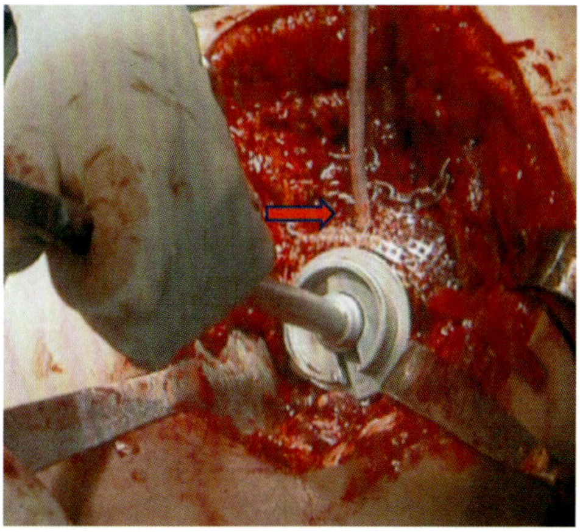

图 167-3　打压植骨技术联合金属钛网治疗髋臼骨缺损，箭头示金属钛网

在髋臼结构相对完整，骨缺损较少的情况下，选择颗粒型打压植骨配合较大臼杯是目前较为简单可靠的选择。但在髋臼侧缺损较大，尤其是髋臼侧结构性缺损，髋臼侧无法提供髋臼侧初始稳定性时，颗粒型打压植骨后使用Cage/钛网配合水泥臼杯及结构性大块植骨是在金属髋臼填充块发明之前的解决方案，此种方案在术后远期报道效果较差，主要因为大量植骨后很容易发生骨溶解及骨吸收，尤其是在髋臼侧骨床相对较差时，如髋臼侧骨面硬化或自身疾病导致骨愈合能力较差等。但也有外国文献报道打压植骨技术成功率特别高，另外植骨有潜在传播疾病的风险，使用钛网或 Cage 时配合水泥臼有术后臼与骨床不稳定等风险（Slooff et al., 1996）。

3D 打印髋臼侧及缺损一体化技术

此技术耗时较长，术中需螺钉固定臼侧，亦无法保证术后假体与骨面的骨长入。

金属填充块技术

不同的金属填充块可以应对各类型骨缺损，尤其是髋臼侧结构性缺损、髋臼侧初始稳定性无结构性支撑的情况，其也被称为永不吸收的结构性植骨。

因此目前此种情况下使用金属填充块并配合多孔涂层生物臼杯可以更好地解决髋臼侧缺损及植骨术后并发症等问题，并保证髋臼的初始及远期疗效，目前国内外均有大量金属块填充缺损的远期报道，其效果优于植骨（Solomon et al., 2018），金属填充块具体应用可以参见本书中第一部分题目：常见的髋臼缺损金属填充块有哪些?

对于髋臼骨量不足的翻修全髋关节置换术，打压植骨技术可以成为一种选择。通过重建髋臼壁并以松质骨填充骨缺损，并将新的臼杯放置于真臼处，可有效恢复骨量并重建髋关节的生物力学功能。Toshiki 等（2014）进行了 66 例使用打压植骨技术实施髋臼翻修的病例，并随访 2 年以上，总结认为，当翻修术中需处理骨缺损时，可以采用金属网修补和打压植骨联合使用的方法，在此过程中应考虑到骨缺损量的多少以及节段性臼壁缺损的程度，而当骨缺损巨大时就应考虑应用金属填充块以弥补骨质缺损，并提供一定的支撑作用，否则手术失败率较高。

在钽金属（又称“骨小梁金属”）问世后，由于钽金属与骨组织的亲和性，金属填充块可以弥补全髋关节置换术后翻修时发生的骨质缺损，可塑性强，植入方便。近年来在全髋关节置换翻修术中打压植骨使用较少，钽金属填充块的使用逐渐增多（图 167-4）。周一新等（2015）研究报道称，在其实施的 20 例全髋关节置换术中伴随髋臼严重骨缺损的病例中，使用钽金属填充块重建髋臼，平均随访 8.4 个月，所有患者随访时髋臼杯及钽金属填充块均稳定。所有患者随访时无感染、脱位、假体周围骨折等并发症。临床研究表明钽金属填充块重建髋臼严重骨缺损能够增加与宿主骨的接触面积，获得良好的初始稳定性，同时又能重建相对正常的旋转中心，为恢复正常的髋关节生物力学打下基础。

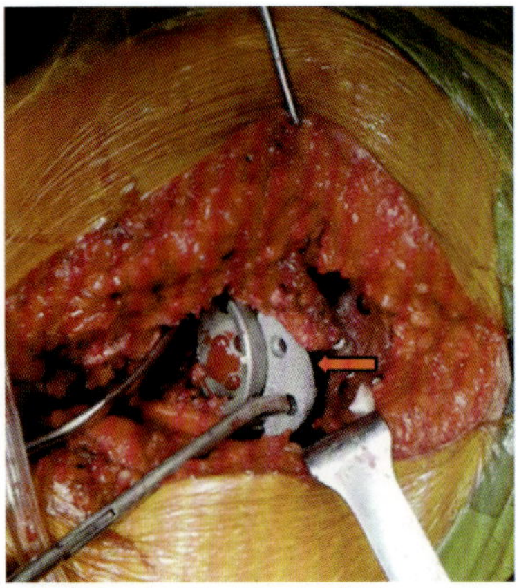

图 167-4 箭头所示钽金属填充块填补髋臼骨缺损

总之，髋臼翻修手术要求的终极目标，即获得髋臼杯的良好骨覆盖、保证髋臼杯的初始及远期稳定、重建髋关节正常旋转中心。髋臼翻修术中由复杂变简单是翻修手术应遵循的原则。目前，Jumbo 杯结合钽金属填充块已成为当今髋臼翻修领域主流的重建手段，对于髋臼横断等复杂缺损情况，可考虑使用三翼臼杯或金属填充块结合 Cup-Cage 技术等。

168. 髋臼骨缺损有多少种分型？各有何特点？

随着人工髋关节置换手术的广泛开展，因各种原因需进行人工髋关节翻修术的患者日益增多。髋臼骨质缺损的分型方法很多，有 AAOS 分型、Paprosky 分型、Gross 分型、Engh-Glassman 分型、Saleh 分型、Gustilo&Pastenak 分型、重庆髋臼骨缺损分型等不同分型方法。

美国骨科医师学会分型（AAOS 分型）

AAOS 分型是 1989 年由 D'Antonio 首次提出，随后得到 AAOS 组织的推荐。根据髋臼骨缺损的形态和位置进行分型，适用于原发性髋臼骨质异常和髋臼侧行翻修术的病例。它将骨缺损分为节段型、腔隙型和混合型，各型又按照骨质缺损的具体位置和缺损大小进行分类，共分为五型：

（1）Ⅰ型：髋臼节段性骨缺损，指髋臼半球形支持结构缺损。Ⅰ型又分为两个亚型，Ⅰa 型：边缘型髋臼骨缺损；Ⅰb 型：中央型髋臼内侧壁骨缺损。

（2）Ⅱ型：髋臼腔隙型骨质缺损，指髋臼缘骨质完整，而其内在骨质有缺损，致使髋臼变深。Ⅱ型可分为Ⅱa 型和Ⅱb 型，Ⅱa 型：周围性骨缺损，可以包括前、后、上侧髋臼缘；Ⅱ b 型：中心性骨缺损，包括内侧壁。

（3）Ⅲ型：节段型与腔隙型骨缺损并存。

（4）Ⅳ型：累及髋臼的前柱和后柱，导致髋臼的连续性中断。

（5）Ⅴ型：骨缺损为关节融合。

AAOS 分型应用非常广泛，但因无法确切地反映骨质缺损的具体程度以及剩余骨量对翻修时植入臼杯的具体支撑强度，所以对于临床上术前准备的指导意义并不显著。

Paprosky 分型

Paprosky 分型法是根据前后骨盆及髋关节 X 线片中的四个衡量指标而制订出来的：①髋关节旋转中心的位置；②坐骨支骨溶解程度；③ Kolher 线的完整性：髋关节中心是否内移；④泪滴破坏的程度。强调髋臼缘、髋臼顶和髋臼前后壁以及前后柱的稳定性。根据骨质缺损是否侵犯髋臼环和骨质缺损的程度大致分为三种类型（图 168-1）。

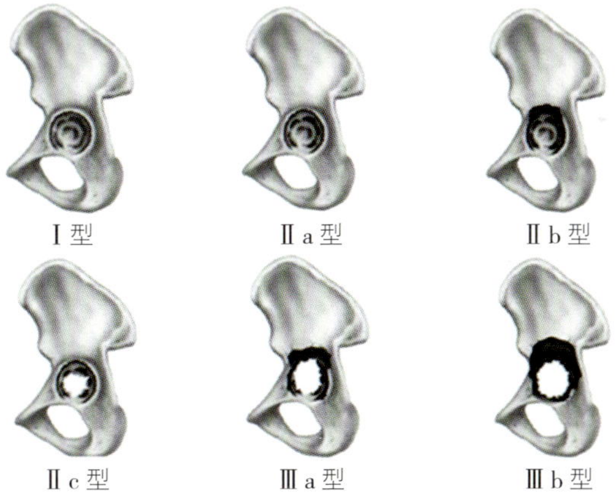

图 168-1　髋臼骨缺损 Paprosky 分型

（1）Ⅰ型：指有少量骨缺损，只有一些小的局灶性骨缺损，髋臼的半球形支持结构仍然完整。泪滴没有破坏，髋臼的各个壁、前后柱都完好无损。

（2）Ⅱ型：指髋臼缘和臼顶有破坏，但前柱和后柱完整。此型又分三个亚型：①Ⅱ a 型指骨缺损在髋臼侧有球窝型的骨缺损，可导致髋关节旋转中心的上移，髋臼顶和泪滴保持完整，坐骨没有骨溶解，泪滴可有轻微溶解，前柱和后柱都是稳定的；②Ⅱ b 型指存在髋臼顶的骨缺损，髋臼旋转中心会出现向上、外侧方向的移位，此型可有轻度的泪滴溶解及坐骨支溶解，Kohler 线是完整的，前柱和后柱都是完整的；③Ⅱ c 型指髋臼内侧壁出现骨缺损，泪滴受到影响，出现中度的骨溶解，髋关节旋转中心会出现直接向内侧移位的现象，因此 Kohler 线受到影响，但是这种类型的骨缺损髋臼顶是好的，前柱和后柱还是完好的。

（3）Ⅲ型：指髋臼有大量骨量丢失、支持结构的完整性被破坏。此型又分为两个亚型：①Ⅲ a 型指骨缺损有轻度到重度的髋臼壁和后柱的骨缺损，30% ~ 60% 的髋臼环受到破坏，泪滴及坐骨支中度骨溶解，髋关节旋转中心明显上移，前后柱失去了对假体的支撑作用，Kohler 线还没有受到影响；②Ⅲ b 型指严重的骨缺损，60% 的髋臼支撑骨缺失，泪滴和坐骨重度骨溶解，Kohler 线完全被破坏，所有的髋臼壁和前柱及后柱均严重破坏，髋臼环和前柱、后柱完全失去了支撑作用。髋关节旋转中心向上内侧方向移位。

凭借 Paprosky 分型方法，术前可以比较精确地估计髋臼骨质缺损的程度，对于重建髋臼骨质具有重要的指导意义，相比 AAOS 分型，这一分型方式具有更大的临床指导意义。

Gross 分型

Gross 分型将髋臼骨质缺损分为包容性和非包容性（节段性）骨质缺损两型。

（1）Ⅰ型：包容性骨质缺损，髋臼出现腔隙或容积增大。如臼杯越过髂坐连线，依然可认定为前后柱完整的Ⅰ型骨质缺损。

（2）Ⅱ型：非包容性（节段性）骨质缺损，进一步分为Ⅱ a 型与Ⅱ b 型两个亚型：①Ⅱ a 型为非包容性缺损（节段性缺损），累及少于 50% 的髋臼骨质，影响髋臼骨质前柱或后柱，如骨质缺损无法通过颗粒植骨重建，则这种缺损应被认定为非包容性缺损，前柱或后柱骨质缺损面积可以保证宿主骨对翻修臼杯有超过 70% 的覆盖面积；②Ⅱ b 型指累及超过 50% 的髋臼骨质，同时影响髋臼的前柱和后柱，该型骨质缺损除髋臼前后柱节段性骨质缺损超过 50% 外，均与Ⅱ a 型相同，无骨盆不连续，如骨质缺损包括髋臼内侧壁的大部分且缺损面积超过 50%，但前后柱完整，因前后柱有助于进行重建，那么这种缺损应被认为是Ⅱ a 型骨质缺损。

这一分类方法更加接近术中所见的骨质缺损情况，对术中选择治疗方案有较大的参考意义。

Engh-Glassman 分型

该分类方法将骨质缺损简单分为轻、中、重三型。轻型：基本完整的髋臼缘和极少的腔隙性缺损；中型：包括较多的髋臼缘和较少的腔隙性缺损；重型：缺损包括较多的髋臼缘和腔隙性缺损。其中骨盆不连续型属于重型。

Saleh 分型

这一方法把髋臼骨缺损分为五型：Ⅰ型指没有或只有少量的骨缺损；Ⅱ型指髋臼边缘完整、而髋臼容积增大的缺损；Ⅲ型和Ⅳ型均有髋臼边缘缺损，不同之处在于缺损的程度以及髋臼柱是否完整；Ⅴ型缺损指骨盆不连续。这一分型在同一病例不同观察者间有良好的一致性，对术前评价骨缺损程度与评估手术难度有很好的价值。

Gustilo&Pastenak 分型

该分型分为四型：Ⅰ型指少量骨缺损，不影响假体植入；Ⅱ型指髋臼和股骨髓腔明显扩大、变薄，但髋臼壁无缺损；Ⅲ型指髋臼壁有缺损；Ⅳ型指髋臼杯有大块缺损，整个骨质结构有塌陷。

重庆髋臼骨缺损分型

王爱民等（2003）提出的重庆髋臼骨缺损的分型，共分成三型。① A 型为节段型骨缺损，其中又分三度：Ⅰ度为上、前、后部或中央部中的任何一部的缺损；Ⅱ度为任何二部位的联合缺损；Ⅲ度为任何三部位或全部位缺损。② B 型为空腔型缺损，也分为三度：Ⅰ度为髋臼壁的缺损未超过其厚度的 50%；Ⅱ度为髋臼壁缺损的厚度为 50%～100%，但髋臼壁尚未穿透；Ⅲ度为髋臼壁的缺损超过 100%。③ C 型为混合型缺损，由 A 型和 B 型两种类型的不同组合组成。

169. 股骨缺损有哪些分型？各有何特点？

髋关节股骨侧翻修是髋翻修领域中技术难度较高的手术，如何良好地修复股骨骨缺损是翻修领域的研究热点。股骨骨缺损常用的分型方法有 Paprosky 分型、AAOS 分型、Mallory 分型和改良 Mallory 分型等。

Paprosky 分型

Paprosky 于 2004 年提出了该分型（图 169-1），依据干骺端是否完整及股骨干是否连续，把股骨骨缺损分为四种类型。

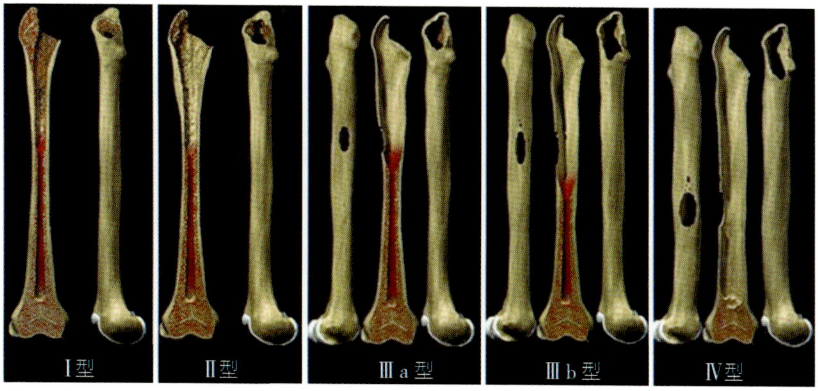

图 169-1　股骨骨缺损 Paprosky 分型

（1）Ⅰ型：股骨干骺端微小缺损，股骨干完整。因为股骨骨缺损很小，处理原则可跟初次置换一样，根据医生的经验选择骨水泥固定假体和非骨水泥固定的初次置换假体，但是这种缺损在临床中比较少见。

（2）Ⅱ型：干骺端存在广泛骨缺损，已达小转子水平，股骨干完整。该型骨缺损是最常见的类型，可选择全涂层远端固定假体。

（3）Ⅲ型：指股骨干骺端缺损严重，分为两个亚型：①Ⅲ a 型，股骨干骺端严重损坏，丧失骨性支撑，在股骨峡部有至少 4 cm 完整皮质骨，可为远端固定提供支持，该型临床上也较常见，也可选择全涂层远端固定假体，在峡部获得至少 5 cm 以上的固定；②Ⅲ b 型，股骨干骺端严重损坏，从末梢到峡部有一些完整的皮质骨，但骨量<4 cm，对于这种骨缺损如果采用全涂层远端固定假体，远端无法获得 5 cm 足够的固定，失败率可达 28%，所以应该选择远端为锥形的远端固定组配式翻修假体或近端固定的组配式翻修假体。此外，也可以采用打压植骨技术重建骨缺损，但是因为前者手术简单、快捷，而后者复杂、手术时间长、需要大量异体骨植骨，并发症相对较多，所以对这型缺损应该首选组配式翻修柄。

（4）Ⅳ型：广泛的干骺端损害，髓腔增宽，峡部无法支撑假体。这是最严重的股骨骨缺损，临床中相对比较少见，但是处理非常困难，效果不是很理想。对这型骨缺损不能采用生物固定假体，因为无法获得足够的固定，应该首选压缩植骨技术。

AAOS 分型

AAOS 分型于 1993 年首次提出，依据髋臼侧分型，分为节段性缺损和腔隙性缺损，具体细分为六种类型。

（1）Ⅰ型：节段性骨缺损，支撑作用的股骨皮质受累，该型又分五种情况：①股骨近端皮质缺损；②局部缺损；③完全性缺损；④中间段缺损；⑤大转子缺损。

（2）Ⅱ型：腔隙性骨缺损，松质骨缺损形成髓腔内空洞，内侧皮质骨变薄，外侧皮质完整，该型分三种情况：①松质骨缺损；②髓内侧皮质骨缺损；③膨胀性骨缺损。

（3）Ⅲ型：混合型骨缺损。

（4）Ⅳ型：存在旋转或成角，排列不整齐，股骨对线良。

（5）Ⅴ型：股骨髓腔狭窄或完全闭合。

（6）Ⅵ型：股骨的连续性中断。

AAOS 分型虽然能很好地描述骨缺损的特点，但对于手术方案的指导意义不大。

Mallory 分型

Mallory 分型于 1988 年由 Mallory 首次提出，按照皮质骨与松质骨缺损，将骨缺损分为三种类型。

（1）Ⅰ型：皮质骨完整，松质骨存在。

（2）Ⅱ型：皮质骨完整，松质骨不存在。

（3）Ⅲ型：指皮质骨出现缺损，分为三种亚型：①Ⅲ a 型指皮质缺乏延伸至小转子；②Ⅲ b 型指皮质缺损延伸到小转子和峡部之间；③Ⅲ c 型指皮质缺乏延伸至峡部。

Mallory 分型简单易懂，但对手术规划起到的作用有限。

改良 Mallory 分型

Taylor 等（1999）在原 Mallory 分型的基础上，于 1999 年进行了改良，共分四种类型。

（1）Ⅰ型：皮质骨和松质骨均完整，无近端皮质骨变薄，干骺端皮质完整。

（2）Ⅱ型：松质骨出现缺损，皮质骨完整，干骺端出现空腔，远端皮质骨变薄，干骺端载体骨完整，但抗力下降。

（3）Ⅲ型：皮质骨和松质骨均出现缺损，出现广泛空腔和皮质骨穿孔，干骺端皮质骨存在。

（4）Ⅳ型：与皮质骨和松质骨缺失有关的干骺端节段性骨缺损。

170. 股骨假体翻修的原因有哪些？

髋关节股骨侧翻修是一个比较棘手的问题，常见的原因包括：无菌性松动、假体周围感染、假体脱位、假体周围骨折等。

无菌性松动

假体周围骨溶解引起假体无菌性松动被认为是髋关节翻修的最常见原因，同时也是股骨假体翻修手术的常见原因。引起假体松动的因素可以分为：患者的自身因素、机械性因素、生物学因素等。

（1）患者的自身因素

目前行人工髋关节置换的人群主要是老年患者，此类患者往往自身合并有糖尿病、高血压、肾病、骨质疏松等疾病，或者长期服用药物，骨质量较差。但是，年轻患者的术后活动量较老年患者明显增多，使得关节磨损速度加快。目前患有肥胖的人群越来越多，因肥胖导致假体松动的情况呈上升趋势，体重指数过高的患者术后由于负荷的增加，关节磨损速度也大大增快。有学者列出了骨水泥型假体和非骨水泥型假体对于无菌性松动诊断的标准，通常在非骨水泥假体出现渐进性下沉、移位或出现透亮带的情况下，可认为假体存在松动，骨水泥假体在骨水泥 - 骨界面处可见透过的射线或者出现可透过非圆形射线也表示假体可能松动（Hess et al., 2016）。

（2）机械性因素

导致假体松动的原因是假体 - 骨界面或骨水泥 - 骨界面之间机械性应力不均。一方面是由于股骨假体与股骨不匹配或匹配不良，假体在假体 - 骨组织或骨水泥 - 骨组织界面固定不可靠，发生微动，影响生物型固定假体与骨质整合，影响骨长入，或者影响骨水泥型假体的固定，导致假体松动；另一方面是应力遮挡，应力遮挡是指原本有骨骼单独所承担的负荷，在置入假体后，负荷分担到假体和骨，原本的负荷先由两者共同承担，假体置入后导致的骨骼负荷分担减少的现象称作应力遮挡。假体置入后股骨骨皮质承载一般较生理水平下降 30% ~ 60%，应力遮挡效应会使得假体周围骨质代谢发生异常，诱发骨吸收，因而导致假体松动。

（3）生物学因素

由假体摩擦界面所产生的磨损颗粒激发巨噬细胞活动等进而引起的一系列炎性反应导致骨溶解，称颗粒病。颗粒病的发生机制已经基本明确，由于人工髋关节在使用过程中关节面不断摩擦，产生磨损，积累的磨屑颗粒移位进入股骨侧，引发巨噬细胞对其进行吞噬，从而激活巨噬细胞释放多种细胞因子，如肿瘤坏死因子 α、白细胞介素 -1 等，抑制成骨细胞的增殖，同时促进破骨细胞的增殖与成熟，大量破骨细胞的激活可造成假体周围骨溶解、骨吸收，骨量的大量丢失产生骨缺损，引起假体松动，磨损则会因假体的松动不稳定而加剧，故而磨损颗粒产生将进一步增加，逐渐进入“磨损 - 松动 - 磨损”的恶性循环。

假体周围感染

假体周围感染对于关节置换来说是灾难性的，也是翻修的重要原因。髋关节置换术后一旦出现感染，对关节外科医生来说是一个非常巨大的挑战。细菌侵入髋关节后，植入到假体表面，黏附增殖形成一种细菌生物被膜，细菌生物被膜形成后，机体的炎症细胞及抗生素无法将其吞噬清除，躲藏在生物被膜内的细菌会释放各种炎性因子及酶类，造成局部的组织坏死和骨溶解，导致假体松动。有研究报道，生物被膜内的细菌会逐渐产生耐药性，且耐药机制尚不清楚，如何有效治疗仍是一大难点。目前，除了使用抗生素以外，假体材料的改进备受瞩目（Jesse et al., 2014）。有研究表明，多孔钽金属有抑菌性，多孔钽金属用于假体周围关节感染的患者时，其失败发生率较低，多孔钽金属成功的原因可能是多孔钽金属与正常人体骨小梁十分相似，与骨质融合的能力较强，充分的骨长入可以使细菌无法存活在假体表面，多孔钽表面复杂的三维结构可能使细菌侵入困难。因此对于股骨侧因感染而翻修的患者，多孔钽金属制成的股骨柄未来可能会大大提高翻修手术的成功率（Matharu et al., 2018）。

假体脱位

假体脱位是造成股骨翻修的一个重要原因。初次髋关节置换术后假体脱位的发生率为 0.5% ~ 9.2%，在翻修患者中发病率更是高达 28%。术后 3 个月内，假体脱位发生率最高，是髋关节置换早期进行翻修手术的首要原因。髋关节较高的脱位发生率与术中的操作技术有关，有研究发现采用后外侧入路的脱位发生率是前外侧的 6 倍，后外侧入路术中进行关节囊及肌肉等软组织修复，其脱位的风险将会下降

（Masonis et al., 2002）。假体的选择、安装位置、球头大小与脱位的发生都有关联，尺寸为 32 mm 或更大的球头相比 28 mm 球头的脱位率明显下降，此外，良好的假体位置及安装角度，有益于恢复股骨正常的偏心距，减少脱位的发生。有研究显示，偏心距增加 10 mm，外展肌力需求则降低 10%。偏心距增加，外展肌力臂增加，外展肌力需求减少，关节的应力减少，磨损降低，若股骨偏心距减小，股骨较骨盆距离小，使得髋关节外展肌等软组织松弛，髋关节不稳定，易发生撞击、跛行，导致髋关节脱位的几率增加（Chamnongkich et al., 2012）。

假体周围骨折

髋关节置换术后假体周围骨折是股骨侧翻修的又一个重要原因，对临床医生们是一个巨大的挑战（图 170-1）。假体周围骨折可发生在术中和术后，术中骨折主要发生在股骨柄假体置入股骨干时，其中骨质疏松症、类风湿关节炎、股骨干曾有手术史、假体柄选择不当、较差的手术技术是术中发生股骨假体周围骨折的危险因素。术后造成假体周围骨折的因素很多，如高龄、骨质疏松症、类风湿关节炎等。假体类型的选择也是一个非常重要的因素，有研究报道，骨水泥柄术中股骨骨折的发生率为 0.1% ~ 1%。还有学者报道，术中股骨近端假体周围骨折总发生率为 0.1% ~ 27.8%，其中非骨水泥股骨柄的发生率较高，为 3% ~ 18%，骨水泥股骨柄的发生率仅为 0.3% ~ 1%。临床上对于假体周围骨折的治疗，依据骨折类型、假体类型和患者自身情况进行准确判断，若患者股骨柄稳定性好，可行切开复位内固定术，而已经发生松动的股骨柄需行翻修手术治疗（Tsiridis et al., 2003）。

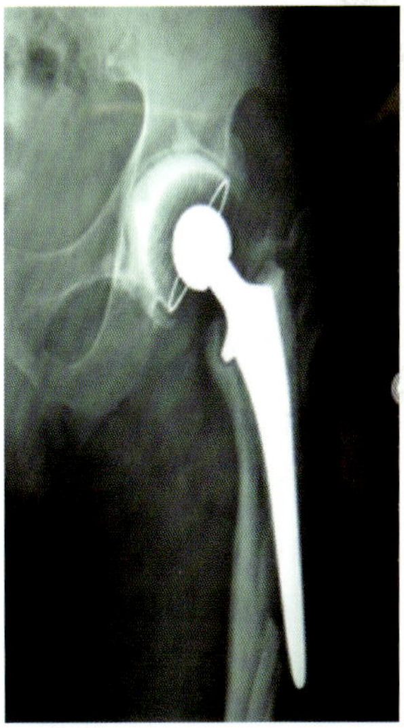

图 170-1 假体周围骨折

171. 股骨侧翻修结构性植骨及打压植骨技术分别如何应用?

结构性植骨技术

股骨侧翻修结构性植骨是指采用异体皮质骨支撑植骨（图 171-1），联合钢丝、钛缆或其他内固定装置加固，修复节段性骨缺损的手术技术，主要用于以下三种情况：①原有近端骨缺损或通过粗隆截骨取出假体后导致的骨缺损，通过结构性植骨增加股骨近端稳定性；②在打压植骨翻修时股骨存有节段性缺损，为封闭骨缺损，使其变成包容性骨缺损；③假体周围存在骨折，应用结构性植骨加固。尽管金属组件如金属网也能够修复节段性骨缺损，但存在下列缺点：无法与宿主骨融合；应力集中；影响对覆盖处骨重建的观察。所以节段性缺损多采用结构植骨修复。

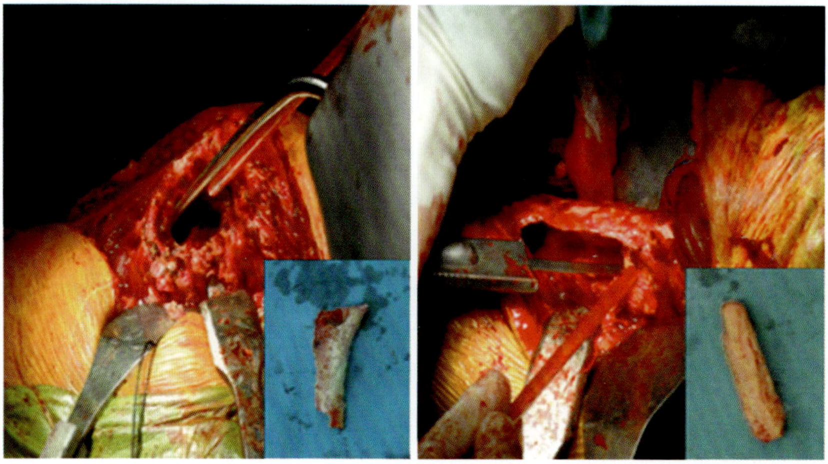

图 171-1　异体皮质骨支撑植骨

但对于结构性植骨的应用也存在争议。采用结构性植骨能重建骨皮质的完整性，加强骨质的修复，增加骨量，减少假体远端的压力。该技术不仅可以恢复股骨的生物力学，也有利于骨骼重塑。有学者报道采用结构性异体植骨结合骨水泥型长柄翻修假体，效果良好（Vastel et al., 2007）。但有些学者报道，用结构性异体植骨存在感染、骨折和骨不连等一系列并发症，术后 10 年并发症的发生率在 60% 以上，另外，结构性植骨很少被重塑，植骨 5 年后宿主骨与异体骨界面连接少于 20%，并且异体骨强度随时间逐渐降低（Wheeler et al., 2005）。

打压植骨技术

股骨侧翻修采用打压植骨技术主要用于修复股骨腔隙性骨缺损，对于近端部分节段性骨缺损，打压植骨联合金属网片也可修复（图 171-2）。该技术是将颗粒状的

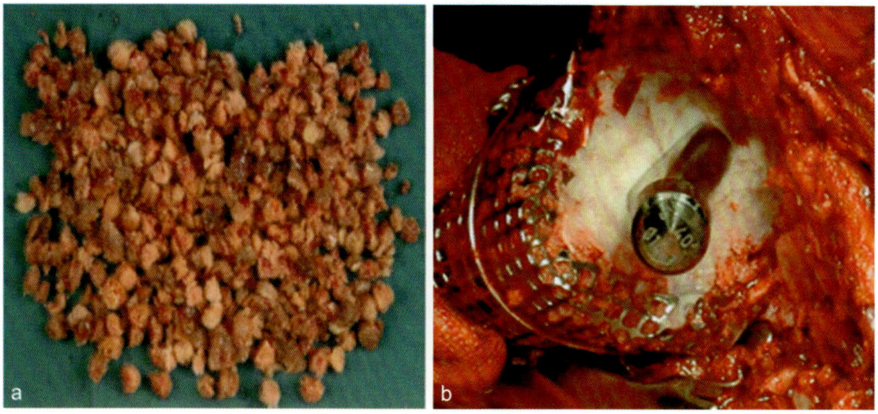

图 171-2　a. 为异体颗粒骨；b. 为打压植骨技术联合金属网片治疗股骨骨缺损

自体或异体骨填充于腔隙性骨缺损后，用颗粒打压器逐层植骨打压，形成压缩的骨壁，维持骨质完整性，有利于假体的稳定。打压植骨成功的前提是在腔隙性缺损中骨腔壁有一定的强度，一旦出现混合性骨缺损，首先需要修复节段性骨缺损，使骨腔壁恢复完整性及强度，再行打压植骨。

有学者认为颗粒骨打压之后，孔隙率降低，不利于骨细胞的进入，并影响细胞的营养及存活，导致血管长入和骨传导速度减慢。但有研究发现，正常松质骨的孔隙率在 80%，经打压植骨后，压缩骨的孔隙率扔可以达到 35%，不影响血管化的进程，打压仅推迟骨细胞的长入，并不阻断骨细胞的长入，植入骨与宿主骨融合率高（van Haaren et al., 2008）。打压植骨技术的主要并发症为股骨骨折和假体下沉。股骨骨折的发生率为 5% ~ 34%，且多发生在打压植骨过程中，通常由于打压植骨时所用的较大外力所致，术中使用钢丝环扎加强皮质或金属网套加强皮质可减少骨折的发生。假体下沉是打压植骨的另一并发症，有学者认为假体的早期下沉一般见于术后前 90 天内，通常发生于植入骨和宿主骨界面之间，可能主要由于植入骨重塑所致，不除外颗粒骨压缩不充分、颗粒骨强度不足、颗粒骨中含有较多的血凝块或脂肪颗粒、假体位置不佳、移植骨整合不良等情况（Hassaballa et al., 2009）。

172. 髋臼翻修术中髋臼杯初始稳定及长期稳定靠哪些因素实现?

20 世纪 90 年代初，全髋关节置换术风靡全国，但由于假体寿命的原因，近年来全髋关节翻修的患者与日俱增。临床医生在翻修时经常可见不同程度的髋臼骨缺损，而骨缺损程度直接影响髋臼翻修术的预后，近年来，随着假体材料学的进步及金属填充块的应用，使得髋臼翻修的解决方案越来越多样化。

髋臼重建不仅要得到髋臼术后初始稳定，更要获得长期稳定。目前髋臼骨缺损最常使用的是 Paprosky 分型。Ⅲ型的重建最为困难，尤其是Ⅲ b 型，尽管手术方案众多，但均难以获得满意的初始稳定性。

小的腔隙性缺损用标准多孔髋臼杯结合颗粒植骨就可以解决。如果髋臼骨缺损大于 1 cm，在原髋臼位置置入标准尺寸的髋臼杯，由于与宿主骨的接触面积小，导致初始稳定性不足，容易假体松动。

大杯（Jumbo）指臼杯直径在女性大于 62 mm、男性大于 66 mm 或翻修臼杯直径比初次髋臼大于 10 mm。大杯是在不提供骨量重建的前提下将髋臼杯尽量放到足量宿主骨的一种既简便又有效的手段。目前大杯已成为翻修首要选择，其中带钽金属骨小梁涂层的大杯即使只有 30% 的接触面积也能获得足够的骨长入。

在锉磨髋臼以固定大杯时，髋臼前壁可以不必保留，但必须保留后壁，通过多点或环形固定辅以多枚螺钉即可获得足够的初始稳定。选择高交联聚乙烯内衬（HXLPE）及大头（36 mm 或更大）可降低骨溶解及脱位的风险。

结构性植骨是骨缺损重建的常用方法，目的是为非骨水泥髋臼假体提供结构性稳定，直到髋臼假体骨长入。但是存在骨源匮乏、骨吸收、感染、远期塌陷松动等缺点，因此通常用于年轻患者，可以保存骨量以便将来的翻修。

近年来，钽金属填充块的出现给髋关节翻修领域带来了福音，钽金属具有和人体骨小梁相近的孔隙率和弹性模量，更有利于骨长入和骨整合，较高的摩擦系数可以保证初始稳定，这些特点对髋臼杯获得长期稳定性非常关键。联合结构性植骨或钽金属填充块可很好地解决 Paprosky Ⅲ a 型及大部分Ⅲ b 型骨缺损，中远期随访结果良好。

对部分严重的 Paprosky Ⅲ b 型骨缺损及骨盆不连续的情况，应用 Jumbo 杯无法获得初始稳定性，加强环（Ring）和笼架（Cage）是一种常用的联合手段。加强环只能保护髋臼缺损的上壁，笼架可跨越髂骨和坐骨，通过螺钉固定于宿主骨，在髋臼杯与残留宿主骨之间作为应力传递装置，将应力分散至周围骨质的同时，可保护移植骨不被吸收。Ring 和 Cage 共同的缺点是：只能提供机械固定，材料不允许骨长入，无法获得远期生物固定，远期力学失败难以避免，只能作为一种短期辅助手段，不能作为首选方案（图 172-1、图 172-2、图 172-3）。

近年来出现了一种新的 Cage 与 Jumbo 杯的组合（Cup-Cage 技术），Jumbo 杯充当金属填充块的角色，并由多孔金属制成，不仅达到很好的初始稳定，还有利于快速骨长入，远期稳定性良好。Cage 与 Jumbo 杯之间用螺钉固定，适用于骨盆不连续、骨质量较差的病例，但该技术尚缺乏长期的随访数据。

Cup-on-Cup 技术的兴起给临床医生又提供一种选择。对于部分特殊的髋臼骨缺损，如 Jumbo 杯无法重建、患者基础条件不佳、Cup-Cage 等复杂技术难以解决

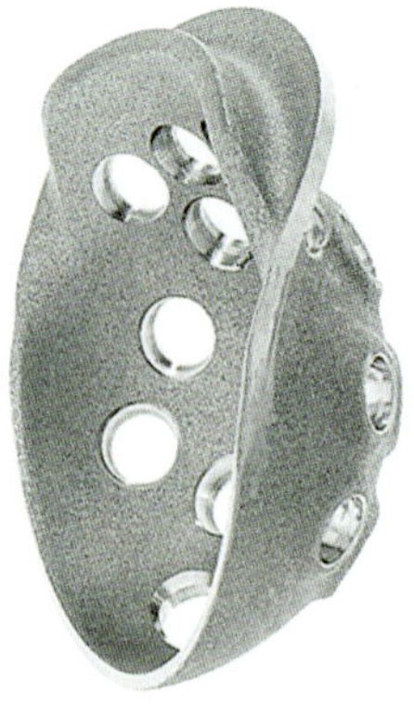

图 172-1 CONTOUR 加强髋臼杯，髋臼顶部加强环（Ring），与聚乙烯之间用骨水泥固定（Smith & Nephew 公司）

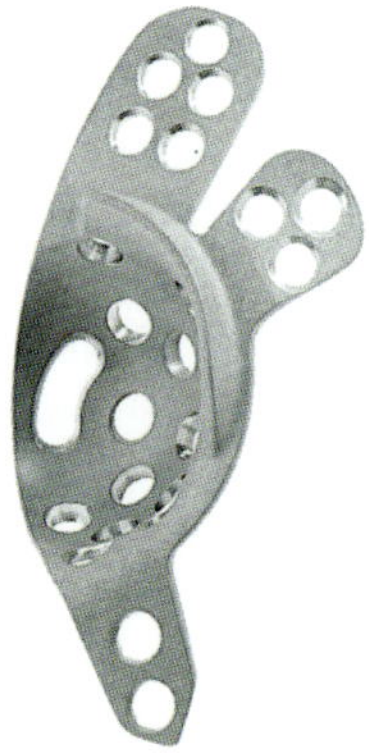

图 172-2 CONTOUR 髋臼支架（Cage），与聚乙烯之间用骨水泥固定（Smith & Nephew 公司）

的患者，可以采用 Cup-on-Cup 技术，先将第一个多孔金属材料的髋臼杯放入骨缺损上方与宿主骨贴合，填补该处骨缺损，再将第二个髋臼杯放入第一个髋臼杯的下方，两者用骨水泥连接。第二个杯将可以恢复到合适的旋转中心和偏心距位置。

获得髋臼杯的良好骨覆盖、保证髋臼杯的初始稳定及长期稳定、重建接近正常的髋旋转中心是翻修手术追求的目标。尽可能简化手术操作是翻修手术应遵循的原则，根据此原则适度上移旋转中心可以被接受。目前大杯结合钽金属填充块已成为主流的重建手段，当大杯无法获得稳定时可考虑加强环、Cup-Cage、Cup-on-Cup 等技术（图 172-3）。

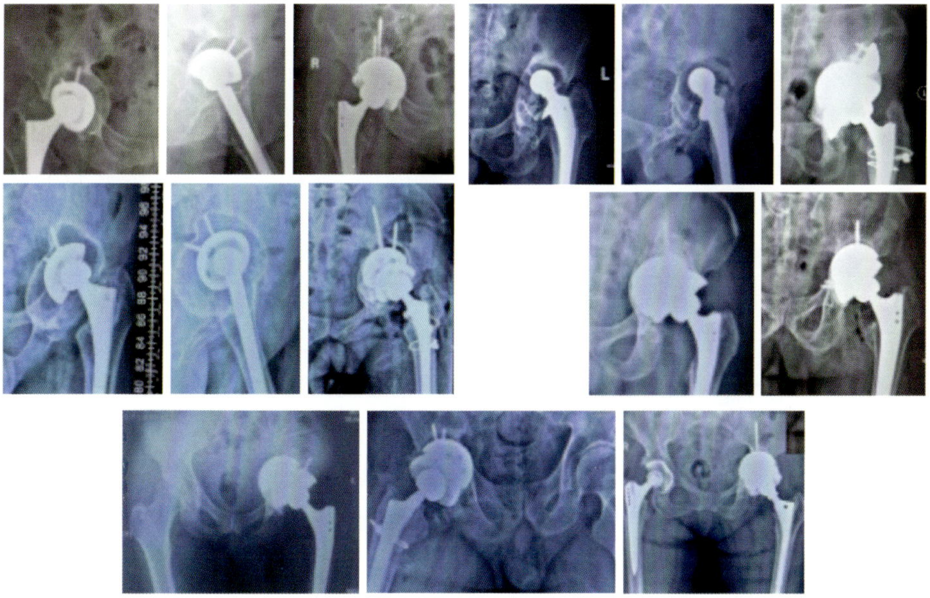

图 172-3　多个杯重建技术

173. 目前人工髋关节置换还备皮吗？

美国最著名的人工髋膝关节手术感染防治研究专家 Javad Parvizi 医生在 2017 年 7 月的 The Journal of Arthroplasty（美国人工关节置换手术医学杂志）上发表文章，对人工关节假体周围感染预防的最新多家指南进行归纳、总结，特别提出：备皮并不是对每一个患者都是必要的，但是如果有的患者的确需要，就要做好细节，进行备皮（Parvizi et al., 2017）。

对于是手术前否备皮有两种观点：

（1）第一种观点：不需备皮。

Kowalski 在 2016 年发表文章报道，普外科手术术前剪掉毛发和不剪掉毛发的手术区域感染率是一样的。还有学者研究表明，术前备皮对于减少手术区感染不是必须的（Kowalski et al., 2016）。

（2）第二种观点：需要备皮。

建议使用电动推剪去掉毛发，而不是使用普通刮胡刀去掉毛发。

WHO（世界卫生组织）的指南指出：常规进行术前备皮可能并非必要。但是如果术前备皮，建议使用电动推剪。

目前普遍认为将毛发从手术区域去除能够有利于更好地闭合切口，否则毛发可能缝到切口里面，并且减少手术区域细菌等微生物的聚集。同时，在进行人工髋关节置换手术时，如果该患者手术区域毛发太多，可以考虑去除手术区域的毛发，但是最好用电动推剪，并且时间选在刚准备进手术室之前进行。

综上所述，如果手术区域毛发不明显，可以不备皮。但是如果手术区域毛发过多，建议备皮。备皮可在手术当天手术前从病房准备去手术室时进行。最好选用不容易刮破皮肤的电动推剪去除手术区域的毛发。

174. 初次全髋关节置换髋臼锉磨多深?

对髋臼假体而言，无论是骨水泥固定还是无骨水泥固定，去除关节软骨和磨削髋臼这一步是相似的。切除股骨头圆韧带并刮除枕区任何残留软组织，这一操作过程中可能会碰到闭孔动脉分支的活动性出血，需要止血。在髋臼切迹以内触摸髋臼底，偶尔增生性骨赘完全覆盖了髋臼切迹，无法判断髋臼内壁的位置。用骨刀和咬骨钳除去骨赘以确定髋臼内壁，否则髋臼假体可能安装到过度偏外的位置。用保留骨屑的髋臼锉磨削髋臼，从最小号臼锉开始，向内侧磨削但不要穿透内壁。反复检查磨削的深度确保内壁未被破坏，在此前提下多磨深几毫米可增加髋臼假体外侧的覆盖程度。

偶尔髋臼横韧带增生，需将其切除以使髋臼能容纳较大的髋臼锉。将该韧带从其骨性止点处向前、后仔细切除。保持刀片勿切入过深，因为闭孔动脉分支从其下面通过，而且该区域的出血很难止住。随后使用的髋臼锉均需与髋臼开口方向保持一致。将股骨向前充分牵开，使锉不受阻挡地从前下方放入髋臼。若未能向前充分牵开股骨，则锉可能被向后挤压而造成髋臼后柱的过度磨削。以 1 ~ 2 mm 间隔逐步增大髋臼锉的型号，反复冲洗髋臼以判断磨削程度和方向，确保髋臼周围均受到磨削。除去所有髋臼软骨后停止磨削，此时髋臼锉已切至髋臼边缘骨质内，髋臼已呈半球形。显露有新鲜出血的软骨下骨床并尽可能保留软骨下骨。刮除臼底残留的任何软组织，并切除悬于髋臼周缘的软组织。寻找髋臼内软骨下囊肿并用小弯刮匙将其清除。用患者股骨头制成的松质骨屑泥填入囊腔并用打压器压紧植骨。

理论上说，如果初始稳定不好，靠螺钉加固的话，远期稳定性不会好。如果患者髋臼假体靠螺钉加固，6 周内不要下地负重行走。

175. 术中如何保证双下肢等长?

下肢真实长度的定义为髂前上棘到内踝的距离。下肢外观长度的定义是从脐到内踝的距离。骨盆倾斜可以导致下肢真实长度相等但下肢外观长度不等，也可导致下肢外观长度相等但下肢真实长度不等。术中评估双下肢长度是否相等应除外骨盆倾斜引入的误差。

术中评估双下肢是否等长主要有以下几种方法：

（1）术前对患者肢体长度差异情况要了解。通过术前临床及 X 线检查，比较双下肢骨骼标志的相对位置，了解双下肢长度差异的程度。常用的下肢骨骼标志通常选择足跟、内踝或髌骨，手术铺单前体位摆放完毕后，比较下肢骨骼标志的相对位置并记录。术中安装假体试模后，再次比较下肢骨骼标志的相对位置。将两次比较的结果相对比，可对患肢手术前后长度改变做出评估。测量时注意患肢屈曲畸形及骨盆倾斜对肢体长度测量的影响。拍摄 X 线片时，要注意 X 线某些骨骼标记物的比较（例如双侧泪滴连线与双侧小粗隆底部连线的距离），要注意 X 线片放大率对模板测量准确性的影响（图 175-1）。

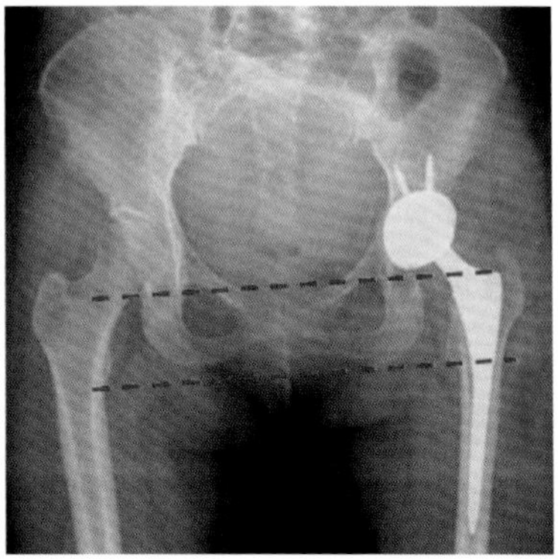

图 175-1　双侧泪滴连线与双侧小粗隆底部连线平行，说明双下肢等长

（2）按照要求进行术前计划，通过术前模板测量预测髋臼假体和股骨假体型号大小及植入位置、假体植入后肢体长度变化、股骨颈截骨平面位置等。

（3）如果为了调节软组织张力而增加股骨假体型号大小，常常会导致患肢过度延长。术中可适当松解髋关节周围软组织，即使对于患肢短缩严重的情况，也要根据术前的延长计划，术中要结合软组织张力大小逐步扩大松解范围，还要随时测试，避免关节松弛。

（4）术中选择有效的测试方法判断肢体长度的变化。综合应用来测量、判断肢体延长程度。例如腿与腿长度比较、Shuck 试验及标记位移改变等综合应用。

（5）必要时通过调节颈长及股骨假体型号大小来均衡肢体长度差异。

（6）最可靠的保持肢体等长的方法是计算机导航技术，术前行髋、膝、踝关节 CT 扫描和下肢全长 X 线图像，建立下肢三维模型，设计制作计算机导航模板，术中根据导航模板截骨并安装假体，计算机导航技术可提高手术精度，减少手术时间，降低下肢不等长等并发症的发生。但该技术需要特殊导航设备，需要对医生进行培训，手术规划、导航模板制作相对复杂，医疗花费也有所增加。

176. 髋关节置换微创手术与常规切口手术在软组织损伤方面有何区别?

既往的各项研究中，软组织损伤评估的方法主要有：①血清学指标，如血清肌酸激酶（CK）、血清乳酸脱氢酶、C 反应蛋白（CRP）、白细胞介素 -6（IL-6）、白细胞介素 -1β（IL-1β）、肿瘤坏死因子 α（TNF-α）等；②影像学指标；③体外试验及组织学指标等。

有研究发现，微创 DAA 入路与传统的后方入路相比，全髋关节置换术后患者的血清肌酸激酶水平明显较低，提示肌肉损伤较小，而代表全身炎症反应的指标如 TNF-α、IL-1β、IL-6 和 CRP，微创和传统手术差异无统计学意义。还有学者比较了微创髋关节置换和传统髋关节置换的软组织损伤血清学指标，发现微创髋关节置换术后即刻及短期内，软组织损伤引起的血清炎症反应标志物水平低于传统髋关节置换。虽然不同研究结果有一定差异，但多数学者认为，单独的微创髋关节置换手术技术并不能带来术中软组织损伤的根本性改变（Bergin et al., 2011）。

Bremer 等（2011）使用 MRI 评估了微创（DAA 入路）和传统髋关节置换术后软组织损伤的表现，发现 DAA 全髋关节置换术后臀中肌、臀小肌脂肪萎缩及转子周围囊性液化较少。还有学者等通过 MRI 定量分析发现，微创髋关节置换术后患者的阔筋膜张肌和臀小肌横截面积减小，脂肪浸润增加，提示微创髋关节置换对臀中肌和臀小肌有着明显的损伤 (Pfirrmann et al., 2005）。

Oldenrijk 等（2010）进行了尸体试验，通过对软组织损伤进行染色，量化比较了微创和传统髋关节置换的软组织损伤程度。发现微创和传统两种手术方法在臀中肌损伤程度方面，组间差异无统计学意义，即不同手术方式导致的软组织损伤程度相当。但他们认为，微创髋关节置换对臀中肌损伤稍小，但有可能损伤股外侧皮神经。

综上所述，大多数学者认为，微创髋关节置换与常规切口手术相比，软组织定量分析无显著性差异。微创髋关节置换同样会造成明显的软组织损伤。

177. 髋关节结核在活动期能做髋关节置换吗?

近年来，发展中国家的髋关节结核发病率正在逐年升高，据报道，西方国家的关节结核发病率也在不断增加。既往学术界认为，活动期髋关节结核行全髋关节置换风险太高，国内外学者一度将活动期髋关节结核列为全髋关节置换的禁忌证。但对于生活质量要求较高的年轻患者来说，这一决定往往是难以接受的。曹力等国内外学者采用一期置换治疗髋关节活动性结核均取得了良好的效果，上述学者认为，对于活动性髋关节结核，一期清创加全髋关节置换可以缩短病程和治疗时间，更快地恢复关节功能，应予以提倡（曹力，2013）。

在基础研究方面，国内外学者对关节结核的感染机制进行了深入研究，发现骨关节结核病灶中结核分枝杆菌含量少于肺结核，且结核分枝杆菌对钴铬钼合金、钛合金的黏附能力较差。临床工作中髋关节假体大部分由钛合金制成，结核分枝杆菌对与钛合金的黏附能力更弱于钴铬钼合金，髋关节置换术后结核分枝杆菌对髋关节假体的黏附显著减少。同时结核分枝杆菌在黏附的材料表面未发现有生物膜形成，不影响术后使用药物对结核分枝杆菌的杀灭，可以在髋关节置换术后继续使用抗结核药物清除残留的结核病灶。所以，当前学术界普遍认为，临床工作中采用全髋关节置换治疗髋关节活动性结核是安全可行的。

活动期髋关节结核人工全髋关节置换最常见且容易造成手术失败的并发症为结核复发，引起该并发症的原因主要有两方面：①未彻底清除坏死灶，对于术中所见的干酪样坏死组织、死骨、炎性滑膜、肉芽组织窦道及脓液未进行彻底清除；②未进行正规抗结核药物治疗。制订个体化抗结核化疗方案及个体化营养支持方案也十分重要，而非病变破坏的严重程度及结核严重的程度，当然对于免疫力低下、存在抗结核耐药性、抗结核不敏感、全身多发结核、混合感染、身体条件差不能耐受手术的患者，不主张一期行髋关节置换手术治疗。结核并不是髋关节置换的绝对禁忌证，静止期和活动期均有关节置换的报道，且均有不错的随访结果。

结核是特殊感染，一般处理方式类似于关节感染。理论上应是结核控制（静止期）甚至是治愈后置换更为安全，但也有报道活动期置换效果良好。一期置换时处理方式主要是彻底清创，主要以生物型假体为主，病灶彻底清除和规范全程的抗结核化疗是全髋关节置换手术成功的关键。术中彻底清除脓液、干酪样病变、感染坏死的肉芽组织和坏死骨组织，可以清除病灶死角，突破结核分枝杆菌的防御壁垒，重建局部血运，提高局部药物浓度，是关节活动性结核的治疗基础。

一旦确诊活动性髋关节结核后，应该立即给予正规抗结核化疗。对于决定行一期病灶清除和全髋关节置换的患者，术前应行至少 2 ~ 4 周的抗结核治疗。治疗方案方面，美国疾病控制与预防中心建议最初要联合应用利福平、异烟肼、吡嗪酰胺，如果异烟肼耐药则换成乙胺丁醇或链霉素治疗（Centers for Disease Control and Prevention，1993）。国内普遍建议术前规律应用四联药物（异烟肼、利福平、乙胺丁醇、吡嗪酰胺）抗结核。关于手术时机选择目前较为一致的观点为：术前经抗结核治疗；病情稳定；体温在 37.5 ℃以下；红细胞沉降率下降至接近正常，一般认为至少降至 50 mm/h 以下。

抗结核治疗持续时间尚存在争议，很多学者认为术前抗结核治疗应持续 2 ~ 4 周，术后抗结核药物应用时间为 6 ~ 18 个月。还有学者认为，拟行全髋关节置换的髋关节结核患者术前应行 3 个月的抗结核治疗，术后抗结核治疗应持续 12 个月

(Babhulkar et al., 1998)。

大量理论和实践证明，对于活动期髋关节结核患者，一期行病灶清除加全髋关节置换治疗方案可行，疗效肯定。术中彻底清创和术后全程规律合理的抗结核药物治疗是成功的关键。但任何感染均有复发的可能性，髋关节结核也不例外，其复发原因目前尚不明确，如何降低术后复发率是衡量全髋关节置换治疗活动性髋关节结核是否成功的关键。

彻底的清创术是预防和减少结核术后复发的关键步骤，彻底的清创术是指完全切除关节囊及盂唇，清除炎性肉芽、干酪样坏死组织及脓肿，彻底刮除病变破坏的骨质。锉臼时应注意磨除所有关节软骨至病变硬化骨骨面渗血。小的骨质缺损可不予处理，对于大于 1 cm 的骨质缺损可植入同种异体骨粒，没有证据证明植骨会增加结核复发的风险。

178. 结核患者全髋关节置换应选择非骨水泥型假体还是骨水泥型假体?

对于结核患者行全髋关节置换术使用何种固定方式，各项研究尚未取得一致意见。近期国外学者大多选择非骨水泥假体治疗髋关节结核，成功率高低不一。他们认为结核分枝杆菌对钴铬钼合金及钛合金黏附力差，使用非骨水泥假体不会增加术后结核复发率，可以取得良好的临床效果。但目前尚无直接的对比分析以明确骨水泥与非骨水泥固定的差异和优越性，所以结核患者髋关节假体的选择尚无同一的标准(Yoon et al., 2005)。

临床上应用的髋关节假体大多为钛合金，而骨关节病灶中结核分枝杆菌含量较少，在假体上黏附的数量远比一般细菌少，同时也因黏附素分泌大大减少，而且黏附力也比较弱，这就显著减少了结核分枝杆菌对于关节假体的黏附程度，同时结核分枝杆菌在黏附的材料表面未见有生物膜形成，有利于药物对结核分枝杆菌的杀灭。另外，骨关节病灶中结核分枝杆菌含量低于肺结核病灶，所以结核耐药的发生率也较低，这为人工关节假体的植入提供了一定的依据。

目前国内学者也有选择使用骨水泥假体，骨水泥调和时会产生 90℃的高温，骨水泥的升温作用可以进一步灭活可能残存的结核分枝杆菌，降低复发机会，再者，大多数髋关节结核患者都存在骨质破坏、缺损及周围骨质疏松，手术中的彻底清创也会造成骨质丢失，髋臼变形明显甚至呈不规则形变，使用骨水泥假体可以填充小的骨质缺损区，还可以增加髋关节假体的稳定性。使用骨水泥假体还可以让患者早期下地活动，有利于患者的康复。然而使用骨水泥前期会产生骨水泥反应综合征、毒性及过敏反应等，后期易发生假体柄松动或下沉，影响手术疗效(曹力，2013)。Zeng 等(2015) 认为，应该针对不同患者的具体情况选择假体固定类型以取得最理想的治疗效果，髋关节周围病变范围、解剖异常和软组织状态是最需要考虑的影响因素。

髋关节结核患者假体固定类型的选择仍需进一步研究，以确定何种假体类型有着更高的成功率和更强的优越性。

179. 对于髋关节结核什么情况下应实施二期全髋关节置换术？

一期彻底清创二期全髋关节置换术是髋关节结核患者的另一种选择，它虽然增加了一次手术的费用和痛苦，且治疗时间延长，但与一期置换相比，二期全髋关节置换术增加了手术的安全性（图 179-1）。

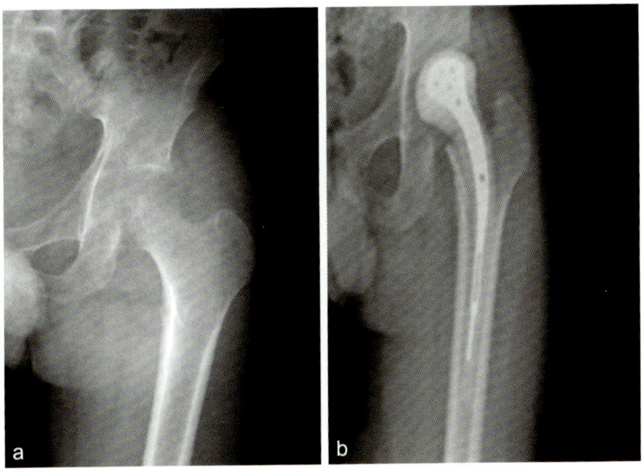

图 179-1　a. 髋关节结核；b. 一期清创及骨水泥联合金属支架占位器的使用

二期全髋关节置换术的优点：①一期清创手术可以彻底地清除冷脓肿和病变组织，有利于抗结核药物的治疗作用，行一期清创的大多数患者的红细胞沉降率和C反应蛋白可以在术后 3 个月内恢复正常；②一期清创手术可以在患髋置入含有抗结核药物的骨水泥占位器，抗结核药物缓慢释放有利于清除周围组织内残留的结核分枝杆菌；③对于诊断不明确的患者，清创手术中取出的组织可以行生物学检测、病理及特殊染色等检查，有助于明确诊断。

根据临床经验，对晚期活动性结核病患者髋关节的彻底清创并不容易，因为存在着包膜、滑膜、骨骼和关节软骨的严重破坏。炎性坏死组织和脓肿通常不局限于关节，而是扩散到髋关节周围，甚至可以扩散到大腿或骨盆。髋臼与股骨近端虫蚀样的空洞骨质破坏给病灶的彻底清除也增加不少障碍。因此对于某些特殊患者，尤其髋关节结核骨质严重破坏缺损者以及有窦道形成者应考虑行二期 THA。随着抗结核药物的应用，二期 THA 的治疗方案提高了感染病灶被彻底清除的可能。通过彻底的一期病灶清除，联合正规的围术期抗结核治疗，最后达到结核病灶的控制与降低术后复发率。二期 THA 虽然增加了一次手术的痛苦和费用，增加了疗程，但比一期手术有更高的安全性。如果不能做到彻底清创，则应该考虑实施二期全髋关节置换术。同时，髋关节结核有窦道存在者，不适合行一期全髋关节置换术，窦道的存在常提示存在结核分枝杆菌和其他细菌的混合感染，窦道的存在会增加彻底清创的难度，甚至难以完全清除感染组织，一期 THA 存在较高的感染复发风险。Yoon 等认为髋关节结核患者如果有窦道延伸至骨盆或大腿，则不适合行一期髋关节置换术，他们选择二期全髋关节置换取得了良好的效果（Yoon et al., 2005）。

有研究显示，应用彻底清创占位器置入术后经抗结核化疗 3～6 个月，患者的全身和局部症状改善，髋关节局部病变可以得到基本控制。一期治疗为全髋关节置换创造了一个相对安全的全身条件和局部环境，也是一个较好的治疗晚期活动性髋关节结核的手段（Neogi et al., 2010）。

选择行一期还是二期髋关节置换治疗的关键因素还包括患者的抗结核化疗的时间及疗效（包括术前正规四联抗结核治疗至少 2 周以上且有效；临床症状改善且病变稳定；体温波动较小且在 37.5℃以下；红细胞沉降率小于 40 mm/h），身体状况是否能坚持术后全程化疗，病情是否平稳等。对于存在耐药性结核感染、免疫力低下、全身多发结核、化疗不敏感、混合感染、身体条件差不能耐受手术等患者，不建议行一期行全髋关节置换治疗，因为此时病情呈进行性破坏，术后容易出现结核复发，关节假体松动，骨质破坏等并发症导致手术失败。

180. 对于高龄股骨颈骨折患者，做全髋关节置换还是半髋关节置换？非骨水泥固定还是骨水泥固定？

全髋关节置换与半髋关节置换的选择

髋关节置换是治疗高龄股骨颈骨折的有效手段，高龄股骨颈骨折选用半髋关节还是全髋关节置换目前仍存在不少争议。关于这两种术式的选择，需要结合多方面因素进行综合考虑。主要的因素包括手术安全性、患者关节活动度的恢复程度、并发症及翻修率等。患者情况一般、年龄大于 70 岁的，以室内活动为主，首选半髋关节置换术，因为其创伤小、出血量少、手术时间短、操作相对简单，长期使用不会引起髋臼中心性脱位，但其缺点是有较高的髋臼磨损率，股骨柄松动率。但现在全髋关节置换技术非常成熟，熟练的关节外科医生完全能以非常短的时间完成手术，且可以很好地减少出血量，减少对患者的损伤。全髋关节置换术在术后 3 个月内的活动度改善更佳，恢复更快。至于并发症方面，两者无明显差异，但远期生存率全髋关节置换更好。

对于 60 岁以上高龄患者术式的选择，要参考患者的生理年龄、预期寿命、病情轻重、基础疾病、生活质量要求、预期功能需求、精神心理状态、髋关节功能及骨骼质量等因素综合考虑。国内外大量研究表明，全髋关节置换术后髋关节功能优于半髋关节置换，且全髋关节置换翻修率低于半髋关节置换。有学者比较了半髋关节置换和全髋关节置换术后 56 个月的疗效，发现全髋关节置换在髋关节残留疼痛、活动功能等方面均优于人工股骨头置换。还有研究表明，半髋关节置换术后髋部和大腿疼痛、髋关节功能障碍的发生率和程度明显高于全髋关节置换患者，对于伴有移位的股骨颈骨折患者，全髋关节置换再手术率更低，疼痛缓解和功能改善方面表现更为优异。而半髋关节置换手术术后脱位率更低，手术时间更少，术中失血也较少。高龄全身情况较差的患者对手术创伤的耐受性较差，术后并发症发生的可能性较高，手术风险较大，此种情况下行全髋关节置换术对患者及手术操作者都是一种挑战（Keating et al., 2006）。

综上所述，全髋关节置换术后髋关节功能更为优异，髋关节残留疼痛更少，再手术率更低，高龄股骨颈骨折患者如预期寿命较长，只要全身情况允许，应尽可能选择全髋关节置换术。半髋关节置换适用于预期寿命较短、对髋关节功能要求较低、活动量少、身体条件较差难以承受较大手术的患者。

骨水泥固定与非骨水泥固定的选择

骨水泥固定和非骨水泥固定是互补关系而非对立关系，患者因素是固定方式选择的第一要素。生物型假体是通过骨组织的长入和长上，达到骨 - 金属界面的骨整合，从而达到生物学固定的目的。从理论上讲，非骨水泥固定有着不可替代的优越性，但其远期效果和骨水泥固定假体相当。一般认为，髋臼侧更适合使用非骨水泥固定，股骨侧骨水泥与非骨水泥固定效果相当。而股骨侧骨水泥固定、髋臼侧非骨水泥固定曾被认为是治疗老年股骨颈骨折全髋关节置换的金标准。

骨水泥固定主要用于骨质量较差的老年和炎性关节病患者以及一些骨结构异常的患者。骨水泥固定的界面初始稳定性较好，有利于早期活动。但对于年轻患者，较大的运动量和应力水平可导致骨水泥疲劳性损伤，影响假体寿命。

一般认为，年龄是选择假体时需要考虑的重要因素。年龄小于 65 岁的患者一般不建议使用骨水泥固定的髋臼假体，但仍要考虑患者的一般情况，对于合并某些疾病影响骨质代谢及骨质疏松较为严重的患者骨量低，骨质量差，初始界面强度较差，而且由于骨愈合能力较差，生物固定型假体形成骨整合的可能性较低，一般不建议使用非骨水泥固定型假体。但是，骨水泥型假体有诱发深静脉血栓和骨水泥危象的危险，需要内科、麻醉科、康复科的密切协作，才能保证围术期患者的安全。

总之，髋关节置换假体固定方式的选择不仅取决于患者因素，很大程度上也取决于手术医师的技术水平及对特定假体的熟悉程度。

181. 骨质疏松患者初次全髋关节置换时是否可以使用股骨干骺端固定型假体柄?

骨质疏松症是一种非常常见的疾病，它在 50 岁以上的女性中尤为突出，但 70% 以上的男性中有 10% ~15% 也受到影响。骨质疏松症的特征是骨密度和强度的丧失，导致容易破碎的脆弱骨骼。由于骨质疏松症而发生髋部骨折或关节恶化时，通常需要更换髋关节。

骨质疏松性骨骼非常易碎，比正常骨骼更容易发生术中骨折。如果在放置柄时没有察觉到骨裂，则可导致骨折的扩展，切口断裂或柄松动。当在手术过程中识别出假体周围骨折时，应移除股骨柄，并在股骨周围捆绑缆索。同时，如果骨折扩展，可能需要进行钢板固定，并使用翻修植入物以提供足够的稳定性。应进行术中 X 线检查以确保柄看起来稳定并且是可靠的。预防这些骨折最好的办法是进行仔细的术前患者评估。

对于骨质疏松患者在全髋关节置换中的假体选择，学者各有主张，选择骨水泥假体还是非骨水泥假体，长柄假体还是短柄假体，干骺端固定型假体还是远端固定型假体还存有争论。很多学者建议年龄对 65 岁以上且适合手术的患者使用现代骨水泥柄进行半髋关节置换术。但骨水泥应用的并发症会增加老年患者的死亡率，目前，很多研究倾向使用非骨水泥股骨柄治疗老年骨质疏松患者（Corten et al., 2011）。

干骺端固定型假体的设计是利用股骨干骺端对假体的支撑作用，以便更好地充填压配来获得假体的初始稳定，故目前临床上常用的多款生物假体通过假体在保留股骨颈的干骺端内获得稳定，假体形态与股骨干骺端髓腔形态相匹配，除可更多地传导来自股骨外侧部应力传导外，还可增加假体在股骨干骺端髓腔内的抗扭转作用。

骨质疏松可导致股骨髓腔形态发生改变，即股骨皮质厚度减少且相应峡部髓腔内径扩大。鉴于此，很多学者往往对骨质疏松患者的初期稳定性没有信心，对应用非骨水泥型假体的初始稳定有时不太满意。但对于骨质疏松到何种程度就应当应用骨水泥型假体，仍无定论。

进行髋关节置换时，大部分医生认为高龄患者应使用骨水泥型假体柄或远端固定型加长生物柄以获得即刻的固定效果。相反，有学者报道对骨质疏松患者使用干骺端固定型非骨水泥柄行全髋关节置换术后，对其假体生存率、髋关节功能、大腿疼痛及应力遮挡情况进行随访调查，术后 7 年三组各项指标并无明显差异。还有研究显示，针对 70 岁及以上年龄的骨质疏松患者行干骺端固定型短柄假体进行全髋关节置换，也收获了较为满意的效果，因此骨质疏松患者初次全髋关节置换时，股骨干骺端固定型假体柄也是一种选择（Bedard et al., 2013）。

182. 相比于其他病因导致的全髋关节置换术，为什么老年股骨颈骨折全髋关节置换术后脱位率高?

目前国内外有多篇文献提示，健康老年股骨颈骨折行全髋关节置换术后的脱位率高于其他病因导致的全髋关节置换术（Soong et al., 2004）。

全髋关节置换目前脱位主要有两种因素，一是假体位置及角度问题，一是髋关节周围软组织问题，在去除手术因素及患者软组织问题后，目前国际及国内没有相关性研究提示具体原因，以下为目前国内关节外科医生的初步共识：

健康老年股骨颈骨折患者，骨折之前基本无髋关节相关疾病，相对于其他髋关节疾病，此类患者大多骨折前髋关节各种活动功能正常，甚至活动度远高于其他类髋关节置换患者，在全髋关节置换手术以后，其活动度远高于其他病因患者。故其手术后高活动度需求和过度活动是造成脱位风险的原因之一。

健康老年股骨颈骨折患者，骨折后股骨头和股骨位置发生的相对位移，会造成髋关节周围肌肉、肌腱、韧带等软组织的相对挛缩或异常，各方位软组织的不平衡，患者的高活动需求，是造成脱位的原因之一。

由于此类老年患者，术前髋关节活动度正常，故其假体安放角度更应接近其自身生理角度，以恢复其术前功能，术中各种安放角度的略微差异也是脱位风险之一。

此类患者通常骨质尚可，骨折往往来自于较大的外力损伤，较大的外力在导致骨折的同时，多半会合并髋关节周围软组织损伤，而此类损失在术中出血状态很难发现，因外力造成的关节周围软组织不稳，是术后早期患者脱位的因素之一。

183. 全髋关节置换术后股骨柄侧发生应力遮挡的原因有哪些?

应力遮挡是指当两种或者多种具有不同刚度的材料共同承载外力时，具有刚度较高的材料将会承担较多的载荷，而刚度较低的材料则只需承载较低的载荷。全髋关节置换术后，原本由骨单独承担的载荷要由假体和骨共同承担，这种载荷分担的现象，就会产生应力遮挡效应。一般认为，皮质骨的弹性模量在 10 ~ 18 GPa，松质骨的弹性模量在 1 ~ 2 GPa，而钴铬钼合金的弹性模量为 230 GPa，医用钛合金的弹性模量为 110 GPa，骨水泥的弹性模量为 2 ~ 3 GPa，所以在髋关节置换术后使用金属制造的人工关节会承担大部分的载荷，因假体刚度远高于骨组织，改变了局部正常应力分布，使原作用于骨组织的应力大部分为股骨假体所承受，使股骨承受的应力经由关节假体直接传至股骨远端，由此产生应力遮挡。骨的功能适应性改变均遵循 Wolff 定律，即应力改变引起骨组织自我调节、重塑，使局部骨组织应力恢复平衡。应力遮挡的结果会造成股骨发生骨质疏松，骨皮质变薄和假体松动。从这个角度来说，髋关节置换术后应力遮挡难以避免。一般认为，股骨假体植入后，股骨骨质承担的载荷会下降，较生理水平低 30%～60%。

假体植入股骨后，假体周围骨组织所处的生物力学环境发生了变化，该变化导致骨组织发生功能性适应，骨组织的结构和骨矿密度发生改变以适应其所处的生物力学环境。当骨组织承受的应力小于 2 MPa，应变低于 50～100 微应变时，骨组织发生吸收，股骨近端骨量减少，骨皮质变薄，此时易出现假体松动和假体周围骨折。一般认为，假体柄设计、刚度、表面涂层的位置和范围是应力遮挡的植入物相关影响因素。由于髋关节假体的涂层、假体柄的刚度、假体柄的直径和几何形状的不同，不同髋关节假体产生的应力遮挡效应也有所不同。

改变假体的刚度可影响应力遮挡的大小，从这个观点出发，改变假体的材料可以影响应力遮挡。钛合金的弹性模量远小于钴铬钼合金，所以钛合金假体产生的应力遮挡效应较小。

相同材料的假体柄越大，直径越粗，假体刚度则越高，产生的应力遮挡效应越严重。假体与骨匹配度越高，应力分布更加均匀，可以减少股骨近端的应力遮挡，故使用骨水泥全髋关节假体可以得到更完美的匹配以减少应力遮挡。严世贵等（2004）研究发现非骨水泥型假体的应力遮挡率要高于骨水泥型，其研究结果与既往的临床和实验研究结果相一致。

股骨假体植入后，负重时作用于股骨头假体上的负荷通过假体 - 骨界面传递到股骨。假体 - 骨界面的假体涂层可以使骨组织长入以达到生物学固定。涂层材料目前主要有钽、钛和羟基磷灰石等，涂层范围则有全涂层、近端 1/3、4/5、5/8 等多种方法。近端涂层假体使股骨近端能够承受更多的应力，减少骨丢失，所以被认为优于全涂层假体。全涂层假体发生假体远端骨长入后，负荷通过假体远端传递至股骨体部，股骨近端会出现应力遮挡效应，承受的应力显著下降，从而出现失用性改变，如骨吸收、骨量减少等（图 183-1）。因此目前趋向于使用近端涂层假体。有研究发现广泛多孔涂层的假体应力遮挡发生率高达 84%，因此认为广泛涂层可以获得更好的生物学固定，但应力遮挡效应更为明显。有学者认为 1/3 涂层的假体所产生的应力遮挡最小，但学术界尚未取得一致的看法（Pettersen et al., 2009）。

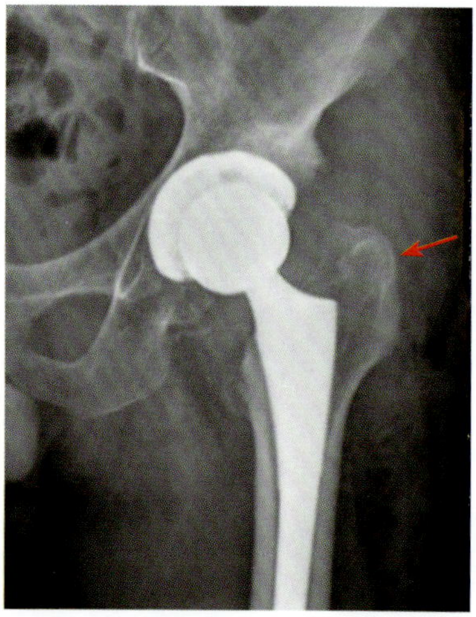

图 183-1　箭头所示应力遮挡导致股骨近端骨吸收

保留股骨颈假体力学传导符合生理状态，其力学传导集中于股骨颈周围。但如出现安放位置失当或因个体差异与患者股骨近端髓腔匹配度差时，可能出现假体远端固定而引起近端结构如股骨颈等位置出现应力遮挡效应。

术者的操作技术也会影响应力遮挡的发生，全髋关节置换手术对手术医生要求较高，不同医生施行手术临床疗效可以明显不同。有研究认为股骨柄轻微内翻有助于防止应力遮挡。在植入骨水泥假体时，正确放置假体、骨水泥覆盖至少 2 mm、通过骨水泥加压使骨表面获得最大可能的稳定、通过真空混合以减少骨水泥中的杂物等方法可以减少应力遮挡的发生。手术显露股骨距直至移去过多松质骨等操作都会破坏股骨近端的血供，会增加应力遮挡的程度（Harris et al., 1992）。

有学者认为女性患者更容易发生应力遮挡。还有研究表明体重大的患者临床假体松动的发生率高，提示身高和体重在应力遮挡发生中可能起到一定的作用，在使用小的股骨柄以致刚度不够的情况下，这种影响更加明显。年纪轻的患者因为对活动量和假体使用寿命要求更高，所以需要使用刚度较大的假体（Goshulak et al., 2016）。

很多学者认为髋关节表面置换术后髋关节近端应力分布不受影响，置换术后应力传递较全髋关节置换更接近生理情况，认为髋关节表面假体被认为应力遮挡最小。但由于髋关节表面假体仍为金属材料，弹性模量远高于股骨头骨质，所以其应力遮挡效应仍不可避免。有学者通过有限元分析发现髋关节表面置换的应力遮挡存在于股骨颈前上方假体边缘附近，还有研究发现髋关节表面置换术后部分患者出现股骨颈变细表现，认为该现象与应力遮挡有关（Malviya et al., 2010）。

国外最新研究报道称，在近半数发生严重应力遮挡的病例中，80% 的病例在假体柄远端涂层表面出现应力集中，股骨柄周围发生了骨重建，远端出现骨重建的应力遮挡程度比未出现骨重建的高。多元回归分析表明，假体柄尺寸较大和患者身高较矮会导致假体柄与股骨尺寸不匹配，这是发生应力遮挡的因素（Goshulak et al., 2016）。

为了防止应力遮挡效应，目前对非骨水泥柄的设计进行了一些改进以改善股骨近段的负荷传递。骨水泥型股骨柄是通过骨水泥鞘进行负荷传递的，从而使得负荷分布更为均匀，因此骨水泥柄的应力遮挡效应较非骨水泥柄的更小。除了假体柄设计的改进外，最近骨水泥假体柄研究已经专注于骨水泥技术的改进，以便骨水泥更好地渗入骨质。目前最新骨水泥技术可以使骨水泥鞘更加均匀，通过更好地渗入周围骨质，使应力从股骨柄到骨质的传导更加合理。

184. 陶瓷球头与股骨柄及陶瓷衬与金属臼杯的结合固定是如何保证的?

“锥形嵌合”是陶瓷与金属部件组配时普遍采用的结合方式。在这种结合方式下，陶瓷与金属部件接触面的加工精度非常高，以避免应力集中导致的陶瓷碎裂。

陶瓷球头与股骨柄

锥度是指圆锥的底面直径与锥体高度之比。如果是圆台，则为上、下两底圆的直径差与锥台高度的比值。实验证实，5° ~ 6° 的锥度下陶瓷头能够达到最理想的抗破碎载荷。12/14 锥度即锥柄的最小直径为 12 mm，最大直径为 14 mm，其实际角度为 5°43′（图 184-1）。在此锥度下，陶瓷球头与股骨柄结合以达到紧密固定。

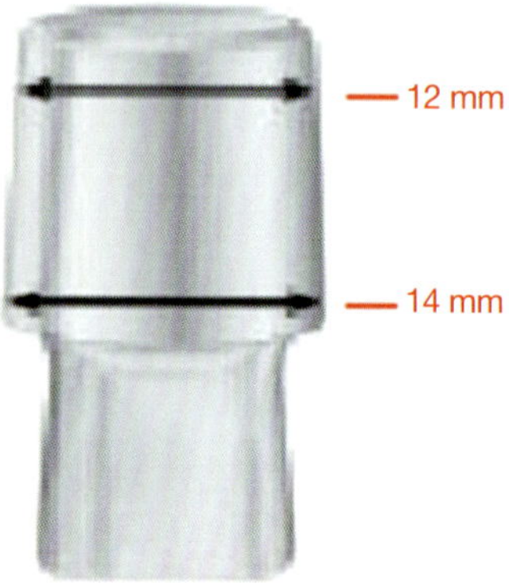

图 184-1　12/14 锥度示意图

锥度和球头尺寸没有国际标准，故不同厂家产品的尺寸及公差控制都会有不同的标准。由于各个厂家采用的标准不同，其锥度和角度略有差异，加之公差因素，所以不同厂家的陶瓷球头和股骨柄假体应尽量避免混用。即使不同厂家的假体锥度尺寸都标识为 12/14，也不代表二者一定可以匹配使用。尤其在翻修手术时，锥度问题应尤其引起重视。

陶瓷内衬与金属臼杯

在日常活动中，载荷经金属髋臼传递至陶瓷内衬后再向下传递。在载荷传递的过程中，金属臼杯与陶瓷内衬的紧密结合是避免陶瓷碎裂的基础。目前最常见的陶瓷内衬设计分别是 CeraLock 和 PolyLock。CeraLock 的设计原理是通过陶瓷内衬和金属臼杯的直接锥形嵌合达到稳定的自锁式固定，外锥角度为 18° 左右，以方便陶瓷内衬的术中取出。PolyLock 为“三明治”式设计，陶瓷内衬由加工为一体的陶瓷和聚乙烯结合而成，聚乙烯与陶瓷紧密结合以分散应力，避免应力集中（图 184-2）。近年来出现了一种“金属三明治”的设计，陶瓷内衬由加工为一体的陶瓷和钛合金结合而成，如 Trident 髋臼假体，其陶瓷内衬包有一层钛金属外壳，可以增强金属臼杯与陶瓷内衬的吻合度达 50%，钛金属框边高于陶瓷。凹陷的陶瓷内衬受到金属外壳的保护，可减少撞击的可能以避免陶瓷碎裂。

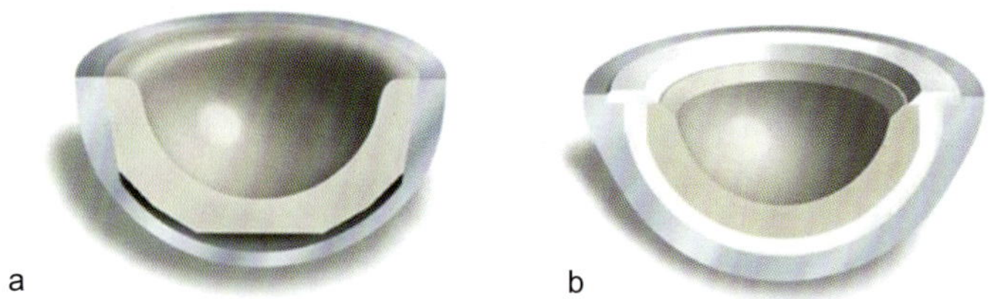

图 184-2　a. CeraLock 设计；b. PolyLock 设计

185. 陶瓷球头安装有哪些注意事项？为什么要强调清洁、干燥、无损，并行敲击？

陶瓷球头安装的注意事项要从陶瓷球头及陶瓷臼杯两个方面来阐述。

陶瓷球头：①注意陶瓷球头与股骨柄的匹配，不能使用与陶瓷球头不匹配的股骨柄；②术中避免损伤股骨假体柄锥，股骨柄锥度出现形变或表面损伤会降低与陶瓷球头的匹配度，引起应力集中和陶瓷球头应力分布不均，降低陶瓷的使用寿命，严重时可以引起陶瓷碎裂；③避免陶瓷头与股骨柄锥之间存在异物，如骨碎屑、血液、体液、软组织等，存在异物也会引起陶瓷球头承受的应力异常增大；④只有当陶瓷球头同心性地安放在股骨柄锥上之后，才可以敲击；⑤植入时旋转陶瓷球头可以保证同心性，避免安装位置失当引起的点状接触；⑥敲击动作要轻柔，使用塑料击打器轻柔敲击使陶瓷和金属间的接触更加紧密，避免用锤子用力将陶瓷球头打入股骨柄锥；⑦使用尽可能大的陶瓷球头，较大的陶瓷球头可增加关节活动度，避免假体撞击，减少陶瓷碎裂风险。

陶瓷臼杯：①减少金属臼杯的外展角度（40°～45°）增加球头与内衬的接触面积，增加髋臼的前倾角（15°～20°）以增加后方对陶瓷球头的覆盖；②安装陶瓷内衬前，应仔细清除臼杯内面的血液、体液、软组织和骨碎片；③手术过程中应彻底清除髋臼边缘的增生骨赘，避免关节活动时对陶瓷内衬产生撞击，减少假体碎裂风险；④保证陶瓷内衬与金属臼杯的同心性安装，确认陶瓷内衬安装到位后方可使用塑料打击器轻柔敲击，使陶瓷与金属之间锁紧；⑤如陶瓷内衬未安装到位，可尝试高频、低力的敲击外杯边缘，使陶瓷内衬在金属臼杯中松动后，再谨慎地取下内衬重新安装；⑥避免损伤金属臼杯内面，避免金属臼杯变形，造成陶瓷内衬植入时出现碎裂；⑦髋臼侧假体安装完毕后行股骨侧操作前，应在髋臼侧置入纱布以保护陶瓷内衬，避免损伤。

清洁、干燥可以保证陶瓷与金属柄锥之间无异物和液体存在，增加陶瓷 - 金属界面的匹配度，避免应力集中；粗暴操作或违反操作规则会造成金属 - 陶瓷及陶瓷 - 陶瓷接触面的损坏，为日后的假体碎裂留下隐患；轻柔敲击可以保证陶瓷和金属之间的紧密贴合，避免假体脱位及活动度过大引起的撞击。以上操作要点可减少陶瓷假体异常磨损、碎裂等风险。因此，安装陶瓷球头和陶瓷内衬时要强调清洁、干燥、无损，并行轻柔敲击。

186. 如何确认陶瓷内衬正确安装在金属臼杯中？

由于陶瓷弹性模量很高且韧性较差，陶瓷假体位置不良可引起应力的不均匀传导，严重时可导致陶瓷碎裂。陶瓷内衬的正确安装应注意以下要点：一般徒手安装陶瓷内衬，动作要轻柔；与使用把持器相比，徒手安装更为稳妥；在确认陶瓷内衬同心性植入金属臼杯后才可以敲击；安装金属臼杯时应注意金属臼杯是否发生形变，金属臼杯发生形变后可导致陶瓷内衬无法安装到位。

当陶瓷内衬完全植入金属臼杯内后，内衬和臼杯的开口侧表面是互相平行的。如果内衬植入不完全，内衬和臼杯的开口侧表面会出现一个角度，在内衬和臼杯的边缘结合处也会留有空隙。术中由于手术视野有限，某些位置如髋臼的内下方的空隙难以被发现，则可能出现陶瓷内衬未正确植入的情况。有研究报道，陶瓷内衬未正确植入的发生率为 20%，而在其他的研究中，陶瓷内衬未完全植入的发生率为 16.4%。这说明陶瓷内衬不能正确安装的问题在临床工作中应引起足够的重视（Restrepo et al., 2008）。

术中陶瓷内衬安装完毕后，使用 C 型臂透视髋关节正位和侧位，仔细观察陶瓷内衬和金属臼杯的框边贴合良好，完全没有空隙，方可确定内衬安装的正确性（图 186-1）。

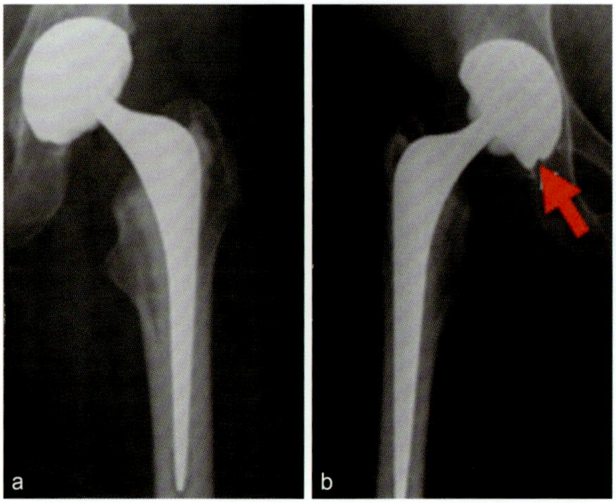

图 186-1 a. 陶瓷内衬正确安装；b. 陶瓷内衬安装失误，箭头所示为陶瓷内衬和金属臼杯之间的空隙

187. 如何取出陶瓷内衬？

因为陶瓷内衬的极高硬度，陶瓷内衬的取出切忌用锐器直接敲击，一方面坚硬的陶瓷内衬难以击碎破坏，另一方面，陶瓷碎裂产生的大量坚硬颗粒极易导致翻修术后严重的三体磨损。最佳的陶瓷内衬取出方法为用专用的三点打击器抵住金属臼杯的边缘，持续高频轻轻敲击金属杯，在高频振动作用下，陶瓷内衬将从金属臼杯中脱出。若没用专用打击器，可在金属臼杯边缘每隔 120° 用金属顶棒轻轻敲击，直至陶瓷内衬脱出为止。

188. 体重指数（BMI）高是陶对陶关节的禁忌证吗?

体重指数（BMI），即体重与身高平方的比值，是衡量胖瘦程度的一项公认的指标，正常为 BMI<25，超重为 BMI>25，肥胖为 BMI>30。随着肥胖患者人数越来越多，其导致的因髋关节疾患需行全髋关节置换术（THA）的患者逐渐增多，且因各种原因行 THA 的患者中肥胖患者的比例较前明显升高。

体外和体内试验证明陶瓷对陶瓷人工关节具有良好的摩擦、磨损、润滑性能，临床治疗长期随访结果显示陶瓷对陶瓷人工髋关节假体置换术后无颗粒磨损，不会产生骨溶解。对于年龄较小、体型肥胖，并且对髋关节活动度有较高要求的患者，陶瓷对陶瓷人工髋关节是治疗的首选。随着陶瓷对陶瓷人工髋关节假体设计和材料学的发展，通过改进假体的机械学特性，提高摩擦界面的耐磨性能和润滑机制，陶瓷对陶瓷人工髋关节假体治疗肥胖患者的远期临床疗效将更加满意（De steiger et al., 2011）。

189. AT 家标识为 12/14 锥度的股骨柄为什么不可与 BT 家同样标识为 12/14 锥度的陶瓷球头配伍使用?

最早的股骨柄与球头是一体的，随着自锁式的 Morse 锥度的成功应用，分体式设计成为可能。目前国际上最通用的股骨柄锥度是 12/14（即机械加工中所说的 1∶10），它是随着陶瓷头的应用而得到普及的。12/14 锥度普及的原因是：50°～60° 的角度下陶瓷头能达到最理想的抗破碎载荷，12/14 锥度的实际角度约为 50.43°，柄锥最小直径约为 12 mm，最大直径约为 14 mm，故言之 12/14。

目前并没有关于柄锥设计及其术语的国际标准定义。因此，任何描述柄锥类型的参数，如 12/14、10/12 等，并不必然意味着它们的设计是相同的。准确地说，陶瓷头的锥度和股骨柄的锥度略有不同，加之公差因素，所以多数厂家在产品标识中一般不会只标识角度，而多选择标识 12/14。另外值得特别关注的是，即使锥度同是 1∶10，因采用的截面不同，还有 12/14、14/16、8/10、11/13 等多个锥度之分，且角度会略有差别，故股骨柄需配合使用各自配套的尺寸匹配的球头。目前在中国销售的进口关节虽然多提供 12/14 的锥度，但也有个别进口品牌提供的锥度不是 12/14，加之多数国产关节厂家提供的也不是 12/14 的锥度，这就要求手术医生正确识别所用关节产品的锥度，切忌使用不匹配的股骨柄和球头。在翻修手术时，锥度问题尤其需要特别注意。

目前并没有关于柄锥设计及其术语的国际标准定义。因此，任何描述柄锥类型的参数，如 12/14、10/12 等，并不必然意味着它们的设计是相同的。

190. BIOLOX®delta 部件是否可与 BIOLOX® forte 部件配伍？

BIOLOX®forte、BIOLOX®delta 和 BIOLOX®OPTION 球头（带金属锥套陶瓷头）均由 CeramTec 公司生产。从摩擦学的角度而言，BIOLOX®forte 和 BIOLOX®delta 球头和臼衬之间能以各种方式相互组配，前提是进行组配的部件具有相同的几何尺寸，且可与聚乙烯 / 高交联聚乙烯部件进行配伍（图 190-1）。

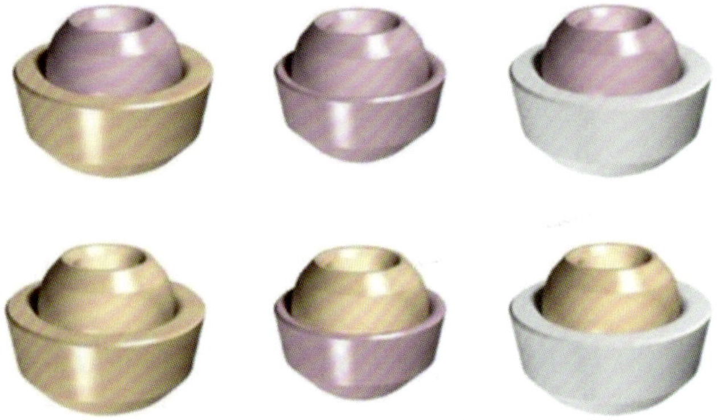

图 190-1 BIOLOX®forte 和 BIOLOX®delta 球头和臼衬之间组配（CeramTec 公司）

CeramTec 公司的使用说明书指出，BIOLOX®forte、BIOLOX®delta 和 BIOLOX® OPTION 球头可以与特殊设计的 BIOLOX®forte 或 BIOLOX®delta 臼衬、聚乙烯或高交联聚乙烯臼衬组配。BIOLOX®forte 和 BIOLOX®delta 臼衬只可以与特殊设计的 BIOLOX®forte、BIOLOX®delta 和 BIOLOX®OPTION 球头组配。前提是每例关节面组配的部件有相同的直径。其他关节材料的组配是不被允许的。

191. 如果术中陶瓷部件混配，应注意哪些事项？

术中陶瓷部件混配，切记八点注意事项：①正确识别产品，保证“对号入座”，慎重使用被认可的部件配伍；②术中保持陶瓷部件与陶瓷部件的接触面完好无损，如柄锥和金属髋臼杯内表面；③安装前彻底清洗将与陶瓷接触的部件，如柄锥或髋臼杯内表面，其间不可有任何杂质；④正确安装陶瓷头，最晚时间取下柄锥保护套，干纱布擦净柄锥，插入陶瓷头，轻拧到位，配套工具适度敲击；⑤使用全陶界面时，按手术操作说明正确角度安装髋臼杯并正确地、同心性地安装陶瓷衬，经检查陶瓷衬安装到位后方可敲击；⑥使用试件和配套安装工具，例如试头和全陶界面中的试衬及配套的陶瓷衬安装工具等；⑦切勿使用金属物直接敲击陶瓷部件；⑧重新灭菌时陶瓷部件不可快速冷却。

192. 安装陶瓷 - 陶瓷关节术中操作技巧有哪些?

陶瓷 - 陶瓷髋关节置换手术成功的关键在于术中精准的操作。鉴于陶瓷 - 陶瓷界面存在的问题，比如脱位、陶瓷碎裂、关节异响、条纹状磨损等，全陶关节安装技巧更加严格。假体的安装位置至关重要，假体位置不仅保证关节的稳定性，减少界面磨损，还能减少各种撞击的发生。故陶瓷界面的使用确实给假体的安放提出了更高的要求。为减少陶瓷关节的并发症，术中操作技巧有以下注意事项：

减少股骨颈截骨

陶瓷球头的颈长范围有限，直径较大的球头，颈长才有所加长。因此使用全陶关节时建议减少股骨颈截骨。

减少髋臼外展角

全陶关节置换髋臼杯外展角应减小，这样陶瓷 - 陶瓷界面的接触面积会增加，促使应力分布更加均匀，减小陶瓷边缘碎裂的发生率。

增加髋臼前倾角

全陶关节置换的脱位率偏高，且陶瓷内衬缺少防脱位的唇边设计，因此需要通过增大髋臼的前倾角来弥补，进而减少脱位的发生。

使用球头试模反复测试

与陶瓷部件嵌合的股骨柄锥部和金属臼杯的内锥仅供一次使用。因此，在植入最终的陶瓷部件前，使用试模反复测试关节的稳定性和活动度，一旦满意后，即可植入陶瓷部件。

避免撞击

去除多余骨赘及周围疤痕组织，可避免撞击的发生，以获得最佳的稳定。

合理敲击陶瓷部件

陶瓷部件的安装需要敲击，这样才能达到稳定嵌合，不应简单地用手推入。如果不予敲击，可能会发生松脱，进而影响应力传导。

清洗、擦干锥部

股骨柄锥部和髋臼杯内壁的锥面对应力传导十分重要，必须仔细保护以免损伤，在植入陶瓷部件前，应仔细清洗并擦干锥部。

软组织完整修补

完整的软组织修补十分重要，有益于维持关节稳定，减少术后脱位的发生。

193. THA 翻修术中，原位保留股骨柄时，即使柄锥度尺寸匹配，为什么不可以使用 BIOLOX®delta 的陶瓷头?

BIOLOX®delta 的陶瓷头拥有更小的晶体粒径，这一变化虽然很难改善陶瓷 -

陶瓷界面的磨损性能，但增加了陶瓷材料的机械性能，不仅降低了陶瓷碎裂的可能性，而且可以允许生成更大头径和更薄内衬的陶瓷 - 陶瓷界面关节假体。翻修术中由于少量陶瓷碎屑残留，不可避免会产生第三体磨损，故禁忌选用金属球头进行翻修，翻修中仍选用陶瓷头。由于新陶瓷假体与陶瓷碎屑属于同一种材料，因此可以耐受由陶瓷碎裂产生的第三体磨损。对于相连的金属柄，陶瓷球头碎裂难免会造成其损坏，损坏的锥面因受力不均会引起新的陶瓷球头再次碎裂，故在原位保留股骨柄时，应加用金属锥套。将金属锥套安装在新陶瓷头与原假体柄之间，在原金属柄锥轻度损坏的情况下可避免不规则表面对新陶瓷头的破坏。金属锥套改变了金属柄锥的型号，因此要选用大直径的陶瓷头。

194. 陶瓷部件碎裂翻修时，哪种界面无论在任何情况下均禁止使用？

一旦陶瓷头碎裂，将导致关节翻修。由于陶瓷头碎裂后大多数患者无症状，少数可表现为关节内摩擦音，往往因为时间的延长，导致原有稳定的股骨柄不能继续使用，而不得不更换股骨柄、股骨头及陶瓷内衬。翻修时彻底清除关节周围滑膜组织和陶瓷碎屑是关键，大量的陶瓷碎裂残留在滑膜组织中，可产生第三体磨损。在陶瓷部件发生碎裂后，为了减少由于三体磨损带来的磨损问题和相关的并发症，应避免选用硬对软摩擦界面的假体。陶瓷假体的碎裂，其碎屑很难清理干净，当使用聚乙烯内衬时，陶瓷碎屑可造成聚乙烯内衬快速磨损，即使是高交联聚乙烯也经受不住十分坚硬的陶瓷碎屑的磨损。因此，还是使用陶瓷 - 陶瓷界面的假体翻修为好。

195. 关节异响是什么？如果患者髋部有异响，应做何处理？

关节异响是指全髋关节置换术后患者在髋关节活动中出现的高声调而且可以被人听见的声音。多见于陶对陶全髋关节置换术后患者，但第四代陶瓷异响发生率极低。这种异响分为两种类型，一种为行走时出现的，频率在 2.24 ~ 2.48 kHz；另一种是在坐姿站立时出现的，频率在 1.45 kHz。

髋关节置换术后异响往往是间歇性出现的，因此大部分患者通常可以忍受。有研究表明，髋关节有无异响对患者满意度和髋关节功能评分无统计学差异，因此髋关节无疼痛且功能良好的患者只需要密切观察和随访，不需要特殊治疗。在随访时需要进行临床评估和影像学检查，影像学检查除了常规的髋关节正侧位和骨盆平片外，还需行髋关节 CT 检查。医师可以通过 CT 准确判断出髋臼假体的位置，即前倾和外展的情况，同时还可判断陶瓷内衬或陶瓷股骨头是否发生断裂。异响经常出现或持续存在的患者，如严重影响患者日常活动或出现髋关节疼痛，可考虑行髋关节翻修手术。在手术中应再次确认和寻找产生异响的原因，并予以纠正，包括纠正假体的不良位置，消除撞击情况，调节软组织张力，以及更换新的陶瓷 - 陶瓷界面

或陶瓷 - 聚乙烯界面（Restrepo et al., 2008）。

196. 全髋关节置换术后何时下地行走?

一般认为，只有使用骨水泥柄假体的患者可以允许早期完全负重，使用非骨水泥固定型股骨假体的患者术后 6 周内需要限制负重。非骨水泥固定型股骨假体限制负重可以促进骨长入，预防假体沉降并减少松动的发生。但近期的研究认为，THA 术后即刻负重，不会影响骨长入。有学者报道使用非骨水泥假体的 THA 患者术后早期负重，未发现假体沉降的影像学证据。并且在末次随访中，术后早期负重的患者 Harris 评分更高（Mellon et al., 2013）。患者术后早期下地负重可大幅缩短住院和术后康复时间。Hol 等（2010）进行的关于 THA 术后早期负重的系统性综述认为，使用非骨水泥固定型股骨假体的 THA 患者应在术后尽快开始康复训练，并在可以耐受的情况下立即负重。如果患者需要稳定患肢及步态，可以使用双拐辅助。术后 6 周内限制负重会延长患者的康复时间，可导致术肢肌肉萎缩，并增加上肢和对侧患肢负担。但是，如术中发现大转子、股骨距或股骨干骨折，或者进行了大转子截骨术的患者，则必须限制负重。在此类情况下，应限制负重直至骨折或截骨部位愈合。在限制负重期间应让患者避免患肢负重，此动作需要患肢保持离地。

很多学者认为术后 24 h 内即可开始锻炼，这样的患者其关节活动范围、肌肉力量、步态与平衡控制等优于术后 48 ~ 72 h 开始活动患者。2016 年《中国髋、膝关节置换术加速康复 - 围术期管理策略专家共识》中指出，手术当天即可进行床上及下床功能锻炼（周宗科，2016）。

术后早期下床活动作为 ERAS（enhanced recovery after surgery，又称快速康复）理念中的关键环节，是预防并发症和加速患者康复的有效措施，已被越来越多地应用于临床。尽管既往研究中仍缺乏统一的关于早期下床活动的定义，但从目前来看，术后 24 h 内下床活动可以更大程度改善髋、膝关节的功能，减少深静脉血栓形成（deep venous thrombosis，DVT）、感染等并发症，缩短住院时间，提高患者术后生活质量。术后早期下床活动受疼痛、贫血、下床前是否有效进行主动活动、心理因素、护理和家庭因素等多重因素影响。

197. 全髋关节置换术后快速出院的时间是多长?

传统全髋关节入路如后外侧入路、前外侧入路以及后侧入路，平均切口长约 20 cm，有着术野显露清晰的特点，利于髋关节置换快速及安全地进行。但同时也带来了弊端，因暴露范围大，在术区降落的细菌相对就会比较多，增加术后感染的机会，因为创面较大，术中及术后出血也会相对较多，所以住院时间相对较长，建议术后 5 ~ 7 天出院。

微创入路作为近些年逐渐推广的新技术，在理念上可以分为两类：第一类是将传统手术入路切口缩短，而与传统术式深层次的入路基本一样；第二类为强调破坏少、影响小的入路，强调在肌间隙的深层次剥离，不破坏外展外旋肌群。与传统入路相比有以下优点：①切口明显缩短；②最大限度地减少对髋周软组织的破坏及损伤；③术中出血较少；④髋关节功能恢复更快，减少卧床时间，降低卧床并发症；⑤暴露困难时，可适当延长切口转变为传统术式；⑥更利于再次翻修术。微创技术损伤小，暴露术野狭小，因此对术者的解剖知识及技术水平要求较高，对于患者就有一定的选择性。微创入路全髋关节置换术后出院时间为 1 ~ 2 天。

198. 全髋关节置换术后发生步态异常多见于什么原因?

髋关节置换术后异常步态常见于下肢不等长（leg length discrepancy，LLD）。LLD 主要包括真性 LLD、功能性 LLD 和混合性 LLD 三类。真性 LLD 是指因骨结构不相等造成的不等长，常由生长障碍或创伤引起，可因髋关节病变所致；功能性 LLD 是指继发性软组织改变或骨盆倾斜等引起的不等长；混合性 LLD 则由骨本身原因和不同程度功能性因素综合形成。根据肢体长度差异，可将 LLD 分为三类：轻度不等长为长度差异＜20 mm，中度不等长为长度差异在 20 ~ 60 mm，严重不等长为长度差异＞60 mm。有研究表明，1 ~ 20 mm 的 LLD 不能明显改变水平行走和上下楼梯时双侧髋关节的运动性和对称性，＞20 mm 的下肢不等长易造成跛行等异常步态。另外，下肢短缩会引起髋关节周围软组织松弛，从而增加假体脱位风险。随着时间的推移，LLD 患者的功能障碍会有所改善，但与下肢等长患者的功能相比仍存在差异（Mahmood et al., 2015）。

此外，臀中肌功能不良也可引起步态异常，臀中肌起到稳定关节的作用，受损后髋关节出现不稳，出现上身摇摆步态。

199. 何谓髋关节旋转中心? 术中如何恢复正常旋转中心?

正常髋关节类似于球形关节，股骨头相对于髋臼围绕某一点做旋转运动，这一点成为髋关节旋转中心，测量方法为髋臼上下缘连线的中点，近似于股骨头的中心（图 199-1）。髋臼旋转中心异常通常见于：①先天性髋臼发育不良；②髋臼骨折；③髋臼肿瘤；④人工股骨头置换术后磨损；⑤全髋关节置换术后骨溶解导致的髋臼缺损。髋关节旋转中心的意义在于影响术后

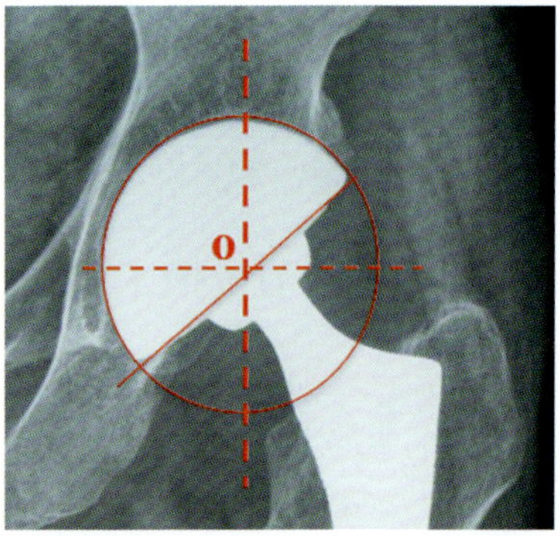

图 199-1　图中 O 点即为髋关节旋转中心

假体与骨质、骨水泥及髋关节周围软组织内应力分布。一般认为，高旋转中心被定义为在泪滴连线 35 mm 以上，非解剖位置的髋关节旋转中心可以导致早期假体的无菌性松动或脱位，因此恢复髋关节基本正常的生物力学至关重要。

髋关节旋转中心重建，真臼重建至关重要，重要性在于：①有足够的骨量支撑；②臀中肌更好地发挥效能；③肢体长度得到更好地恢复；④松动率更低，假体在位率更长。在术前应仔细测量双髋正位 X 线片和双髋关节 CT，确定真臼位置及骨质情况，确定髋关节旋转中心，初步确定假体类型、大小。在髂骨、耻骨、坐骨三骨联合部位的浅窝处确定真臼，并辅以术中透视。

Ranawat 三角：即将骨盆的上下径分为五等份，理想的髋臼位置位于下 2/5 的三角形中。在术中试模安装完毕后，进行手法评估，伸直牵拉髋关节，测试髋关节周围肌肉张力即关节稳定性，屈曲并内、外旋髋关节，测试髋关节是否脱位，大体测试下肢长度并在术中透视观察假体位置。

成人髋关节发育不良的患者中髋关节旋转中心会出现向内、向上移位，全髋关节置换术的成功与否和旋转中心的恢复有直接关系。对于 Crowe Ⅰ型股骨头脱位＜50%，标准方法处理髋臼，应用大号髋臼假体，宿主骨对臼杯的覆盖≥70%，就不需要刻意加深髋臼；Ⅱ型股骨头脱位 50%～75%，髋臼旋转中心内移；Ⅲ型股骨头脱位 75%～100% 和Ⅳ型股骨头脱位＞100%，髋臼旋转中心上移过多，真臼发育偏小，股骨上段畸形严重有时需截骨。

200. 何谓髋臼内陷症？如何处理髋臼内陷症？

髋臼内陷症（Otto’s disease）是一种股骨头内陷突破髋臼内壁且超过 Kohler 线（坐骨内侧缘与髂骨内侧缘的连线），引起关节疼痛和活动受限的疾病，国内鲜有报道（图 200-1）。可分为原发性和继发性。原发性髋臼内陷症（Otto 病）常累及双侧髋关节，年轻女性多发，较早出现疼痛等症状；继发性髋臼内陷可见于佩吉特病（Paget 病）、马方综合征、强直性脊柱炎、骨软化症、佝偻病、骨质疏松症、创伤等疾病。髋臼内陷症按髋臼内缘超过 Kohler 线的距离分为 3 度：1～5 mm 为轻度；6～15 mm 为中度；超过 15 mm 为重度。

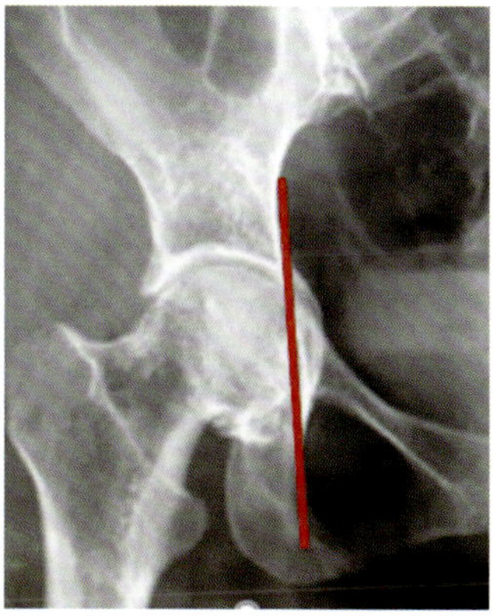
图 200-1 髋臼内陷症（红色线为 Kohler 线）

髋臼内陷症的患者髋关节病变特点如下：①股骨头内陷使髋关节旋转中心内移，偏心距减少，髋关节活动范围明显受限，术中股骨头脱出及髋关节解剖中心定位比较困难；②髋臼内陷患者骨质差、支撑力弱，术中易发生骨折；③髋臼内侧壁缺损，髋臼前后柱变薄弱，对髋臼杯的固定作用减弱，术后易发生松动和再次内陷。

髋臼内陷症的患者往往需要行全髋关节置换手术。手术治疗的目的是恢复髋关节正常旋转中心尤其是髋臼的正常解剖位置，并防止术后髋臼假体再次发生内陷。手术重建的策略为：①外移髋臼至正常解剖中心，只有这样髋关节旋转中心才能恢复正常，髋关节正常生物力学才能完全恢复；②髋臼假体与宿主骨紧密结合，保持髋臼杯的即刻稳定；③采用颗粒植骨或结构性植骨修补髋臼内侧壁的缺损；④尽量使用非骨水泥型假体重建髋臼。

另外需要注意的是术中髋臼内壁的骨缺损，一定要进行植骨修复。植骨不仅仅是填充骨缺损，还能辅助臼环为假体提供机械性支撑，并在中远期提供骨性稳定。合理的植骨技术可提高植骨强度、促进早期愈合和防止再次内陷。

201. 全髋关节置换术后双下肢不等长的发生原因是什么？

全髋关节置换术后发生双下肢不等长（LLD）大多是因为手术侧肢体过长，而肢体过长大多存在于股骨侧。影响全髋关节置换术后发生双下肢不等长的因素很多，例如术者经验不足、术前未使用模板测量或测量方法不当等，但导致双下肢不等长发生的影响因素有以下几点：

体位因素

全髋关节置换手术时通常取侧卧位，在这种体位下比较双下肢长度会出现一定误差，尤其是在无菌单遮盖下更会增加难度。侧卧时患者骨盆易发生不同方向的倾斜和旋转，此外术中牵拉、锤打敲击也会影响骨盆位置变化，这些情况均会干扰手术者对双下肢不等长的判断。

麻醉因素

有经验的术者通过检测髋关节稳定性及软组织张力即可避免明显的双下肢不等长，但这一方法容易受诸多因素的影响。椎管内麻醉会使患者软组织松弛，这样便会增加双下肢不等长发生的可能性，因此手术医生在椎管内麻醉时，不应依赖Shuck 试验来评估髋关节稳定性。

髋关节稳定性因素

髋关节不稳定是全髋关节置换术后发生假体脱位的重要原因，也是常见的翻修原因。软组织平衡及软组织张力对于全髋关节置换术后髋关节稳定非常重要。髋关节周围软组织张力减小常由肢体短缩与偏心距过小引起，从而导致假体脱位发生率增高。术中适度延长患侧肢体可增加髋关节周围软组织张力，减少假体脱位发生率，但会造成双下肢不等长。

偏心距因素

重建股骨偏心距和恢复患肢长度是全髋关节置换术重要目标，但两者很难兼顾。股骨偏心距异常同样能引起跛行，若偏心距过短，可导致髋关节不稳定、关节应力增加、假体磨损率增加、髋关节活动范围减少；若偏心距过大，则会增加假体弯矩，并增加股骨假体接触面应力，从而导致假体早期松动。由于股骨假体颈干角角度是固定的，如果要增加偏心距，需要增加颈长，势必造成患肢延长。

假体设计因素

假体设计的局限性可影响术中重建等长的肢体。首先，股骨假体颈干角单一性设计无法适应患者颈干角多样性变化，这必然导致肢体等长与偏心距之间发生矛盾；其次，通过不同型号股骨头调整患肢长度的能力十分有限。

202. 髋臼假体至少需要多少骨性覆盖才能稳定?

对于这个问题没有公认的说法，受各种因素影响，包括患者年龄、骨密度、活动量、假体的设计方式、表面涂层处理、手术是初次还是翻修等，一般认为髋臼骨床应至少覆盖 70% 以上的假体才能达到生物稳定。

而近年来有的学者研究认为达到 50% 的骨床覆盖即可达到生物稳定。但实际上假体与宿主骨之间的接触是复杂的三维关系，还应考虑到很多因素，包括假体大小、接触骨的骨质（是否有骨质硬化）及位置、假体涂层等。有研究对 102 例使用多孔涂层髋臼假体行髋臼翻修术的患者进行平均 6 年的随访，结果发现 49 例宿主骨接触面积大于 50% 的患者未发现假体松动，而 53 例宿主骨接触面积小于 50% 的患者仅有 4 例发生假体松动，所得结论指出髋臼假体达到 50% 的骨床覆盖即可达到生物稳定（Sternjeim et al., 2012）。

203. 脊髓灰质炎患者能否做人工髋关节置换？如何评估?

脊髓灰质炎患者多存在髋部神经肌肉病变，由于髋部无力，肌肉失衡，人工髋关节置换术后假体的脱位率较高，很多临床医生保持谨慎的态度。脊髓灰质炎患者外展肌的肌力成为关键因素。脊髓灰质炎造成患侧肌肉功能减弱或消失，健侧由于外展肌肌力正常，可以行全髋关节置换术。患侧外展肌力在 3 级以下，则不建议行全髋关节置换术，特别是肌力为 0 级的患者不能行全髋关节置换术。

近年来，很多学者通过合理安放髋臼假体，恢复髋关节外展肌功能及软组织平衡，对脊髓灰质炎患者行全髋关节置换术也能够获得很好的临床效果。术中将髋臼外展角适当减少，安放髋臼假体时要充分考虑患者骨盆倾斜角度，以髋臼横韧带及髋臼卵圆窝顶点为解剖标志。此外，瘫痪侧股骨髓腔变细，必要时准备细长股骨柄。同时，偏瘫患者髋关节外展肌无力难以纠正，术中采用加长颈股骨假体来调整外展肌力臂，加大偏心距，以及阔筋膜张肌移位来调整髋关节外展肌无力。关闭切口前重建髋关节周围的软组织，修复后方关节囊及臀大肌腱性止点部分，并重建外旋肌群结构，可取得不错的效果（ Yoon et al., 2014 ）。

204. 强直性脊柱炎合并脊柱后凸畸形患者是先做髋关节置换还是先矫正脊柱畸形？若行髋关节置换，髋臼杯安装的注意事项是什么？

强直性脊柱炎（ ankylosing spondylitis，AS ）是一种慢性炎症性自身免疫性疾病，该病主要侵犯骶髂关节、脊柱及髋关节，临床致残率较高，严重者可造成关节强直畸形，从而引起髋部疼痛及行走功能异常，严重影响到了患者的生活质量。全髋关节置换术是目前临床治疗髋关节病变的主要方法。

强直性脊柱炎发生脊柱后凸畸形的患者，骨盆会发生代偿性旋后，骨盆倾斜角明显增大，骨盆的耻骨联合自后转向前方，引起骨盆轴线的向后倾斜（骨盆前倾与后倾可通过骨盆 X 线片观察判断，若闭孔横径大于纵径，则为骨盆前倾，若闭孔纵径大于横径，则为骨盆后倾），AS 骨盆的后倾是为了代偿脊柱的后凸畸形。骨盆后倾导致骨盆倾斜角增大，髋臼的前缘变成上缘，上缘变成后缘，髋臼的前倾角及外展角均增大。在较严重的骨盆后倾时，髋臼杯前方会缺乏骨性覆盖，臼杯后方会太多骨暴露，引起后方撞击，术中必然要减少髋臼杯安装的前倾角和外展角，但这给术者造成很大的麻烦，难以精准地调整前倾角和外展角，有可能造成术后脱位、撞击、活动范围减小等问题。

对于髋关节病变的 AS 后凸患者，先行脊柱矫形还是先行髋关节置换，既往文献观点不一。部分学者建议先行 THA，髋关节置换后可部分代偿脊柱后凸畸形，且有利于进一步精确脊柱矫形；另一部分学者认为先行脊柱矫形后能够帮助术者置入假体更加准确，避免 THA 术后髋关节脱位、撞击等并发症的发生。有研究指出，当脊柱后凸畸形不严重，骨盆后倾代偿不大时，适当减少髋臼假体放置的前倾角和外展角就会很安全，脱位的风险大大降低。而脊柱后凸严重的患者骨盆后倾过大，难以精准调整髋臼假体的前倾角和外展角，很多学者建议先行脊柱矫形，再行全髋关节置换术较为妥当（ Zheng et al., 2014 ）。

对于脊柱后凸不严重、骨盆轻度后倾的 AS 患者，可考虑先行髋关节置换，但术中要根据骨盆倾斜的程度决定髋臼假体安装的角度。Gu 等（ Gu et al., 2015 ）认为，骨盆前倾增加 10°，髋臼前倾角改变 8.4°，外展角改变 7.96°。若骨盆倾斜角度小于 20°，髋臼假体可按解剖位放置；若骨盆倾斜角度大于 20°，髋臼假体应按功能位放置，此外需根据髋关节屈曲畸形的严重程度，适当调整假体的安放角度，根据空间定位法参考联合前倾角放置假体（图 204-1 ）。AS 患者骨盆后倾，髋臼杯安装时应减少臼杯外展角及前倾角，同时减小股骨前倾角来代偿增大的髋臼前倾角，使联合前倾角不超过 40°。髋臼杯使用螺钉协助固定，为避免臼杯过度暴露，应适当加深髋臼，并彻底清除多余骨赘，防止撞击，同时加深颈长，恢复肢体长度和偏心距。

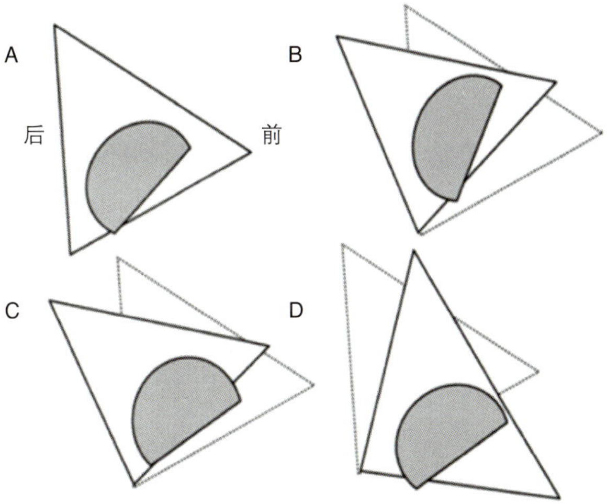

图 204-1　图中三角形为骨盆位置，A. 骨盆旋转在正常范围内，髋臼假体安放在正常的解剖位置；B. 骨盆后倾超过 20°，按照解剖位置安放可导致前倾角及外展角过大，易脱位；C. 骨盆后倾超过 20°，解剖位安放髋臼假体会造成脱位，应当减少前倾角及外展角安放髋臼假体；D. 骨盆前倾，相应调整前倾角及外展角安放假体比较恰当

205. 全髋关节置换微创入路有哪些？各有何特点？

随着髋关节置换微创理念的普遍化，全髋关节置换术出现了多种以传统入路为基础的微创手术方式。与传统手术相比，微创手术具有小切口、创伤小、手术时间短、术中出血少、术后快速康复、住院时间短等优点，极大提高髋关节置换的成功率及患者的满意度。这几年，随着微创全髋关节置换术的发展，临床上逐渐出现多种全髋关节置换术微创手术入路，比较常见的有前方入路、前外侧入路、后侧入路、后外侧入路、SuperPath 入路、外侧入路、双切口入路等。

前侧单切口入路（DAA 入路）

DAA 入路由 Smith-Peterson 入路及 Heuter 前入路改良而来，于髂前上棘后侧 2 cm 作一长 6～8 cm 皮肤口经阔筋膜张肌及缝匠肌间隙、臀中肌及股直肌间隙进入（Heuter 间隙）。此入路没有明显的肌肉剥离也没有切断任何肌腱，软组织损伤较少，是较为理想的微创手术入路，有助于加快患者术后康复、缩短住院时间。微创手术前方入路的缺点在于容易损伤股外侧皮神经，造成术后患者大腿麻木、疼痛，研究表明，全髋关节置换患者采取微创手术前方入路后股外侧皮神经损伤发生率是传统前方入路的 17 倍。同时术中股骨端显露困难，股骨假体置入难度大，容易造成股骨近端骨折，有学者报道，全髋关节置换采取 DAA 入路后的股骨近端骨折发生率为 2.3%，高于其他入路（Rüdiger et al., 2013）。

前侧双切口入路

2001 年，前侧双切口入路由 Berger 首先报道，分别于髋臼侧和股骨侧作一切口：前侧切口为腹股沟处斜切口，从股骨头基部沿股骨颈纵轴指向粗隆间线，约 5 cm 长度，在缝匠肌与阔筋膜张肌之间进入，显露前方关节囊；股骨侧切口在臀部后外侧，为大转子顶点近端向后外侧行一长约 2.5 cm 的切口，穿过臀大肌经臀中肌和梨状肌间隙进入关节，与股骨髓内钉入路相似，进行股骨端处理及假体安放。该微创双入路从不同的肌间隙清晰显露髋臼和股骨，完成髋臼和股骨操作，达到保护髋关节周围软组织的目的。前侧双切口入路没有切断肌肉和肌腱，对周围组织损伤较小，术后并发症少，患者能快速康复，大大缩短患者住院时间，减少医疗费用，达到了微创的目的。但前侧双切口入路也存在缺点，如肥胖患者、骨质疏松患者以及有髋关节手术史患者为禁忌；术中反复透视次数较多，对患者和医生会造成放射暴露；学习曲线较长和手术操作及较为困难等。双切口入路可能会导致股神经、外展肌、外旋肌群损伤。

前外侧入路

前外侧入路由 Watson-Jones 切口改良而来，前外侧微创入路选择的肌间隙有两种：一种是大腿外展肌群前 1/3 和后 2/3 间隙；另一种是臀中肌和阔筋膜张肌间隙（OCM 入路）。常规切口起自股骨大转子，朝向髂前上棘后方 1 cm 位置，切口的 1/4 跨越大转子，其余 3/4 朝向近侧，长 6 ~ 8 cm。前外侧入路也是肌间隙入路，不损伤肌肉、神经、血管等软组织，关节囊破坏小，具有脱位率低、术后患者快速康复等优点。前外侧入路的缺点包括切口于股骨端显露不足，在处理股骨时容易导致股骨近端骨折，安放髋臼杯时前倾角容易偏大，容易造成术后前脱位。该手术入路治疗效果与传统入路一样，但具有术中出血少、创伤小、术后快速康复等优点。该入路髋臼显露更加方便，便于术中对髋臼位置进行反复调整。还有研究显示，全髋关节置换患者采取前外侧微创入路的早期并发症多于后外侧入路，认为前外侧入路对于后外侧入路来说并没有临床优势。总之，前外侧入路失血和输血量比传统入路少，恢复快，该入路显露和操作方便，学习曲线短（Jones et al., 2005）。

后侧入路

后侧入路切口起位于髂后上棘前方近髂嵴处，经大转子沿股骨干走行向股骨干远端延伸，切口长度 8 ~ 10 cm，是全髋关节置换微创手术中常用的手术入路。该入路穿过臀大肌，沿股骨大转子剥离梨状肌、闭孔内肌及上下孖肌等外旋肌群，可充分显露关节囊，但对关节囊破坏较大。后侧微创入路的优势包括髋臼暴露清晰，对周围神经、肌肉等软组织损伤小，假体安放角度容易操作，很少出现髋臼假体前倾角过大或过小的情况，术后髋关节脱位率低，同时该入路容易掌握，学习曲线较短。后侧微创入路的劣势在于外旋肌群需要部分剥离，对关节囊破坏严重。

后外侧入路

后外侧入路微创切口由传统后外侧入路改良而来，也是常用的手术入路。后外侧入路以大粗隆后方顶点为中心，切口方向从后上向前下，1/3 在大转子顶点近端，2/3 在远端，远近端比例为 2∶1，长 8 ~ 10 cm。该入路术中穿过臀大肌筋膜，暴露梨状肌和外旋肌群，切断梨状肌、闭孔内肌及上下孖肌等外旋肌群，可保留部分股方肌，暴露并切开关节囊。与传统手术相比，术中要求用缝线标记切断的外旋肌群和关节囊边缘以便手术结束时行关节囊修补，将外旋肌群重新附着于大粗隆止点。后外侧入路的优点有股骨暴露完整，对臀中肌、屈髋肌等软组织损伤小，假体安放位置容易操作，多数外科医生能熟练掌握，学习曲线较短。后外侧入路的缺点也很明显，如对外旋肌群和关节囊破坏严重，髋臼暴露不充分，导致关节稳定性差，脱位几率较高，患者术后恢复时间较长。后外侧微创入路失血量比传统入路少，恢复快，该入路股骨侧显露和操作方便，学习曲线短，但髋臼显露不充分，后脱位概率较高，容易造成坐骨神经损伤。

SuperPath 入路

美国学者 Chow 等（2016）首先提出 SuperPath 入路，该入路结合了 SuperCap 路径和 Path 路径，切口起自大粗隆尖端稍偏后 0.5 ~ 1.0 cm 处，沿股骨干纵轴向近端延伸，长度 6 ~ 8 cm。术中需剥离臀大肌、臀中肌，自臀小肌和梨状肌间隙进入关节囊。SuperPath 微创入路具有创伤小、术后疼痛较轻、围术期出血量较少、较快康复训练、术后并发症少等优点，加之住院时间短及住院费用明显减少，患者满意度较高。SuperPath 微创入路的缺点在于应用指征范围较小，容易加大髋臼杯前倾角和股骨偏心距，造成关节不稳定，可能影响髋关节假体远期寿命和后期翻修率升高。SuperPath 入路通过建立经皮管道处理髋臼和股骨的技术，外旋肌群等肌肉无需切断，髋关节周围软组织、关节囊能得到最大程度保护，符合真正意义上的微创定义，同时，术中出现操作困难时，能随时改为传统入路。既往多项研究显示，全髋关节置换患者采取微创手术 SuperPath 入路的早期临床效果满意，可体现微创手术的优势，并且没有增加并发症发生率（Rasuli et al., 2015）。

外侧入路

外侧微创入路切口以股骨大粗隆为中心，沿股骨干纵轴切开，切口长 6 ~ 8 cm，术中需剥离阔筋膜张肌，于臀中肌及股外侧肌之间行骨膜下剥离，同时患肢外旋，由股骨粗隆前方进入前方关节囊。外侧入路从臀中肌和阔筋膜张肌肌间隙进入，除了部分剥离臀中肌和股外侧肌以外，对外旋肌群、关节囊等软组织损伤较小，并且臀中肌和股外侧肌也能原位修补，能维持髋关节软组织的稳定性，有助于防止脱位、加快患者康复、缩短住院时间。采用外侧微创入路患者较传统入路患者恢复快，髋关节功能更好，采取外侧微创手术入路的全髋关节置换术患者术后功能评分均优于传统入路患者。外侧入路的最大缺点在于术中可造成部分臀中肌损伤，导致术后可能出现外展无力，另外术中可能损伤臀上神经，由于切口较小，显露有限，过度牵拉可能造成周围软组织损伤，这是所有微创手术均需要面临的问题。

206. 后外侧入路行初次全髋关节置换术，外旋肌群及关节囊一定要健全修复吗?

全髋关节置换术后假体脱位是髋关节置换术后常见并发症，长期困扰关节外科医生。假体脱位是构成髋关节置换失败的主要原因之一。早期髋关节置换术后脱位很大程度上与术者的经验以及假体安放的位置有关，但随着髋关节置换理论的提高和术者经验日趋成熟，上述原因导致的脱位逐渐减少，除了假体位置安放方面的问题外，后外侧入路导致髋关节后方组织失衡也是假体早期脱位的一方面因素。对于经后外侧入路实施髋关节置换手术过程中关节囊和外旋肌群是否需要重建，目前争议较大。有学者认为重建后关节囊和外旋肌群意义不大，并不能有效预防脱位。但也有部分学者认为重建对预防脱位具有重要作用。研究分析了髋关节在脱位的过程中，垂直与平行髋臼表面的移位过程，并提出两种增加人工关节稳定性的方法，其一为“增加假体垂直于水平方向的活动范围”，即通过增加股骨头假体的直径，延长其脱位所需的行径；其二为“增加抵抗脱位的阻力”，即对关节周围软组织的重建。此后的不少研究结果表明，外旋肌群、后侧关节囊、股方肌及臀大肌的腱性止点对于人工关节的稳定性具有明确的意义，这使得髋关节置换术中对髋关节囊、外旋肌群进行修补日益受到重视（White et al., 2001）。

传统采用后外侧入路的全髋关节置换术需切除后方关节囊，不修复外旋肌，术后髋关节的稳定性部分是靠髋部肌肉的张力以及假体周围纤维瘢痕修复维持，术后早期关节假体后方缺少关节囊的保护及外旋肌与内旋肌拮抗的肌力平衡，所以容易出现脱位。近年来，开始有部分学者研究修复后方软组织的作用，髋关节屈曲 >50° 时，缝合的关节囊紧绷在股骨头的后侧，阻止了股骨头假体在髋臼假体内的活动，内旋 >40° 时，修复的外旋肌肉开始紧张。很多学者认为完全修补后方结构能提供更大静力支持，其负荷变形曲线最接近于术前正常的髋关节。所以初次行全髋关节置换术应当修复后方关节囊及外旋肌群（Browne et al., 2012）。

207. 全髋关节置换术后大腿疼痛的原因是什么?

大腿疼痛是人工髋关节置换术后的常见并发症，严重影响患者术后关节功能和生活质量，持续的大腿疼痛给患者造成极大的痛苦。目前对于大腿疼痛的发生机制还存在争议。

在 1983 年，Lord 和 Bancel 最早报告了骨水泥型全髋关节置换术后大腿疼痛发生率为 1%，但文献并未提及其发生原因。有学者报告了 57 例非骨水泥型全髋关节置换术后 2 年的随访结果，发现 8 例患者存在持续的大腿疼痛，从而首次明确指出大腿疼痛是人工髋关节置换术后的并发症之一，且多发生于非骨水泥型假体，术后大腿疼痛的原因可能与假体本身特性有关（Callaghan et al., 1988）。

人工髋关节置换术后大腿疼痛主要与髋关节假体的设计和术中安放有关，且受许多因素影响，如假体的大小、假体金属的弹性模量、患者的髓腔结构等。尽管发生原因目前尚未完全达成共识，但多数学者普遍认为大腿疼痛是股骨内应力增高的结果。

髋臼软骨磨损

髋臼软骨磨损是半髋关节置换术后腹股沟区或臀部疼痛最常见的原因。由于软骨 - 金属界面摩擦系数较大，随着负重时间的增加，髋臼软骨逐渐出现变性、坏死，软骨面可形成火山口样的磨损，疼痛随之出现，翻修成全髋关节置换能很好地解决软骨磨损问题。有学者对 45 例半髋关节置换术后腹股沟区或臀部疼痛的患者行翻修全髋关节置换术，效果相当满意，其中术后 36 例患者疼痛消失，4 例疼痛缓解（Sharkey et al., 1998）。

股骨假体松动下沉

股骨假体松动下沉是人工髋关节置换术后大腿疼痛的原因之一，也是髋关节翻修最常见的原因。股骨假体的无菌性松动常表现为严重的大腿疼痛，特别是活动后的大腿疼痛，以轴向和旋转活动时最明显。有文献报道大腿疼痛与超过 2 mm 的假体下沉呈正相关（Campbell et al., 1992）。

股骨假体与髓腔不匹配

非骨水泥型假体的即刻稳定依赖于假体与髓腔的紧密匹配。良好压配的股骨假体减少了骨 - 假体界面之间的剪切应力，在髓腔内产生明显的向四周分散的应力；而压配不紧密的假体因在界面产生明显的剪切力，导致股骨髓腔内应力增加，从而可引起严重的大腿疼痛。有文献指出在髓腔占有率超过 90% 的情况下，增加假体在股骨髓腔内的占有率将更明显缓解术后疼痛症状。有研究对非骨水泥假体的压配紧密程度进行研究，发现压配紧密的假体大腿疼痛发生率明显减少（Noble et al., 1988）。

股骨假体的特性

术后大腿疼痛的发生与股骨假体本身特性有关，包括假体刚度、弹性模量、惯性矩及假体尺寸等参数。假体刚度指结构抗弯曲和抗弹性变形的能力，是衡量部件在弹性范围内受力时变形大小的因素之一，刚度与材料的弹性模量和结构元件的截面形状有关。刚度在理论上与假体半径的 4 次方成正比，也与弹性模量和惯性矩成正比。刚度增加可以潜在地增加股骨假体在做屈曲运动时的瞬间位移，从而增加股骨的应力而导致大腿疼痛。假体刚度越大，大腿疼痛发生率越高。目前多数学者认为术后大腿疼痛发生率与股骨假体刚度呈正相关，主要表现在假体和股骨之间的刚度不匹配，尤其是弯曲刚度的不匹配。有研究结果提示降低股骨假体的刚度可明显改善疼痛症状。还有研究报告了使用不同远端尺寸股骨假体的对照研究结果，发现使用远端半径为 5 mm 的假体大腿疼痛发生率几乎为零，而使用远端半径为 20 mm 的假体疼痛发生率为 40%，认为术后大腿疼痛发生率会随假体远端尺寸的增加而增加（ Vresilovic et al., 1996 ）。

股骨假体形状

股骨假体的形状与大腿疼痛有相关性。有文献报道，干骺端固定型股骨柄大腿疼痛发生的几率较低。楔形柄假体一般为干骺端固定型假体，近端涂层，假体锥度的设计与近端涂层的高摩擦系数可与股骨干骺端紧密压配并形成有效的三点固定，在干骺端产生明显的向四周分散的应力，提供良好的即刻稳定性，且这种应力自干骺端向股骨柄远端随着楔形柄与股骨皮质接触的减少而逐步递减，在楔形柄远端，环向应力消失而弯曲应力明显。因此，楔形柄假体与解剖型假体和直柄假体相比，主要依靠干骺端固定，其良好的锥度及涂层设计使应力向四周更加分散，并在股骨干骺端提供更多的骨长入，减少了骨 - 假体界面之间的微动，提供早期有效的初始稳定，大大减少大腿疼痛的发生。有研究结果显示楔形柄假体术后的大腿疼痛发生率显著小于解剖型柄和远端固定型假体柄（ Marshall et al., 2004 ）。

骨整合

无论是骨长上还是骨长入，都是假体与骨之间的骨整合过程。假体涂层与宿主骨之间紧密接触是获得骨整合的重要条件。全涂层假体与近端涂层假体相比可获得更广泛的骨长上或骨长入，近端以松质骨为主而远端以皮质骨为主。高度的骨长上或骨长入避免产生股骨与假体界面明显的微动，增加假体在股骨髓腔内的稳定性，从而降低骨床的点负荷，减少大腿疼痛的发生。有研究报告全涂层的假体术后疼痛发生率（ 19% ）明显低于近端涂层假体（ 42% ）。还有学者报告紧压匹配型假体提供 93% 的骨长入和 7% 的纤维组织长入，而非紧压匹配型假体仅有 69% 的骨长入，并发现人工髋关节置换术后 2 年，假体有明显骨长入的患者其大腿疼痛发生率为 10%，而纤维组织长入者为 28%（ Banaszkiewicz et al., 1987 ）。

骨膜反应

骨膜反应导致大腿疼痛的机制可能与股骨局部应力增加有关。骨膜反应是由于假体远端与股骨接触，产生局部应力增高，点负荷增加的结果。局部应力增加可以产生明显的骨膜反应，引起骨皮质增生，其局部组织学变化与临床随访结果相吻合。有学者报告术后 1 年，21% 的大腿疼痛患者出现明显的假体尖端骨膜形成，而无明显大腿疼痛的患者只有 1% 出现上述变化；术后 2 年，上述表现更明显，25% 的大腿疼痛患者出现局部骨膜反应（ Campbell et al., 1992 ）。

髋关节软组织不平衡

人工髋关节置换中软组织平衡至关重要，不仅能维持髋关节置换术后的稳定性，防止脱位，还能减少术后大腿疼痛的发生。有学者指出，部分患者术后大腿疼痛的主要原因在于软组织失衡，尤其是外展肌和髂腰肌的失衡。髋关节置换术后患者外展肌和髂腰肌无力或挛缩将导致髋关节周围拮抗肌的相应改变而造成大腿疼痛。软组织失衡主要的原因在于手术操作的不规范和下肢力线的改变。手术过程中过度松解髂腰肌或外展肌的医源性损伤均会导致软组织失衡，引发术后大腿疼痛。而在假体的安装过程中，由于手术操作技术等原因，可造成假体安放角度出现过度偏差，均可导致患肢的负重力线改变，关节软组织失衡，导致许多患者术后大腿疼痛（Longjohn et al., 1998）。

髓腔内高压

股骨假体植入的过程中对髓腔内骨质产生压缩，髓腔内压力升高。同时，假体-骨界面之间微动和磨损产生的颗粒刺激周围软组织，可引起组织无菌性炎症，导致组织胺、缓激肽等炎性物质聚积于局部而引起髓腔内高压，导致大腿疼痛。

其他原因

引起髋关节置换术后大腿疼痛还有其他一些原因，如股四头肌疝、感染、异位骨化、下肢静脉栓塞、脊柱病变、骨溶解等。

208. 全髋关节置换术后肾功能损害多见于哪些原因？

髋关节置换患者大部分是老年人，往往伴有髋关节活动受限，同时老年患者经常患有其他基础疾病如高血压、糖尿病等，故此类患者术后易发生急性肾损伤（AKI）。术后肾功能损害，包括急性肾损伤（ARI）和急性肾衰竭（ARF），是大型外科手术的严重并发症，可增加其他并发症的发生率和死亡率。据文献报道，患者髋关节置换术后 AKI 发生率<2%，但也有学者通过病例回顾分析发现关节置换术后 AKI 发生率高达 14.8%。了解全关节置换术后急性肾功能损害的发生率及其相关危险因素，对制订减少该类并发症的策略有重要作用，有利于指导临床医生做好应对 AKI 高危患者的预防措施，减少围术期并发症、降低病死率（Kimmel et al., 2014）。

Jafari 等（2010）对 17 938 例行全髋关节置换患者进行随访研究，结果发现共有 98 例患者术后发生急性肾损伤或急性肾衰竭，发现 AKI 发生率为 0.1.%～0.55%，其中男性 51 例，女性 47 例，平均年龄为 66 岁。通过单因素分析确定以下危险因素：术前血清肌酐水平高，体重指数高，术中失血量大，手术时间延长，术前肾小球滤过率低，合并糖尿病、肝病、慢性阻塞性肺病、充血性心力衰竭，急诊手术，高血压，术中使用升压药，骨水泥的使用，ASA 评分高，术中血压波动大和某些潜在心脏疾病。该研究明确了全髋关节置换术后发生肾并发症的危险因素，可据此为高危患者采取早期预防措施，以降低该类并发症的发生率。

高体重指数是关节置换术后发生 AKI 的独立危险因素，体重指数升高与心脏手术、非心脏手术术后发生 AKI 均有关。与非肥胖患者相比，肥胖患者在 30 天的住院日内 AKI 发生率增加 65%。

有研究发现患者年龄每增加1岁，AKI 的发生风险增加 7%。术前肾小球滤过率增加 1 ml/min，AKI 的发生风险增加 2.5%。服用血管紧张素转换酶抑制剂（ACEI）或血管紧张素Ⅱ受体阻滞剂（ARBs）类药物及术后输血可使 AKI 的发生风险增加 2 倍（Kimmel et al., 2014）。

还有研究报道联合使用庆大霉素及双氯西林预防髋关节置换术后感染，其 AKI 发生率明显高于单独使用双氯西林组；联合使用万古霉素与头孢唑啉预防关节置换术后感染，其 AKI 发生率明显高于单独使用头孢唑啉者。有学者指出抗生素骨水泥可能是患者关节置换术后发生 AKI 的危险因素，抗生素骨水泥含有氨基糖苷类抗生素或万古霉素，均具有肾毒性，并发现 AKI 患者移除高剂量抗生素骨水泥后肾功能很快恢复，因此研究认为高剂量骨水泥是引起 AKI 的可能原因。因此对抗生素骨水泥的应用需提高警惕，建议 AKI 高危患者尽量避免高剂量抗生素骨水泥（Jafari et al., 2010）。

上述研究 AKI 是基于血清肌酐值，但血清肌酐只有在肾小球滤过率下降到 60% 左右才开始升高，早期反映肾损伤的指标如血清光抑素 C 在骨科未行常规检查，导致早期肾损伤患者未被发现。因此，实际的肾受损的发生率可能要更高，这值得临床医师注意并加强对 AKI 的预防。

急性肾损伤因其病因、治疗时机不同预后不尽相同，患者既可痊愈，亦可进展为慢性肾脏病，或进展为终末期肾病或死亡。老人、慢性肾脏病患者、重症监护室治疗患者及糖尿病患者是急性肾损伤进展为终末期肾病的高危群体。

关节置换术后 AKI 直接影响患者短期及长期生存质量，因此临床开展术后检测早期肾损伤的指标极为重要，从而有针对性地干预。

因此，术前应该对有 AKI 高危因素的患者进行筛选，做好预防工作，并对患者做好交流工作。术后应对这些 AKI 高危患者的肾功能进行仔细检测，以便早期发现 AKI。

209. 纤维肌痛是造成初次髋关节置换术后持续疼痛及脱位的高发因素吗?

纤维肌痛是一种非关节性风湿病，临床表现为肌肉、骨骼系统的多处疼痛与发僵，并在特殊部位有压痛点。

在一项大型前瞻性观察队列研究中，纤维肌痛患者全髋关节置换术后 WOMAC

评分未能达到预期的膝关节或髋关节疼痛阈值改善。在研究中采用的多变量回归模型中，在全膝关节置换术（TKA）或全髋关节置换术（THA）后6个月，WOMAC疼痛量表中疼痛改善低于50%的患者被认为没有达到阈值。纤维肌痛调查评分每增加1分，不符合阈值的几率增加17.8%（Brummett et al., 2015）。

基线疼痛程度较高的患者有更多的改善空间，因此当疼痛变化被评估为主要结果时，改善的可能性更大。纤维肌痛有较高的基线疼痛，但纤维肌痛调查评分较高的患者仍不太可能达到膝关节或髋关节疼痛变化的阈值。

在另一项研究中，对纤维肌痛患者进行髋关节置换，最后随访中37%的患者继续出现一定程度的髋关节疼痛。其中43%为轻度疼痛，20%为中度疼痛，5%为重度疼痛。全髋关节置换术确实改善了纤维肌痛患者的髋关节疼痛，但1/3的患者在术后仍有一定程度的持续疼痛。与纤维肌痛和其他软组织风湿相关的关节过度活动可导致髋关节持续疼痛，这也可能是术后脱位的发生率较高的原因（D'Apuzzo et al., 2010）。

这些研究提示对关节置换术患者选择应考虑纤维肌痛这一因素，在纤维肌痛患者术前也应提出相应建议。

210. 对于全髋关节置换的年龄限制有何新观点?

全髋关节置换术（THA）已成为治疗终末期关节疾病的金标准，早期全髋关节置换由于受到使用年限和术后关节活动范围的限制，其目标人群为老年患者。

多种病因可造成青少年患者出现终末期骨关节炎，如股骨头骺滑脱、缺血性坏死、幼年性特发性关节炎、髋关节发育不良和创伤后畸形等。早期患者多采用保留关节的治疗方法，如截骨术、关节镜手术等。对于终末期患者，传统的治疗方法包括关节切除成形术和关节融合术。青少年和年轻患者具有高活动量、重复负重和对髋关节要求较高等特点，这些特点都会增加THA术后假体失败的风险。既往报道假体失败率高和假体使用寿命短，这导致很多医生不愿采用THA来治疗这类患者。随着人工关节在假体设计、假体制造、固定方式等方面的显著进步，越来越多的学者将关节置换应用于年轻患者，年龄似乎已不再是影响全髋关节置换的决定因素，部分学者甚至对20岁以下的青少年患者尝试进行髋关节置换。

国外有学者对21岁以下患者全髋关节置换术后的临床和功能结果进行随访研究。研究共入组18例患者（21个髋关节），记录患者术前和术后的Harris髋关节评分以及影像学资料，平均随访时间为49个月，患者的病因包括化疗性股骨头坏死（33%）、激素性股骨头坏死（29%）、镰状细胞疾病（24%）以及慢性髋关节脱位（14%）。关节摩擦界面的选择包括陶瓷对陶瓷（67%）、金属对高交联聚乙烯（29%）和金属对金属表面置换（15%），患者平均年龄为18岁（范围：

13～20 岁）。随访结果显示，Harris 评分由术前的 43.6 分提高到 83.6 分，至随访终点，无 1 例假体出现影像学上的松动，1 例假体由于陶瓷内衬碎裂而行翻修手术；中期随访结果显示全髋关节置换治疗 21 岁以下青少年患者，临床和影像学结果均令人满意。还有研究对 91 例（113 个髋关节）年龄小于 20 岁的患者进行随访，10 年假体生存率为 90.3%。这些研究得出相似结果，认为关节置换可以很好地解决年轻患者的关节疾病，应该打破年龄的限制，主张将关节置换用于青少年患者（Prieto et al., 2017）。

上述文献报道结果虽然令人满意，但其纳入的患者数量均较少，随访时间多为早期或中期，缺乏大样本量的长期随访结果，证据力度差。有些研究中年龄最小者仅 12 岁，还处在生长发育期，假体的大小如何选择，现在暂时的固定是否会随着股骨干和髋臼的发育出现松动，肢体的长度是否会因为发育中股骨颈的切除出现双下肢不等长，这些问题尚需进一步研究。青少年全髋关节置换的负面结论同样见诸报道。有研究发现，接受 THA 的青少年患者在术后并发症和假体生存率方面较老年患者有一定的差距。某些学者认为患者年龄是影响假体生存率的独立危险因素，年龄越小，假体植入后需要翻修的时间间隔越短，认为关节置换应该具有年龄限制（Polkowski et al., 2012）。

髋关节融合仍旧是治疗年轻的髋关节骨关节炎患者的一种重要方式。融合髋再行 THA 手术存在手术时间延长、失血量增加、外展肌力下降造成关节不稳以及内固定材料取出等相关问题。相对于普通的初次 THA 而言，融合髋的 THA 在关节功能和假体生存方面都有一定的差距。但是很多文献报道髋关节融合术后再次 THA 时大部分仍能获得较好效果（Sponseller et al., 1984）。

由于青少年患者的未来预期寿命很长，对青少年患者进行 20 年的随访可能就只能算作中期随访。在关节置换手术飞速发展的这几十年中，无论手术技术如何进步，假体设计如何改进，假体制造工艺如何先进，尽管关节置换的适应证有所扩大，但始终还应保留对患者年龄的限制。在治疗青少年患者的终末期关节疾病时，应将关节置换放在次要位置，保髋治疗放在首位。在其他治疗方式效果较差而需要采用关节置换时，应充分考虑远期的治疗效果，争取提高假体的远期生存率。

211. 全髋关节翻修使用异体骨和 HA 混合打压植骨技术其效果如何？

髋关节假体松动导致的大量骨缺损是一个常见的临床难题，全髋关节翻修术中如何修补骨缺损对临床医生是一个巨大的挑战。打压植骨技术已有几十年的发展历史，已成为髋关节翻修的经典方案，目前全世界很多国家还在广泛应用。

打压植骨技术的优点在于能够重建初次全髋或半髋关节置换术后出现的骨缺损。既往报道显示此手术具有良好的中长期效果。但是异体骨移植存在一些问题，例如，骨组织处理过程中破坏细胞活性而使成骨特性丧失，移植骨的皮质骨妨碍了再血管化和宿主细胞的迁入。最严重的是异体骨匮乏不足且价格高昂（Schelfaut et al., 2009）。

对于骨缺损严重、骨皮质较薄的股骨柄翻修手术，异体骨来源不足，Oshima 等（2012）自 1997 年开始将异体骨联合使用羟基磷灰石（HA）进行股骨柄侧的打压植骨，研究旨在评估股骨侧联合应用 HA 和异体骨行打压植骨的中长期随访，平均随访 92 个月。股骨头颗粒骨和 HA 按体积 2∶1 混合，进行打压植骨。髓腔远端合适高度放置终止器，髓腔内填充异体颗粒骨和 HA 混合体，同时夯实加压至形成坚硬的骨鞘，注意避免出现股骨骨折。植入合适的股骨柄和股骨头轻柔复位。取出试模，确保髓腔干燥，使用第四代骨水泥，填充至植骨间隙，插入股骨假体柄（图 211-1）。结果，患者的 Merle D’Aubigne 和 Postel 评分获得改善。

采用异体骨混合 HA 打压植骨结果良好，可以获得骨重塑，减少假体柄下沉。Oshima 等（2012）的研究观察到术后一年股骨柄平均下沉 2.2 mm，下沉率低于以往报告。术后一年下沉未进展，而且股骨柄下沉与翻修无相关性。另外有研究报道了使用非骨水泥锥形柄，微孔涂层或远端固定翻修柄的结果，翻修术中使用远端固定翻修柄平均下沉 1.6 ~ 5.9 mm，导致一些病例再次翻修。因此，采用异体骨和 HA 混合打压植骨可保留股骨柄的稳定性，与单纯使用异体骨传统打压植骨和非骨水泥远端固定的股骨柄相比，获得更好的稳定性（Rüdiger et al., 2011）。

股骨近段骨缺损通常使用打压植骨技术并用骨水泥翻修柄固定。股骨远端巨大缺损联合应用同种异体骨和加长柄假体。对高龄、低要求的严重股骨缺损的患者，采用其他重建方法不是很合适。近端多孔涂层组配式假体有利于改善并恢复下肢长度和稳定性。

对包容性骨缺损，可以将同种异体骨骨板包绕骨缺损处，用钢丝或线缆等固定

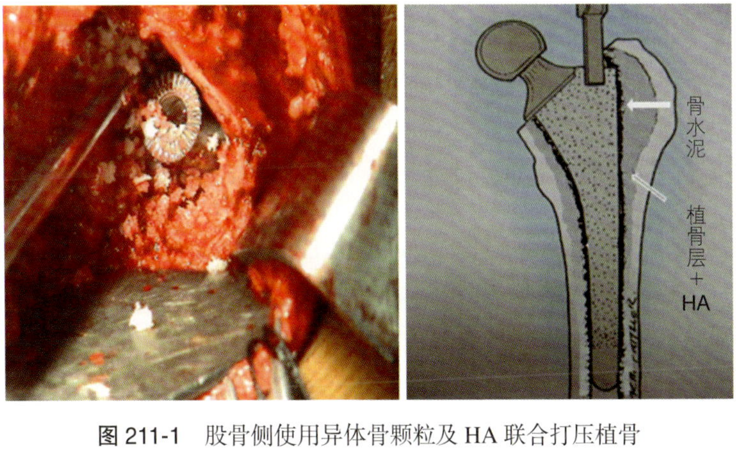

图 211-1　股骨侧使用异体骨颗粒及 HA 联合打压植骨

后打压植骨，植入混合 HA 同种异体松质骨，打压植骨，后植入骨水泥假体柄。有学者发现使用第二代骨水泥固定假体，20% 的患者在术后平均 15 年需要翻修，第三代骨水泥技术不能改善骨水泥假体翻修率。股骨骨量丢失是骨水泥假体翻修失败的主要因素，因此，第一次翻修尤其注意恢复松质骨骨量，应用 HA 和松质骨混合打压植骨可以增加股骨髓腔骨量，即使再次翻修，也可为股骨髓腔保留更多的骨量做准备（Harris et al., 2010）。

Abdullah 等（2018）报道了在初次髋关节和翻修髋关节置换中用冻干骨、HA（1 : 1）混合打压植骨治疗髋臼巨大非包容性缺损，随访 11 年，尽管假体生存、功能、疼痛效果很好，但是仍有发现放射学的透亮线和假体松动，但是因为骨量储备良好，再次翻修变得更加容易。因此，打压植骨优点在于通过植骨重塑恢复骨量，骨重塑发生于术后一年内，甚至一年后。

打压植骨技术易发生术中或术后骨折。有学者等报道术中骨折发生率分别为 25% 和 10%，术后骨折发生率分别为 9% 和 6%。股骨翻修时使用非骨水泥型远端固定柄发生率为 9.1% ~ 17%（Pekkarinen et al., 2000）。

磷酸钙比如羟基磷灰石（HA）和 β- 磷酸三钙（β-TCP），由相同的离子组成主要的矿物结构，由于其生物相容性、骨传导作用、无毒性或免疫反应，是骨再生的主要植入材料。迄今为止，以 HA 为基础的生物材料在现代骨替代物中应用最为广泛。HA 与 β-TCP 相对立，为缓慢吸收材料，活跃的 HA 降解发生于体内液体流动时水解，被破骨细胞和多核细胞吸收、巨噬细胞吞噬。这个吸收过程缓慢，所以 HA 材料在非负重状态应用中利于骨组织修复，在负重状态下将 HA 与 β-TCP 联合应用，β-TCP 在退化过程中，吸收的空间为骨形成提供空隙（Garagiola et al., 2016）。

Teotia 等（2017）学者为加快吸收的目的，将纳米 HA 用于骨缺损再生。人工合成移植物是将纳米 HA 和自然晶状体类似物混合，生物学活性增强。另外，纳米 HA 具有更有效的蛋白黏附、细胞黏附和扩散能力，纳米颗粒尺寸和多孔表面可增加成骨细胞功能，允许更快扩散、黏附和分化。有研究证实了在材料中掺入重组人血管内皮生长因子（Rh-VEGF）以增强骨移植物中血管再生（Lei et al., 2015）。

Howie 等（2011）对多孔 HA 和同种异体骨混合，打压植骨后应用于羊人工半髋关节置换的前瞻性研究。观察到 HA 材料多孔空隙伴有新生血管和新骨组织，能渗透至骨移植替代物，而没有任何不良成骨和软组织反应。在山羊人工半髋关节置换术后，组织学观察获得良好的假体固定结果。Arts 等（2010）报道的 HA 骨移植替代物在羊和兔子干骺端骨缺损模型，在羊髋部人工关节置换中，对照组和 HA 组最佳的生物学相容性和成骨反应也是保持一致性的。部分学者等研究组织学结果证实：在人和动物研究中打压植骨能造成新骨吸收，并使宿主骨重建骨结构 (Bolm et al., 2005)。

212. 肥胖对初次髋关节置换疗效有影响吗?

近年来全髋关节置换患者日益增多，需要全髋关节置换的肥胖患者也日益增多。体重指数（BMI）是国际上常用的衡量人体肥胖程度和是否健康的重要标准。体重指数 BMI= 体重 / 身高的平方（国际单位 kg/m^2）。根据 BMI 可把患者肥胖分为不同程度（WHO 标准）：＜18.5 为过轻；18.5 ~ 24.9 为正常；≥25 为超重；25.0 ~ 29.9 为偏胖；30.0 ~ 34.9 为肥胖；35.0 ~ 39.9 为重度肥胖；≥40.0 为极重度肥胖。

肥胖是引起关节置换术预后不良的独立危险因素。国外有学者对 191 例全髋关节置换术患者进行研究，记录所有患者的体重指数（BMI），将患者分为非肥胖组（BMI<30），肥胖组（BMI 为 30 ~ 34.9）和病态肥胖组（BMI>35）。初期随访结果包括功能改善情况和术后并发症发生情况。同时对手术医生关于手术操作难易程度的评价结果进行亚组分析。研究结果显示，手术医生在对肥胖患者进行全髋关节置换时，明显感觉难度更大，然而，这种手术难度的增加并没有导致并发症发生率的增高，同时也没有增加手术时间和出血量，并且假体的位置也令人满意。本研究还发现，肥胖组患者在髋关节置换术后可以获得与非肥胖组患者相似的结果，但病态肥胖组患者术后 6 周的 6 分钟步行试验结果明显劣于其他两组（Michalka et al., 2012）。

有学者对 1207 例全髋关节置换患者进行研究发现，肥胖是初次全髋关节置换术后发生假体周围急性感染的独立危险因素。肥胖患者术后感染率显著高于不肥胖者，肥胖患者术后感染几率是不肥胖患者的 3 倍。同时，肥胖患者术后发生脱位几率及术后翻修率增加，肥胖患者（BMI>30）髋关节置换术后无菌性松动发生率明显高于非肥胖者，病态肥胖患者全髋关节置换术后翻修率明显高于非肥胖者且肥胖者术后深静脉血栓（DVT）发生率增高（Dowsey et al., 2010）。

还有学者报道，对术前肥胖患者髋关节置换术后的临床结果进行评估，发现肥胖患者疼痛评分、活动障碍及并发症发生率均高于非肥胖者；肥胖患者术后发生脱位、DVT 及感染概率显著高于非肥胖者。患者 BMI 增加，患者手术时间亦随之增加，患者全髋关节置换术后住院时间亦会增加。同时，肥胖患者髋关节置换术后患者体重可能会继续增加，因此术后患者体重管理也非常重要。否则患者术后随着年龄增加、体重增加，易导致置换早期失败，从而产生一系列问题。因此强调肥胖患者在髋关节置换术后加强康复训练，尤其是加强肌肉训练，置换术后持续、安全地减肥，有助于患者功能康复及延长关节使用寿命（Mccalden et al., 2011）。

还有结果显示肥胖患者髋关节置换术后大腿与大腿接触可导致髋关节不稳

定，且不稳定程度与大腿周径直接有关。通过下述方法可降低脱位风险：增加股骨颈偏心距；降低臼杯外展角；增加股骨头直径；股骨头全半球覆盖（Elkins et al., 2013）。

213. 髋臼横韧带在全髋关节置换术中的作用?

人工全髋关节置换术经过半个多世纪的进步与发展，已日趋完善和成熟。虽然人工全髋关节置换术仍有很多相关问题没有解决，但目前关节置换是治疗晚期髋关节疾病一种成熟有效的治疗方法，尤其在创伤性关节炎、类风湿关节炎、股骨头缺血性坏死、强直性脊柱炎髋关节病变、髋部肿瘤、股骨颈骨折等所致疼痛、强直以及功能缺失的治疗中效果显著。人工全髋关节置换术中髋臼假体的安放位置至关重要，可影响术后多种并发症的发生。但髋臼假体的定位与膝关节假体定位不同，缺乏可靠、准确、稳定的骨性解剖标志，一般以患者体位作为参考，失误率较高。髋臼横韧带（TAL）作为髋臼的特异性解剖结构，是全髋关节置换中理想的髋臼假体定位标志（图 213-1）。

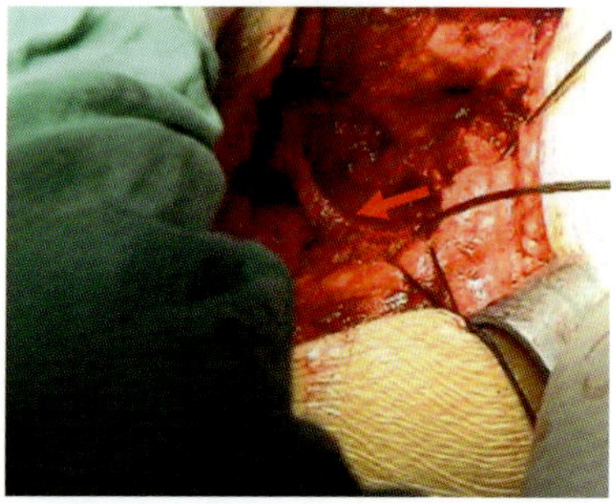

图 213-1 箭头所示髋臼横韧带

髋臼横韧带（TAL）的解剖特点

髋臼横韧带作为一个较为固定且常见的解剖结构，包绕髋臼切迹，是髋关节盂 - 关节囊复合体的重要结构。若以直立时髋臼最高点为 12 点，髋臼横韧带大多位于 3 点至 6 点之间。一般认为髋臼横韧带起髋关节的辅助稳定作用，且多与髋臼盂唇等结构对髋臼产生生物力学稳定作用，可随着关节应力的改变而协调髋臼周围的应力分布，使髋臼始终处于均匀分布载荷的力学状态。以前髋臼横韧带的作用还不被人们广泛认知，曾一度被认为是全髋手术中的障碍物而被彻底切除。随着磁共振和磁共振关节造影的发展以及髋关节镜的应用，髋臼横韧带的临床价值逐步被人们所了解。髋臼横韧带作为髋臼的特异解剖结构，是全髋关节置换中理想的髋臼假体定位标志。即使在严重的关节炎患者中，99% 的患者也都能找到髋臼横韧带。作为髋臼缘结构的一部分，髋臼横韧带位置恒定且容易辨识，基本不受体位变化及周围组织增生或退变等因素的影响，可以作为全髋关节置换手术中安置髋臼假体的定位标志，并且其在某些疾病中具有辅助诊断价值。

研究表明，髋臼横韧带可以作为对照以获得适当的假体前倾角，从而使髋臼的组件安放到位。几项研究已经报道，髋臼横韧带在全髋关节初次置换以及全髋关节翻修手术中，对指引髋臼假体置入的有效率几乎达 100%（Jain et al., 2013）。

髋臼横韧带在全髋关节置换术中是确定臼杯前倾角的可靠标志。手术中位置的变化会导致对髋臼方位的错误判断，后侧入路比前侧入路更易发生髋臼前倾减少。使用髋臼定位器，可提供一定的位置参考，但常给术者带来安全假象，特别是髋臼定位器未能牢固地将髋臼试模放在髋臼骨床上时。观察髋臼假体边缘与髋臼骨性边缘的相互关系有助于确定髋臼假体的准确置入位置，但术中很难获得可靠的定位标志。髋臼横韧带作为髋臼的特异解剖结构，是理想的髋臼假体定位标志。有学者对术中髋臼横韧带形态进行了详细的分级，即使在严重的关节炎患者中，99.7% 的患者也都能找到髋臼横韧带。以髋臼横韧带为标志与患者体位无关，可重复性强，准确性高。有研究表明髋臼前倾角与髋臼横韧带前倾角并非完全一致，两者存在显著性差异，但两者有明显的相关性，说明两者存在必然联系，可以作为全髋关节置换术确定臼杯前倾角的解剖参考之一（Archbold et al., 2006）。

髋臼横韧带的临床应用

髋臼横韧带因其特殊的解剖结构，其在全髋关节置换中对髋臼假体正确入位的定位作用，在临床中逐渐被广大骨科学者们认识到，目前对髋臼横韧带在髋关节置换中的作用主要存在以下两种认识。

一些学者认为其可以代表髋臼的前倾角，可作为全髋关节置换中髋臼假体的置入参考标志。国外学者率先提出利用髋臼横韧带作为手术中髋臼假体植入的定位标志，其在手术中，充分暴露髋臼横韧带，植入假体时，假体下缘平行于横韧带放入，作为髋臼假体前倾角的参照，对超过 1000 例在全髋关节置换手术中应用髋臼横韧带辅助定位髋臼假体置入的患者进行术后平均不少于 8 个月的随访，研究结果脱位率仅为 0.6%，表明应用此方法，髋臼假体的脱位率显著降低。另一部分学者认为髋臼前倾角与髋臼横韧带没有相关性，参考髋臼横韧带确定髋臼前倾角并不准确，尤其是对于成人髋关节发育不良、髋臼骨缺损、骨质增生严重、强直性脊柱炎髋部病变等复杂患者（Archbold et al., 2006）。

总之，目前全髋关节置换中确定髋臼假体位置传统方法具有局限性，其实用价值和可行性较低，难以普及；而利用髋臼横韧带作为髋关节置换中假体定位标志的方法，具有简单、方便、可重复性等优点，且有一定的可靠性，但对于复杂病例，应当综合考虑，不能单纯考虑髋臼横韧带的参考。

214. 全髋关节置换术中以髋臼横韧带为参照确定髋臼假体的前倾角准确吗？

髋臼假体（臼杯）的前倾角在全髋关节置换术中有着十分重要的意义，若前倾角安放不佳可能增加假体脱位、磨损及早期松动等不良事件的发生率，因此准确安放臼杯对于术后获得足够的关节活动度和稳定性至关重要。多数学者认为其最佳安放角度位于 Lewinnek 等 (1978) 提出的“安全区”的范围内，即前倾角 15° ± 10°。

为了提高髋臼假体前倾角定位的准确性，将髋臼假体的前倾角安放于“安全区”内，术中有多种定位方法，包括徒手定位、髋臼定位器定位、术中影像定位、导航定位以及解剖标志定位等。

髋臼定位器定位一定程度上减少了目测角度的误差，但由于全髋关节置换术中难以避免地会发生骨盆位置变动，从而导致髋臼假体的位置及角度安放不良。

计算机导航定位是指利用计算机导航来进行假体位置、角度定位的方法。国外有学者在机械手臂辅助下对 224 例患者行 THA 手术，髋臼假体的平均前倾角为 16°，99% 位于“安全区”内，但该方法需要特殊的机械手臂，难以广泛应用，同时必然增加医疗费用（Elmallah et al., 2015）。

解剖标志定位是指应用患者自身的解剖标志指导假体定位的方法。文献报道的解剖标志有坐骨大切迹，髂骨、耻骨上支、髋臼上缘、髋臼切迹角、髋臼缘及髋臼横韧带（TAL）等。髋臼的前后缘可用于全髋关节置换术中髋臼假体前倾角的定位（即参考髋臼的前倾角定位髋臼假体的前倾角），但它并不适用于髋臼缘存在增生骨赘的患者，而相当一部分患者在行全髋关节置换术时髋臼缘已存在骨赘，这些骨赘会影响参考髋臼前后缘定位髋臼假体前倾角的准确性，因此，参考髋臼横韧带定位髋臼假体的前倾角，大部分学者认为其准确性较高且不受髋臼缘骨赘的影响。髋臼横韧带由于使用简单、不受骨赘影响等优点受到部分学者的格外推崇（Archbold et al., 2006）。

有学者对参考髋臼横韧带安放及徒手安放髋臼杯前倾角两种方法进行了前瞻随机对照研究，发现在徒手组有 22.5% 的髋臼杯前倾角位于“安全区”外，而在参考髋臼横韧带安放组所有的髋臼杯前倾角均位于“安全区”内，认为参考髋臼横韧带安放臼杯的前倾角较徒手安放更为准确（Meermans et al., 2014）。还有研究报道，采用平行于髋臼横韧带的方法安放髋臼假体的前倾角，对 47 例将髋臼杯内下缘平行于髋臼横韧带平行的位置进行安放的全髋关节置换病例，以计算机断层扫描三维重建技术回顾性分析测量髋臼杯相对于骨盆前方冠状面的前倾角度的分布情况。结果显示，髋臼杯的前倾角平均为 16°，术后测量位于“安全区”内的比例将近 90%，且髋关节发育不良组（15 个髋关节）病例的平均前倾角与对照组（15 个髋关节）相比无统计学差异。因此他认为无论对髋臼发育不良还是正常的髋关节而言，髋臼横韧带均是全髋关节置换术中判断臼杯前倾角的实用解剖标志（Miyoshi et al., 2012）。

全髋关节置换术中并非都能找到髋臼横韧带，髋臼横韧带暴露的比例差别很大，在不同文献报道中，髋关节置换术中找到髋臼横韧带的比例从 47% 到 100% 不等。有学者对髋臼横韧带在髋臼假体前倾角定位中的作用进行了研究，并根据髋臼横韧带表面的覆盖情况将其分为 4 度：1 度，完全暴露髋臼后即可找到髋臼横韧带；2 度，清除髋臼内的软组织后即可找到髋臼横韧带；3 度，清除覆盖在髋臼横韧带表面的骨赘后可以找到髋臼横韧带；4 度，未找到髋臼横韧带。根据该分型，在其报道中，1 度占比 49%，2 度占比 35.1%，3 度占比 15.6%，4 度仅占 0.3%，找到髋臼横韧带的比例为 99.7%。还有研究报道术中找到髋臼横韧带的比例仅为 47%，其中 50% 的患者髋臼下方存在骨赘，髋臼下方存在骨赘的患者术中找到髋臼横韧带的比例（31%）明显低于髋臼下方不存在骨赘的患者。全髋关节置换术中如何找到完全被骨赘覆盖或包绕的髋臼横韧带就成为使用髋臼横韧带定位髋臼假体的主要障碍（Archbold et al. 2006）。

寻找被骨赘覆盖或包绕的髋臼横韧带的要点为：①大致预判髋臼横韧带的位置；②使用小号髋臼锉；③髋臼锉大致外展 40° 前倾 15°，逐步从髋臼下外缘开始磨除骨赘，而不是首先从髋臼中心向周围扩展；④逐步缓慢磨除骨赘并反复查看，特别是在靠近髋臼横韧带时每磨除 1 ~ 2 mm 骨赘便取出髋臼锉查看；⑤在下关节囊紧张时不使用下板钩。

总之，参照髋臼横韧带进行髋臼假体安放较适用于髋臼解剖学相对正常的初次全髋关节置换者，且准确性较高，对于髋臼发育不良、强直性脊柱炎、既往有髋关节严重创伤手术史以及翻修术等患者，参考髋臼横韧带定位髋臼前倾角准确性大大降低。

215. 骨质疏松会增加全髋关节置换三锥度生物型股骨柄的早期下沉程度吗?

骨质疏松是导致假体远期松动的重要因素。生物型假体植入后，周围的骨小梁会逐渐长入假体表面涂层中，使假体和骨界面之间形成“骨整合”状态。随着假体的负重，假体与骨界面之间的应力也在不断变化，假体与骨界面之间骨小梁也处于不断吸收和重建的过程中，当然这个过程是极其缓慢的。随着患者年龄的增大，骨质疏松逐渐加剧，假体会逐渐出现松动下沉。从理论上讲，骨质疏松对假体早期下沉应该影响很小，只要术中压配良好，短期内骨质疏松进展有限。但明显的骨质疏松使得假体置入后未能达到生物学固定，则假体的中晚期下沉松动是难以避免的。由于三锥度生物固定型股骨柄假体采用了三锥度设计，与传统的直柄假体相比具有更好的初始稳定性（图 215-1）。假体近端外侧大转子翼状的隆起在获得良好股骨近端压配固定的同时，还在应力传导过程中实现了假体与骨质的整合，避免了假体的侧方移位，股骨远端的四周有纵行嵴结构，更大限度地提供了旋转稳定性，使应力在假体柄远端的分布更均匀，所用型号假体均有微孔或喷涂表面可供选择，以提供后期的骨长上或骨长入。从以上优点可以看出，此假体可以更好地提供牢固的初期稳定性，这对于严重骨质疏松患者全髋关节置换上具有特殊的优势。三锥度生物固定型股骨柄初期稳定性好的优点使骨质严重疏松患者在无骨折情况下获得了牢固的稳定，

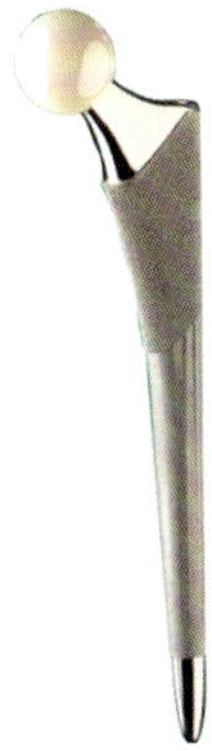

图 215-1 Synergy 三锥度生物型股骨柄（Smith & Nephew 公司）

能够在早期下地活动进行功能锻炼，有效减少肺部感染、下肢静脉血栓等并发症，利于患者树立信心及较早地开始康复锻炼。

216. 何为 CE 角？有何临床意义？

髋关节是全身最大的杵臼关节，由髋臼与股骨头组成，髋臼和股骨的正常解剖形态是髋关节活动功能的基本保证。1939 年 Wiberg 首次提出中心边缘角（CE 角）来描述髋臼发育形态。CE 角是股骨头旋转中心至髋臼外上缘连线与躯体长轴的夹角（图 216-1），主要用于评估冠状面上股骨头覆盖程度，可显示股骨头在髋臼内的稳定程度，或反映髋臼顶部的发育程度。3 岁至 17 岁的儿童和青少年 CE 角一般 >20°，成年人 CE 角一般 >25°。CE 角越小，髋臼越浅，股骨头覆盖越少，造成脱位及髋关节病变的几率越大。

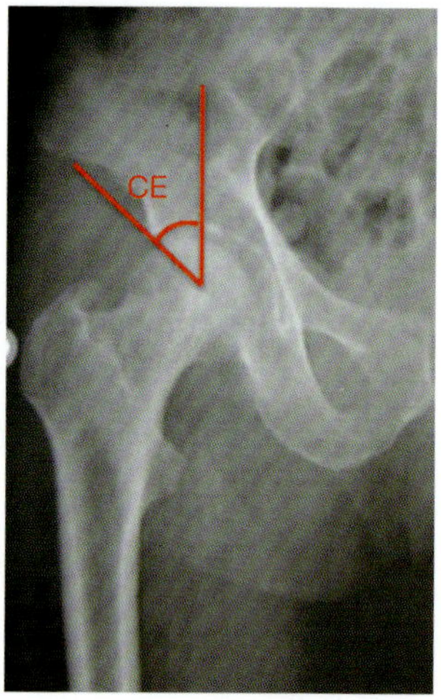

图 216-1　髋臼 CE 角

CE 角的变化间接地反映了髋臼发育的程度。精确测量髋臼 CE 角对早期诊断髋臼发育不良和精准设计髋臼截骨手术、全髋关节置换手术非常重要。髋关节发育不良的患者髋臼关节面表现为不同程度的狭窄和倾斜，随着畸形和半脱位严重程度的增加，关节面对股骨头的覆盖越来越小，关节面倾斜度也随之增大，髋臼变浅，对股骨头的包容越来越差，髋关节中心逐渐外移和上移。

217. 何为股骨近端 Gruen 分区？有何临床意义？

股骨近端 Gruen 分区法，由 Gruen 和 Amstutz 于 1979 年提出，主要用于随访和评估骨水泥型髋关节置换术后假体固定的效果。

Gruen 股骨分区法（图 217-1），将整个股骨假体从上到下分为三等份，按照从上到下，由外及内的顺序，共分为 7 个区域：

Gruen1 区（外上部）为股骨假体外侧上 1/3 对应的区域，包含股骨大转子；

Gruen2 区（中部外侧）指股骨假体外侧中 1/3 对应的区域；

Gruen3 区（外下部）是股骨假体外侧下 1/3 对应的区域；

Gruen4 区（假体远端）指假体尖端的股骨干区域；

Gruen5 区（内下部）指假体内侧区域与 Gruen3 区

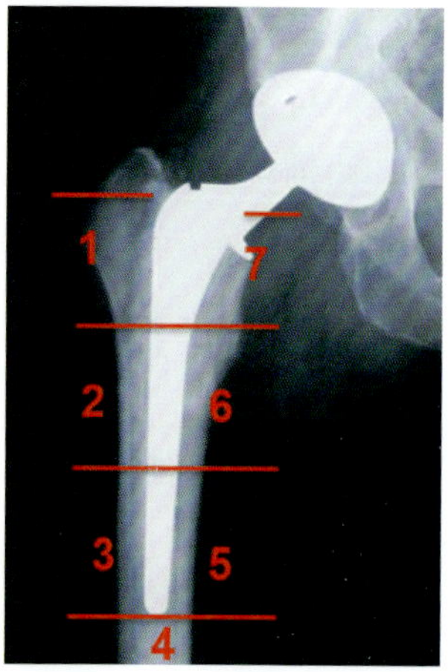

图 217-1　股骨 Gruen 分区

所对应；

Gruen6 区（中部内侧）与 Gruen2 区对应，包括小转子下缘到 Gruen5 区上界之间的股骨内侧区域；

Gruen7 区（内上部）为股骨假体内侧上 1/3 对应的区域，主要包括股骨距在内。

Gruen 分区详细地将骨水泥型股骨柄于股骨近端的部位进行了分区，根据分区内不同部位的情况，分析不同部位假体与骨水泥界面或骨水泥与骨质界面的骨溶解情况，有助于分析假体柄松动的机制和方式，为假体松动的诊断和治疗提供依据。

根据 Gruen 分区，Gruen 将股骨假体松动分为四种类型：

Ⅰ型，假体下沉，又分为两种亚型：Ⅰa 型指股骨柄在骨水泥中下沉；Ⅰb 型指股骨柄假体和骨水泥一起下沉；

Ⅱ型，股骨柄假体形成支点，股骨柄围绕支点旋转；

Ⅲ型，股骨距支点作用，股骨柄的旋转轴位于假体近端；

Ⅳ型，悬臂式弯折。

218. 髋臼杯过大是全髋关节置换术后发生疼痛的主要原因吗?

髋关节置换术后疼痛可以分为早期疼痛和晚期疼痛，早期疼痛一般指手术结束至数周之内；晚期疼痛则发生在手术后数月甚至数年之后。

早期疼痛一般认为与手术创伤有关，包括切口的创伤、局部压迫、下肢深静脉血栓、感染等。随着伤口的愈合和瘢痕成熟以及关节功能的逐步恢复，疼痛大多能缓解。晚期疼痛较难诊断，一类与人工关节假体有关，包括假体松动或微动、感染、异位骨化、假体断裂或周围骨折、髓腔压力过高、假体与骨髓腔有应力集中点、假体超出骨界面与肌肉或者肌腱发生刺激等；另一类与关节外病变有关，包括脊柱的疾病、滑囊炎、骨不连或者神经性病变。

髋臼杯过大容易与相关肌肉或肌腱（髂腰肌多见）产生摩擦，产生撞击症状，如果位置不良引发疼痛的概率则会上升，但这并不是术后疼痛的主要原因。

目前认为臼杯过大是造成髋关节置换术后前部疼痛的一项主要风险因素。另外髋关节置换术后疼痛根据部位的不同，往往原因也不尽相同，其中原因还包括臀中肌肌腱炎、骨折、髂腰肌血肿、假体位置不良、异位骨化、感染性或无菌性松动、金属对金属摩擦、固定方式及股骨柄大小不适宜等因素。

219. 髋关节翻修术中将高交联聚乙烯内衬用骨水泥固定在不松动的金属臼杯中术后效果如何?

目前，人工全髋关节置换已经逐渐成为修复髋关节疾患的标准手术之一，已取得良好的临床效果及长期的假体生存率。但是伴随着全髋关节置换的患者数量增多，加上患者的年轻化趋势、假体材料及设计因素、置换技术等原因，需行髋关节翻修的患者数量也在逐渐上升。其中遇到髋臼假体稳定性良好的情况时，取出还是保留稳定性良好的髋臼杯，或者在什么条件下可保留稳定性良好的髋臼杯仍存在争议。

全髋臼侧翻修因其创伤大、手术时间长、技术要求高、操作复杂等因素，会影响翻修术后效果。患者围术期及翻修后并发症发生率高，患者的经济负担也很大。人工髋关节置换术后长期随访结果显示，患者常并发聚乙烯衬垫磨损，在金属臼杯稳定的情况下，仍需行髋关节翻修手术。如强行取出原金属臼杯，可能会导致髋臼爆裂，或形成骨缺损、骨空洞，骨量丢失严重，处理更为复杂。而稳定性良好的金属臼杯进行单纯聚乙烯内衬的更换，术后即可早期下床活动，进行康复训练，还能避免全髋臼侧翻修所引起的并发症。单纯聚乙烯衬垫更换在原锁定机制未受损的前提下，可选择原锁定机制固定。原来的金属臼杯虽然是稳定的，但其与聚乙烯衬垫的扣锁机制可能或者多数发生损坏，在原位重新更换一聚乙烯衬垫已无可能，也可以选择把聚乙烯内衬用骨水泥固定于髋臼杯内（Maloney et al., 1997）。

为了获得更好的临床效果和假体寿命延长，降低患者翻修术后并发症及再次翻修率，越来越多的学者在原金属臼杯稳定性良好的前提下，更倾向于保留金属臼杯。但需要对患者进行选择，比如金属臼杯的位置是否有异常，如外展角及前倾角过大或过小。可通过既往有无假体脱位以及患者医从性及生活习惯，是否伴有髋臼杯周围骨溶解等因素进行分析。

自从 1986 年 Heck 首次报道以来，聚乙烯内衬用骨水泥固定的技术已广泛应用于保留金属臼杯手术中，并已有相关文献报道认可骨水泥固定技术的强度比假体原有锁定装置的固定强度更高。有学者报道进行了骨水泥固定聚乙烯内衬翻修手术 40 例髋的 10 年随访，结果未出现骨水泥固定聚乙烯内衬的失败。还有研究报告用骨水泥固定高交联聚乙烯内衬，Harris 评分从治疗前 58 分提高到终末的 91 分，无病例出现衬垫移位和进行性骨溶解，其中 1 例发生髋臼杯松动合并大转子骨折行翻修手术。术后并发症包括 1 例腓总神经麻痹和 1 例关节脱位。此研究证实将高交联聚乙烯衬垫以骨水泥固定在稳定性良好的金属臼杯中术后的中期效果良好，同时指出 2 mm 骨水泥固定内衬强度比标准锁定固定更强，并认为选择合适的小号内衬包容性好，可获得更加均匀骨水泥套厚度（Koh et al., 2011）。

保留金属臼杯的翻修具有以下优点：减小手术难度，缩短手术时间；减少对患者的损伤；不丢失髋臼的骨量。

保留金属臼杯的缺点：在髋关节置换翻修术中，骨水泥 - 金属界面的松动问题需要进一步探讨，该界面是最薄弱的环节，抗剪切力的强度不及骨水泥的 1/3，在盐水浸润下 30 天，其强度会减少 23% ~ 50%。聚乙烯内衬外表面比较光滑，金属臼杯内也并非粗糙，骨水泥固定的稳定性和可靠性需要谨慎考虑，目前普遍认为骨水泥的松动率随着时间的延长而增加，所以要严格把握保留臼杯翻修的适应证。

用骨水泥将高交联聚乙烯固定于原金属臼杯的方法可以解决因初次手术时间太久远、假体的更新换代已无法找到可以匹配原金属臼杯聚乙烯衬垫的情况。同时，在涂抹骨水泥前可用金刚钻在金属髋臼杯内侧面做粗糙化处理，以加强骨水泥固定嵌合作用。曲广运教授的研究指出，在髋臼翻修术中，用金刚钻在原未松动金属臼杯的内侧面进行打磨及沟槽化处理，可以增加髋臼杯内侧面的粗糙程度，有利于增强骨水泥嵌合强度，促使高交联聚乙烯与金属臼杯结合得更加紧密，减少再次翻修的几率（曲广运，2012）。

人工全髋关节翻修后假体脱位是最常见的并发症之一。同样，骨水泥固定聚乙烯内衬置换后人工关节假体脱位率比初次人工全髋关节置换后的脱位率高，相关文献报道的假体脱位率达 28%。造成脱位的原因很多，如保留髋臼杯位置不正、技术操作、软组织条件、患者依从性及生活习惯、股骨头大小的限制、髋关节手术入路不同等。再加上翻修本身存在高脱位的风险，有些学者认为翻修时采用后侧入路假体脱位率比前侧入路的脱位率要高 (Rivkin et al., 2015)。

综上，在严格适应证的前提下，骨水泥固定技术安全有效，骨水泥聚乙烯内衬置换后患者恢复快，卧床时间短，患肢能力恢复明显。创伤小。但不能扩大此项技术的适应证，应绝对避免在已松动、稳定性欠佳、髋臼位置不良的金属臼杯上进行骨水泥聚乙烯内衬更换，决定是否保留金属臼杯时应慎重考虑利弊。翻修术前及术中仔细评估患者金属臼杯稳定性的同时，应考虑到金属臼杯的前倾角及外展角及患者一般状况。

220. 对于痉挛性麻痹如脑瘫患者，全髋关节置换术后效果如何?

一般人群中神经系统疾病的患病率正在增加。在过去 30 年中，脑卒中死亡率下降了近 70%，与此同时，神经系统疾病年轻化更加明显，神经系统损伤后年轻患者对生活质量和活动能力有更高的期望。在一般人群中，预计未来 20 年内全髋关节置换术（THA）的需求将增加 170% 以上，并且在此期间 THA 的翻修率预计也会翻倍。这种翻修率的快速上升可能会反映在神经系统疾病患者身上。

神经系统疾病如痉挛性麻痹的患者，可能会出现特定的挛缩和步态紊乱，需要在术前和术后期间仔细评估和考虑。传统上，Girdlestone 关节成形术已经用于解决痉挛性患者的髋关节病变，虽然该术式在疼痛改善方面取得一定效果，但患者的功能恢复通常是不可预测的。Girdlestone 关节成形术不仅缩短患侧的肢体，也不能很好解决髋关节肌肉力量不平衡的问题，导致这些患者在术后复发性出现髋关节畸形并且有步态异常和行走困难的问题。目前，针对患有痉挛性麻痹的髋部疾病患者，全髋关节置换术成为减轻疼痛和维持高活动要求的最佳治疗。

痉挛性麻痹的患者行全髋关节置换术难度较大。有学者给 27 例既往有脑瘫病史或者获得性痉挛病史的患者实施了全髋关节置换术，进行了内收肌的松解和屈髋肌的延长，术后平均随访了两年。随访期间的髋关节评分、疼痛评分、髋关节活动范围、运动状态均得到了明显改善（Alosh et al., 2014）。

总之，髋关节置换术可以使患有痉挛性麻痹疾病的患者在疼痛缓解、功能和活动性方面得到显著改善。通过完善的术前准备，严格的手术操作，合理的术后康复，这些患者在客观和主观方面均表现出良好的效果。患有脑瘫的患者可能出现严重的畸形，痉挛程度高的患者更需要肌腱松解或延长。通过适当地患者选择，完善术前计划，即使不使用限制性内衬，也可以安全地进行髋关节置换术，术后效果满意。

221. 全髋关节置换术中髋臼杯螺钉固定与镶嵌固定有何区别?

人工全髋关节置换术能有效缓解患者髋部疼痛，保持关节稳定及恢复关节功能，提高患者生活质量。人工全髋关节按假体固定方式可分为骨水泥固定型和生物固定型，生物型假体的表面一般都有涂层，促使骨细胞长入达到稳定的生物固定，但前提必须要求假体与骨床达到紧密接触，有效地压配获得初始稳定性。

以往临床上关于全髋关节置换时髋臼杯的安装一般都需要 2 到 3 枚螺钉固定于髋臼底，但其安装方式较为繁琐，且可能会损伤盆腔重要组织。近年来随着假体设计及材料学的发展，对于初次置换，髋臼骨床比较好，均改为压配固定，不必加用螺钉固定（图 221-1）。髋臼假体直接打压镶嵌植入后即可达到初始稳定，而不需要在人工髋臼杯上进行螺钉固定，从而避免了安装方式较为繁琐，且可能损伤盆腔重

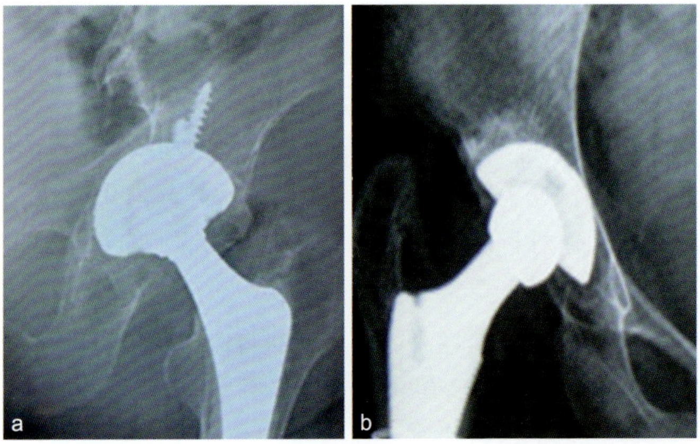

图 221-1 a. 髋臼杯螺钉固定；b. 髋臼杯镶嵌固定

要组织的弊病，假体与骨组织之间不松动、无移位。髋臼杯镶嵌固定术后早期即可鼓励患者推助行器下床行走，刺激骨细胞向假体表面生长。但是臼杯螺钉在金属之间存在着磨损腐蚀现象，长时间磨损产生的颗粒可引起假体周围骨吸收，而压配镶嵌固定可以消除这一弊病。

近年来，很多学者应用直接压配镶嵌以获取髋臼假体的初始稳定性，不少学者的研究证实这种方法安全可靠，但要求臼杯比臼锉大 1 ~ 2 mm。髋臼杯镶嵌固定与螺钉固定长期随访效果相同，而且镶嵌固定手术时间短，术中、术后出血量少，手术过程更快捷、术后恢复迅速，但是此技术对手术者的手术技巧要求较高。首先应尽量清理髋臼盂唇，特别是增生骨赘，充分暴露髋臼，防止髋臼杯压配镶嵌固定时软组织嵌入；其次充分打磨髋臼，既要把髋臼软骨及部分皮质下骨磨除达到骨面出血，又要保证髋臼前后壁及负重区有充足的骨量，使髋臼杯与髋臼底可达到紧密接触。如果术中未严格按技术要求，髋臼底打磨过深或过浅、假体型号不匹配、关节内嵌入软组织等均可导致髋臼假体固定失败（Yao et al., 2015）。

但对于髋臼骨缺损或髋臼翻修的患者，宿主骨床质量较差，无法提供足量骨质，单纯臼杯镶嵌固定无法达到初始稳定，这就需要用到螺钉固定，通过 2 到 3 枚螺钉将髋臼杯与宿主骨床紧密固定，保证髋臼杯的即刻稳定，才能利于骨细胞的长入，减少假体松动的发生率。

222. 全髋关节置换术中髋部体位可影响股部血管血流，与 VTE 的发生有关系吗?

静脉血栓栓塞（venous thromboembolism, VTE）包括深静脉血栓和肺栓塞，具有潜在的致死率和显著的致残率，成为全髋关节置换患者的重要关注点。静脉血栓形成是血管内皮损伤、高凝状态和静脉瘀滞的结果。能限制或避免股静脉闭塞及继发的静脉瘀滞的髋关节置换手术体位，可能有助于降低 VTE 及相关后遗症的发生风险。

既往有报道后外侧和前外侧入路 THA 术中均会发生股静脉血流中断。有学者在一项术中造影研究中证明，后外侧及前外侧入路 THA 术中均会出现股静脉扭曲和闭塞的现象。在此过程中除了静脉血流受到干扰外，血管内皮也可能受到损伤，导致 DVT 形成风险增加。同时，一项研究后外侧入路 THA 进行术中超声检查，研究发现，在将手术侧下肢置入屈曲、内收和旋转位以进行股骨侧假体置入时，出现静脉血流中断，而当股静脉血流在髋关节复位时得以恢复。通过改良手术技术来限制 THA 术中血管闭塞并非全新理念。研究表明手术技术的改良会影响血管闭塞的程度和持续时间，那么也可能避免 DVT 的形成（Stamatakis et al., 1997）。

223. 美国全髋关节置换假体使用情况的变化趋势如何?

在美国，全髋关节置换术（THA）是住院患者中最常见的外科手术之一，人们普遍认为全髋关节置换术是治疗髋关节退行性疾病的一种成功有效的方法。

从 2001 年开始，美国初次 THA 中最大的变化是非骨水泥型假体的使用量明显增长，THA 组件中非骨水泥假体的使用比例从 2001 年的 46% 增长到 2012 年的 93%。由骨水泥柄与组成的混合固定型假体的比例从 2001 年的 46% 下降到 2012 年的 5%。过去 10 年内的主要趋势是非骨水泥型股骨假体和髋臼假体的使用稳步增长。使用多孔涂层股骨柄和髋臼杯可增加假体与骨的接触面积，有利于在假体表面产生更多的骨长入，从理论上讲，将可以无需借助骨水泥而获得更牢固的远期固定。

初次 THA 中金属对高交联聚乙烯摩擦界面的使用比例由 2011 年时 63% 的峰值下降到 2012 年的 59%。陶瓷对陶瓷界面的比例由 2004 年 11% 的峰值下降到 2012 年的 1%。THA 中金属对金属界面的使用量呈持续下降趋势，2012 年时下降到 1%。陶瓷头与聚乙烯内衬组合的使用比例从 2001 年的 6% 上升到 2012 年的 38%。近十年高交联聚乙烯（HXLPE）髋臼内衬的应用明显增加，其原因在于高交联聚乙烯内衬的耐磨性能显著优于传统的非交联聚乙烯内衬。与传统聚乙烯内衬相比，高交联聚乙烯内衬产生的磨损颗粒更少，磨损率更低，且不会导致明显的骨溶解。从理论上讲，这些内衬中加入维生素 E 后有助于吸收在交联过程中产生的对聚乙烯具有降解作用的自由基。而金属对金属全髋关节置换的数量已急剧减少，目前已很少使用此类假体。主要是因为金属磨损碎屑与局部和全身性并发症之间存在很大关联。同时，THA 中陶瓷对陶瓷界面的使用量也有明显降低，由于陶瓷材料更为光滑，硬度极高且具备良好的润滑性，能提供优异的摩擦学特性，可降低磨损率以及骨溶解和假体无菌性松动的发生率。但陶瓷材料的缺点也很突出，比如陶瓷碎裂、关节异响及边缘条纹状磨损等。随着陶瓷对陶瓷假体的用量下降，陶瓷对高交联聚乙烯假体的用量相应增加，这种组合出现陶瓷碎裂和异响的发生率均低于陶瓷对陶瓷假体，这也促进了其用量的增长。

初次 THA 中金属股骨头的使用比例由 2001 年 96% 的峰值下降至 2012 年的 61%。陶瓷头的比例由 2001 年的 4% 增长至 2012 年的 39%。在过去的 10 年中还有一个趋势，即使用大直径股骨头，2012 年 66% 的初次 THA 使用了直径为 36 mm 或以上的股骨头。更大直径的股骨头能改善髋关节的生物力学特性，增加髋关节可不发生撞击的活动范围，并降低髋关节脱位风险。但是，大直径股骨头也有潜在缺点，其与髋臼内衬接触的面积更大，从而增加界面的容积磨损率，特别金属对聚乙烯界面尤为明显。

总之，THA 假体的使用呈现出倾向于选择非骨水泥固定、陶瓷对聚乙烯界面、大直径股骨头的趋势。

224. 血友病性髋关节炎全髋关节置换处理要点是什么?

血友病是常见的遗传性出血性疾病，以缺乏凝血因子为病理生理基础，以出血为主要症状。90% 的血友病患者的出血都发生在运动系统，成为影响血友病患者活动的主要因素。在全部出血部位中，关节出血占 80%。关节内出血可导致关节软骨破坏，于晚期形成关节畸形及血友病关节炎，导致关节功能严重受限。血友病关节出血常见于膝关节、髋关节。肌肉骨骼系统反复出血形成包裹性血肿，进行性增大可侵蚀和压迫周围骨与软组织结构，形成血友病假瘤，导致肢体功能障碍，致残率达 85%。手术治疗仅适用于保守治疗无效的患者。

THA 治疗血友病性髋关节炎的围术期处理，需要血液科医生、骨科医生及物理治疗师的共同协作。在血液科医生的指导下，通过用药获得满意的凝血功能是所有后续治疗的基础。根据手术部位、范围及术后功能锻炼的要求，根据血友病骨关节病变制订不同的替代治疗方案。关节置换由于需手术切开，同时对术后功能锻炼要求较高，凝血因子替代治疗应参考大型手术方案。

THA 是治疗终末期血友病性髋关节病变的有效方法，可有效缓解疼痛、改善关节功能并降低再出血的发生率，中长期随访效果良好。术中仔细切除增生的滑膜、沉积的含铁血黄素以及变形增生的骨结构是减轻术后疼痛和改善关节功能的关键。文献报道血友病 THA 的术后假体松动率高，无菌性松动是翻修的主要原因，骨水泥型假体松动率更高，这可能与骨水泥技术不佳、骨 - 骨水泥界面少量出血、术前合并较严重的骨质疏松、功能锻炼不合理及术者技术水平导致的力线矫正不满意有关（Wang et al.,2012）。血友病性关节炎患者关节置换术后晚期感染率偏高，出现高感染率的原因可能与血友病患者关节腔容易出血，给细菌微生物提供良好的生存环境有关。上述研究中，虽然非骨水泥型假体数量较少，但其失败率较骨水泥型假体明显降低，近年来很多相似的研究证实非骨水泥型假体生存率较高。有学者认为，延长凝血因子替代时间有助于减少骨 - 骨水泥界面出血，从而降低松动率（Löfqvist et al.,1996）。

225. 髋关节置换假体周围骨折的温哥华分型是什么?

全髋关节置换术后股骨假体周围骨折的发生率为 1% ~ 6%。目前，随着假体的改进及手术技术的提高，假体无菌性松动、关节磨损、关节不稳定、假体周围感染等并发症的发生率显著下降，而假体周围骨折的发生率逐年上升，成为人工髋关节置换术后最主要的并发症之一。多中心研究表明，股骨假体周围骨折有多种危险因素，其中患者自身因素包括年龄、性别、体重以及骨质疏松等，医源性因素包括假体材料、手术操作及假体松动等（Pike et al., 2009）。

随着假体周围骨折发生率的不断增加，治疗方法却没有特别的改善和进步。股骨假体周围骨折围术期及术后并发症的发生率很高，尤其以术后感染和骨折不愈合的发生率最高，远期功能不能让人满意。同时，假体周围骨折多为老年患者，往往伴有骨质疏松，一旦出现骨折，给内固定植入造成了困难，常规的骨折治疗方法难以奏效。因此，对于股骨假体周围骨折的分型就显得尤为重要。

临床工作中，常用的股骨假体周围骨折的分型方法包括温哥华分型（Vancouver 分型）、美国骨科医师学会分型（AAOS 分型）、Johansson 分型、Mayo 分型等。目前应用最广泛的分型系统为 Duncan 和 Masri 在 1995 年提出的温哥华分型系统，被骨科医生广泛应用，温哥华分型按照骨折发生时间，分为术中和术后骨折。其中术中骨折包括骨折和穿孔两类。根据骨折位置与假体的关系，分为 A、B、C 三型，具体分型如下（图 225-1）：

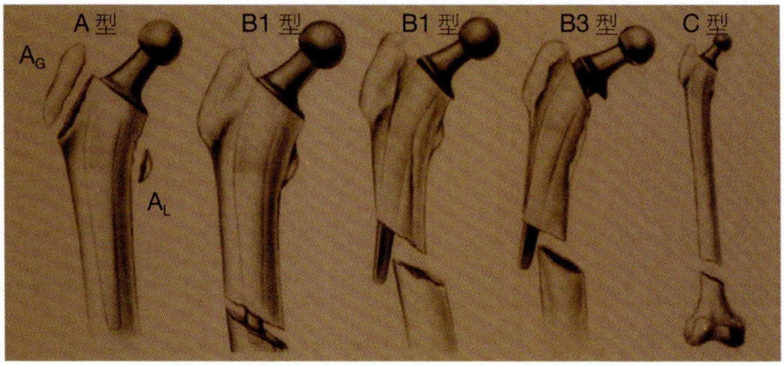

图 225-1　股骨假体周围骨折的温哥华分型

Vancouver A 型骨折

A 型骨折位于假体近端，往往累及大、小转子，分为大转子周围的大转子骨折（A_G 型），小转子周围的小转子骨折（A_L 型）。该类型骨折的发生率约为 4%，其中大部分为 A_G 型。A 型骨折移位小且假体稳定，多采用非手术治疗，患者可以行外展位卧床牵引、避免负重、限制活动 6 ~ 12 周等保守治疗，如果移位较大不稳定，并存在骨溶解现象，临床上通常采用钢丝、钢缆环扎、特殊钢板固定等。

Vancouver B 型骨折

B 型骨折位于假体周围或接近股骨柄远端，为临床最常见类型，发生率为 80%，保守治疗有很高的并发症。由于该型与假体关系密切，又分为三个亚型，按照假体是否松动和是否伴有骨量丢失分为 B1 型、B2 型、B3 型。

（1）Vancouver B1 型骨折

B1 型为假体周围骨折，但假体固定牢固。B1 型为 B 型骨折中相对稳定的骨折，既往采用非手术或骨牵引等方法保守治疗 B1 型骨折，结果骨折不愈合、畸形愈合及长期卧床带来的并发症和死亡率均很高。因此 B1 型假体周围骨折的标准治疗方案为手术内固定，往往可取得满意的术后效果。手术内固定方法包括捆绑环扎固定、钢缆 - 钢板固定、普通钢板固定、锁定加压钢板固定、微创内固定系统固定、异体皮质骨板联合钢缆固定等。

（2）Vancouver B2 型骨折

对于 Vancouver B2 型骨折，往往伴有假体松动，但无明显骨溶解及骨量丢失。该类型骨折治疗重点在于首先恢复假体的稳定性，其次是骨折坚强内固定，因此股骨假体翻修是手术治疗关键。目前推荐使用广泛涂层生物型加长柄假体联合钢缆、钢板等治疗，广泛涂层加长柄不仅提供了骨折断端之间的连续性，增加髓内稳定性，同时远端骨长入的生物学固定模式为假体以及骨组织提供了长期稳定性。

（3）Vancouver B3 型骨折

B3 型多发生于全髋关节置换后晚期，假体松动伴有溶骨性骨缺损。股骨假体翻修的同时还要修补骨缺损，必须要强调的是，严重骨缺损的修补对于翻修术的成功具有十分重要的意义。同时，还应保证假体的稳定及骨折断端的稳定性，如果同时伴有髋臼松动，也可同期翻修置换。该型骨折的骨皮质变薄、硬化，不易使用骨水泥型假体，非骨水泥加长柄结合同种异体皮质骨板移植是目前常用的方法。另外，股骨柄的长度也是手术的决定性因素，一般认为，股骨柄长度至少应跨越骨折线 2 ~ 3 倍皮质厚度的长度，远端可采用钢丝捆绑进行固定。

（4）Vancouver C 型骨折

C 型为股骨干骨折，骨折位于假体远端以下，不涉及假体水平，不影响假体稳定性。此类骨折在临床上往往采用手术治疗，最常用的方法是切开复位内固定，常用普通钢板、LISS 钢板、股骨髁钢板等，其中选择合适长度的钢板是手术成功的关键，因为过于短小的钢板会在股骨柄远端产生应力集中，造成二次骨折。

226. Moore 在 2006 年对骨长入的影像学评判方法是什么？

目前，已有髋臼假体置换后松动的评价标准，但关于髋臼骨长入的影像学评价标准却很少。目前评估髋臼组件骨长入是通过对两种松动迹象（放射光线和杯状移位）来间接推断，但当用于评估多孔涂层髋臼时，这两种方法的结果不一致。没有松动迹象只能表明髋臼杯的稳定，但并不能代表髋臼杯周围的骨长入。

Moore 等（2006）研究总结了五个与多孔涂层髋臼组件骨长入相关的影像学征象：没有透亮线；存在超外侧支柱；存在中间应力屏蔽；存在骨小梁；存在内下方支柱。（注：由于髋臼的形状，在放射片上观察时，臼杯周围的骨重建与股骨特征不同。在植入的髋臼杯周围，负荷重新分布到骨 - 臼杯界面的周边导致超外侧和下内侧骨密度的变化，研究中称为支柱。）

骨长入的第一个影像学特征是没有透亮线（图 226-1）。髋臼杯的背面被等分为三个扇区。记录下每个扇区的最大辐射宽度。如果辐射线的最大宽度大于 1 mm，并且涉及臼杯的任何两个相邻部分，则认为存在透亮线。如果辐射线的最大宽度小于 1 mm，并且仅涉及一个扇区或完全不涉及中间扇区，则认为透亮线不存在。

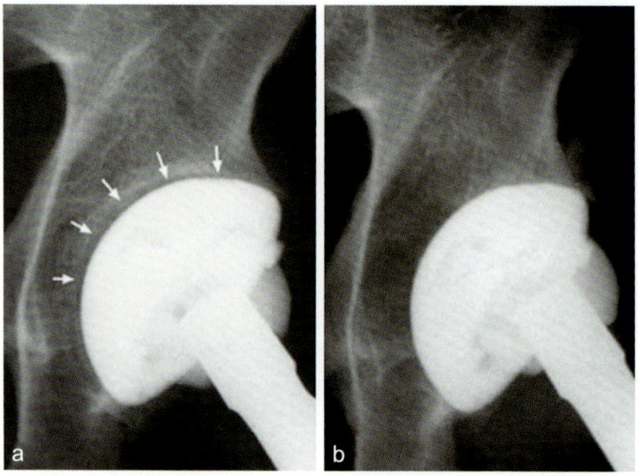

图 226-1 a. X 线片显示髋臼杯周围有连续透射线（白色弧形）；b. X 线片显示髋臼杯周围没有透亮线

骨长入的第二个标志是存在超外侧支柱。超外侧支柱是从骨 - 臼杯界面的超外侧区域向上延伸的皮质或致密松质骨柱（图 226-2）。这种特征发生在骨内新骨形成或骨长入到多孔涂层的植入物中时。可用角度表示支柱的附着程度。

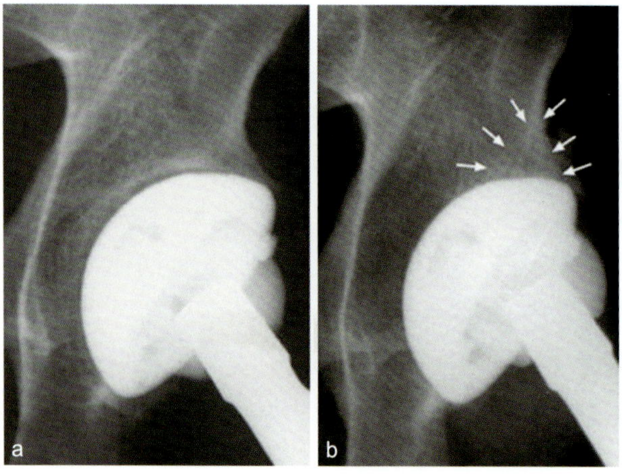

图 226-2 a. X 线片显示有外侧支柱；b. X 线片显示有超外侧支柱（白色箭头）

骨长入的第三个标志是内侧应力屏蔽的存在，或 Delee 和 Charnley Zone Ⅱ区髋臼射线密度的降低（图 226-3）。当顶端区骨质放射线密度低于上外侧骨和下外侧骨密度时，即产生了第三个特征。相对于术前影像，术后影像Ⅱ区软骨下硬化消失也被认为是第三种特征产生。

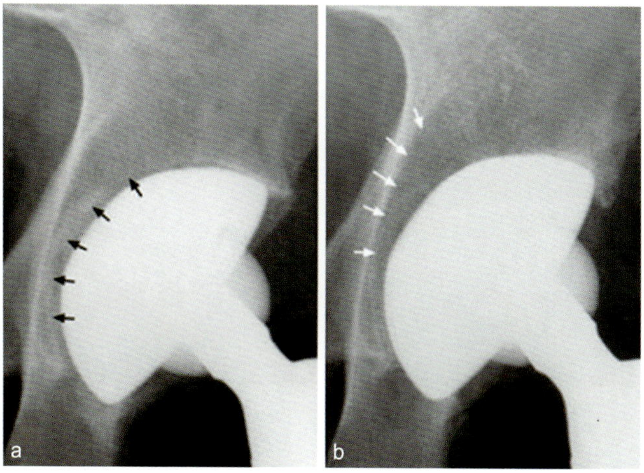

图 226-3 a. X 线片显示软骨下硬化（黑色箭头）；b. X 线片显示软骨下硬化已消退，并出现了应力屏蔽（白色箭头）

骨长入的第四个标志是骨小梁的存在。在 DeLee 和 Charnley Zone Ⅰ或Ⅱ区（图 226-4），有垂直于杯表面方向的定向清晰可辨的小梁。内侧应力屏蔽，骨质相对减少使得小梁定向更加明显。

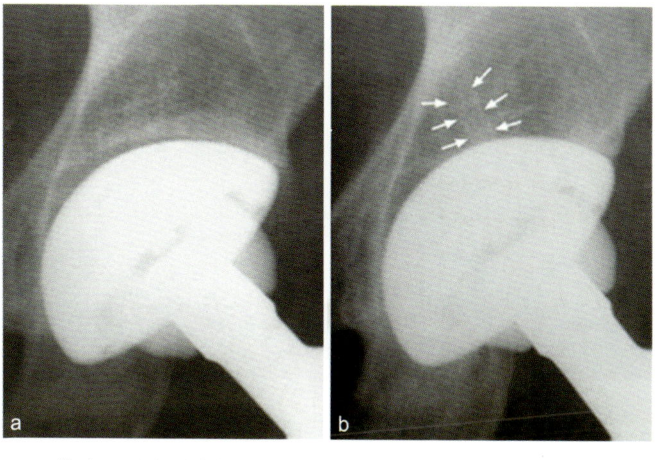

图 226-4 a. X 线片显示出骨小梁形态；b. X 线片显示小梁形态更加明显（白色透线）

骨长入的第五个特征是存在一个下内侧支柱，一个从臼杯 - 骨界面下内侧区域伸出的一束致密的松质骨（图 226-5）。与超外侧支柱一样，也可用角度表示支柱的附着程度。

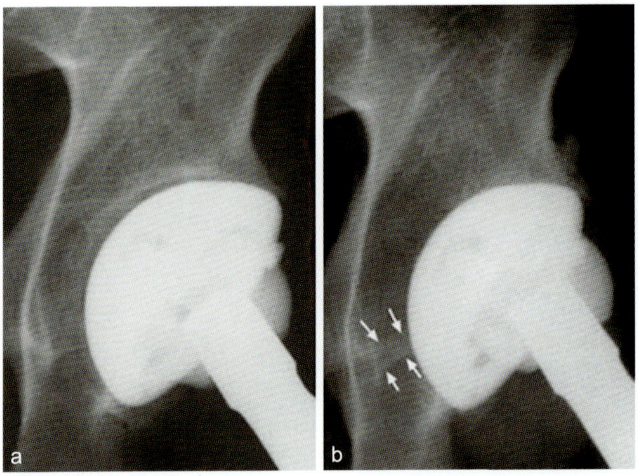

图 226-5 a. X 线片没有显示内侧支柱迹象；b. X 线片显示（白色箭头）中出现下内侧支柱

五个影像学标志中透亮线、超外侧支柱和中间应力屏蔽最为敏感（表 226-1、表 226-2）。

表 226-1 每种标志的敏感性、特异性和 Kappa 值

影像学标志	阳性预测值（%）	阴性预测值（%）	敏感性（%）	特异性（%）	Kappa 值
无透亮线	92.2	29.4	88.7	38.5	0.48
存在超外侧支柱	95.9	42.9	88.7	69.2	0.83
存在中间应力屏蔽	95.9	40.9	87.7	69.2	0.62
存在骨小梁	96.3	25.6	72.6	76.9	0.62
存在下内侧支柱	95.5	18.9	59.4	76.9	0.88

表 226-2 支柱和位置

支柱	支柱附着位置（平均值 ±SD）	附着角范围	平均附着角（平均值 ±SD）
超外侧	22.7° ± 14°	3° ~ 55°	20.2° ± 9.6°
下内侧	159.7° ± 13.1°	5° ~ 38°	18.4° ± 18.2°

SD：标准偏差

臼杯 - 骨界面一旦具有 3 ~ 5 个骨长入的影像学特征，说明髋臼杯表面的 97% 是有骨长入的，而具有 1 个骨长入特征或没有骨长入特征，说明髋臼杯表面的 83% 是没有骨长入的。当出现 3 种或 3 种以上骨长入影像学特征时，确定髋臼杯骨长入的阳性预测值为 96.9%，敏感性为 89.6%，特异性为 76.9%。五个标志可靠地预测了髋臼杯骨长入，尤其是联合使用时，可以作为一种评估多孔涂层髋臼杯骨长入状态的有效方法。

227. 何为股骨髓腔闪烁指数（CFI）？有何临床意义？

人工全髋关节置换是治疗终末期髋关节疾病和恢复髋关节功能的有效治疗方法，经过半个多世纪的发展，已经取得很好的治疗效果。全髋关节置换分为两种类型，即非骨水泥固定型假体和骨水泥固定型假体。其中，非骨水泥型假体因其良好的远期效果逐步占据主导地位，被广大临床医生所推崇，但其固定要求较高，需要与股骨近端髓腔尽量匹配，非骨水泥型股骨假体的远期疗效有赖于获得坚强的初始稳定和通过骨与假体结合获得有效的二次稳定。若匹配不良就可能引起股骨柄假体不稳定，导致假体松动影响假体寿命。1988 年，Noble 等 (1988）提出利用髓腔闪烁指数（canal flare index，CFI）指导股骨近端髓腔分型，并指出髓腔闪烁指数可指导全髋关节置换假体的选择，很多相关研究也证实髓腔闪烁指数与全髋关节置换假体选择有关，并影响假体长期寿命。

髓腔闪烁指数指小转子近端 2 cm 处与股骨峡部的髓腔宽度比值，用于描述股骨近端内部形态（图 227-1）。

A 型：大于 4.7 为倒立香槟瓶型（champagne-fluted）。

B 型：3.0 ~ 4.7 为正常型。

C 型：小于 3.0 称为烟囱型（stovepipe）。

在非骨水泥型髋关节置换中，假体与股骨上段髓腔的匹配度至关重要。要求

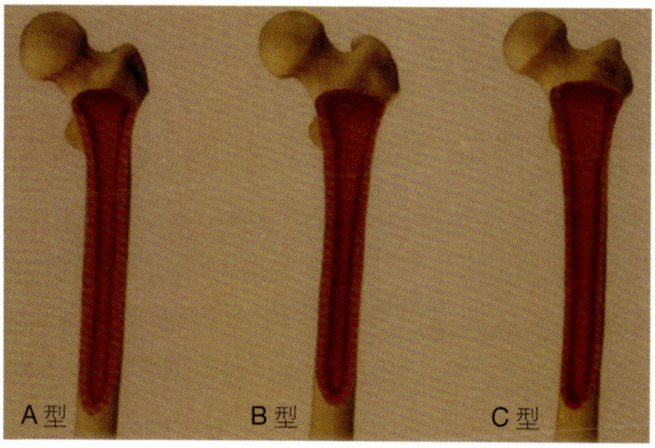

图 227-1　髓腔闪烁指数分型（A 型：倒立香槟瓶型；B 型：正常型；C 型：烟囱型）

假体置入后即能获得可靠的初始机械性稳定且股骨假体与骨面的接触缝隙宽度小于 1 mm。因此术前了解和评估近端股骨髓腔的形状十分重要，主要依靠 X 线和 CT 扫描测量股骨近端髓腔形态，但正常人的股骨髓腔形状变化很大。

股骨髓腔分型的目的在于指导全髋关节置换术前计划时假体的选择，在全髋关节置换假体远期效果的多因素分析中，已经证实烟囱型髓腔对股骨柄存活率的影响很大。因此以髓腔闪烁指数为指导的股骨髓腔分型深受关节骨科医生的青睐，是全髋关节置换选择股骨假体的重要依据（Kobayashi et al., 1997）。髓腔闪烁指数相当于髋关节置换时股骨颈截骨面髓腔径与股骨峡部髓腔径的比值，综合考虑股骨髓腔的近端和远端，但股骨近端的髓腔宽度与远端髓腔的宽度和位置之间并无相关性，就大多数人工关节假体的设计来说，考虑到股骨近端髓腔的宽度，就很难顾及股骨远端髓腔的宽度。因此目前股骨假体多为干骺端固定型假体，股骨柄的上部呈多锥度设计，并有多孔涂层利于骨长入，要求股骨近端髓腔与假体要尽量匹配以提供足够的初始稳定性。

目前普遍认为，对于正常髓腔型和倒立香槟瓶型应选择非骨水泥型假体，但由于非骨水泥型假体具有较好的远期疗效，是否应用于烟囱型髓腔是有争议的。有学者研究表明在股骨假体于股骨近端匹配固定相同的情况下，假体在股骨峡部若匹配度高，93% 的股骨假体产生骨长入，固定更好，反之骨长入仅有 69%。因此全髋关节置换过程中应努力做到近端和峡部的共同稳定（Banaszkiewicz et al., 1987）。

在完善术前计划时，若决定选用非骨水泥假体，可根据患者股骨髓腔闪烁指数结合各股骨假体的设计特点进行选择。对于烟囱型髓腔，选用髓腔闪烁指数较低的假体匹配烟囱型髓腔形状，若股骨柄假体与烟囱样髓腔匹配不佳，可选用组配型股骨柄假体，分别测量股骨近端内侧径和股骨峡部内径，分别选择股骨柄近端部件型号和远端柄的型号，这样避免了股骨一体柄无法随意调整假体远端和近端大小的弊端，这对年龄大且骨质疏松性股骨颈骨折的患者行全髋关节置换术尤为重要。

228. 骨盆指数、骨盆倾斜角、骶骨倾斜角的定义及其对髋关节置换术的临床意义是什么?

骨盆指数（PI）定义为经骶骨上终板中点的垂线与骶骨上终板中点与髋轴中心连线所成的角。髋轴中心定义为两髋臼中心连线线段的中点，骨盆指数大小范围：55° ± 10.6°。不同大小的 PI 值，但对于每一个个体都是恒定的，与骨盆位置无关。无论骨盆前倾或后倾，PI 值不变。骨盆倾斜角（PT）指骶骨上终板中点至股骨头中点连线与股骨头中点向上画垂线的夹角，PT 正常范围＜20°。PT 随体位改变而变化，骨盆后倾，PT 值增大。骶骨倾斜角（SS）指骶骨上终板的切线与水平线的夹角，SS 代表了骶骨的倾斜程度，SS 是随体位变化而变化的，骨盆后倾，SS 值减小。PI 与 PT 和 SS 之间存在如下关系：PI=PT+SS（图 228-1）。

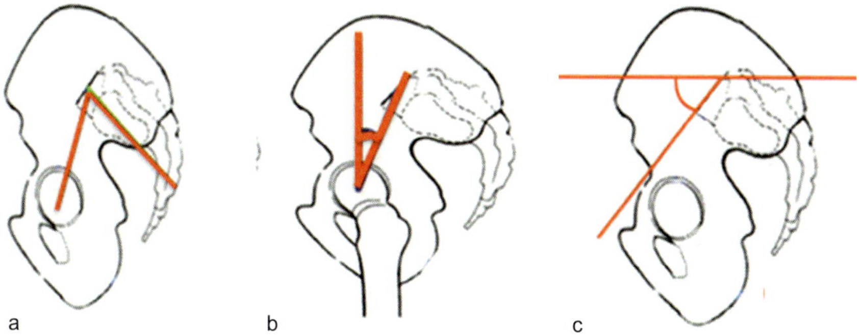

图 228-1　a. 骨盆指数；b. 骨盆倾斜角；c. 骶骨倾斜角

髋臼作为骨盆结构的一部分，骨盆旋转变化时，其外展角与前倾角发生改变。PT 每改变 1°，髋臼前倾角改变 0.6°～0.8°。PT 增加，前倾角增加，PT 减小，前倾角减小。引起 PT 改变最常见的病变往往是脊柱相关疾病，例如强直性脊柱炎、脊柱后凸畸形等。强直性脊柱炎的患者，脊柱会发生后凸畸形，为保证矢状面平衡，骨盆会发生旋后，PT 增加，髋臼前缘变上缘，上缘变后缘，造成前倾角及外展角增大。髋臼前倾角和外展角与 PT 值呈正相关，与 SS 呈负相关。PT 超过 25° 即为病理状态，代表骨盆处于代偿或失平衡状态，再代偿能力弱严重不平衡可能需手术矫正。

正常人 PT 和 SS 均随体位变化而改变，主要用于评估脊柱骨盆的平衡。骨盆矢状面平衡的最佳调节方法就是骨盆围绕髋轴中心旋转。当处于坐立位时，骨盆旋后变为后倾状态，PT 值增大，SS 值减小；当站立位时，骨盆旋前变为前倾状态，PT 值减小，SS 值增大。这种骨盆矢状面的动态改变能维持髋关节正常的活动范围。

脊柱僵硬或行腰骶内固定融合的患者，当患者处于站立位时骨盆倾斜角（PT）、髋臼前倾角（AA）均在正常范围，改变为坐立位时，腰椎前凸及骨盆无代偿，PT、AA 依然不变，这样的患者髋关节活动范围减少，一旦行髋关节置换后可能会发生髋臼杯前缘撞击，造成髋关节后脱位。而脊柱后凸畸形的患者如强直性脊柱炎，骨盆会发生代偿性旋后，PT 明显增大，髋臼前倾角及外展角也会明显增大，术中必然要减少髋臼杯安装的前倾角和外展角，这给术者造成很大的麻烦，难以精准地调整前倾角和外展角，有可能造成脱位。

总之，脊柱骨盆矢状位失衡影响全髋关节置换髋臼前倾角、外展角的安放。脊柱矫形固定手术后，脊柱骨盆代偿功能消失，全髋关节置换时应增加前倾角安放角度。脊柱矢状位完全失代偿，如脊柱后凸或侧弯畸形等，如果脊柱病变不重，有经验的医生术中应减小前倾角安放角度，没有经验的医生或脊柱后凸畸形很严重，建议先行脊柱矫形，再行全髋关节置换术。

229. 髋关节置换术后患者活动程度可达到什么水平？如何把握？

髋关节置换手术后，患者活动可能会受到肿胀疼痛、组织粘连、关节挛缩、肌肉萎缩、甚至心理方面等多种因素的影响。

有一项研究对术后康复初期坐立活动、行走活动、日常活动进行身体活动功能评估，以身体活动指数作为评估指标，身体活动指数取值在 0 ~ 1 之间，数值越接近 1，躯体活动指数越高。结果发现 43.45% 的患者躯体活动指数＜0.61，表明康复初期躯体活动存在一定的障碍，56.55% 的患者躯体活动指数⩾0.61，躯体活动功能良好。在躯体活动各个维度方面：坐立活动指数 > 行走活动指数 > 日常活动指数。患者活动存在障碍的原因主要有：手术关节未完全愈合、关节结构相对脆弱、疼痛反应、患者因惧怕心理或对关节保护心理不敢进行躯体运动（韦燕芬，2018）。

影响患者躯体活动的主要因素有：年龄、文化程度、术后时间、生活自理能力、锻炼次数、遵医情况（表 229-1）。

表 229-1　影响患者躯体活动的主要因素

影响因素	影响方式	解决方法
年龄	年龄每增加一级，患者躯体活动功能降低为原来的 29%。患者可能由于害怕摔倒而较少进行功能锻炼，更加不利于患者躯体活动功能的恢复；其次，老年患者存在较多的并发症，并且在生活自理能力方面明显下降，在一定程度上影响患者疾病康复的信心，进而导致躯体活动功能的下降	临床医护人员应重点关注老年患者的躯体活动功能，多种途径加强对老年患者围术期的健康教育
文化程度	文化程度每增加一级，患者躯体活动功能增加为原来的 3.966 倍，可能与文化程度高的个体疾病的认知及健康管理能力均相对较好有关。	临床医护人员应加强对髋关节置换术后患者的健康教育，尤其是加强对文化程度偏低患者的教育，以提升其躯体功能恢复效果
术后时间	术后时间每增加一级，患者躯体活动功能增加为原来的 4.066 倍，与关节组织的愈合康复进程密切相关	临床医护人员应根据患者的康复进程及功能恢复情况进行适当的评估和延续性护理，以减少术后不良反应的发生
生活自理能力	生活自理能力越高则其躯体活动功能越高。生活自理能力能在一定程度上反映个体的身体功能和生活品质水平。自理能力水平越高的个体意味着患者拥有更好的身体机能，并且良好的生活品质有利于患者稳定心理状态和维持较高的治疗信心	临床医护人员应重点关注生活自理能力低下患者的功能恢复情况。可指导患者及家属建立以家庭为中心的社会支持体系，提升患者的生活自理能力，改善患者预后

（续表）

影响因素	影响方式	解决方法
锻炼次数	锻炼次数越高则其躯体活动功能越高，通过加强康复锻炼能有效改善患者的髋关节功能恢复情况。一方面髋关节的感觉运动神经能在反复的康复锻炼中得到重建及加强联系，另一方面患者能在锻炼过程中获取平衡机体、行走以及步态稳定方面的技巧，从而促进其躯体运动功能恢复，但超负荷运动能引发一系列并发症	临床医护人员在加强患者锻炼次数的同时还应注意对其锻炼强度进行严密监控，以实施最有利于患者的康复锻炼计划
遵医情况	遵医依从性越高则其躯体活动功能越高，良好的遵医依从性有利于确保各项康复护理措施的落实	在术后康复管理中可通过行为认知干预。提升患者康复锻炼依从性，以提升其康复效果

临床医护人员应加强对康复初期髋关节置换术后患者躯体活动功能的评估，并采取适当的干预措施，以促进患者的躯体活动功能康复。

髋关节置换成功的话，恢复日常生活及一定水平的体育活动是没有问题的。许多患者术后可以进行打球、游泳等体育活动。美国曾有一位医生为 36 岁的芭蕾舞男演员（双侧股骨头缺血性坏死）做双侧髋关节表面置换，术后经过一定时间的康复锻炼后，他成功地重返舞台，再次展现芭蕾舞的风采，取得演出成功。由此可见，成功的全髋关节置换术后活动程度可达到正常水平。

230. 对于镰状细胞贫血导致的股骨头坏死进行全髋关节置换应注意哪些事项？

镰状细胞贫血患者的红细胞变成镰刀形，镰变的红细胞可使血液黏滞性增加，氧含量下降，血流缓慢，加之变形性差，红细胞聚集成团和凝固，易堵塞毛细血管，股骨头缺血性坏死可能是镰状细胞贫血的早期症状。

对于镰状细胞贫血导致的股骨头缺血性坏死，行全髋关节置换术时，需要术前及术后输血，同时必须防止术中缺氧。同时，由于这些患者对某些细菌特别是沙门氏菌易感，因此必须预防性应用对此菌有杀灭作用的抗生素。有学者报道镰状细胞贫血患者行全髋关节置换，术后应特别注意肺部感染，合理有效的应用抗生素非常重要。有学者主张开始进行麻醉诱导前给予头孢菌素加万古霉素，作为预防用药，可以的话，应采用椎管内麻醉，由于该种麻醉方法能产生暂时性交感神经阻滞，从而降低镰状细胞危象的发生率（Hickman et al., 1997）。

使用骨水泥型假体还是非骨水泥型假体一直存在争议。主张骨水泥固定的学者认为骨水泥固定避免非骨水泥固定的不良后果，特别是骨质差的患者，骨床准备过程中的髓腔穿凿和假体植入后骨坏死导致骨长入较差，从而影响假体的稳定性，应用骨水泥假体固定的临床效果显著。然而，美国多数学者使用非骨水泥假体固定，其松动率和失败率显著降低，可能由于近年来假体的设计，表面涂层处理等技术的提升从而使术后的临床效果明显提高，对于病变仅限于股骨头的患者，可常规使用干骺端固定型股骨柄，对于干骺端大量骨坏死情况，要使用广泛全涂层远端固定型股骨柄（Issa et al., 2013）。

镰状细胞贫血症患者微血管堵塞，造成缺血和骨梗死，骨髓增生和骨坏死同时发生，可导致髓腔增宽、干骺端髓腔消失及干骺端硬化骨形成等。这些病变对THA操作中进行髓内开髓和假体匹配，植入和固定提出了挑战。对于干骺端坏死骨出现坏死岛的患者，术中注意避免股骨皮质穿凿，如果遇到硬化骨，使用高速磨钻将其去除以免髓腔锉扩髓造成术中骨折。

镰状细胞贫血症患者行全髋关节置换术后应避免镰状细胞危象的发生，同时严格控制感染等并发症的发生。有报道称，术后发生血管闭塞性疼痛和急性胸腔综合征的患者占17%，术后血肿形成的发生率占14%～18%。若患者术后失血多，需要输注红细胞或全血，必要时请血液科等相关科室共同参与治疗（Perpetti et al., 2015）。

231. 对于戈谢病导致的股骨头缺血性坏死，全髋关节置换应注意什么？

戈谢病（Gaucher disease）即家族性脾性贫血症，由于遗传因素引起先天葡萄糖脑苷酯酶缺乏导致葡萄糖脑苷酯在巨噬细胞内堆积引起的罕见的代谢遗传病，缺乏这种酶，会导致葡萄糖脑苷酯在巨噬细胞内堆积而成为戈谢细胞，主要侵犯肝、脾、淋巴结、肺及骨髓等单核巨噬细胞系统，主要症状有吞咽困难、骨痛、关节痛、关节渗出等。

戈谢病的患者，戈谢细胞填入骨骼，在股骨头内存在大量的戈谢细胞，干扰股骨头血供，从而导致股骨头缺血性坏死，这是戈谢病的早期征象。若存在股骨头缺血性坏死、出现骨骼畸形以及继发性关节炎引起疼痛，则高度提示戈谢病，临床医生应当加以重视。戈谢病作为股骨头缺血坏死的原因，可能需要与其他原因相鉴别。可通过戈谢病在股骨头坏死灶相邻的骨小梁密度增加来区别，另外，有的患者可出现骨膜反应，甚至形成骨膜性外套。

戈谢病以骨质缺乏伴骨小梁呈虫蛀样为主要改变，还兼有硬化斑点区，骨髓大部分被戈谢细胞所代替，髓腔可增宽。一般学者主张采用骨水泥固定假体，因为非骨水泥固定假体术后骨长入不良，影响术后临床效果。

戈谢病患者有骨折的倾向，股骨颈骨折发生的概率很高，这些患者如果髋臼侧骨质正常，可以应用半髋关节置换术。有学者报道戈谢病的患者髋关节置换术后出血较多，必要时予以输血矫正贫血（Lebel et al., 2001）。

总之，对于股骨头缺血性坏死，并有其他部位骨骼异常变化者，应想到戈谢病，但最终确诊，需要靠病理诊断。戈谢病在全髋关节置换时股骨近端和髋臼骨骨细胞被戈谢细胞取代，置换术后戈谢细胞会继续增生和侵蚀骨骼，受此影响，戈谢病的患者术后假体松动率较高。有学者等报告 15 例戈谢病的患者行全髋关节置换术，这些患者假体松动率并没有明显提高，与其他原因导致的股骨头坏死的患者假体松动率没有明显差异，术后感染等并发症也没有明显差异（Goldblatt et al., 1988）。

232. 成人髋关节发育不良（DDH）的分型有哪些?

成人髋关节发育不良（DDH）是指髋关节发育过程中出现的各种畸形，包括股骨头和髋臼的发育不良、髋关节半脱位以及髋关节脱位等情况。幼儿时期的患者出现髋关节不稳或解剖异常，可导致髋关节发育异常，如果没有及早进行治疗，可发展为成人髋关节发育不良，其早期诊断与治疗对保障良好的关节功能至关重要。除了特征性的临床表现和体征外，影像学检查是诊断 DDH 的重要依据，其中骨盆 X 线片是成人 DDH 分型的主要参考。临床常用的成人 DDH 分型方法主要有 Eftekhar 分型、Crowe 分型、Keroul 分型以及 Hartofilakidis 分型四种。成人 DDH 的治疗方法有多种，治疗策略根据疾病分型及合并骨关节炎的程度等情况来决定。

Eftekhar 分型

Eftekhar 分型最早于 1987 年提出，该分型方法是根据股骨头脱位的程度把成人髋关节发育不良分为以下四种类型：A 型指髋臼发育不良，髋臼轻度变长，伴有股骨头发育不良，没有假臼形成；B 型指半脱位的髋关节形成了假臼，假臼与真臼有重叠的部分；C 型指股骨头完全脱位，与髂骨形成高位、独立的假臼，真假臼之间没有重叠；D 型指股骨头向后上方完全脱位，但没有与髂骨形成假臼。这种分型的不足主要是对髋关节半脱位的量化程度不高，而临床中根据髋关节半脱位程度的不同，其手术治疗的策略存在较大差异。

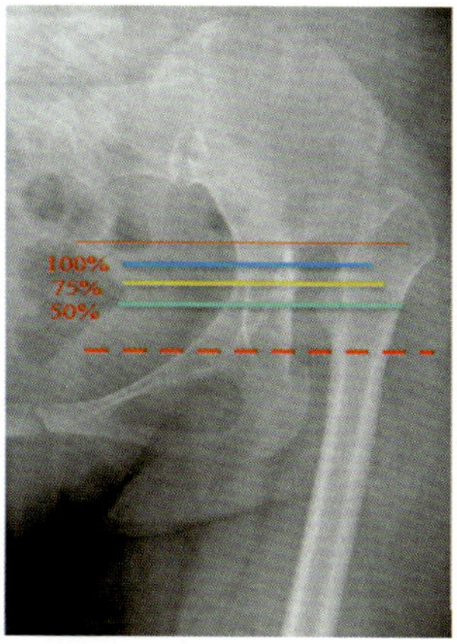

图 232-1　Crowe 分型量化 X 线，红色虚线为泪滴线；红色实线为股骨头内侧头颈交界区；绿色实线为股骨头高度 50% 的位置；黄色实线为股骨头高度 75% 的位置；蓝色实线为股骨头高度 100% 的位置

Crowe 分型

1979 年 Crowe 等提出成人髋关节发育不良的分型，该分型能够较好地量化髋关节的半脱位程度，对临床手术决策具有重要的指导意义（图 230-1）。该分型主要根据股骨头移位距离占股骨头高度百分比或者占骨盆高度的百分比进行划分。在骨盆正位 X 线片上，

骨盆高度指髂脊最高点到坐骨结节的垂直距离，股骨头高度指股骨头最高点至股骨头内侧头颈交界区的垂直距离，股骨头移位距离以移位后的股骨头内侧头颈交界区距离泪滴连线的垂直距离表示。正常人体的骨盆高度约为股骨头高度的 5 倍，因而股骨头移位距离占股骨头高度的百分比约是股骨头移位距离占骨盆高度百分比的 5 倍。

Crowe 分型是目前临床最常用的分型，其对髋关节半脱位的程度进行了划分，通过这种量化分型，能够更好地指导髋关节发育不良手术治疗的方案决策。Crowe 分型包括四型：Ⅰ型指股骨头移位距离小于股骨头高度的 50%，即小于骨盆高度的 10%，同时把髋臼变浅或 CE 角增大等髋臼发育不良以及 50% 以内的半脱位归为Ⅰ型；Ⅱ型指股骨头移位距离在股骨头高度的 50% ~ 75%，即骨盆高度的 10% ~ 15%；Ⅲ型指股骨头移位距离在股骨头高度的 75% ~ 100%，即骨盆高度的 15% ~ 20%；Ⅳ型指股骨头移位距离超过股骨头高度的 100%，即超过骨盆高度的 20%。成人髋关节发育不良采用 Crowe 分型，对全髋关节置换的手术策略起到一定的指导作用：Ⅰ型可以进行髋臼的原位重建；Ⅱ型髋臼骨缺损程度会增加原位重建的难度，但仍可通过植骨等方法来保证原位重建髋臼的骨覆盖，或者将髋臼内移进行重建；Ⅲ型常伴有严重的髋臼骨缺损，提示需要结构植骨或应用金属填充块方能较好保证原位髋臼重建；Ⅳ型为高脱位 DDH，真臼通常发育不良，可伴有假臼形成，原位重建需要采用小臼方能较好地固定，甚至需要进行股骨近端截骨才能复位。

Kerboul 分型

1987 年 Kerboul 等提出新的 DDH 分型，则是根据矢状面上股骨头与髋臼的对应关系进行分型。Kerboul 分型分为三型：A 型指髋关节前脱位，股骨头向前脱位，位于真臼的前方；B 型指髋关节中间脱位，股骨头与髂骨接触，并与真臼处于同一冠状面上；C 型指髋关节后脱位，股骨头完全脱位后，位于真臼的后方或者上方。该分型方法一定程度上评估了真臼骨缺损的位置，但对临床指导意义不大。

Hartofilakidis 分型

1996 年 Hartofilakidis 等提出成人 DDH 的一种新的简化分型方法，根据 DDH 病变程度的不同，提出三种类型分别对应髋关节发育不良、髋关节半脱位及髋关节脱位三种改变：Ⅰ型指髋关节发育不良，髋臼变浅或外展角增大，股骨头轻度发育畸形，但股骨头仍位于真臼内；Ⅱ型指髋关节低脱位，股骨头位于假臼内，假臼下唇与真臼上唇之间相互毗邻或重叠；Ⅲ型指髋关节高脱位，完全脱位的股骨头向真臼后上方移位，在髂骨翼上形成假臼，真假臼之间没有重叠。Hartofilakidis 分型对病变程度的细分存在不足，对临床的指导意义存在局限性。

233. 成人髋关节发育不良 Crowe Ⅳ型患者行全髋关节置换何种情况下需要股骨截骨？何种情况下不需要截骨而直接复位?

成人髋关节发育不良 Crowe Ⅳ型患者髋关节发育往往发生异常改变，表现为真臼浅小、骨量不足及假臼形成，同时股骨髓腔狭小，前倾角过大。术中真臼难以准确定位，患肢短缩明显，伴软组织挛缩，要将高脱的股骨头复位回真臼非常困难。因此行全髋关节置换术要具体情况具体分析，对 Crowe Ⅳ型高脱患者是否选择粗隆下截骨主要考虑以下几个方面：①术中观察是否有继发假臼形成，如果没有明显的继发假臼形成，一般可以考虑粗隆下截骨，如果有明显的继发假臼形成，不选择粗隆下截骨；②股骨头脱位的距离大小十分重要，相对真臼旋转中心，脱位超过 4 cm，一般考虑行粗隆下截骨，如果不截骨，坐骨神经损伤的风险会大大增加；③周围软组织松紧程度、顺应性也与是否截骨相关，例如融合髋，周围软组织形成大量瘢痕，伴严重挛缩，软组织松解技术无法将股骨头复位，则需要选择截骨治疗；④股骨髓腔近端发育情况也很重要，如果发育良好没有细窄髓腔，一般不需要截骨，如果近端有畸形，曾做过股骨近端旋转截骨矫形术并伴有畸形或伴有内固定者，一般需要截骨；⑤假体的选择至关重要，如果选择普通一体式股骨柄，选择偏小号打入股骨近端髓腔较深，但假体股骨颈相对较长，一般需要截骨，如果选用组配柄，股骨颈较短可能不需要截骨。

234. 成人髋关节发育不良 Crowe Ⅳ型髋臼浅小，如何将髋臼锉大？技巧是什么?

成人髋关节发育不良 Crowe Ⅳ型的患者真臼往往浅小，安装髋臼杯时，如果安装陶瓷内衬，必须将髋臼锉磨到 44 mm（陶瓷内衬最小号），否则无法安装陶瓷内衬。如果髋臼锉磨后小于 44 mm，则只能安装聚乙烯内衬，匹配的股骨头大小为 22 mm，这样的组合较陶瓷 - 陶瓷界面的磨损率会增高，且由于股骨头偏小，容易发生脱位。

Crowe Ⅳ型 DDH 患者真臼一般情况下都是三角形，前壁一般较薄，后壁与坐骨支相连处骨量相对较多，真臼后上方骨量也偏多，但不会高于真臼上缘。锉臼时可适当加大前倾，适当向后上和后下方向锉磨髋臼，但必须避免破坏臼顶，这样真臼可逐渐加大，在最后一锉时可以用反锉加固。一般情况真臼可以锉磨到 44 mm，可选用陶瓷对陶瓷关节。

235. 成人髋关节发育不良 Crowe Ⅳ型伴假臼形成，如何寻找真臼?

成人髋关节发育不良 Crowe Ⅳ型假臼形成，显露时，完成股骨颈截骨后，切除清理掉所有关节囊，顺着关节囊经假臼下方寻找真臼，髂骨支、坐骨支及耻骨支三者的交界部位即为真臼，大部分情况下真臼是比较典型的三角形，偶尔三角形的尖部不太典型。摸到真臼后，往前下方的闭孔位置触摸，即可确定真臼。真臼蛙形窝处有脂肪，这也是真臼的一种标志。

236. 成人髋关节发育不良 Crowe Ⅳ型在不截骨情况下，如何解决复位固定难题？

成人髋关节发育不良 Crowe Ⅳ型的患者由于股骨头脱位位置较高，脱位时间长，患肢短缩明显，存在严重的软组织挛缩，在不进行股骨截骨的情况下，复位股骨头于真臼是十分困难的，也是 Crowe Ⅳ型最棘手的问题。为了能复位于真臼，有学者提出四步法松解技术：①所有的关节囊予以松解切除；②多余的骨赘予以彻底清除；③股骨颈截骨位置在小粗隆上缘，较短的股骨颈有松解作用；④充分松解周围软组织，包括臀大肌反折部、股方肌、外旋肌群、髂腰肌、臀小肌及阔筋膜张肌，但不能松解臀中肌。采取以上方法，不做股骨截骨才有可能复位。

237. 成人髋关节发育不良的患者，全髋关节置换假体如何抉择？

对于成人髋关节发育不良的患者，如何选择合适的假体至关重要，术者在术前应当充分、综合评估患者的病变程度，结合患者自身的情况，选择合适的髋关节假体，保证患者的术后效果。

股骨柄假体的选择

对于成人髋关节发育不良 Crowe Ⅲ型及Ⅳ型的患者，大多数学者主张采用 S-ROM 组配柄（DePuy 公司），因为这种病远端能够适应 DDH 患者狭窄的髓腔，近端能轻松调节前倾角。其他一体式股骨柄也可以应用，例如 Wagner Cone 先髋股骨柄（Zimmer Biomet 公司），该柄广泛应用于 DDH 的患者，已取得很好的疗效，但如果小粗隆下截骨处远离小粗隆，Wagner Cone 先髋股骨柄可能无法获得良好的截骨处近远端同时固定效果（图 237-1）。

对于 Crowe Ⅰ型及Ⅱ型的患者，可以选择普通一体式股骨柄。

髋臼假体的选择

DDH 髋臼假体的选择也十分重要，尽可能选择可用螺钉固定的髋臼杯，保证髋臼杯的初始稳定性，同时髋臼杯要有良好的多孔金属涂层，利于快速骨长入及骨整合，达到远期的生物固定。尽可能应用第四代陶瓷关节。

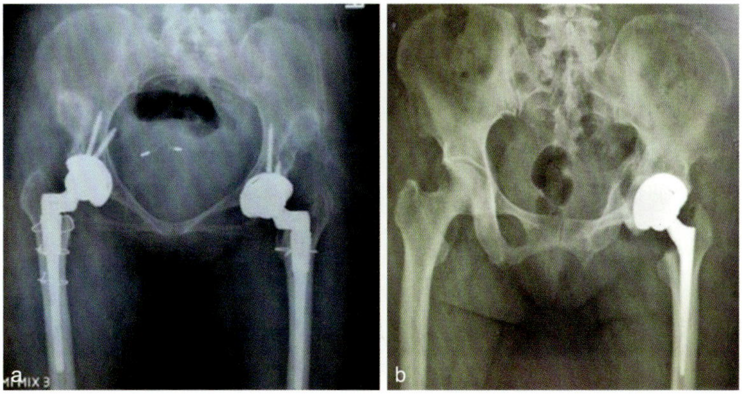

图 237-1 a.S-ROM 组配柄治疗双侧 DDH；b. Wagner Cone 先髋股骨柄治疗单侧 DDH

238. 联合前倾技术在成人 DDH 中的应用如何?

成人髋关节发育不良患者常存在股骨侧畸形，可能存在股骨前倾角过大、髋臼后倾、骨盆发育不良、脊柱侧弯等可能性。如果按照髋臼及股骨颈异常前倾角进行安装假体，术后容易出现髋关节脱位及假体磨损。联合前倾角技术的应用大大降低髋臼发育不良的患者在髋关节置换术中角度调节的难度、先天性髋关节发育不良患者，例如 Crowe Ⅲ型及Ⅳ型患者，在进行髋臼侧置换时，可能存在骨质缺损的情况，因此臼杯假体的放置往往是放在骨质最好、最稳定的部位，髋臼后下方的骨量多于前方，锉臼时可以适当加大一些前倾角，向后下方锉臼，这样髋臼杯前倾角加大后，此时可使用前倾角可调节股骨假体，适当减少股骨侧假体的前倾角，从而获得合适的联合前倾角，保持关节的稳定性，不发生脱位。

239. 成人髋关节发育不良 Crowe Ⅳ型行全髋关节置换术时哪些神经容易损伤？有何特点?

对于成人髋关节发育不良患者 Crowe Ⅳ型致下肢短缩明显的患者，手术治疗以人工全髋关节置换为主。由于股骨头高脱位，周围软组织紧张，术中操作难度较大，可造成周围神经损伤，术前需充分评估患者病情，能有效预防神经损伤的发生。最常见的神经损伤为坐骨神经损伤及股神经损伤。

人工全髋关节置换术中易损伤神经因素较多，以下原因最为多见：①髋关节长期脱位，短缩畸形，神经位置改变；②术中复位神经过度牵拉；③髋臼固定孔位置及固定钉的长度过长；④电刀切割时的热能传导损伤；⑤切口显露时，髋臼前板拉钩应用不当。

坐骨神经损伤

Crowe Ⅳ型股骨头高脱位，坐骨神经走行可能发生变异，坐骨神经离暴露区最近，容易首先受损，如果复位股骨头回真臼中，坐骨神经会受到过度的牵拉损伤，受损后表现小腿至足背感觉麻木，甚至运动功能丧失。吕厚山（2006）教授认为，髋关节解剖结构破坏严重，坐骨神经可能从正常位置偏移，所以术中松解股骨近端后方软组织时，应尽量贴近股骨操作，牵引复位时注意要轻柔，切勿暴力复位。目前普遍认为全髋关节置换术中如肢体延长 >4 cm，可能导致坐骨神经或股神经牵拉损伤。对于下肢短缩 >4 cm，术前行患肢牵引是必要的，能很好地减轻术前神经的紧张度，在术中复位时避免神经的牵拉伤。对于 Crowe Ⅳ型患者如需在真臼水平重建髋臼，主张术前应常规骨牵引，以利于术中复位，如果难以复位，则考虑股骨粗隆下截骨术。

股神经损伤

血肿压迫，髋臼拉钩和过度牵拉均可损伤股神经，其中髋臼前板钩使用不当是直接原因。因此放置髋臼前板钩时尽量靠上，放置于髂腰肌和股直肌斜头下方，紧贴髋臼前壁，使股神经周围有更多的肌肉保护。在应用螺丝钉固定髋臼假体时也易损伤此神经，所以固定时钉道切勿偏前，避免损伤神经。另外对于 Crowe Ⅳ型患者髋臼假体不一定完全做到真臼处，打磨髋臼时，尽量偏向髋臼的后方，因为前方髋臼壁较薄弱，切勿以异常髋臼大小来选择所固定的髋臼，髋臼尽量选择小号假体，髋臼外展角及前倾角合理掌握，避免关节脱位的发生。对于 Crowe Ⅳ型术中如果直接复位股骨头至真臼会对股神经及坐骨神经均造成过度的牵拉，复位后可以采取屈髋 45° 及屈膝 90° 垫高患肢来缓解神经牵拉症状，后期逐步锻炼即可恢复正常下肢长度。

240. 髋关节置换术后腹股沟部位疼痛是否提示髋臼假体出现问题?

髋关节置换术后腹股沟区疼痛的原因是多方面的，主要包括关节内因素和关节外因素，关节外因素包括腰椎病变、血管神经性跛行、大转子滑囊炎、髂腰肌肌腱炎或腹股沟疝等；关节内因素包括化脓性感染、假体无菌性松动、应力骨折、异位骨化、金属过敏反应等。据文献报道，髂腰肌撞击导致的肌腱炎是髋关节置换术后腹股沟部位疼痛最常见的原因，发生率约为 5%。髂腰肌肌腱炎可由多种原因引起。髋臼假体过大、髋臼假体前置、髋臼螺钉、股骨颈前方骨赘、股骨颈前方异常凸起等均可引起髂腰肌撞击 (O'Sullivan et al., 2007)。

THA 术后腹股沟部位疼痛不能忽视髋臼假体的问题，有研究报道，髋臼假体与腹股沟疼痛有相关性，如髋臼假体松动（感染、无菌性松动）、股骨与髋臼假体撞击、骨坏死、金属过敏反应等均可导致腹股沟疼痛，一般需手术治疗。但另一些文献报道，除了髋臼假体松动可表现为腹股沟部位疼痛，股骨假体松动也可表现为腹股沟区疼痛，尤其是女性、股骨头囊变较大和股骨假体型号较小容易发生股骨假体松动，而男性、肥胖患者容易发生髋臼假体松动（Nikolaou et al., 2009）。

因此，THA 术后腹股沟部位疼痛的原因应综合考虑，除了提示髋臼侧假体可能出现问题外，还要注意股骨假体松动或其他方面的原因。

241. 髋关节置换术后大腿部位疼痛是否提示股骨假体出现问题?

大腿疼痛是人工髋关节置换术后常见并发症，并且对术后患者关节功能和生活质量影响较大。髋关节置换术后大腿疼痛多见于非骨水泥型人工髋关节置换，有学者报告发生率为 9.5%，主要原因在于非骨水泥股骨假体与股骨髓腔紧密压配的生物学固定，导致假体周围骨床应力增加，在假体柄远端的股骨皮质尤为明显，显著增高的点负荷导致大腿疼痛（Campbell et al., 1992）。

人工髋关节置换术后大腿疼痛与很多因素有关，主要表现在股骨侧假体，相关因素包括股骨假体松动下沉、股骨假体与髓腔不匹配、股骨假体的特性、股骨假体形状、骨整合、骨膜反应、股骨髓腔内高压等。

但是大腿疼痛的出现并不代表一定是股骨假体问题，如髋臼软骨磨损也会导致大腿疼痛。有研究表明，人工股骨头置换比全髋关节置换的大腿疼痛发生率高，髋臼软骨磨损为主要原因，由于软骨金属界面摩擦系数大，随着负重时间的延长，髋臼软骨逐渐出现破坏、磨损，髋臼软骨出现火山口样磨损，因此产生大腿疼痛。引起髋关节置换术后大腿疼痛还有其他一些原因，如股四头肌疝、感染、异位骨化、下肢静脉栓塞、脊柱病变、骨溶解等（Ravikumar et al., 2000）。

242. 半髋关节置换单极假体与双极假体临床效果有何区别?

20 世纪 70 年代，人工髋关节置换术主要分为两种类型，即 Charnley 的全髋关节置换术和 Moore 的单极半髋关节置换术。单极半髋关节置换术，采用大直径股骨头取代解剖股骨头，但髋臼的部分仍然保持完整。这种人工半髋关节在人体运动时，主要由大直径金属股骨头来摩擦髋臼，很容易造成髋臼软骨的磨损与疼痛，甚至出现单极半髋关节脱位（图 242-1.a）。

1974 年，Bateman 推出了双极半髋关节。双极半髋关节主要设计理念，就是除了人工关节和髋臼之间的摩擦界面，再增加一个低摩擦界面，来减少人工关节和髋臼软骨间的摩擦，从而减少因髋臼软骨的磨损和摩擦力矩而造成的人工关节脱位，进而延长半髋人工关节的使用寿命（图 242-1.b）。

随着髋关节置换技术的发展，全髋关节置换比半髋关节置换有更广泛的适应证及更好的临床效果。目前，全世界范围内半髋关节置换数量逐年下降。但不可否认

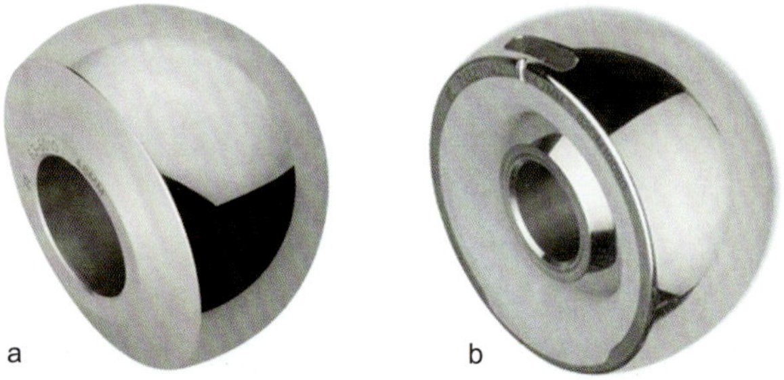

图 242-1 a. 单极股骨头；b. 双极股骨头（Smith & Nephew 公司）

的是，半髋关节置换仍然被公认为是治疗老年移位性股骨颈骨折的有效方案，然而在使用双极半髋假体还是单极半髋假体方面，国内外已有众多研究报告各执己词，仍无定论。

苏格兰大学最新校际指南推荐使用骨水泥型单极半髋置换术。瑞典髋关节置换登记系统显示双极半髋置换或许会增加再手术的风险。但大部分研究表明双极半髋置换相比单极半髋置换有许多优点，包括较低的脱位率、较少的髋臼磨损率、较好的术后活动度和更好的术后评分。曹力等进行一项 meta 分析，比较单极股骨头置换与双极股骨头置换治疗老年股骨颈骨折的效果，结果显示双极股骨头置换术能更好地改善髋关节功能，并且髋臼软骨磨损较少；但术后 1 年脱位率、再手术率、主要并发症发生率（除外脱位）和术后 2 年病死率无显著差异（曹力，2014）。

芬兰的 Kanto 教授等进行研究，比较单极和双极骨水泥股骨假体治疗 65 岁以上患者的移位性股骨颈骨折的疗效，平均随访时间为 7.2 年，结果显示单极半髋置换组的骨折再移位率要明显高于双极组，但是两组的假体存活率、术后死亡率、术后运动能力、早期影像学髋臼磨损的几率无明显差异 (Kanto et al., 2014)。

总之，双极股骨头置换与单极股骨头置换在术后脱位率、术后再手术率、术后并发症发生率、术后病死率方面无显著差异。但双极半髋置换较单极有更好的功能改善及较低的髋臼磨损。

243. 半髋关节置换术后疼痛多见于何种原因？

无论是全髋关节置换还是半髋关节置换，术后疼痛都分为早期疼痛和晚期疼痛，早期疼痛一般指手术结束至数周之内；晚期疼痛则发生在手术后数月甚至数年之后。

早期疼痛一般认为与手术创伤有关，包括切口的创伤、局部压迫、下肢深静脉血栓、感染等。随着伤口的愈合和瘢痕成熟以及关节功能的逐步恢复，疼痛大多能缓解。

晚期疼痛较难诊断，一类与人工关节假体有关，包括假体松动或微动、感染、异位骨化、假体断裂或周围骨折、髓腔压力过高、假体与骨髓腔有应力集中点、假体超出骨界面与肌肉或者肌腱发生刺激等；另一类与关节外病变有关，包括脊柱的疾病、滑囊炎、骨不连或者神经性病变。

半髋关节置换术后疼痛除上述原因外，还会出现假体头的尺寸与髋臼差异导致的疼痛，如果头小于髋臼 1 mm 以上，会加快对软骨的磨损，甚至会磨穿髋臼，造成中心性脱位；反之如果头的尺寸大于髋臼 1 mm 以上，则会出现大头不能完全落在髋臼底，造成髋臼边缘应力升高而产生疼痛（图 243-1）。

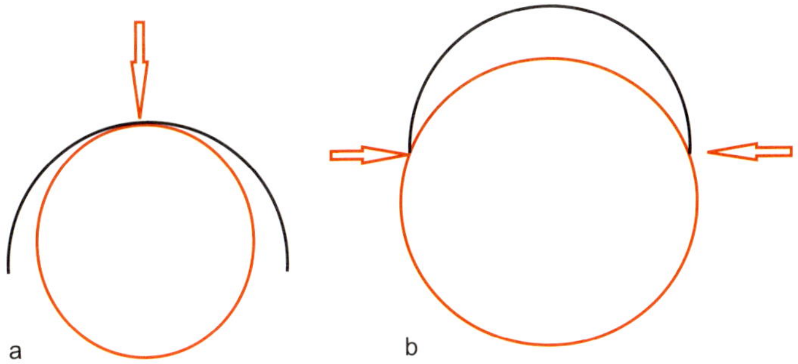

图 243-1　a. 头直径小于髋臼，应力集中于髋臼底部，加快对髋臼软骨的磨损；b. 头直径大于髋臼，应力集中于髋臼边缘，加快对髋臼边缘的磨损

244. 年轻患者是否可以做半髋关节置换?

年轻患者大多具有高活动量的特点，多采用耐磨损的关节摩擦界面，比如陶瓷对陶瓷假体。如果采用半髋置换，金属股骨头势必要与髋臼软骨组成摩擦界面，软骨磨损势必加快，并且半髋假体尺寸很难与原始股骨头尺寸完全一致，如果头小于髋臼 1 mm 以上，会加快对软骨的磨损；反之如果头的尺寸大于髋臼 1 mm 以上，则会出现大头不能完全落在髋臼底，对髋臼边缘应力升高造成疼痛，二者都会造成患者满意度下降，无法满足年轻患者对活动量的需求。同时，半髋关节置换的使用寿命明显低于全髋关节置换，这也预示着将来要面临更高的翻修率，这对于年轻患者来说是致命性的，故年轻患者应该避免选择半髋置换。

245. 半髋关节置换翻修多见于何种原因?

半髋关节置换翻修常见原因：

（1）感染，对于身体健康的人，髋关节置换术后感染发生率为 0.5% ~ 1.5%，如果伴有其他疾病，如类风湿关节炎、糖尿病、结核、强直性脊柱炎等，术后感染发生率会提高至正常的2～3倍。感染一般可以分为术后近期感染（术后6个月内）及远期感染，近期感染一般与患者身体状况及术中操作有关，远期感染取决于患者身体健康情况或者身体其他部位感染。

（2）假体失效及位置不良，一般包括股骨柄无菌性松动、股骨柄穿出骨质、人工股骨头反复脱位（股骨柄假体前倾角异常）、双极头与小头锁定失效、双极头内部聚乙烯严重磨损等。

（3）术后外伤假体周围骨折或假体断裂。

（4）髋臼疼痛，可能与尺寸过小或者过大有关，过小会造成中央磨损严重，过大会造成髋臼边缘应力提高。

246. 股骨颈骨折半髋关节置换双极假体、组配式单极半髋关节假体、一体式单极半髋关节假体翻修率是多少？

髋关节半髋关节置换术主要用于治疗老年股骨颈骨折。半髋关节置换假体一般分为单极一体式假体、单极组配式假体及双极假体。单极一体式半髋关节假体均采用股骨柄假体设计，其上固定大直径股骨头结构，替代解剖股骨头。组配式单极假体由股骨柄和大小可更改的大直径股骨头组成，组配式双极假体由股骨柄和标准直径的股骨头组成。

据澳大利亚和瑞典国家关节置换登记中心的数据来看，在 2014 年澳大利亚半髋关节置换术使用的假体类型主要是单极半髋关节置换假体，占所有半髋关节置换术的 39.7%。然而澳大利亚登记中心的报告显示双极假体的使用率逐年增加，而单极半髋关节置换术的数量开始出现下滑，数据还显示一体式单极假体主要用于 85 岁及以上患者（Australian et al., 2014）。据瑞典髋关节置换登记中心的数据来看，用于治疗髋关节骨折的假体，有 38% 是单极半髋关节置换假体，34% 是双极半髋关节置换假体，而一体式半髋关节置换假体仅有 4%（Garellick et al., 2012）。

与全髋关节置换一样，半髋关节置换也会出现失败，也需要进行翻修，失败率主要取决于假体的设计及患者的年龄。据相关研究报道，在因髋关节骨折行髋关节置换手术治疗的 10 年后，双极半髋关节置换的翻修率最低，为 6.3%，而后是组配式单极半髋关节置换假体，翻修率为 9.6%，一体式单极半髋关节置换假体翻修率为 8.4%。75 岁以下患者的失败率更高，累计失败率一体式单极假体、组配式单极假体和双极假体分别为 16.2%、16.1% 和 9.4%（Bilgen et al., 2000）。

失败的半髋关节置换术所采用的假体设计影响着关节置换翻修的方式。一体式单极假体失败，无一例外都需进行股骨柄翻修，无论引发翻修的原因是什么，组配式单极或双极半髋关节置换假体失败都可以通过单纯进行股骨头和髋臼侧翻修，或者股骨柄及髋臼侧同时翻修。无论假体的类型是什么，半髋关节置换术最常见的翻修方式是转变成全髋关节置换。

247. 同种异体骨 - 假体复合物在股骨翻修中适应证、禁忌证有哪些？

同种异体骨 - 假体复合物（allograft-prosthetic composite, APC）重建技术于1989年开始应用于股骨近端的大范围骨缺损重建（图247-1），根据骨 - 假体界面固定方式分为生物型、骨水泥型和混合型（假体与同种异体骨界面使用骨水泥固定，与宿主股骨使用生物固定）。同种异体骨假体复合物具有很多优点，包括重建外展肌功能、术后关节功能好、较多地保存骨量、骨愈合后可充分承重及准确匹配截骨长度等优点，具有良好的中远期疗效，但其缺点包括疾病传播、骨不愈合、骨吸收等。

APC的适应证包括：股骨近端大范围节段性圆周骨缺损；使用较为传统的近端或远端固定的股骨翻修柄不能获得重建的患者。股骨近端大范围骨缺损的原因很多，包括骨溶解、假体周围骨折和感染，通常是由先前经多次全髋关节置换术和翻修术造成。该同种异体移植物是对近端股骨圆周状结构的替代，加长股骨柄贯穿同种异体移植物，并固定于远端的股骨宿主骨。虽然同种异体皮质骨不可能再血管化，但是此重建结构也为肌肉的附着提供部位，能改善骨量，并降低股骨假体所承受的应力。

APC禁忌证包括：①骨量充足，能够使用其他技术得到重建的患者；②活动性感染，如果感染得到完全控制，那么先前的感染史就不是APC使用的禁忌，由于感染导致的APC失败，通过一期清创、植入抗生素骨水泥占位器及足量的抗生素治疗，二期再次植入APC，也可以获得成功的重建；③严重的免疫排斥反应，一般情况下同种异体骨与患者的组织并不匹配，因此会发生异体骨的免疫排斥反应，冰冻的异体骨能降低宿主的免疫排斥反应，但是严重的免疫排斥反应会导致异体骨不愈合或其他异体骨被吸收的风险增加，是使用APC的相对禁忌证。

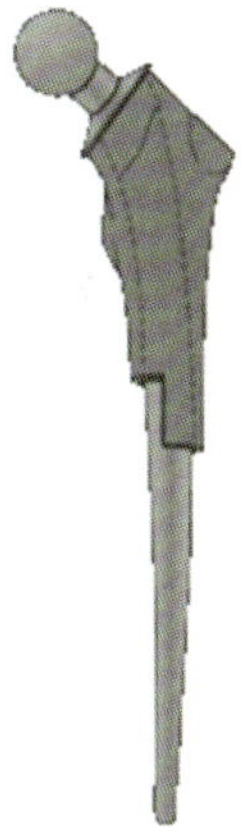

图 247-1　同种异体骨 - 假体复合物示意图

248. 应用同种异体骨 - 假体复合物术后康复注意哪些事项？

应用同种异体骨 - 假体复合物（APC）技术的并发症包括骨不愈合、骨吸收等。冰冻的同种异体骨与宿主股骨之间的愈合极为缓慢，甚至不愈合，主要依靠股骨柄远端与宿主骨的骨整合来提供主要的远期稳定性。故术后患肢早期活动必然会造成手术失败，该技术应避免负重活动6～8周，之后6周再进行50%的负重活动。在X线片上观察到宿主骨 - 异体移植骨结合部位出现愈合征象后，可以增加负重活动的强度。

同时，要进行股骨大粗隆的防护措施，并且术后 6 ~ 12 周内避免进行主动的外展和直腿抬高活动，来保护大转子或外展肌的修复。在上床和下床时要使用支撑于同侧脚部的下肢抬升装置，这样能帮助将主动外展活动减少到最小。

APC 术后预防感染十分重要，增加抗生素使用疗程能将此患者群术后感染的风险降到最低。术后经静脉给予抗生素治疗 2 周，然后再进行口服抗生素治疗 4 周，此治疗方法是为了防止无效腔发生感染，一直到软组织愈合为止。

249. 髋关节翻修打压植骨技术过时了吗？

髋关节翻修包括髋臼侧翻修和股骨侧翻修，无论是哪一侧翻修，打压植骨技术依然有其适应性。目前在全世界范围内，有很多医生仍然采用打压植骨技术进行髋关节翻修（图 249-1）。

髋臼侧骨缺损的翻修有很多种方法，根本目的都是要致力于重建这些骨缺损，因为骨量恢复对翻修术的成功至关重要。髋臼打压植骨在髋关节重建中属于生物型骨重建，此方法的理念是将松质移植骨紧密地填充到包容性骨缺损部位，以此获得骨量的恢复。从 1979 年就开始使用此方法，国际文献中有很多不同年龄段患者的长期随访研究（Oshima et al., 2012）。

打压植骨联合使用骨水泥聚乙烯髋臼杯已经广泛用于复杂的初次置换和翻修术中，并取得良好效果。打压植骨技术填补了缺损的骨量，恢复了髋关节正常的旋转中心及生物力学，为以后髋关节功能的恢复奠定基础。打压植骨技术适用于所有年龄段的患者，尤其适用于以后需要行再次翻修的 50 岁以下患者。

髋臼侧打压植骨技术适用于单纯腔隙性骨缺损和广泛髋臼节段性骨缺损的患

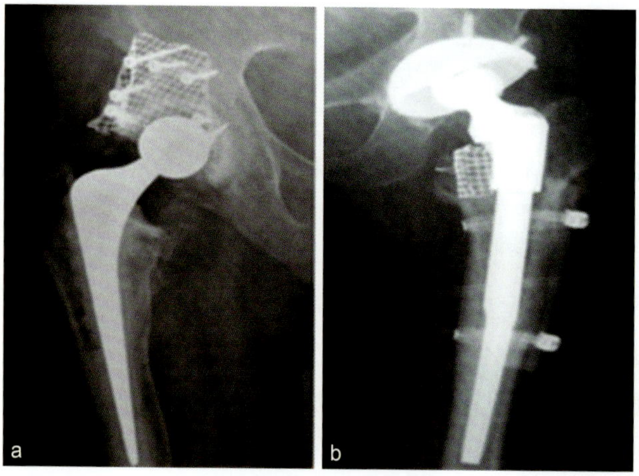

图 249-1 a. 髋臼侧翻修采用打压植骨技术治疗髋臼侧骨缺损；b. 采用股骨侧打压植骨技术治疗股骨侧骨缺损

者，如内壁缺损或外上缘缺损，此技术效果可靠，但是对于广泛的髋臼骨缺损，技术操作要求会很高。对于髋臼壁缺损或髋臼柱缺损的患者，金属钛网是必不可少的，能将非包容性骨缺损转换成包容性骨缺损。打压植骨技术适用于任何不规则的宿主骨缺损，同时也不会形成缝隙，在使用金属打压器进行紧密打压之后，骨水泥仍然会穿透嵌插入移植骨床内 2～3 mm，因此术中必须用加压器对骨水泥进行加压，然后植入聚乙烯髋臼杯。但髋臼侧打压植骨技术也有局限性，有以下情况不适合应用打压植骨技术：①大范围节段性非包容性骨缺损；②髋臼骨折；③骨盆不连续不愈合的患者；④髋关节既往有放疗投照病史的患者，移植骨与宿主骨愈合困难；⑤以及并发有很多内科疾病的老年患者。

有国外学者等对 62 例采用打压植骨技术进行髋臼侧骨缺损重建的患者随访发现，术后 20 年假体的生存率为 87%。基于此长期的研究成果，学者们认为打压植骨技术是一种安全且完全是生物学重建髋臼骨缺损的方法。还有相关研究报道，髋臼侧翻修手术中利用打压植骨技术治疗腔隙性骨缺损和单纯的节段性骨缺损具有满意的效果。但对较大范围骨缺损的患者使用该技术时，最好由对髋关节翻修手术操作和打压植骨术经验丰富的术者来进行操作，否则手术失败率较高。目前随着髋关节置换技术的发展，很多新技术得到广泛应用，并取得良好的效果，将打压植骨、结构性植骨和多孔金属填充块联合应用，适用于那些存在大范围骨缺损甚至是非常严重的骨缺损患者（Schreurs et al., 2009）。

股骨侧骨缺损打压植骨技术是股骨侧翻修术中的一种恢复股骨骨量的技术。该技术于 1987 年首次由英国报道使用，首先向股骨髓腔内打压植入颗粒状同种异体移植骨，然后将骨水泥注入经过打压植骨重新制备的髓腔骨床上并对其进行加压，再植入高抛光无颈领的股骨柄。对于复杂的股骨侧骨缺损，也可联合应用不锈钢金属网，将股骨近端非包容性骨缺损转换成包容性骨缺损，以此来容纳移植异体骨颗粒。移植异体骨的稳定性通过将移植颗粒骨有力地打压植入到包容性骨缺损区域内来实现，只有这样移植骨的骨重塑过程才会发生。

股骨侧打压植骨具有良好的临床结果，很多医生依然采用该技术进行股骨侧骨缺损的治疗。打压植骨技术适应于各年龄段股骨近端骨缺损的患者，具体有以下情况：①当股骨髓腔内膜骨质发生硬化，不适合再进行骨水泥固定；②当适用的非骨水泥柄不能获得充分固定；③翻修术中股骨的几何形态很难甚至不可能使非骨水泥型假体获得股骨干部位的固定；④假体周围骨折，且股骨近端又出现骨缺损的患者；⑤股骨重建术中，施行大转子延长截骨术的患者；⑥二期翻修治疗感染的第二期手术中，股骨存在骨缺损的患者。但有些情况不建议使用打压植骨，如股骨近端存在广泛骨缺损且需要整个圆周使用不锈钢网固定的患者，或者能够实现远端固定且患者非常年老或存在严重并发症时。

250. 组配式股骨柄连接部位断裂的原因有哪些?

组配柄设计在临床使用中越来越受到欢迎，因为其具有更大的灵活性和优化的股骨前倾，肢体长度及股骨组件偏移的理论优势。然而，由于增加了手术灵活性，组配柄存在表面磨损，组配连接处柄可能发生失效和断裂的理论风险。

有研究发现断裂易发生于连接部近端 1 ~ 2 mm，提示此处存在弯曲力矩，断裂端可见磨损与疲劳征象，连接周围经常有一圈磨损线，断裂起始于局部微磨，并随弯曲劳损力矩加重（Fanuele et al., 2007）。

断裂的危险因素包括：

患者因素

体重超重、转子区骨缺损、患者活动水平过高；

手术因素

骨支撑不足和植入物定位不当，植入组配式股骨柄时，如果医生不能确保植入物锥度完全吻合，可能会加速假体失效（如微动和疲劳）；

植入物因素

组配柄存在应力上升设计结构，且柄的截面积较小，故组配式假体循环载荷作用下会发生微动疲劳。而且接触构件之间会发生小振幅的振荡运动，微动会增加接触界面的拉应力和剪应力，产生裂纹，导致裂纹过早形成。可以采用几种方法来防止股骨柄连接失效。首先，最重要的是避免压力上升，例如可以通过使用内径大于柄直径的套管，并用较大的圆角半径“填充间隙”来实现这一点，或者，可以在连接区附近的柄上引入应力消除槽。其次，可通过机械（例如喷丸、滚压）或化学（例如氮化物）工艺将表层压缩，在柄（至少在连接部位）上使用某些金属涂层也可能会有所帮助。对于较重的患者或近端骨缺损的患者，可采用专门针对此类情况设计的植入物保护连接处，并考虑同种异体移植物的补充。最后，应避免种植体干骺端的尺寸过小，特别是在远端固定的情况下。

251. 股骨柄假体松动分为几种类型? 各型损害表现是什么?

目前，对全髋关节置换术后假体松动的诊断尚无金标准，X 线片上假体松动的征象主要是假体位移、下沉或假体及周围出现骨水泥断裂，如果假体周围出现透亮区则为可能假体松动。

股骨柄假体松动具体类型有无菌性松动和感染性松动。

无菌性松动

已有研究表明，全髋关节置换术后无菌性松动主要发生在男性、年轻和患有某些疾病的患者中。Goodman 等（1990）认为，无菌性松动是由于微动和关节摩擦产生了微粒，并通过微动或异物反应形成界面组织，进一步产生骨吸收因子，使骨溶解，最终导致松动。

引起无菌性松动的具体原因主要涉及：

（1）手术因素

由于髋关节置换手术相当复杂，手术技巧将极大地影响手术的效果。手术过程中容易导致无菌性松动的主要有：①股骨距切除过多：手术中股骨距切除过多，可减少对柄领支撑力，从而容易发生假体的松动和下沉；②假体位置不良：假体置入位置异常会影响髋关节功能，增加假体与骨界面间应力，导致假体松动；③假体类型：非骨水泥固定后无菌性松动明显高于骨水泥固定的全髋关节。然而，随着非骨水泥型全髋关节置换术在临床上应用经验的增加，两种假体的疗效差别正在缩小，而且非骨水泥固定更适用于青年和中年人。

（2）外伤机械松动

由于跌倒、坠落、撞击等原因，引起髋假体插入、松动、陷落、骨折、变形、弯曲、移位、翻转等。

（3）自身因素

患者自身骨质结构衰变，其中假体磨屑也是人工假体松动的原因。

感染性松动

尽管术后感染的发生率已由20世纪60年代的9%下降到目前的1%以下，但在全髋关节置换术后一旦发生感染，都会严重影响创伤的愈合和髋关节功能的恢复，使假体发生松动，导致翻修。术后感染者多见于年老、肥胖、某些病理状态（如风湿性关节炎、酒精中毒、泌尿道感染及皮肤坏死）、免疫抑制药治疗等情况下。

252. 近端固定的组配式股骨柄适应证及禁忌证是什么?

组配式股骨柄可以允许医生分别对近端和远端股骨进行测量设计，评估假体的大小和骨缺损的程度。然后根据患者的个体情况（如年龄、身高和生活方式等），选择使用适当的近端和远端组件。

近端固定组配式股骨柄由近端组件（生物固定）和远端组件（不需固定即可起到稳定作用）组成，近端组件允许骨长入（微孔涂层）或骨长上（钛喷砂面）的生物固定。远端组件（柄）允许有或无生物固定（骨长入或骨长上）的稳定作用。

对于年轻的、要求高的患者，在他的生命中可能还会有下一次翻修，因此近端固定是最好的选择。这样既可以对近端股骨施加应力以保持近端骨量，又可以不对股骨干造成侵扰，有利于下次翻修。然而，医生必须很清楚近端股骨提供生物固定的能力。如果股骨近端不能提供很好的生物固定，那么就应当选择广泛固定的方式。

以S-ROM近端组配假体为例，它既可用于复杂初次髋关节置换，也可用于股骨侧翻修，对股骨骨缺损要求为 Mallory Ⅰ、Ⅱ或Ⅲ a 型，对于Ⅲ b、Ⅲ c 型应推荐远端固定假体更可靠。近端固定组配柄适应证包括：髋关节发育不良；化脓性关节炎的后遗症；骨骼发育不良；先前行关节保留手术等。近端固定组配式股骨柄在初次全髋关节置换术、复杂的特殊初次手术、DDH、CDH、翻修手术中均具有良好效果。但近端骨量不足的患者不能使用近端固定组配式股骨柄。

253. 全髋关节置换术后柄锥磨损的评估方法是什么?

全髋关节置换术后柄锥腐蚀磨损主要表现为金属离子释放导致的周围组织炎性反应，其评估方法包括三个方面：体格检查、放射影像学检查、实验室检查。

体格检查

完整详细的病史及症状资料收集完成后，需要进行全面的体格检查。首先评估关节的活动度，以及任何情况下的疼痛、卡顿或交锁情况。触诊到液性或实质性团块提示假瘤形成。同时要仔细检查神经系统功能，虽然神经麻痹并不常见，但评估肢体神经血管状态在任何肌肉骨骼系统的检查中必不可少。肌力检查也很重要，患者侧卧位时触诊和评估外展肌功能会提示局部肌肉的病变。外展肌群是柄锥磨损主要腐蚀损害的肌肉群，因为外展肌肉群最接近髋关节，且使用前外侧入路会造成潜在损伤。

放射影像学检查

放射影像学检查评估要进行骨盆正位片和髋关节骑跨式侧位片检查。术者在评估放射影像学检查时，要首先与术后即刻放射影像学检查进行对比，对比结果会帮助判断假体是否出现假体下沉、松动以及是否出现早期骨溶解。同时要评估整个下肢的长度、假体安放位置以及骨质情况。发生金属反应的患者，内侧股骨距腐蚀损害往往是骨溶解的一种早期表现。

通过体格检查及放射影像学检查出现积液或软组织团块，一般需要进行 THA 翻修术。虽然血清金属离子水平测定对诊断腐蚀损害十分重要，但是血清金属离子水平不是一个可以预测软组织损害程度以及是否需要 THA 翻修的良好指标。磁共振成像（MRI）检查显得至关重要，对于出现假瘤或软组织损伤的患者来说，MRI 是一个强有力的影像学诊断工具。MRI 影像上的早期磨损腐蚀征象包括关节液积聚、关节囊增厚或滑膜炎，关节囊周围肌肉也会发现水肿，尤其是当关节囊卡压时更明显，对于金属磨损腐蚀反应处于晚期的患者，组织损害包括出现实性或囊性软组织团块，同时伴有肌腱断裂、肌肉断裂以及骨质腐蚀。

实验室检查

血清钴、铬金属离子浓度测定可用于筛查和诊断是否存在金属磨损腐蚀现象，但是，据报道的其正常界值没有统一标准。对于组配式关节假体出现金属腐蚀的患者，其释放的铬金属离子会与有机磷酸根离子相互作用，形成磷酸铬，造成血清钴和铬金属离子水平出现差异性升高。这种血清钴金属离子水平比铬金属离子水平升高的差异并不是 MoM 关节失败患者的典型表现。此外，全血检测要比血清检测结果更能准确地显示全身系统性的金属离子水平。若患者的血清金属离子水平升高，就要进行放射影像学检查，检查是否出现假体位置不良及骨溶解，若二者均表现出来，则强烈建议进行 THA 翻修术。对未出现骨溶解表现且假体安放位置适当的患者，建议每隔 6 ~ 12 个月仔细监测血清金属离子水平。

柄锥腐蚀损害患者都有发生感染的可能，并且必须要检测实验室感染指标。如果 MoM 关节假体或组配式关节假体患者出现腐蚀损害症状，那么关节液白细胞计数、红细胞沉降率以及 CRP 是诊断感染可信度很差的指标。而关节腔穿刺很有意义，中性粒细胞比例超过 80% 提示感染。

254. 帕金森患者髋关节置换需要注意什么?

帕金森病（Parkinson disease, PD）是一种比较常见的慢性神经系统变性疾病，发病率随年龄的增加而递增。PD 常发生于中老年人，60 岁以上人群中该病发病率约为 1%。PD 对肌肉骨骼系统的影响包括静止震颤、进行性运动迟缓、肌肉僵硬及挛缩、肌张力障碍、姿势错乱不稳等。PD 患者容易跌倒，髋部骨折的风险增加。有学者通过对 PD 患者的随访发现其髋部骨折的发病率高达 4%。同时 PD 患者因为年龄因素、髋关节周围应力异常更易导致髋关节骨关节炎，故髋关节置换术是目前治疗 PD 患者髋关节病变的重要的手段（Bryant et al., 2007）。

对于 PD 患者在选择髋关节置换治疗时，选择半髋或是全髋关节置换术目前备受争议。许多学者建议对 PD 合并股骨颈骨折的老年患者采用人工双极股骨头置换术，并认为该方法可以满足 PD 患者不大的活动需求并且减少脱位的发生率。而对体质较好，生理年龄年轻的 PD 合并股骨颈骨折的患者也可行人工全髋关节置换术。当 PD 患者伴有严重骨关节炎、股骨头坏死、类风湿关节炎等时，应考虑行全髋关节置换术，多篇研究显示 PD 患者行 THA 术后可以获得不错的效果（Yuasa et al., 2013）。

PD 患者合并髋部疾病行髋关节置换术已经取得满意的效果，表现为术后较低的脱位率、满意的术后疼痛感以及较高的活动功能评分。尽管 PD 患者行髋关节置换术后早期功能恢复较好，但远期疗效主要与患者的神经系统病变与进展程度密切相关。对严重的帕金森病患者，或帕金森病病情进行性加重，伴有心、脑、肾等其他脏器病变不能耐受手术，或伴有感染病灶，伴有肢体瘫痪不能运动行走，全身或局部骨质疏松者不能行髋关节置换术。

多研究证据证明 PD 患者往往髋关节屈曲或内收肌挛缩导致手术困难，后侧入路手术途径会引起较高的脱位发病率，后侧入路手术比前侧入路和外侧入路更易引起髋关节不稳定的发生。对挛缩比较轻，内收肌可以从股骨上松解，如果髋关节外展受限，内收肌腱可以从耻骨上松解。术中根据挛缩的情况作相应的松解，必要时可以松解髂腰肌腱。松解的同时应注意避免广泛的软组织剥离，防止软组织松弛造成关节周围肌力失衡（Dudda et al., 2010）。

255. 髋臼杯螺钉固定损伤髂部血管会引起腹腔筋膜室综合征吗？如何处理？

腹腔间隔室综合征（abdominal compartment syndrome, ACS）是指由于各种原因导致腹腔内压非生理性、进行性、急剧升高，引起腹腔内器官和相关的腹外器官系统功能损害的一种临床综合征。腹内压升高到一定程度并持续一定时间后，腹腔、胸腔内多个器官血流及功能受到影响，可发生器官功能不全甚至衰竭。腹内压（IAP）是指腹腔内的稳态压力，ACS 定义为持续性 IAP>20 mm Hg（伴或不伴腹腔灌注压<60 mmHg）并伴有新发生的器官功能不全或衰竭。ACS 作为髋关节镜手术并发症时有报道，国外有学者报道髋关节镜术中出现 ACS，原因可能为关节镜灌注液渗漏入腹腔，腹腔内压力急剧升高，使用腹腔穿刺术引流出腹腔内液体后患者转危为安（Fowler et al., 2010）。

全髋关节置换术中出现髂部血管损伤的并发症偶有报道，如摘除中心型脱位的髋臼假体时，骨水泥团块割破髂外静脉，髋臼前半区内安放螺丝钉时钻孔刺伤髂外静脉等。有研究曾报道全髋关节置换术中髋臼螺钉植入后出现血压下降、腹腔压力增高及多脏器衰竭表现，病情危急。立即补充血容量后请相关科室医生行剖腹探查，发现髋臼螺钉植入过程中损伤髂外动脉，造成腹膜后大量积血，导致腹腔间隔室综合征。手术中予以髂外动脉修补止血，清理血肿降低腹腔压力后患者病情好转，最终痊愈出院（Harris et al., 2013）。

256. 初次髋关节置换臀大肌股骨止点什么情况下可以松解？

在初次髋关节置换后外侧入路中，关节囊完全切开，脱出股骨头及股骨颈截骨完成后，向前、内侧牵开股骨并轻轻旋转，确定将其置于需要的位置以使髋臼最佳显露。若股骨仍不能向前完全牵开，无法充分暴露髋臼，就需要部分剥离臀大肌的股骨止点，甚至切断腱性部分（止点保留 1 cm 利于缝合）从而获得足够的操作空间，并且避开股深动脉的小交通支。

另外，臀大肌过于紧张的患者后外侧入路行全髋关节置换，当股骨头脱出显露髋臼困难时，髋关节屈曲、内收、极度内旋位，过紧的臀大肌肌腱对坐骨神经产生一定的压迫，时间过长可引起坐骨神经功能障碍，此种情况下，臀大肌需要松解。

257. 什么是屋脊技术、悬壁技术、拱壁技术、穹顶技术、地基技术？

随着髋关节翻修数量逐年增加，如何精准地重建髋臼骨缺损对关节外科医生来说是一个极大的挑战。临床上通常采用 Paprosky 分型来评估髋臼侧的骨缺损情况，髋臼骨缺损越严重，处理起来越困难。很多髋臼重建方法都存在一些缺陷，采用 Jumbo 杯技术可以造成医源性骨量丢失；髋臼杯上移技术不能恢复正常的髋关节生物力学；应用 Cage 及 Ring 仅能提供机械固定，无法提供生物学固定；采用异体结构性植骨容易出现骨吸收；颗粒骨打压植骨联合骨水泥臼杯技术要求高且手术耗时长，需要有经验的医生才能完成。

随着钽金属的出现，髋关节翻修领域有了更好的技术选择。钽金属具有良好的孔隙率、与人体接近的弹性模量及较高的摩擦系数，钽金属髋臼杯联合钽金属填充块重建髋臼骨缺损具有操作灵活、简单易用、初始稳定性良好、抗吸收、骨诱导及骨长入率高等优点，最重要的是钽金属可以与宿主骨达到长期的生物学固定，有利于髋关节翻修术的远期存活率。

周一新等（2016）将钽金属填充块的使用技术归纳为屋脊（roofing）、悬壁（flying buttress）、拱壁（column buttress）、穹顶（doming）、地基（footing）五种技术类型（图 257-1），每种技术类型适用于不同的骨缺损状态，并在此基础上灵活组合来重建复杂的髋臼骨缺损。周一新教授还将这种重建策略总结为"有环用环，无环用点，无点则建点"的重建原则，即髋臼骨床"环"完整最好，如果"环"不完整，尽可能重建髋臼"环"，若不能重建"环"，则采用"三点固定"原理，重建三个"点"，使髋臼杯在三角形分布的三个支点上获得稳定。

屋脊技术

适用于重建髋臼外上方包容性骨缺损。用髋臼锉锉磨骨床，将橘瓣型钽金属填

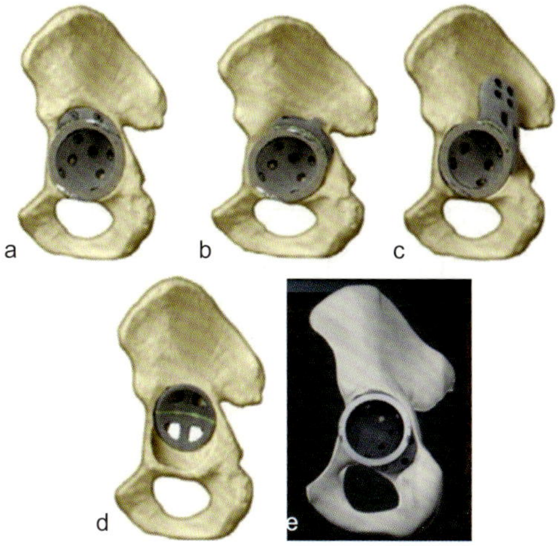

图 257-1　五种钽金属填充块重建技术示意图：a. 屋脊技术；b. 悬壁技术；c. 拱壁技术；d. 穹顶技术；e. 地基技术（Zimmer Biomet 公司）

充块以螺钉固定于髋臼缺损区上方，填充骨缺损，创建外上方髋臼的环形结构。应用屋脊技术的骨缺损存在结构性骨支撑，术后允许早期负重。

悬壁技术

适用于重建髋臼外上方非包容性骨缺损。将橘瓣型钽金属填充块基底面朝内、弧形面朝外放置，用螺钉固定于髋臼外上方，填补骨缺损，重建髋臼环。采用悬壁技术的钽金属块上方无结构性支撑，患者术后 6 ~ 8 周避免负重。

拱壁技术

适用于重建髋臼后外上方大范围的结构性骨缺损。骨缺损从髂骨翼向下至髋臼顶，应用拱壁型钽金属支撑块（buttress），以螺钉固定于髋臼上方，重建髋臼环形结构。采用拱壁技术的患者术后需避免负重 6 ~ 8 周。

穹顶技术

适用于重建髋臼底部结构性骨缺损。将两个橘瓣型钽金属填充块用骨水泥拼接成一个较底部缺损更大的圆形块，放置于髋臼底部，无需使用螺钉固定。采用穹顶技术的患者术后可早期负重。

地基技术

适用于重建髋臼下方包括坐骨支或耻骨支部位的骨缺损。应用适合骨缺损形态的钽金属填充块放置于缺损处，重建髋臼下方坐骨支或耻骨支两个支撑点。采用地基技术的患者术后可早期负重。

258. 脑血管疾病患者偏瘫侧行髋关节置换如何选择假体?

随着人口老龄化趋势的加快，脑血管疾病患者不断增多，脑血管疾病患者肢体功能障碍，平衡失调，容易摔倒，出现髋部骨折的概率明显增加。老年脑血管意外伴偏瘫患者因机体本身病变及继发活动量减少，骨质疏松，致发生摔伤性低能量损伤致下肢偏瘫侧股骨颈骨折的发生率明显增高，Ramnemark 等（1998）报道脑血管意外患者髋部骨折的发生率较正常人增加 4 倍，发生脑血管意外后有 16.4% ~ 38.5% 的患者发生股骨颈骨折，且多数发生在偏瘫侧，约占 62.5%，而且骨折程度亦严重，往往达 Garden Ⅲ、Ⅳ型骨折。

偏瘫侧股骨颈骨折患者有以下特点：①偏瘫患者以老年人多见，常伴有骨质疏松，且由于患侧肢体活动不利，其失用性导致的骨质疏松较健侧更为明显，手术应特别关注假体固定的稳定性，特别是早期的稳定性，以满足患者早期下地活动的要求；②偏瘫骨折侧的髋外展肌力术前无法准确评估，而外展肌功能的不良将导致人工髋关节反复发生脱位。

脑血管疾病患者偏瘫侧手术应视病情而定。当全身情况许可，患肢肌力在Ⅳ级以上，选用全髋关节置换早期并发症少；偏瘫患肢普遍肌力下降，软组织松弛，全髋关节置换脱位率高，只有髋臼严重退行性变，才做全髋关节置换；患者伤前生活质量好坏，骨质疏松情况也是选择术式的重要考虑因素；伤前自主活动差，骨质疏松明显应以人工股骨头置换为宜。

对于脑血管意外偏瘫肢体股骨颈骨折，人工关节假体的选择应因人而异，应根据患者的年龄、体质、伤前活动能力等情况决定。对全身状况较好、伤前活动能力可、髓臼退变严重、骨质疏松不明显及预期寿命较长者可行全髓关节置换术，对全身状况较差、伤前活动能力不强、合并骨质疏松及预期寿命不长者可用人工股骨头置换术。

对于非偏瘫侧股骨颈骨折行人工关节置换，目前多数认为如果骨质疏松非常明显，需采用水泥型人工关节，其他情况多青睐于生物型人工关节，但偏瘫患侧肢体骨质疏松因自身疾病特点不断发展，如果应用生物型假体则容易发生早期松动和关节疼痛。有学者通过长期随访证实，骨水泥型关节置换后患者髋部疼痛较非骨水泥型疼痛要轻，综合各种因素建议多应用骨水泥假体（Feng et al., 2004）。

临床上偏瘫患者瘫痪程度各异，都有不同程度的肌力减退，由于活动度条和要求不同，所以采用的手术方式需体现个体化。术前活动少、要求低的患者，应该采用骨水泥型人工双动股骨头置换，效果好；对于肌力较好，术前活动多，骨质条件好的患者，可以采取人工全髋关节置换。另外人工双极股骨头置换手术时间短，创伤小，对关节周围组织破坏少，尤其关节囊可以保全并缝合，维持关节稳定性。

为了保持人工关节稳定性预防关节脱位，恢复患者早期髋关节活动，应采取以下措施：①应适当增加髋臼前倾角及减小外展角；②保持人工关节适当的紧张度；③外旋肌、关节囊的修复以及内收肌、髂腰肌的松解；④术后保持外展中立位避免脱位危险动作等。

对于合并骨质疏松的偏瘫侧股骨颈骨折老年患者，假体周围的骨水泥壳使应力传导更为均匀，术后即刻稳定，假体周围骨折的发生率更低，且避免了较低的骨密度对非骨水泥假体骨长入的不利。

259. 脊髓灰质炎患者如何选择假体?

近些年髋关节置换术的适应证不断增加，成为许多终末期髋部疾患的有效治疗方法，解决患髋的疼痛并恢复患者的负重行走功能。但对于脊髓灰质炎后遗症等患者，髋部肌肉松弛或肌力失衡，关节置换术后脱位率高，仍是临床医生的巨大挑战。

脊髓灰质炎后遗症可以导致髋关节脱位，其原因在于：①髋关节的发育依赖于早期正常的负重，如果髋臼和股骨头、股骨颈失去正常支持体重的生理功能刺激，髋臼仍就窄小、发育不全，股骨保持较大的颈干角及前倾角，后期易发生髋关节脱位；②脊髓灰质炎患者的基本病变是肌力失衡，屈髋肌和内收肌比伸髋肌和外展肌发达，外旋肌群的肌力强于内旋肌群肌力；③脊髓灰质炎可引起髋外翻，是因为髂腰肌比萎缩的臀中肌和臀小肌发达，随着髋外翻程度的增加，引起股骨旋转轴的改变，髂腰肌也会起到旋转股骨的作用，而股骨的发育是受肌肉牵拉影响的，所以脊髓灰质炎可以引起髋关节脱位。

脱位分早期脱位和晚期脱位，一般将发生在术后 3 个月内的脱位称为早期脱位，由于感染、假体磨损、松动、异位骨化等原因引起的脱位为晚期脱位。部分因素导致髋关节置换术后脱位风险增加，比如髋部手术史或者翻修术、后入路关节置换、臼杯及股骨柄假体位置不当、髋部神经肌肉病变导致外展肌群无力、大转子撕脱骨折或者不愈合、患者认知障碍不配合等，早期脱位常见且危害极大。

预防脱位十分重要，双动杯髋关节可提供更大的活动范围并降低脱位风险，脊髓灰质炎后遗症等有高脱位风险的初次置换病例推荐使用双动髋关节。有研究报道经过 22 年随访的初次置换病例，证实双动关节的生存率和普通关节相似，零脱位率，但若小于 50 岁，活动量大时，应考虑到骨溶解和臼杯松动，因而避免在年轻患者应用双动杯髋关节（Boyer et al., 2012）。

外展肌是维持髋关节稳定的重要因素，脊髓灰质炎后遗症患者存在严重外展肌无力，导致髋部不稳，容易发生关节脱位。外展肌无力难以纠正，术中只能通过调整外展肌力臂实现，包括采用加长颈或者高偏心距股骨假体。有研究对术后反复发生脱位的病例翻修，更换加长头后不再脱位，分析原因是脊髓灰质炎患者髋部肌张力差，关节囊松弛，翻修后通过更换加长头，增大外展肌力臂，重建偏心距后可获得稳定性（Yoon et al., 2014）。

对于选择骨水泥假体还是非骨水泥假体仍然存在争议，脊髓灰质炎后遗症患者瘫痪侧股骨颈骨折人群中，因其合并有相对严重的骨质疏松，在选择假体时应首选骨水泥型假体，而对于年龄较轻骨质疏松相对较轻的患者亦可选择生物型假体。由于难以将假体固定在真臼和低肌张力导致脱位的风险，脊髓灰质炎后遗症的髋关节置换术存在许多问题，虽然术后短期效果不错，但手术医生应注意潜在并发症，需要告知患者可能残留轻微疼痛、下肢不等长、脱位等并发症。

260. 什么是大粗隆滑移截骨?

大粗隆滑移截骨主要针对 Crowe Ⅳ型的 DDH 患者，对于外展肌功能缺失的患者禁用。

具体操作：常规分离梨状肌及股外侧肌肌间隔，暴露臀中肌和臀小肌，从股骨干骺端剥离股外侧肌，使用摆锯在矢状面上由后向前进行截骨，形成 10~15 mm 深的截骨片，该截骨片保留股外侧肌腱膜附着部，形成从臀中肌和臀小肌跨过大转子上方并向远端延伸到股外侧肌腱膜的整体袖套，同时截骨处要保留外旋短肌及关节囊的股骨附着点（图 260-1）。

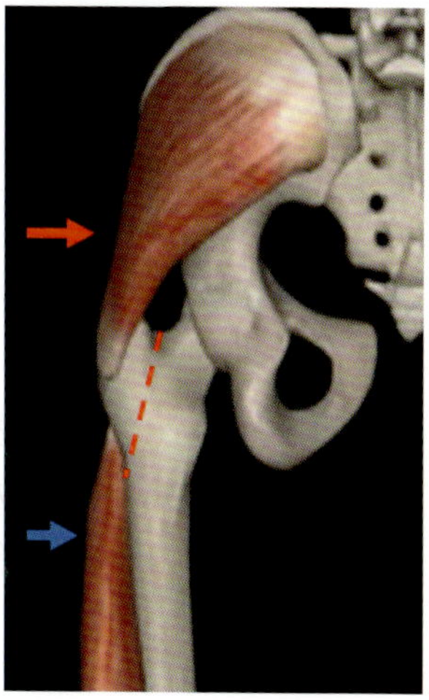

图 260-1　大粗隆滑移截骨，虚线为截骨位置；红色箭头为臀中肌；蓝色箭头为股外侧肌

大粗隆滑移截骨具有很多优势：①更好地保护后方软组织袖套完整，股骨髓腔显露充分；②截骨片连接着臀中肌、臀小肌及股外侧肌，形成一完整的整体，可在很大程度上一起牵向前方，更好地暴露髋臼及髂骨，可以更方便地进行植骨或安放填充块等；③截骨片可以向远端滑移及固定，增强外展肌张力并改善髋关节稳定性。

在小粗隆水平截骨后安装假体，复位，建立髋关节旋转中心后，将大粗隆向下滑移与股骨近端重叠，同时采用捆绑带、螺钉或钢丝固定，此种术式可以避免股骨过度牵拉对坐骨神经及血管造成的损伤。一般认为超过 4.5 cm 的牵拉会对坐骨神经及血管造成损伤，导致术后各种并发症。采用大粗隆滑移截骨术可以解决此类高脱患者术中假体复位困难的问题，同时提供了良好的髋臼暴露又保证了股骨的连续性。但当大转子骨质较差时，股骨近端骨质条件较差时会妨碍钢丝或钢缆对截骨块的固定，此时不宜采用此种术式。

大粗隆滑移截骨相对于粗隆下截骨更为简单，可以选择除先髓柄之外的普通假体，但大粗隆骨块不易固定，术中无需过多地显露股骨。该术式可节省手术时间并减少出血，同时也没有粗隆下截骨术后截骨处骨折的风险，也没有粗隆下截骨截骨处上下股骨柄固定不稳的问题。但此种术式也存在大粗隆术后骨不愈合的风险，同时此种术式术后造成的肢体短缩是不可避免的，术后可以造成双侧肢体不等长，而粗隆下截骨术可以更加精准地设计截骨长度，更有利于术后恢复双侧肢体长度。

261. 褐黄病髋关节置换效果如何？髋关节假体如何选择？

褐黄病也称黑尿病，是一种罕见的常染色体隐性遗传性代谢性疾病。由于体内尿黑酸 1,2- 双加氧酶缺乏导致酪氨酸代谢途径受阻，中间产物尿黑酸不能被正常代谢而在体内长期集聚，从而形成色素样聚合物，沉积在结缔组织中引起褐黄病。骨骼肌肉系统的肌腱和关节软骨等组织被病变累及时，称为褐黄病性关节病。褐黄病通常累及脊柱和髋、膝等大关节，也可累及肩关节和肘关节，表现为早发并迅速进展的退行性关节病。

膝关节最常被累及，其次是髋关节和肩关节。外周大关节受累的临床症状也类似骨关节炎症状，表现为关节外翻或内翻畸形、行走或静息时疼痛。X 线检查也表现为关节间隙狭窄、骨赘形成和骨质硬化等。手术中可见患者受累关节有大量色素沉积，关节周围软组织、滑膜呈黄褐色，关节软骨呈黑色。

褐黄病性关节病是一种较为罕见的疾病，Makela 等（1986）于 1986 年首次报道对 1 例褐黄病性关节病患者施行双侧全髋关节置换术，术后极大地减轻了患者疼痛，患者活动功能得以改善。自 1986 年至今见诸报道的共有 25 例患者接受了 47 处人工关节置换术，其中 27 处为髋关节置换（57.4%），总体上人工关节置换治疗褐黄病性关节病的临床报道较少，现有报道虽已获得很好效果，但大多为短期随访报道，长期疗效仍有待进一步观察。

褐黄病性关节病十分罕见，患病人数极少。一般认为褐黄病不会对患者骨骼质量造成影响，因此骨水泥型和生物型人工关节置换均有应用，选择骨水泥固定还是生物固定还没有定论，很多学者报道无论是骨水泥固定还是生物固定都取得不错的效果。Inoue 等（2003）报道对 1 例 68 岁女性褐黄病性关节炎患者施行左侧全髋关节置换术，采用骨水泥型人工关节，术后随访 8 个月显示患者疼痛消失，行走功能改善，髋关节功能评分良好。有学者采用生物固定治疗褐黄病性关节炎，也取得了比较好的效果，但还有待于长期随访观察。陈百成对 1 例褐黄病患者行全髋关节置换，采用生物固定，短期效果满意（图 261-1）。总之，如何修复和预防褐黄病所致关节及软组织病损仍需进一步深入研究。

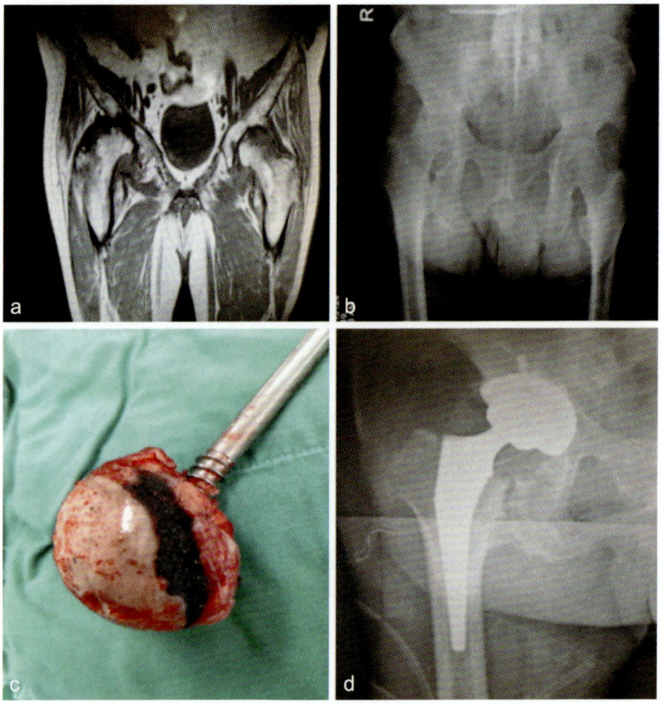

图 261-1 a. 褐黄病患者术前双髋关节 MRI；b. 术前 X 线；c. 术中取出的股骨头，可见黑色色素沉积；d. 术后 X 线

第三部分

人工关节置换假体周围感染的相关知识

262. 在关节置换术后感染中可不可以同时使用多种抗菌剂?

关节假体周围感染（periprosthetic joint inpection，PJI）是全关节置换术失败的常见原因。治疗急性感染的一种策略是保留植入物进行清创术。这通常涉及关节切开术、感染组织的切除、关节的彻底冲洗和灌洗，同时保留良好固定的植入物。作为抗菌剂常用的有葡萄糖酸氯己定（CHX）、聚维酮碘（BTD）、达金溶液（次氯酸钠，NaOCl）和过氧化氢（H_2O_2）。几乎没有证据表明哪种抗菌方案最有效，那这些抗菌剂是否可以联合使用?

Campbell 等（2017）研究表明，CHX 和 NaOCl，CHX 和 H_2O_2，CHX 和 BTD 混合时会立即反应并形成沉淀物；NaOCl 和 H_2O_2 反应产生气体，但没有沉淀物；NaOCl 和 BTD 最初没有反应，但是继续加入 NaOCl 时，注意到反应发生（颜色变化）；只有 H_2O_2 和 BTD 没有以可见的方式反应（图 262-1）。

可见，常用的抗菌溶液可以彼此明显地反应并产生表现不明显或没有表现的副产物。对这些化学相互作用所做的另外研究表明，至少有两种测试反应（CHX+NaOCl 和 NaOCl+H_2O_2）具有对人体有毒性的可能性。鉴于目前的知识水平，建议外科医生在手术伤口中同时引入不同的抗菌剂时需谨慎。

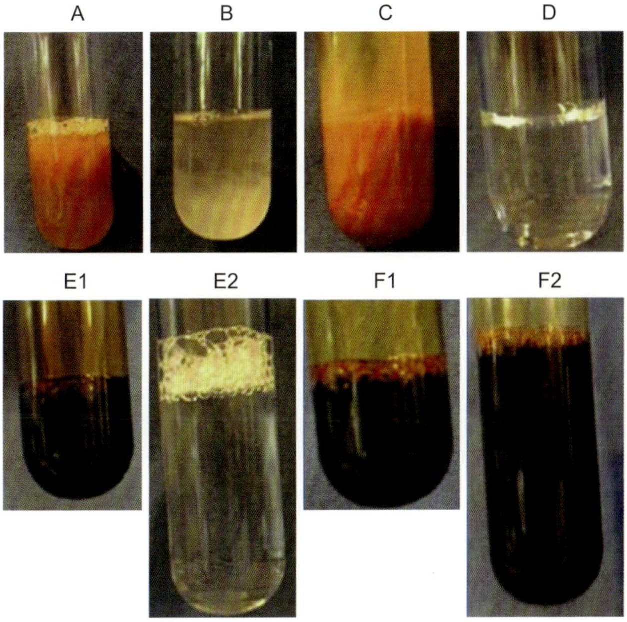

图 262-1　前述研究中所有相互作用最终产物的照片：（A）CHX+NaOCl，（B）CHX+H_2O_2，（C）CHX+BTD，（D）NaOCl+H_2O_2，（E1）NaOCl+BTD 开始，（E2）NaOCl+BTD 加入额外的 2.5cm^{3}NaOCl 后，（F1）H_2O_2+BTD 初始，（F2）H_2O_2+BTD 加入额外的 2.5cm^3H_2O_2 后

263. 髋关节置换假体周围感染一期翻修使用钽金属（TM）填充块是否会影响后续的感染发生率？

许多研究认为，感染一期翻修术中使用钽金属填充块，可能对防止翻修术后的再次感染有保护作用，可以降低术后假体周围感染发生的风险，尤其在感染翻修使用中可以降低复发风险。

有研究人员利用当地医院数据库检索，回顾患者病史及影像学资料，发现由于假体周围感染进行翻修的患者，使用钽金属假体患者的再次感染率远低于钛金属假体组（Tokarski et al., 2015）。

钽材料抗感染性能卓越有很多可能的原因：第一，最重要的原因是钽具有很好的生物相容性，成骨细胞在其表面增殖和整合，从而防止感染微生物的附着；第二，钽的三维结构不利于感染微生物的附着和增殖；第三，钽作为一种生物材料，很可能携带某种电荷或者表面特征特殊，这些特点决定其具有抗感染的作用。

但 2018 年第二届骨骼肌肉感染国际共识会议（International Consensus Meeting, ICM）对钽金属预防感染的作用未达成共识，只有 58% 的专家同意这一作用。

（注：2013 年全球 52 个国家 400 名骨科感染专家在美国费城举办了第一届骨骼肌肉感染国际共识会议，出版的第一版《假体周围感染国际共识》发行量超过 50 000 册，为总结过去 5 年假体周围感染新进展，于 2018 年在费城举办了第二次会议）

264. 关节假体周围感染（PJI）翻修再植术后需要延长使用抗生素吗？

2018 年 ICM 对再植入术后预防性延长使用抗生素可能降低未来失败的风险达成共识。越来越多的证据表明，再植入术后给予患者针对初始病原菌的口服抗生素治疗 3 个月，可以降低由于假体周围感染而导致的早期失败风险。

而美国感染病学会（Infectious Diseases Society of America，IDSA）发布的指南并未就长期抗生素的抑制疗法达成共识，如对于非葡萄球菌导致的 PJI 应该使用多长时间的抗生素，或葡萄球菌导致的 PJI 应用 3 个月至 6 个月的联合抗生素治疗后的用药方案，仍然存在许多不同的声音。长期使用抗生素进行抑制疗法带来的最大问题，便是可能导致病原菌出现耐药性，此外，不进行长期抗生素抑制疗法是否会对治疗成功率产生负面影响仍然是存在争议的。

治疗 PJI 的抗生素用药依据主要包括两个方面：①治疗处于病原微生物静止期（病原微生物受到生物膜保护）所需的药物浓度，以此来延长抗生素的使用时间；②确定骨组织、周围软组织所应达到的抗生素浓度。不管是进行了清创和保留假体术（DAIR）、一期翻修术还是二期翻修术，大部分专家都建议髋、膝关节置换术抗生素的使用时间应当分别延长 3 个月和 6 个月。在初始阶段进行 4 ~ 6 周的静脉输注抗生素，随后应用口服敏感抗生素进行抗感染治疗。而对于永久移除关节假体的患者，则可以单纯使用 4 ~ 6 周的静脉用抗生素。

尽管强调延长抗生素使用时间是根除 PJI 的重要性，根据来源于欧洲的研究报道，早期将静脉抗生素更改为口服抗生素且缩短抗生素使用时间，并未显示出较延长抗生素方案更差的效果，该发现需要更多的随机对照研究进行佐证及支持。口服抗生素的应用取决于病原菌对口服高生物效应抗生素的敏感性和患者的依从性。治疗 PJI 生物效应的抗菌药物包括氟喹诺酮类、甲硝唑类、克林霉素类、利奈唑胺、利福平和氟康唑类等，上述药物可以达到静脉用抗生素的浓度水平，达到病原菌的最低抑菌浓度（minimum inhibitory concentration，MIC）。利福平已经在动物模型和临床试验上证实可以有效地对抗葡萄球菌产生的生物膜活性，但由于利福平的副作用较大，并存在肝毒性和与其他药物的相互作用，在治疗已无假体（永久移除置换假体）、致病菌为革兰氏阴性菌的患者和长期抑制疗法时，不应将利福平加入用药方案。而对于致病菌为革兰氏阴性菌的 PJI，进行清创和保留假体术（DAIR）术后应用氟喹诺酮类抗生素能够获得良好的效果（Mirza et al., 2016）。

另外还有关于 PJI 相关问题的一些认识，可供参考。

第一个问题：在进行二期翻修的患者，进行了旷置术以后，理想的抗菌药物的使用时间是多久？理想的给药方式是什么？

专家建议：在进行了旷置术以后，抗菌药物的治疗方案应该个体化进行，依据微生物的敏感度、患者的耐受度、药物的副作用等进行选择，目前尚没有一致的结论。抗菌药物治疗的时长，专家推荐的治疗长度从 2 周到 6 周不等，给药方式包括静脉、口服以及静脉联合口服。但选用口服药物的时候，必须选用生物利用度较高且能够达到有效杀菌浓度的药物。

PJI 进行二期翻修仍然是目前广泛采用的方法，有效率为 72% ~ 94%。确保在手术以后局部有效的抗菌治疗是提高治疗成功率的一个关键的因素。对于细菌培养阴性的患者，治疗过程中感染的再复发率是有明确试验结果的患者的 4.5 倍。在所有培养阴性的患者中，如果采用了下一代的基因测序技术，那么有 81% 的患者属于低毒性细菌感染。

目前还没有发现延长抗菌药物使用超过 6 周以上，可以显著提高治疗的成功率，但是可能会增加抗菌药物相关的副作用。

关于给药方式，目前还没有文章比较单独口服给药或者单独静脉给药。因此推荐在术后早期采用静脉给药的方法，迅速达到一个局部的有效血药浓度，然后再采用口服的办法。目前更多的专家选择联用利福平进行口服治疗。

第二个问题：延长口服抗菌药物的使用时间，是否降低了再次植入假体以后感染复发的风险？如果是，口服药物的类型怎样选择，并且用多长时间？

专家建议：可能有这样的效果，目前认为使用 3 个月口服药物治疗可以降低假体再次植入术后的感染复发的风险。使用口服药物治疗的时候，应该权衡它可能带来的副作用，比如药物对患者产生的副作用，可能产生的耐药性以及一些经济上的潜在问题。

第三个问题：在进行旷置术以后，静脉使用多长时间的药物以后再改成口服药物比较合适？

专家建议：在旷置术以后，静脉使用抗菌药物至少 5 ~ 7 天，以后更改为口服的抗菌药物，这些药物需要根据药敏试验进行选择，同时具有很高的生物利用度。

265. PJI 保留假体清创术后关节腔内抗生素直接灌注治疗有作用吗？

PJI 的治疗包括长期抗生素治疗、保留假体的清创灌洗术（DAIR）、一期或二期关节翻修术、关节融合、关节切除及截肢术等。清创后采用抗生素骨水泥同时采用关节腔内抗生素直接灌注是关节置换感染治疗保留假体的补救措施。由于创伤小、花费少，目前仍被推荐作为急性 PJI 的首选治疗。

美国梅奥诊所的 Henry D. Clarke 教授对于关节置换感染的诊断治疗步骤进行了这样的描述（Henry et al., 2017）：发现感染后应立即进行手术清创，并且清创应尽可能地彻底清除感染病灶，术中将关节假体取出，在消毒液中浸泡，对假体要进行反复擦洗，然后对感染病灶及周围组织进行灌洗，再重新将假体安装上，最后关节腔内抗生素直接灌注，术后应用大量抗生素进行静脉输液治疗。

但是，纵观近年文献，保留假体清创术，不同机构报道的成功率差别很大。许多危险因素均可影响清创的成功率，包括感染的微生物类型、多重细菌感染、关节腔内脓液或窦道形成、清创时机、聚乙烯内衬更换、患者营养及免疫状态等，均可显著影响手术结局（Silva et al., 2002）。

张先龙等（2017）研究认为灌洗清创保留假体主要用于急性感染和血源性感染的急性期。适应证包括：感染症状、体征持续时间在 3 周以内；假体稳定性好；软组织条件尚好；无大量疤痕形成；明确病原体对药物敏感性等。有研究回顾性分析 28 例急性 PJI 的患者，治疗方法采用清创灌洗 + 碘伏浸泡，浸泡时间不少于 20 min，术中更换假体可动组件，保留假体，术后给予足量足疗程抗生素治疗。研究发现，随访 24 ~ 76 个月后，28 例患者中有 25 例感染得到控制。其中，12 例全髋关节置换患者平均 Harris 评分为（94.2 ± 2.3）分，13 例全膝关节置换患者的特种外科医院（HSS）膝关节评分平均为（94.5 ± 2.5）分。另外，感染复发 3 例均出现在全膝关节置换组，后期行二期置换。与同期单纯采用清创灌洗，保留假体治疗急性 PJI 的文献结果相比，该方法取得了满意的临床疗效，并提高了急性 PJI 的感染控制率（李甲，2017）。然而鉴于该方法在全膝关节置换患者中感染复发率较高，所以还需要更为严格的术前评估和患者选择，而且需要后续更大样本量的随访观察。但是近期也有研究开始质疑假体保留的有效性，特别是针对确认假体发生感染而培养又是阴性的病例，研究认为培养阴性可能是由于仅仅是有生物膜的形成而缺乏足够的游离细菌。在这种情况下保留假体需要谨慎，因为对于具体的病原菌并不明确。另外，清创灌洗对于多重感染的病例疗效十分有限，是否更换聚乙烯衬垫对该治疗的成功率也有重要影响。而且清创灌洗失败后是否增加二期置换的失败率也存在争议（Marculescu et al., 2008）。

2018 年 ICM 认为：①保留假体清创术前需要鉴定出感染病原菌。但是，如果延迟手术会进一步促进生物膜的形成而影响手术治疗效果，则应该及时行手术干预；②假体保留清创术过程中更换所有组配式部件可降低感染复发的风险；③建议在行假体保留术治疗急性感染时应使用 6 ~ 9 L 的冲洗液，包括生理盐水或消毒溶液，如无菌的稀释聚维酮碘；④在经历 1 次失败的 DAIR 手术后，强烈建议考虑假体取出。

关节置换感染保留假体清创术后关节腔内抗生素直接灌注治疗有作用，但成功率的提升取决于适应证的把握，若是 PJI 的症状发病时间较长、病原菌毒力强、存在与关节假体相通窦道，则 DAIR 的失败率将升高。若是在进行了多方面的联合治疗后（手术治疗和药物治疗），感染仍然得不到控制或再次复发时，应当考虑进行永久的关节假体取出术，伴或不伴关节融合术和截肢手术。

266. 全髋关节置换和全膝关节置换术后手术部位感染是否与季节有关？

全世界每年都要进行大量全髋关节置换术（THA）和全膝关节置换术（TKA），手术部位感染（surgical site infection，SSI）是发病率和死亡率的主要原因，因此对于手术部位感染的研究与预防非常重要。

有研究表明，手术部位感染不仅是季节性的，而且还取决于当地的天气。许多感染呈季节性，一些感染在冬季达到峰值，一些感染在夏季达到峰值。通常与温度较低和较干燥的气候相比，在温度和湿度较高的气候条件下，某些解剖位置的细菌水平升高。

调整其他可能的风险因素后，调查研究 THA 与 TKA 手术部位感染与季节关系发现，THA 与 TKA 手术部位感染发生率是季节性的，手术部位感染在夏季达到峰值，6 月份病例中发生率最高，12 月份最低。因此建议外科医生在计划 TKA 和 THA 时考虑手术部位感染的季节性风险（Isgren et al., 2015）。

267. 全髋关节置换和全膝关节置换术后伤口持续渗出应如何处理？

无论是全髋关节置换还是全膝关节置换，对于术后伤口持续渗出的处理，2018 年 ICM 进行了总结，髋膝关节置换术后伤口持续渗出的处理包括两种主要方式：

手术和非手术。非手术措施包括：更改预防静脉血栓栓塞措施、营养补充、敷料措施（如伤口负压治疗）和限制活动范围。如果在非手术措施后 7 天仍然持续渗出，可能需要进行手术干预，包括清创、关节冲洗、滑膜切除和一期翻修。在某些情况下，可以实施浅表伤口清创。

对这种状况忻振凯等（2016）认为，对于切口持续渗液的 PJI 需要彻底清创，根据术中情况选择一期翻修或二期翻修。选择一期翻修的情况：患者身体条件好；明确感染细菌，培养阳性，细菌无多种抗药性；患者软组织条件好，术后需延长应用敏感抗生素 4 ~ 6 周，必要时联合应用抗生素。其他情况应选择二期翻修：清创时可选用骨水泥占位器，关节腔延长引流时限。一期清创后，不一定等到 C 反应蛋白、红细胞沉降率正常后再行二期翻修。

268. 分子生物学诊断方法对假体周围感染的作用如何?

分子生物学诊断方法中的聚合酶链反应（PCR）是一种通过非培养方法检测微生物 DNA 的技术，其优势在于对关节液量要求少，且 5h 内就能获得结果，缺点是当使用某一特定 PCR 时，仅能够检测出一种病原菌。近期 16s RNA 基因测序在 PJI 的诊断中作用明显，在绝大多数样本中都检测到病原菌的存在，甚至在没有临床症状和培养阴性的患者中也能检测出病原菌。缺点是容易发生 DNA 污染，在检测混合感染方面存在困难，需要进行后续测序，也无法检测真菌。无意义和误导性的测序会降低病原菌的确诊率，若是发生混合感染或者真菌感染则可能会导致治疗失败，而利用基因组学技术则可以帮助解决这些问题。

二代测序技术通过对样本中所有扩增子进行测序和鉴别以避免 PCR 遇到的问题，得到了越来越多的关注。由于 PJI 患者中多数病原菌培养结果为阴性，导致 PJI 的诊断困难，二代测序通过检测关节液，可以确定培养阳性和阴性样本中的病原菌。Tarabichi 等（2018）发现，相比于敏感度为 60% 的细菌培养，二代测序技术有着近 90% 的敏感度。在细菌培养阴性的患者中，使用二代测序技术能够检测出接近 80% 的致病菌。很多基于 PCR 技术最大的问题是假阳性率过高，如多重 PCR 技术在 90% 无菌性松动的患者中也能检测到生物体。与这些早期技术相比，二代测序技术的假阳性率仅为 15% 左右，因此在培养阴性的患者中，二代测序技术有很大的诊断意义。

2018 年 ICM 对分子生物学诊断方法评价为：

分子生物学诊断方法如聚合酶链反应（PCR）、二代测序技术（NGS）以及关节液生物标志物（例如：α - 防御素或白细胞酯酶）等技术，已经被证实是可用于对培养阴性的 PJI 病例进行检测的有效方法，尽管对于 PCR 的诊断价值仍存在争议。对取出的关节假体进行超声裂解处理，可以有效提高常规培养以及 PCR 的敏感性。

269. 影像学检查在关节假体周围感染诊断中的价值如何？

关节假体周围感染（PJI）为人工关节置换术最严重的并发症之一，病态肥胖、双侧手术、二次手术、住院时间长和异体输血等均为危险因素。

PJI 的发生机制主要是细菌和宿主之间的黏附作用，即细菌生物膜的形成。生物膜是细菌为了适应生存环境而黏附于生物材料或活性组织表面，并包被在自身产生的黏液性蛋白多糖基质中而形成的细菌群落或微克隆，是一个不断变化的动态结构。形成生物膜的细菌多处于休眠状态，从而逃避了机体免疫系统及抗生素的攻击作用，导致临床上已确诊关节感染患者的关节液、术中组织应用传统病原学培养方法无法获得细菌学证据及药敏结果，妨碍了感染的进一步控制。

在大多数医院中用于诊断 PJI 的影像学检查方法有 X 线、超声、CT、MRI、骨扫描、白细胞显像和氟 - 氟代脱氧葡萄糖 - 正电子发射断层显像（FDG-PET）。其中普遍使用 X 线、CT 和 MRI，但在金属假体中作用有限，区分感染松动和无菌性松动方面也较为困难，而核医学检查在区分两者之间具有较高的敏感度。有学者发现白细胞显像敏感度、特异度分别为 88% 和 92%，但标记的白细胞不仅仅在感染部位聚集，在骨髓中也会聚集，从而导致假阳性。为了减少误差，白细胞显像应当与骨髓显像联合应用，敏感度和特异度分别为 69% 和 96%。与其他测试方式相比，骨显像特异度较低，仅为 56%，而白细胞闪烁扫描、FDG-PET、抗粒细胞闪烁扫描或白细胞和骨髓闪烁扫描联合特异度分别为 77%、84%、95%、93%。相比于 FDG-PET 70% 的敏感度，白细胞闪烁扫描和抗粒细胞闪烁扫描的敏感度分别为 88%、90%。当排除高风险偏倚研究时，FDG-PET 的敏感度最高为 93%，抗粒细胞闪烁扫描相比其他比较成像方式特异度最高为 98%。然而白细胞闪烁扫描和抗粒细胞闪烁扫描不大可能广泛应用于临床，若 α - 防御素等关节液检查足以诊断 PJI 时，也几乎不再需要核成像检查（Verberne et al., 2016）。

对于假体置换后并发症的影像学检查评估，有研究总结见下表（表 269-1）。

对于超声技术，主要强调了其在假体周围软组织肿块诊断上的优势，没有关于超声诊断感染价值的论述。Eisler 等（2001）研究表明，术前超声引导的关节液抽吸和假包膜活检对翻修术前诊断感染没有太大影响，临床价值有限。

对 PJI 的实验室及影像学技术诊断有助于诊断 PJI，但病史和查体仍然是诊断 PJI 的基础。病史往往为疑似 PJI 的诊断提供重要的线索。临床查体需要确定患者疼痛的部位，以排除由髋关节和腰椎引起的疼痛。另外，可以使用血清学检查筛查关节置换后患者关节疼痛感染的可能性，红细胞沉降率（ESR）及 C 反应蛋白（CRP）是常用的诊断指标。

2013 年 ICM 认为对取出的假体进行超声处理没有意义。超声的使用应当限于

表 269-1 假体置换后并发症的影像学检查评估

检查方式	评估项
X 线	可评估假体松动、移位，假体周围骨折、感染，异位骨化形成以及软组织钙化等并发症。其中感染在 X 线片上表现为假体周围不规则透亮影，伴明显骨质破坏，且通常进展较快，呈侵袭性改变
CT	CT 扫描可以显示骨溶解、异位骨化、假体松动，还可精确评估骨溶解范围，显示假体周围实性或囊性肿块
MRI	MRI 非常适合于评估滑膜反应，还可以评估假体周围感染、肌腱炎、滑囊炎、骨溶解、骨折、假体松动。其中，假体周围感染在 MRI 上表现为不规则、周边强化的积液信号，T1 加权像上为低信号，T2 加权像上为高信号，且该高或低信号与假体相通，并被证实与感染和关节邻近脓肿形成相一致
超声	超声技术在检测假体周围软组织肿块上，基本不受金属伪影影响，价格低廉、成像较快且可动态成像，能有效评估关节假体周围积液，并引导皮下穿刺。具有独特优势
核素显像	核素显像可诊断性评估髋关节置换术后假体周围感染

疑似感染或者根据症状和其他检查证实感染、而术前关节穿刺液培养阴性且 2 周内使用过抗生素的患者。

然而，随着国际上对假体周围感染研究的不断加强、治疗经验的不断丰富，对超声在假体周围感染诊断中的价值有了新的认识。2018 年 ICM 中多数专家认为对术中取出的假体进行超声处理具有意义，数项研究已经证实对取出的骨科假体进行超声处理对于提高病原菌检出率是一种有效的方法，尤其是对于培养阴性的感染病例。

270. 对关节置换术前皮肤准备有何新观点?

2018 年 ICM 对术前皮肤准备达成这样的共识：骨科手术之前在家中进行皮肤清洁，能够减少手术部位感染或假体周围感染。特别是使用葡萄糖酸氯己定（CHG），已被证实在预防 SSI 及 PJI 方面表现优异。手术切口区域的毛发应采用理发推或脱毛膏在术前即刻去除。

很多研究中也反对术前用剃须刀式备皮刀刮除体毛，因为这种方式可能导致局部皮肤破溃，增加感染风险，要用剪刀去除影响手术区域的体毛，或在之前的合适时机开始使用脱毛膏。若患者术区存在皮肤破溃，应推迟手术，否则将增加感染发生几率（Markatos et al., 2015）。

特别是国外一些健康中心，制订了严格的术前皮肤准备计划。

美国费城的 Cooper 保健服务中心关节置换手术术前皮肤程序还提供了特殊的抗菌清洁剂和清洗布，提示患者保证手术皮肤不要受伤。

美国宾夕法尼亚州的健康中心制订了详细的皮肤准备程序：①在手术前一晚，使用一次性擦拭巾之前至少洗澡两小时；②不要在手术区域使用剃须刀或脱毛乳液，剃须会增加由于剃刀缺口引起的感染风险，脱毛膏会对手术部位造成刺激；③一旦开始准备皮肤，不要在手术部位或附近涂抹任何面霜、乳液、保湿霜、粉末或化妆品；④使用前不能对湿巾包进行微波处理，并避免接触眼、耳、口唇和生殖器；⑤使用六块布擦拭身体（图 270-1）：一块用于擦拭颈部、胸部和腹部；一块用于手臂；两条腿各用一块；一块用于后背；最后一块是手术区域。需要强调的是，最后擦拭的区域要来回移动约 3 分钟，确保弄湿整个区域，保持该区域风干 1 分钟，除非药物对皮肤产生刺激，否则不能冲洗。皮肤在几分钟内具有暂时的“发黏”感很正常，同样，不要在皮肤上涂抹任何粉末，乳霜，除臭剂或乳液，穿上干净的衣服睡觉。

在手术当天早上，不要淋浴或洗澡。可以洗脸，刷牙，但不要化妆。到达手术室时，护士会提供另一套擦拭巾。擦拭过程和前一天一样。

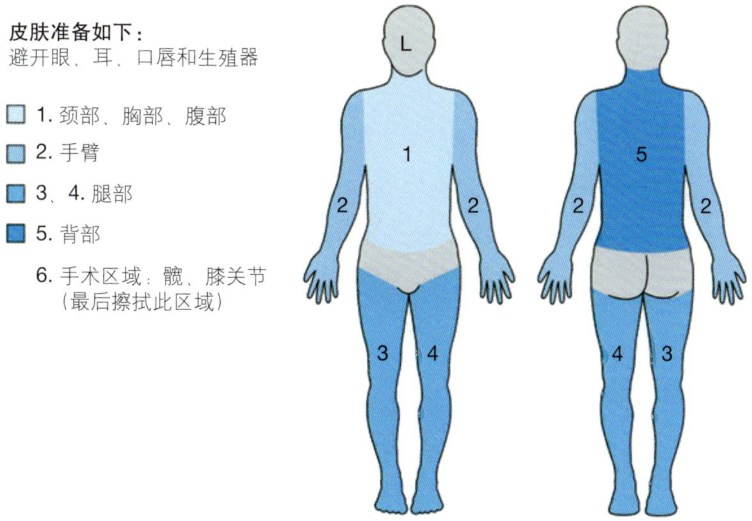

图 270-1 皮肤准备

271. 糖尿病患者做关节置换与假体周围感染率有何关系？

对于糖尿病患者是否更容易出现假体周围感染一直存在争议。很多研究认为，与正常人群相比，糖尿病患者术后 PJI 发生率显著升高。然而，另外一些高质量研究发现，在去除很多混杂因素影响后（如年龄、性别、体重指数、手术类型等），糖尿病并不是 PJI 的主要危险因素，糖尿病终末期器官损害，如慢性肾病和血管疾病等才是糖尿病人群中 PJI 升高的独立危险因素。血糖和糖化血红蛋白轻度升高也不会引起 PJI 显著增加，但在糖化血红蛋白上升到 8%～9% 或以上，及血清葡萄糖水平高于 200 mg/dl 时，假体周围感染发生率将显著增加。所以一般认为，仅诊断为糖尿病但血糖控制良好的患者，假体周围感染风险并不会明显升高。但是，严重的、血糖水平严重失控的糖尿病则是全髋关节置换的绝对禁忌证（血清葡萄糖≥11.1 mmol/L）。对于糖化血红蛋白水平高于 8%～9%，血清葡萄糖水平高于 10～11.1 mmol/L 的患者，术前应优化血糖控制方案（Jämsen et al., 2012）。

糖尿病和血糖控制水平的常规筛查可降低髋关节置换术后 PJI 的发生率。

272. 关节置换怎样预防性使用抗生素？

最合适的围术期预防性使用抗菌药物是在手术切开皮肤前 30～60 分钟内，静脉使用一代或二代头孢菌素（头孢唑林或头孢呋辛），根据患者的体重调整使用剂量。

尽管美国疾病控制与预防中心（CDC）提倡围术期单次使用抗菌药物，但并没有足够的证据支持此项决议。少量研究认为，围术期仅单次使用抗菌药物似乎并不会增加术后 PJI 的风险。同时还认为术中在创面周围局部使用万古霉素不能减少手术部位感染或假体周围感染的发生率（Mirza et al., 2016）。

原国家卫生计生委、国家中医药管理局等印发的《抗菌药物临床应用指导原则（2015 年版）》认为人工关节置换术可以预防性使用抗菌药物，但应尽量选择单一抗菌药物预防用药，用药途径大部分选用静脉输注。用药应在皮肤切开前 0.5～1 小时内或麻醉开始时给药，在输注完毕后开始手术，保证手术部位暴露时局部组织中抗菌药物已达到足以杀灭手术过程中沾染细菌的药物浓度。万古霉素或氟喹诺酮类等由于需输注较长时间，应在手术前 1～2 小时开始给药。预防性使用抗菌药物的有效覆盖时间应包括整个手术过程。手术时间较短（<2 小时）的清洁手术术前给药一次即可，如手术时间超过 3 小时或超过所用药物半衰期的 2 倍以上，或成人出血量超过 1500 ml，术中应追加一次。预防性用药时间不超过 24 小时。

用药种类方面，关节置换手术预防性使用抗菌药物推荐第一、二代头孢菌素，耐甲氧西林金黄色葡萄球菌（MRSA）感染高发医疗机构的高危患者可用（去甲）万古霉素。

目前国内尚无专门针对关节置换手术的抗菌药物预防性使用指导意见，需要各位同道的进一步探讨。

273. 初次置换使用含抗生素骨水泥到底作用如何？

关于抗生素骨水泥的使用存在很多争议。2018 年的 ICM 上对于抗生素骨水泥的使用能否降低患者术后手术部位感染或假体周围感染争议较大。会议认为最近发表的文献并没有表明含抗生素骨水泥的应用使手术部位感染 / 假体周围感染减少，并且在初次关节置换术中常规使用抗生素骨水泥会使手术成本增加，并随之带来细菌耐药性风险以及抗生素对宿主的潜在不利影响，使得初次关节置换术中常规使用含抗生素骨水泥受到了限制。

一项研究采用局部高浓度抗生素治疗关节感染和预防初次人工关节置换感染。术中小剂量添加抗生素虽然不会损害骨水泥的静止张力和抗压强度，但仍然会降低抗疲劳强度 10%～15%，因此不主张常规加入抗生素（邱贵兴，2013）。

骨水泥固定假体的原理：骨水泥在骨与假体之间既没有黏合作用也不发生化学反应，其固定作用仅靠面团期的塑形特点，将骨水泥压入骨与假体之间固化后镶嵌，把假体固定在髓腔内形成微锁机制。

初次置换使用含抗生素骨水泥是否有作用，此问题在学术界还有着一定的争议，没有确凿证据表明在初次 THA 术中使用抗生素骨水泥能够减少术后手术部位感染 / 假体周围感染（SSI/PJI）的风险。但大多数专家认为，初次置换中使用含抗生素骨水泥可以降低手术部位感染及假体周围感染的风险。含抗生素的骨水泥可以将抗生素直接缓慢释放到假体周围，更适用于感染高危患者，尽管会增加一定的花费。有证据表明，联合静脉使用抗生素及抗生素骨水泥可有效降低置换术后假体周围感染。使用抗生素骨水泥的缺点在于增加医疗花费以及有可能导致细菌耐药性增加（Jiranek et al., 2006）。

一般认为，最适合混合在骨水泥中的抗生素是万古霉素和氨基糖苷类如妥布霉素和庆大霉素（图 273-1）。与庆大霉素相比，万古霉素对耐甲氧西林金黄色葡萄球菌（MRSA）具有更高的抗菌活性，热稳定性和术后局部药物浓度方面二者相似。在抗生素用量方面，一般认为，在骨水泥中添加低于 5% 的抗生素不会影响大多数骨水泥的机械强度。

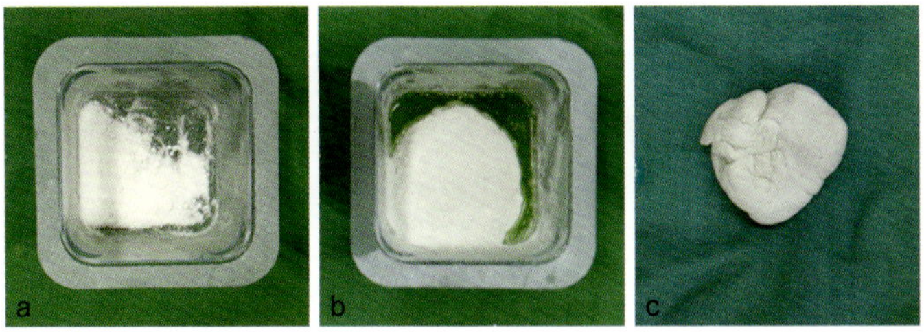

图 273-1　抗生素骨水泥制作过程：a. 预先万古霉素粉末；b. 加入骨水泥粉末及液体，搅拌均匀；c. 成型的骨水泥

274. 自身免疫性疾病患者围术期免疫抑制药如何应用？

自身免疫性疾病患者围术期免疫抑制药使用方法可参考下表（表 274-1）。

表 274-1 围术期免疫抑制药使用方法

改善病情的抗风湿药物（DMADs）：围术期继续使用该类药物	给药频率	继续 / 暂停使用
氨甲蝶呤	每周	继续使用
柳氮磺吡啶	每日 1～2 次	继续使用
羟化氯喹	每日 1～2 次	继续使用
来氟米特（Arava）	每天	继续使用
多西环素	每天	继续使用
生物制剂：手术前停止使用这些药物，在给药周期结束时安排手术。如无伤口愈合问题、手术部位感染或全身感染，术后至少 14 天后恢复用药	**给药频率**	**手术时间安排（相对于最后一次给药）**
阿达木单抗（Humira）40 mg	每 2 周 1 次	第 3 周
依那西普（Enbrel）50 mg 或 25 mg	每周 1 或 2 次	第 2 周
戈利木单抗（Simponi）50 mg	每 4 周（皮下注射）或者 每 8 周（静脉注射）	第 5 周 第 9 周
英夫利西单抗（Remicade）3 mg/kg	每 4、6 或 8 周	第 5、7 或 9 周
阿巴西普（Orencia）基于体重 500 mg; 1000 mg 静脉注射 ; 125 mg 皮下注射	每月（静脉注射）或 每周（皮下注射）	第 5 周 第 2 周
利妥昔单抗（Rituxan）1000 mg	每 4～6 个月 2 次，每次间隔 2 周	第 7 个月
托珠单抗（Actemra）4 mg/kg 静脉注射；162 mg 皮下注射	每周 1 次（皮下注射）或每 4 周 1 次（静脉注射）	第 3 周 第 5 周
阿那白滞素（Kineret）100 mg 皮下注射	每天	第 2 天
苏金单抗（Cosentyx）150 mg	每 4 周	第 5 周
优特克单抗（Stelara）45 mg	每 12 周	第 13 周
贝利单抗（Benlysta）10 mg/kg	每 4 周	第 5 周
托法替尼（Xeljanz）5 mg ：手术前 7 天停用该药物	每天 1 次或 2 次	末次给药后 7 天
重度 SLE 特殊用药：围术期继续使用该类药物	**给药频率**	**继续 / 暂停使用**
霉酚酸酯	每天 2 次	继续使用
硫唑嘌呤	每天 1～2 次	继续使用
环孢素	每天 2 次	继续使用
他克莫司	每天 2 次（静脉注射和皮下注射）	继续使用
非重度 SLE：围术期暂停使用该类药物	**给药频率**	**继续 / 暂停使用**
霉酚酸酯	每天 2 次	暂停使用
硫唑嘌呤	每天 1～2 次	暂停使用
环孢素	每天 2 次	暂停使用
他克莫司	每天 2 次（静脉注射和口服）	继续使用

给药间隔来自制药公司网站。
*2016 年美国风湿病学会 / 美国髋膝关节外科医师协会关于择期全髋和全膝置换手术患者围术期抗风湿药物使用指南

275. 为预防 PJI 发生，手术室环境应注意哪些情况?

层流手术室的目的是过滤空气后使空气保持平稳流动，过滤后的空气在没有出现扰动和湍流的情况下进入手术区域。层流技术可以确保过滤后的空气不会在进入手术区域前接触污染源，也确保过滤空气和未过滤空气不发生混合（图 275-1）。但近期的骨科文献没有证实使用层流装置（LAF）可以减少手术部位感染（SSI）或关节假体周围感染（PJI），因此根据目前的证据认为，行髋关节置换时层流手术室并不是必须的。

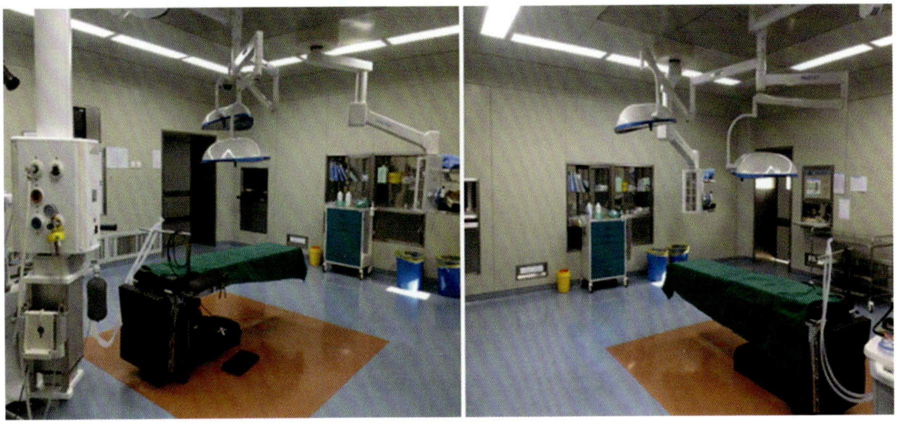

图 275-1　带有层流技术的现代化手术室

但是，很多高质量研究认为，空气中的微生物数量（菌落形成单位，CFUs）与 PJI 发生率有着很强的正相关性（Laufman et al., 1976）。

切口或术区周围微生物越多，术后发生假体周围感染的可能性越大，故手术室环境至关重要，在行全髋关节置换时需注意以下几点：

（1）关节置换手术时，手术室内人员数量及开门次数与手术室内空气中微粒数量正相关，手术室内空气微粒增多可导致 PJI，因此，关节置换手术时手术室内人流量应降到最低。

（2）手术室温度会影响患者的核心体温，可能会影响术后 SSI 和 PJI 的发生率，因此，应尽可能保持最佳的手术室温度。近期的研究表明，季节变化与 SSI 发生率之间存在一定的相关性。SSI 在炎热的季节发生率最高，在冬季发生率较低，但此结果影响因素众多且各因素之间交互复杂。目前没有研究证实最理想的温度范围，但一般认为，手术室温度应保持在 18 ~ 24℃。温度较高可导致手术室内蒸腾增加，尤其会增加手术者的出汗量，出汗量增多则手术区域被汗水污染的可能性增加 (Isgren et al., 2015)。

（3）骨科手术中，手术灯手柄很可能是一项重要的污染源。虽然没有强有力的证据表明手柄上发现的细菌可以直接导致 PJI，但是仍建议在骨科手术过程中，手术医生应减少触摸灯柄次数，尽可能让其他人员移动光源，以减少术后 SSI 及 PJI 的可能。

（4）手术器械托盘应尽可能在临近手术时打开。打开后，托盘和器械应在不使用时用无菌敷料或手术单覆盖。

（5）患者进入手术室应戴手术帽和口罩，口罩和手术帽的使用可以减少空气中的微生物数量，从而降低 SSI 及 PJI 的风险。

276. 为避免 PJI 发生，手术中操作应注意哪些事项？

为避免 PJI 的发生，关节置换术中操作至关重要，需要注意事项如下：

（1）切开皮肤后应更换手术刀。皮肤表层的细菌会污染手术刀，并将其带入到更深的组织中。术区皮肤消毒可以显著减少微生物的数量，但不能完全根除微生物，尤其是常驻菌群。当皮肤被切开时，在皮肤深部定植的微生物会污染暴露的组织并可能导致手术部位感染。考虑到更换刀片成本很低，而假体周围感染后果的灾难性，建议在切开皮肤后要更换手术刀。

（2）术中更换手套可以减少污染的可能，降低关节置换术后 SSI 及 PJI 的发生率。在铺单后、接触假体前以及手套破损出现肉眼可见的裂孔后应更换手套。在较长时间的手术中，手套也应该至少 60 ~ 90 分钟更换一次以降低污染的可能。

（3）手术过程中应定期更换吸引器头。虽然尚未明确更换的时间间隔，但一般认为应该每 60 分钟更换一次。手术过程中吸引器头容易受到污染，且污染率随着手术时间的延长而升高。不应将吸引器头长时间留置在髓腔内，因为吸引器会将大量的空气和颗粒物吸入髓腔，从而导致髓腔内污染。

（4）电刀头在手术过程中可能会受到污染，在已知感染的情况下，如 PJI 的一期或二期翻修手术中，建议在清理手术结束后和新假体植入前更换电刀头。

277. 关节置换术中冲洗技术如何应用？

术中冲洗是减少手术部位感染的重要手段之一。美国疾病控制与预防中心（CDC）和世界卫生组织（WHO）最新发布的指南建议，在关闭手术切口之前，应使用稀释的聚维酮碘（povidone iodine）溶液冲洗伤口。稀释的聚维酮碘溶液释放的游离碘可以杀灭各种病原微生物，与常规生理盐水相比，稀释的聚维酮碘溶液冲洗伤口能够更好地预防手术部位感染。

大量证据表明，等渗盐水和林格溶液（复方氢化钠注射液）都是安全有效的冲洗液，目前尚无证据表明二者的优劣性。髋关节置换术中冲洗液的最佳用量尚不明确。

不建议在冲洗液中额外添加抗生素。在冲洗液中添加抗生素的抗感染效果并不明确，出于对抗菌药物耐药性、医疗成本、过敏等问题的考虑，很多学者认为不应该在手术冲洗液中加入抗菌药物（Kapadia et al., 2016）。

总之，髋关节置换手术冲洗是非常有好处的，它可以把手术操作过程中产生的骨碎屑冲洗干净，预防异位骨化，还有预防 SSI 及 PJI 的作用。

278. PJI 的发生与手术时间有关联吗？

手术时间延长与手术部位感染之间存在相关性。手术时间的延长可由手术的复杂性导致，在不影响手术技术的前提下，应尽可能减少手术时间以预防感染。

Urquhart 等（2010）发表了一篇关于原发性全髋关节置换术后 SSI 危险因素的系统性综述，认为手术时间较长是深部手术部位感染的独立危险因素。Cheng 等（2016）对包括骨科手术在内的多种手术过程进行了 meta 分析，其结果表明，手术部位感染发生的可能性随着时间的增加而增加。例如，手术时间每延长 15 分钟、30 分钟和 60 分钟，手术部位感染发生的可能性分别增加了 13%、17% 和 37%。

分析原因可能为手术时间越长，手术区域及手术器械暴露于空气中的时间越长，增加了污染的机会；同时操作的时间越长，机体承受的创伤就越大，增加了血肿发生的可能性，并降低了局部的抵抗力，使感染的可能性更大。

因此很多专家认为，应采取各种措施尽可能避免手术时间延长，使用可能会增加手术时间的技术时应谨慎行事。

279. 关节置换术后伤口如何管理？

关节置换术后伤口愈合至关重要，如何严格管理术后伤口是临床医生十分关注的问题，很多关节置换术后的患者由于伤口出现渗出、破溃等问题导致手术失败，给患者带来巨大痛苦的同时也给医生造成身心的巨大创伤，目前关于关节置换术后伤口管理依然有很多争议。

关节置换术后各种闭合手术切口的方法效果相当，未发现任何一种方法有着更强的优越性。当前有多种技术可用于关节置换术后闭合切口，如缝线、钉皮器、黏合剂等。有学者进行的综述比较了不同切口闭合方式对切口感染和愈合不良的影响，发现不同闭合方式之间差异无统计学意义。依据现有的研究结果认为，没有任何一种切口闭合系统能够明显地降低 SSI/PJI 的风险。

没有确凿的证据表明，使用抗菌涂层缝合线可以降低 THA 术后发生 SSI/PJI 的风险。

与常规纱布敷料相比，有证据表明封闭敷料和 / 或银离子敷料可以减少伤口并发症，降低 SSI 和 PJI 的发生率，应考虑常规使用。但封闭敷料、银离子敷料减少 SSI/PJI 的原因尚不清楚，仍需要进一步的研究（Tisosky et al., 2017）。

手术室无菌条件下覆盖于手术切口的敷料应根据敷料的清洁和干燥度进行更换。如果敷料上没有明显的渗血、渗液，则不需要早期和频繁更换手术敷料。如敷料干燥整洁，建议原始敷料应覆盖切口至少 48 小时。术后 48 小时内应尽可能保持伤口干燥，避免弄湿伤口。

目前认为，术后早期活动不会增加伤口渗液及 SSI/PJI 的风险。考虑到术后早期活动可预防深静脉血栓等并发症，并可改善预后，一般认为术后早期活动对患者有利。

280. 关节置换术后出血与抗凝如何掌握?

阿司匹林是应用最为广泛的抗血小板药物，已有大量临床研究证实其在防治动脉粥样硬化性心血管疾病中的作用。很多文献报道，围术期持续服用阿司匹林的患者与不服用阿司匹林的患者 PJI 发生率无显著性差异。Kulshrestha 等（2013）发现，与阿司匹林相比，接受依诺肝素治疗的患者，其伤口并发症的发生率是使用阿司匹林的患者的 8 倍。目前没有证据表明围术期使用阿司匹林会增加 SSI/PJI 的发生率，由于停用阿司匹林会增加相关的心脏病和卒中风险，所以关节置换术前不应停用阿司匹林。

大多数专家认为使用氨甲环酸可以降低全髋关节置换术后 SSI/PJI 的发生率，原因与使用氨甲环酸后出血减少降低了术后贫血及异体输血的可能性有关。使用氨甲环酸可以减少术中、术后出血，降低术后贫血的发生率，而异体输血可以引发患者的免疫调节作用，与术后感染风险升高有关。虽然贫血及异体输血与感染增加之间是否存在因果关系尚不明确。

目前美国胸科医师协会（ACCP）和美国骨科医师学会（AAOS）就深静脉血栓（VTE）的预防之间达成一致，推荐使用药物预防术后深静脉血栓。常用的 THA 术后深静脉血栓预防药物包括阿司匹林、维生素 K 拮抗剂、低分子肝素及口服抗凝血药物（如利伐沙班）等。抗凝药物引起的创面渗液、渗血以及血肿形成可导致 SSI/PJI。因此，在选择术后 VTE 预防措施时，血栓和出血风险之间的平衡就显得尤为重要。具体抗凝药物对术后 SSI/PJI 的影响尚不明确，但一般认为阿司匹林导致 SSI/PJI 的风险明显低于其他抗凝治疗。

281. 如何界定 PJI 是急性还是慢性?

目前没有基于循证医学的证据支持存在一个特殊的时间节点以区分急性和慢性

PJI。引入一个时间范围以区分急性和慢性 PJI 的主要目的是将患者分为两类，一类是保留关节假体并使用清创、抗生素等治疗（DAIR）成功率较高的患者，即急性 PJI 患者；另一类保守治疗成功率较低，推荐手术取出假体，即慢性 PJI 患者。

PJI 的分类目前仍广泛采用 Tsukayama 分类标准（Tsukayama et al.,2003），主要以感染发生的时间为界，将 PJI 分为术中培养阳性的感染（Ⅰ型）、术后早期感染包括浅表和深部感染（术后 4 周内，Ⅱ型）、急性血源性感染（Ⅲ型）及晚期慢性感染（Ⅳ型）四类。而 Zimmerli 等（2005）则将时间延长至 3 个月，将 PJI 分为早期感染（术后 3 个月内）、延迟感染（术后 3 ~ 24 个月）和晚期感染（术后 >24 个月）。

DAIR 治疗失败的原因之一为是否存在成熟的细菌生物膜。生物膜是微生物细胞自身产生的胞外多聚物基质（主要为多糖）所包围而形成，它附着于假体表面，将菌体群落包裹其中，具有复杂的结构。生物膜中的细菌对抗生素、过氧化氢或其他杀菌剂的抗性比游离细胞高约 400 倍。生物膜形成后，如果不移除植入物，单靠抗生素是无法治愈 PJI 的。体外研究表明，接种细菌后仅数小时内就开始形成生物膜，但这些实验是在细菌生长的“最佳”环境下进行的，未引入宿主体内的复杂环境及其免疫系统的作用。很多研究表明，成熟的生物膜在 2 ~ 6 周内形成。然而，生物膜的形成过程在不同种类的细菌、接种环境和宿主之间存在很大差异。一般认为，DAIR 治疗越早，对急性感染的治疗效果越好。但是，DAIR 治疗效果影响因素较多，不应仅仅考虑时间因素（忻振凯，2016）。

目前认为感染的自然病程是一个从起始到慢性化的连续过程，假体周围感染患者治疗方式的选择不应仅仅依据症状持续的时间或者假体植入的时长来决定。还应该考虑到其他的影响因素，如植入物的稳定性、窦道存在与否、致病微生物的毒力以及患者的一般情况。但需要注意的是，如果关节置换手术的时间与出现感染症状的时间距离超过 4 周，涉及保留假体的手术治疗手段更容易失败。所以，不应仅仅依据关节置换术后时间或症状持续时间划分急性和慢性 PJI，还应该考虑其他因素。

282. D- 二聚体在 PJI 诊断中的应用如何?

D- 二聚体是一种纤维蛋白降解产物，常常被用于疑似肺栓塞患者的筛查检验。很多研究支持使用 D- 二聚体水平作为诊断 PJI 的血清学指标。当局部感染引起炎症反应时宿主出现适应性反应，出现细胞因子诱导的凝血激活导致纤维蛋白沉积在感染部位，以阻止微生物进入全身循环。在这种情况下为了克服纤维蛋白网络的限制，病原微生物将纤溶酶原转化为纤溶酶以降解纤维蛋白。因此，滑膜中纤维蛋白溶解和凝血通路的同时激活被认为是关节周围炎症的结果。D- 二聚体是最简单的纤维蛋白降解产物，D- 二聚体水平升高说明体内存在高凝状态和继发性的纤维蛋白溶解亢进。

有研究证实血清 D- 二聚体阈值在 850 ng/mL 时诊断 PJI 效率最佳。然而，这一阈值仅经过一项单中心研究确定，为确定此阈值的有效性仍需进一步研究。血清 D- 二聚体测定的优势在于它具有较高的敏感性和特异性，并且它在术后迅速下降到基线水平，可以用于评估疑似急性 PJI（ Shahi et al., 2017 ）。

但是，D- 二聚体增高也提示着人体内各种原因引起的血栓性疾病。使用 D- 二聚体诊断 PJI 时应除外临床上常见的引起 D- 二聚体升高的疾病，如深静脉血栓、肺栓塞、弥漫型血管内凝血、急性心肌梗死、脑梗死、恶性肿瘤等。

283. α - 防御素在诊断 PJI 中的作用是什么?

α - 防御素是一种带正电荷的两性分子肽，含 18 ~ 45 个氨基酸残基。它主要由中性粒细胞及小肠帕内特细胞（ Paneth cell ）合成和分泌。当受到病菌侵犯时，中性粒细胞分泌的 α - 防御素通过增加病菌细胞膜的通透性杀灭病原菌。α - 防御素可以在关节液中测得，它被认为是敏感性和特异性最高的 PJI 诊断指标。

有学者发现使用抗生素不会影响关节液 α - 防御素对关节假体周围感染的诊断。使用抗生素的患者，关节液 α - 防御素仍具有 100% 的敏感性，明显高于红细胞沉降率（ 敏感性 69.0% ）、血清 CRP（ 敏感性 79.3% ）、滑液多核细胞百分比（ 敏感性 79.3% ）、滑液菌培养（ 敏感性 70.0% ）、滑液白细胞计数（ 敏感性 93.1% ）（ Jacovides et al., 2011 ）。Deirmengian 等（ 2014 ）进行了一项前瞻性大样本研究，纳入 112 例诊断为无菌性松动和 37 例诊断为关节假体周围感染的患者。发现关节液 α - 防御素准确诊断了其中的 143 例，出现了 5 例假阳性，1 例假阴性（ 特异性 95.5%，敏感性 97.3% ）。当联合血清 CRP 时，5 例假阳性得以纠正。他们认为，血清 CRP 和关节液 α - 防御素联合检查对关节假体周围感染具有很高的诊断价值（ 特异性 100%，敏感性 97.3% ）。

综上所述，关节液中 α - 防御素测定是对传统 PJI 诊断标准的有益补充。但 α - 防御素检测也有着一定的局限性。在存在金属腐蚀的情况下，关节液 α - 防御素的假阳性率可高达 30%。在使用生理盐水进行关节冲洗后、纯血性穿刺液（ 术后大量血肿 ）、存在窦道、使用占位器等情况下，也不宜进行关节液 α - 防御素测定。不建议在术后早期（ 4 ~ 6 周内 ）使用该项检查。

284. PJI 的诊断标准是什么?

2018 年 ICM（ 国际共识会议 ）PJI 诊断标准如下（ 表 284-1 ）：

表 284-1　2018 年 ICM（国际共识会议）PJI 诊断标准

主要诊断标准（以下 2 项中至少 1 项）	判断
使用标准培养方法从 2 个以上假体周围标本中培养出同一种致病菌	感染
存在与关节腔相通或者可以看到假体的窦道	

次要标准	判断阈值		评分	判断
	急性[1]	慢性		
血清 CRP（mg/L） 或 D- 二聚体（ng/L）	100 未知	10 860	2	术前与术中评分总和： ≥6：感染 3～5：无法确定[2] <3：非感染
血清 ESR 升高（mm/h）	无意义	30	1	
关节液 WBC（个 / μl） 或 白细胞酯酶 或 血清 α- 防御素阳性	10 000 ++ 1.0	3000 ++ 1.0	3	
关节液中性粒细胞百分比升高（%）	90	70	2	
单个标本细菌培养阳性			2	
组织病理学检查阳性			3	
术中发现脓液[3]			3	

注：1. 此标准从未在急性感染中得到验证
　　2. 不能确诊的病例可以考虑进一步行分子诊断技术，如下一代测序
　　3. 术中发现脓液对怀疑局部组织反应的病例不适用

该诊断标准主要基于专家的意见，未经过严格验证。尽管该诊断标准特异性较高，但敏感性不足，尤其是在早期急性感染诊断方面。

285. 可吸收抗生素材料在感染中应用如何?

载庆大霉素聚甲基丙烯酸甲酯骨水泥（PMMA）为目前治疗骨科内植物感染的金标准，但临床长期应用证明 PMMA 载体的缺陷有药物释放不完全、不能降解吸收，并且是残留感染或感染复发的因素。因此可吸收生物降解材料为抗生素载体的药物缓释系统受到关注。

缓释系统主要由以下材料复合抗生素构成：

移植骨类

包括自体骨、同种异体骨和异种骨。移植骨载抗生素系统在治疗感染的同时有利于骨的爬行替代，完成骨的修复。抗生素通常以粉剂形式加到磨粒松质骨或将移植骨浸入到抗生素溶液中制备抗生素缓释系统，硫酸钙和磨粒松质骨是在美国获得批准可临床应用的载体材料。

磨粒松质骨于 1984 年开始作为抗生素载体，实验研究发现抗生素释放形式为一级动力学形式，抗生素释放时间超过 3 周，局部抗生素浓度大于杀菌浓度在 3 周以上（Mclaren et al., 2004）。

骨移植替代物类

主要有硫酸钙、磷酸三钙、羟基磷灰石、生物活性玻璃等。该类材料作为抗生素载体，能提高局部抗生素浓度，避免疾病的传播，有美国 FDA 允许的治疗适应证，具有良好的生物相容性、骨传导性，参与新骨的生长。

蛋白类材料

包括冻干胶原海绵、纤维蛋白、人纤维蛋白原等，临床已单独或复合应用。此类材料多从自体、同种异体或异种的生物组织中提取，通过蛋白结合抗生素或提供一机械支架作为抗生素载体，抗生素洗涤一般较快。胶原海绵抗生素缓释系统的研究较多，胶原海绵制备于牛 I 型微纤维胶原，为三维结构，对于其抗生素洗脱时间，意见范围在 2 ~ 28 天。

合成聚合物

此类生物材料包括聚酐、聚乳酸（PLA）、聚乙醇酸交酯、聚乳酸 - 羟基乙酸共聚物（PLGA）、聚己内酯（PCL）、聚羟基丁酸戊酯等。PLA 和 PLGA 抗生素缓释系统的体内、外释放实验证明抗生素可持续释放达 6 ~ 8 周，同时材料具有良好的组织相容性和可降解性，且药物释放模式、释放量与植入物材料的种类、大小有关。PCL 妥布霉素系统的体内、外洗提实验证实妥布霉素洗提浓度高，可持续 8 周以上，药物释放平稳（Burd et al., 2001）。

复合生物材料

由以上各种材料复合而成，具有以下特点：①通过调整材料成分的组成比例可调整抗生素的释放时间和速度；②材料可提供骨诱导所必需的理化特性；③提供骨传导、骨整合和充分的结构支撑的支架。

尽管可降解型抗生素缓释系统种类较多，但美国 FDA 仅批准硫酸钙和磨粒松质骨临床应用，其原因在于有关的实验数据是用不同的实验方法取得，一些重要的实验参数如洗涤液的类型、体积、温度、材料的表面积等不同的实验差别较大，这样即使同一系统不同的洗提方法获得的结果也不一样。体外的洗涤因素不能完全模仿体内环境，体内的实验结果同体外相关性差。

286. 使用陶瓷部件是否可以降低髋关节假体周围感染翻修的风险？

关节假体周围感染（PJI）是 THA 术后的一种灾难性并发症。关于不同材料部件对 PJI 是否有影响的意见并不一致。

感染的原因是多因素的，有研究认为摩擦副对感染具有重要影响。有实验室研究表明，生物量和细菌对不同表面的黏附似乎是不同的。陶瓷在提供尽可能低的感染率方面可能具有优越性。有研究将陶瓷与金属和聚乙烯进行了比较，其中一些针对复杂因素多变量分析以及来自国家登记处的数据表明金属部件的关节比陶瓷 - 陶瓷或陶瓷 - 聚乙烯部件更容易受到感染（Hexter et al., 2018）（图 286-1、图 286-2）。

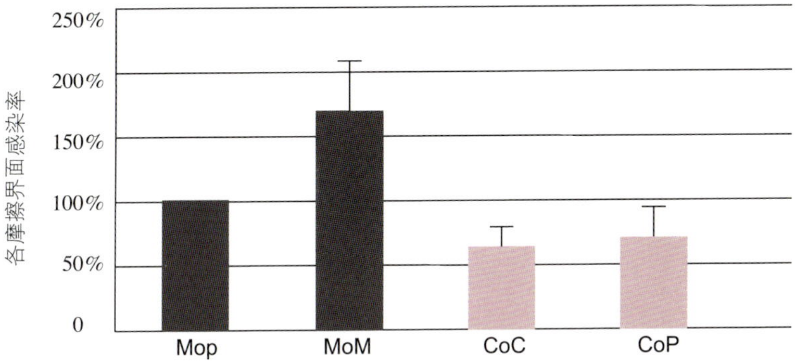

图 286-1　各摩擦界面感染率比较（CeramTec 公司）

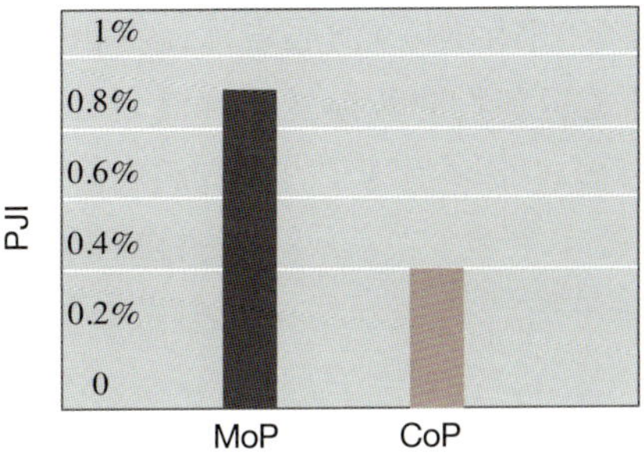

图 286-2　假体周围感染引起的翻修率，纳入 5136 例患者（2740 例采用金属 - 聚乙烯关节，2396 例采用陶瓷 - 聚乙烯关节），金属 - 聚乙烯关节的感染风险是陶瓷 - 聚乙烯的 2.6 倍（CeramTec 公司）

一些关节登记中心显示，70 岁或以下患者全髋关节置换采用陶瓷 - 陶瓷界面时因感染而翻修的几率明显比陶瓷 - 聚乙烯界面或金属 - 聚乙烯界面小。可能的原因是金属假体局部组织不良反应发生率高，且合并软组织坏死，从而为细菌生长提供了一个适合的环境。还有证据显示金属 - 金属关节面产生的金属颗粒对机体免疫系统和细菌生长有调节作用，因而使发生 PJI 的风险增大（Pitto et al., 2016）。

陶瓷可以降低感染发生率，在生物学方面的阐述为：在 PJI 发展的关键一步中，黏附细菌合成了一种复杂的糖，它对免疫系统和抗菌治疗具有抵抗力。众所周知，粗糙度和疏水性等表面特性会影响生物膜的形成。因此，陶瓷表面可以提供一定程度的保护，防止生物膜的形成。用于关节成形术的陶瓷比金属更硬，可以抛光到较低的表面粗糙度；它们还具有良好的"润湿性"(即亲水性)。感染方面，研究表明在较光滑的表面细菌黏附力下降。但是这些证据并不统一，有研究证实，金黄色葡萄球菌对疏水表面的黏附力比对亲水表面的黏附力更强(Hexter et al., 2018)。

然而，有些专家认为数据登记统计中的感染率低并不一定是由于陶瓷材料导致的，而是由于陶瓷假体对病例的选择导致的。聚乙烯 - 陶瓷或陶瓷 - 陶瓷适用于年轻和健康的患者。糖尿病、肥胖、类固醇依赖、肾功能不全、皮肤病等疾病患者较难采用陶瓷假体关节置换，但这些疾病都是感染的已知风险因素。

287. 髋关节置换感染假体未松动可以多次清理吗?

PJI 是髋关节置换术后的灾难性并发症。由于生物膜的存在，单纯使用抗菌药物的成功率较低。一期或二期关节翻修术由于创伤大、医疗花费较高，常常带来巨大的医疗负担。保留假体的清创手术(DAIR)由于创伤小、花费少，对关节功能影响较小，被认为是治疗急性 PJI 的首选治疗方式。彻底的清创是保证 DAIR 手术成功的先决条件。术中必须彻底清除一切感染组织、病变滑膜、失活组织和异物，对于不确定是否被感染侵及的组织应该彻底去除。术中应更换所有可动组件，如髋臼内衬和股骨球头，目的是达到更彻底的清创效果。

在 DAIR 手术次数方面，很多专家认为，在初次 DAIR 手术失败后更加推荐旷置术，Romanò 等(2012)报道，主动行多次 DAIR 手术治疗成功率比单次清创的成功率更高。曹力教授等曾有病例报道，全髋关节置换术后感染患者共行 5 次 DAIR 手术，最终控制感染，治疗获得成功。

因此，对于急性 PJI 患者，可选择多次 DAIR 手术以达到保留假体并控制感染的目的。但是，多次清理仍有一定的失败可能性，应根据细菌种类、患者情况全面分析，采取更加安全和适当的治疗方法。

288. PJI 有家族史的概念吗?

Lee 等(2013)在 2013 年进行的一项研究显示，手术部位感染(SSI)具有一定的家族聚集性，检验家系亲疏程度的家系指数与 SSI 发生率有着显著的相关性($P<0.01$)，即使忽略关系的亲密性，该相关性依然存在($P=0.019$)。在一项基于人群的队列研究中，Anderson 等 (2017)研究了 66 985 例进行关节置换的患者，其中 1530 例患者(2.3%)出现 PJI。在研究中 Anderson 等发现了 218 个 PJI 易感家系，其中 116 个为高危家系，其家族标准化发生率 >2，差异有统计学意义。不仅如此，他们还确定了 9 个极高危家系，关节置换术后 PJI 发生率大于 8%，其中的一个极高危家系，其家族标准化 PJI 发生率为 7.5。但该研究鉴定出的高危家系总体数量偏少，关于关节置换术后 PJI 家族聚集性仍需进一步的多中心、大样本研究。未来的研究应着力于全基因组测序，以确定 PJI 风险与家族性亚临床免疫缺陷的关系。

289. 细菌疫苗的应用可以预防 PJI 吗?

疫苗是将病原微生物（如细菌、立克次体、病毒等）及其代谢产物，经过人工减毒、灭活或利用转基因等方法制成的用于预防传染病的自动免疫制剂。18 世纪末，英国医生詹纳（Edward Jenner）发现接种牛痘能够预防天花，首次提出了疫苗的概念。随着微生物学、免疫学、分子生物学等学科的发展，细菌疫苗又有了较大的发展，结核分枝杆菌、流感嗜血杆菌、肺炎链球菌等疫苗已广泛应用于临床。超级细菌是指对抗菌药物有超强耐药性的细菌的总称。随着抗菌药物滥用问题日益严重，“超级细菌”已成为引起临床感染尤其是 SSI 和 PJI 的严重病原菌。PJI 的常见致病菌有金黄色葡萄球菌、凝固酶阴性葡萄球菌、链球菌、肠球菌、需氧革兰氏阴性杆菌等，其中一部分为超级细菌，如耐甲氧西林金黄色葡萄球菌（MRSA）、耐甲氧西林表皮葡萄球菌（MRSE）、多重耐药铜绿假单胞菌等。超级细菌的流行需要新的抗菌药物研发，但新型抗菌药物的研发周期长，且耐药菌的发展速度远远快于新药研发。细菌疫苗接种为超级耐药细菌感染的治疗带来了新的思路。

细菌疫苗的优势主要有以下几点：①疫苗的使用不受现有细菌耐药机制的影响；②疫苗可以减少抗菌药物的用量，进而延缓细菌耐药的出现和扩散；③疫苗有较强的特异性，不会对人体正常菌群产生影响，不会出现抗菌药物导致的菌群失调。

当前，很多种有关金黄色葡萄球菌、铜绿假单胞菌、鲍曼不动杆菌的疫苗处于实验及临床试验阶段，但目前尚无美国食品药品监督管理局（FDA）批准上市的超级细菌疫苗。有关细菌疫苗在骨科中的应用方面，目前至少有 14 项实验研究（非临床研究）证实了细菌疫苗在预防细菌生物膜形成及假体相关感染方面的有效性。研究的病原菌分别为金黄色葡萄球菌、表皮链球菌、粪肠球菌、放线共生放线杆菌、肺炎链球菌等。但是，将这些结果引入到临床实践中仍存在很多困难，临床试验结果还不能证实他们的安全性和有效性。虽然 FDA 尚未批准疫苗或被动免疫疗法用于骨科手术，但目前一项正在进行的针对脊柱融合患者的Ⅱ期临床试验已经证实，一种四价疫苗（SA4Ag）在健康志愿者体内产生了免疫原性，且安全可靠。

抗菌疫苗在预防 PJI 中的应用虽然面临着很多挑战，但基因组学、分子生物学、蛋白组学等技术的不断进步，以及对超级细菌耐药机制的深入认识，必将推动细菌疫苗研究的快速发展。抗菌疫苗在骨科大手术尤其是关节置换中的应用将会拥有广阔的前景。

290. 细菌疫苗的研发状况如何?

疫苗接种在人类历史上对于控制严重致病菌的感染和流行起到了重要的作用，特异性疫苗可以从源头上控制超级细菌的感染。肺炎链球菌结合疫苗（PCV）的使用已经证明疫苗可以降低耐药细菌的感染率及其耐药率。2010 年新一代十三价肺炎疫苗（PCV13）上市，该疫苗可以预防 13 种血清型肺炎链球菌，包括了耐药的肺炎链球菌血清型 19A，显著降低了耐药肺炎链球菌的感染。肺炎链球菌疫苗的应用成为控制耐药细菌感染的一个成功范例。

金黄色葡萄球菌疫苗的临床研究已经广泛开展，国外已有包括默克、辉瑞、诺华、葛兰素史克在内的多个生物医药公司共计 9 个金黄色葡萄球菌疫苗分别开展了Ⅰ、Ⅱ、Ⅲ期临床试验，但目前尚需攻克一些技术难关，故尚无批准上市的金黄色葡萄球菌疫苗。在国内，由陆军军医大学（第三军医大学）研制的我国首个重组金黄色葡萄球菌疫苗于 2015 年获得 CFDA 批准的Ⅰ、Ⅱ、Ⅲ期临床研究批件。该疫苗为目前国际上抗原种类最多的五价金黄色葡萄球菌疫苗，动物免疫攻毒保护试验结果证明，该疫苗保护率大于 85%，可有效抵御金黄色葡萄球菌的感染侵袭，该疫苗即将开展Ⅰ、Ⅱ、Ⅲ期临床研究。

铜绿假单胞菌疫苗的开发已有数十年历史，迄今为止有 4 个疫苗进入了Ⅲ期临床试验，其中 3 个已宣布失败，开发公司包括美国辉瑞公司、瑞士 Serum and Vaccine Institute 公司，澳大利亚 IMMUNO 公司。目前还有奥地利 Valneva Austria GmbH 公司研制的 IC43 疫苗进入了Ⅲ期临床试验。目前尚无上市的铜绿假单胞菌疫苗。

目前还没有上市或进入临床试验的鲍曼不动杆菌疫苗，该疫苗还处于试验研究阶段。

有关表皮链球菌、粪肠球菌、放线共生放线杆菌等的疫苗尚处于动物试验阶段，进入临床试验仍需进一步的努力。

目前尚无美国食品药品监督管理局（FDA）批准上市的、适用于骨科手术的细菌疫苗。应用于骨科手术尤其是髋关节置换术的疫苗应具备以下几个特点：传统疫苗仅针对单一病原体，预防 PJI 的疫苗应尽可能覆盖多种常见病原菌；传统疫苗接种对象是健康人群，而 PJI 相关疫苗的接种对象主要是围术期高危人群，总体特征为免疫力功能减退；PJI 相关疫苗接种后应尽早产生免疫保护效果，时间窗口较短，不超过 7 ~ 10 天。因此，传统疫苗开发策略难以满足 PJI 疫苗研发的需要，需要面对更大的挑战。

291. 对抗菌性聚乙烯的研究状况如何?

当前对抗菌性聚乙烯的研究主要分为两个方向：一是在聚乙烯表面涂覆抗菌涂层；二是制造高分子聚乙烯与抗菌成分的复合材料。

医疗器械上的抗菌涂层可以有效减少感染风险，抑制细菌生物膜形成。曾有学者通过添加涂层（聚乙二醇等）改变聚乙烯的生物化学特性以减少细菌的黏附，以达到抗菌的效果，但该技术抗细菌黏附能力有限，其效果只能作用于少数种类的细菌。很多学者通过添加富含银离子、铜离子或一氧化氮的涂层以达到抗菌的效果，但此类涂层不耐磨损，难以应用于摩擦表面上，如髋关节置换术中使用的超高分子量聚乙烯衬垫。Harrasser 等（2016）报道了富含银离子的类金刚石表面碳涂层技术为该类研究提供了新的思路。类金刚石表面碳涂层可以与聚乙烯紧密结合，并且有着优秀的耐磨性，其中富含的银离子可以达到良好的持续抗菌效果，但还需要进一步的研究来评估该涂层在实际应用中的力学和化学稳定性。

在制造复合材料方面，Zapata 等（2012）制造了含 3% 和 5% 银纳米纤维的聚乙烯复合材料，并对其进行了抗菌性测试。银纳米纤维直径约为 80 nm，长度约为 100 μm。他们发现含 5% 银纳米纤维的聚乙烯复合材料对大肠埃希氏菌有着 88% 的抗菌活性，该材料释放的银离子可以减少细菌黏附并抑制大肠埃希氏菌的生物膜形成。尽管这两类材料正在尚处于实验室研究阶段，但随着材料技术的不断进步，抗菌性聚乙烯可能会在不久的将来即应用于临床工作中。

292. 对 PJI 基因的研究状况如何?

关节假体周围感染（PJI）是一种灾难性并发症，目前一般认为 PJI 的易感性是环境和遗传因素共同作用的结果。环境因素包括病原菌类型、置换所使用的假体类型、假体材料、体重指数、年龄、糖尿病、手术时间、营养不良、存在其他部位的感染病灶以及既往关节感染等。但患者的遗传因素也会对 PJI 的发生产生影响，遗传因素会对 PJI 易感性的阐释提供新的思路。

不同个体间细胞因子和蛋白质的变异广泛存在，该变异是由基因决定的，一般认为相应基因调控区域内的基因多态性导致了细胞因子和蛋白质的变异。遗传多态性是一种被认为是生物学上正常的遗传变异，可以在至少 1% 的人群中看到，但这样的变异可能会影响蛋白的转录、相关因子的表达、免疫反应等，最终导致个体对某些疾病的易感性。迄今为止，已经有多项研究报道了遗传因素在 PJI 个体易感性中的作用，包括蛋白质、受体、细胞内介质、细胞因子以及酶的突变。

骨保护蛋白（RANK/RANKL/OPG）系统在与炎症性关节炎和肿瘤介导的骨丢失相关的骨溶解中发挥重要作用，该系统介导了骨丢失导致的关节置换术后无菌和感染性松动。MBL 是一种肝来源的血清蛋白，参与细菌的调理作用，在感染的急性期反应中增加，并介导补体活化。与对照组相比，C 等位基因和基因型 C/C 与 PJI 高度相关。TLR 是细胞进化蛋白，参与宿主抗感染防御的第一道防线，它们启动细胞内负责炎症和免疫反应的分子通路。编码 TLRs 基因的几个结构变异会改变它们的功能，与 PJI 的易感性有关。Stahelova 等（2013）报道，PJI 患者中较不常见的 IL-1β-511 T 等位基因携带者的比例明显高于未发生 PJI 的患者，类似地，PJI 患者组中 IL-1β-511 T 的等位基因频率也趋于更高，提示 IL-1β-511 T 等位基因与 PJI 有关。

根据研究报道，MBL-550 C 等位基因和 C/C 基因型，MBL-221SNP 的 G 等位基因，MBL-54 SNP A/A 基因型，TLR9-1486 T/C 和 C/C 基因型，VDR-TT 等位基因和 T/T 基因型和 IL-1β-511 T 等位基因可能与 PJI 有关。PJI 领域的遗传学研究将进一步增强医生对关节置换术后失败的理解，并可能为药物干预提供信息和指导 (Stahelova et al., 2013)。

293. 对噬菌体在控制细菌感染方面的研究状况如何?

噬菌体是细菌病毒，于 1917 年及 1919 年分别由 Edward Twort 和 Felix D'Herele 发现，并被应用于控制细菌感染。近年来，由于抗菌药物耐药情况日益严重以及“超级细菌”的出现，噬菌体的抗菌作用再次引起重视。噬菌体和抗菌药物的联合使用已被证实可以降低治疗感染所需的抗菌药物浓度，可以成功治疗多重耐药菌导致的感染。

噬菌体的杀菌作用

噬菌体附着在细菌表面，将其基因组物质插入细菌的基因组内，并接管细菌宿主细胞的新陈代谢。然后噬菌体在宿主细胞内进行复制，产生一种叫做内溶素（endolysin）的蛋白质。内溶素水解细菌细胞壁，有效杀死细胞并释放噬菌体。释放出来的噬菌体可以攻击其他细菌。因此，一般认为噬菌体疗法是一种具有自我扩增性，能够降解生物膜、具有高度选择性杀死细菌的抗感染疗法。

噬菌体治疗的优势

首先，噬菌体有着很强的特异性，通常只感染有限范围内的细菌菌株并局限在感染部位发挥作用，不会影响肠道正常菌群；其次，噬菌体与细菌不易对噬菌体产生耐药性；第三，噬菌体是地球上种类最丰富的生物，据估计全球有 1031 ~ 1032 种噬菌体，新噬菌体的开发和分离相对快速。最后，噬菌体体积小，可以到达药物难以穿透的区域，如穿透血脑屏障。

噬菌体疗法的缺点

噬菌体的高度特异性使得每次治疗前都需要进行筛选确认，可能会大大降低治疗的时效性。噬菌体快速杀灭细菌后，可使细菌裂解产生大量的内毒素及抗原物质，可能导致严重的内毒素中毒及过敏反应。

噬菌体疗法的临床试验

目前欧美地区正在进行着数项Ⅰ期和Ⅱ期临床试验，目的是验证噬菌体疗法在人体的安全性和有效性。其中在比利时和美国正进行两项Ⅰ期试验，在英国进行着一项Ⅱ期试验。其中，在美国进行的Ⅰ期试验位于得克萨斯州 Lubbock 伤口护理中心，使用的混合噬菌体目标是铜绿假单胞菌、金黄色葡萄球菌和大肠埃希氏菌。目前还没有噬菌体产品被美国 FDA 批准应用于人体，也没有相关的Ⅲ期临床试验。其中一个重要顾虑即噬菌体疗法的安全性。尽管噬菌体是人体系统生态中无处不在的共生体，这一事实可以证明应用噬菌体的总体安全性，但是尚需要进一步的临床研究来明确这个问题。

迄今为止也没有噬菌体针对 PJI 生物膜形成的慢性感染的疗效研究，这也是未来的研究方向之一。虽然一些研究已经证实使用噬菌体治疗骨和关节感染的安全性以及不错的治疗效果，但在多重耐药菌导致的 PJI 患者中使用噬菌体疗法还需要进一步研究。

294. 抗菌肽穿透生物膜杀死细菌的机制是什么?

细菌生物膜的形成是一个复杂的过程：最初，活动的细胞接近生物体或非生物体表面，细菌可逆地黏附于其表面，随后细菌与表面通过化学键发生特异性结合，细菌形成对表面的不可逆附着；然后，细菌经过繁殖形成菌落（菌落是细菌生物膜的基本单位），随着产生胞外聚合物（extracellular polymeric substance，EPS）的细菌群落的发展，生物膜成熟，最后细菌开始播散。

EPS 是细菌分泌的大分子多聚物，其包裹在细菌菌体外，构成了细菌生物膜的三维结构，是细菌生物膜成熟的重要标志。EPS 含水量可达 97%，除此之外还存在着各种生物大分子，如黏多糖、蛋白质、肽聚糖、脂质、无机盐、DNA、RNA、细菌代谢产物和裂解产物等。生物膜形成后，细菌可以对抗菌药物产生高度耐药性，其耐药性可提高 500 ~ 1000 倍。EPS 可导致耐药的原因有：EPS 可以减少抗菌药物的渗透；吸附抗菌药物钝化酶，促进抗菌药物水解；EPS 包裹的细菌代谢降低，对抗菌药物不敏感；EPS 的存在阻止了机体对细菌的免疫反应，产生免疫逃逸现象；EPS 中形成的钙离子桥能产生凝胶或“交叉链接”，有助于抵抗生物膜的降解。

抗菌肽是由生物免疫系统产生的能够抵抗微生物感染的小分子多肽，因其具有抗菌谱广、不易产生耐药性、调节免疫等诸多优点而备受关注。抗菌肽被认为是抗生素的最佳替代品，对解决多重耐药菌感染有着重要的意义。抗菌肽通过与带负电荷的微生物细胞膜直接作用，改变其通透性，造成细胞膜的物理性损伤，导致细胞内容物外渗而死亡，从而达到杀灭病原微生物的作用。

抗菌肽可以抑制细菌生物膜的生成。来源于人乳铁蛋白的肽 LF11，其针对在浮游生物或生物被膜模式下生长的铜绿假单胞菌具有抗微生物活性。LF11-215 和 LF11-227 抗菌多肽显示出有效的抗生物膜活性，除了其杀菌活性之外，LF11-227 能去除 50% 以上的生物膜，LF11-215、DI-MB-LF11-322 和 DI-MB-LF11-215 可深入渗透进生物膜结构并消灭生物膜。LL-37 是人体中的主要抗菌多肽，它可在各种不同的组织和细胞中表达，包括嗜中性粒细胞、骨髓细胞、组织呼吸道上皮细胞、皮肤和胃肠道组织等，它对革兰氏阴性和革兰氏阳性细菌均具有抗菌活性，同时其还具有免疫调节性能，LL-37 已被证明是一种有效的细菌生物被膜形成抑制剂。

抗菌多肽种类繁多，但是抗菌肽对生物膜的控制主要通过 3 种途径完成：①减少浮游状态细菌的数量；②阻止细胞对表面的初始黏附；③去除已经建立的生物膜。通过单独或联合作用将抗菌肽“固定”或“移植”到人工关节表面，形成一种具有抗黏附和抗生物膜特性的功能表面，此类技术有着重要的发展前景，将会在预防 PJI 方面发挥重要的作用。

295. 纳米银颗粒与抗生素协同杀死细菌的机制是什么?

近年来，由于多重耐药菌的不断出现，抗菌药物用量虽然不断增大，种类不断升级，但效果常常不尽如人意。据美国国立卫生研究院统计，高达 80% 的人类细菌性感染都与生物膜（BF）形成有关。生物膜是细菌为了适应生存环境而黏附在生物或飞生物体表面，自身分泌的细胞外基质将细菌群包裹在内而形成。生物膜一旦形成，其内部的细菌可以对抗菌药物产生高度耐药性，耐药性可提高 500 ~ 1000 倍。

金属纳米粒子由于颗粒小且比表面积大，大大增加了与菌体的接触面，从而具有很强的抗菌活性。同时，由于金属粒子的抗菌作用具有多靶点特性，可以改变细胞渗透性，还可以干扰含硫蛋白质和含磷化合物（如 DNA）的功能，使得细菌对其难以产生耐药性。

然而，金属纳米粒子对人体细胞也有着很高的毒性作用，这一特点限制了它在临床中的应用。如纳米银颗粒容易在肺泡沉积，可通过较强的氧化催化作用使肺组织发生氧化应激损伤，甚至可以通过肺组织沉积到心、肝、肾、脑等器官对人体产生毒副作用。将抗菌药物与纳米金属颗粒联合使用，可以减少二者的用量，从而降低抗菌药物及纳米金属颗粒的毒性作用，并发挥优异的协同抗菌效果。

金属纳米颗粒中最常使用的为纳米银颗粒。银离子有着很强的抗菌能力，溶液中微量的银离子即可杀灭细菌。纳米银粒子与水接触后可源源不断地释放银离子，使得其杀菌能力能够维持较长时间。纳米银材料在医疗领域的应用日益广泛，在外科器械、内植物等医用器材中均有应用。Alt 等（2004）研制了一种新型纳米银骨水泥材料，可以缓慢释放银离子，达到持久抗菌的效果。在体外试验中发现，纳米银含量为 1% 的骨水泥可抑制耐药性极强的 MRSA 和 MRSE 菌株，而对照的 2% 庆大霉素组及普通骨水泥组却没有显示任何抗菌效果，并且在细胞毒性试验中各组之间无统计学差异，所以认为纳米银骨水泥在关节置换术中是很好的选择。

296. 髋关节置换假体材料对预防感染有作用吗?

通过对髋关节置换假体材料的研究发现，以下材料对预防感染有一定的作用。

（1）多项研究报告证实钽金属材料对预防感染有作用（Tokarski et al., 2015）。

钽防治感染可能有很多原因：

第一，最重要的是钽金属与骨全面融合的能力，充分的骨长入可以使细菌无法存活在假体表面。

第二个原因可能涉及钽材质表面复杂的三维结构，该结构可能使细菌无法侵入。

最后，钽元素可能具有抵抗感染物的表面构造和独特特性。

（2）陶瓷材料对预防感染有一定的作用。

陶瓷可以降低感染发生，在生物学方面的阐述为：在 PJI 发展的关键一步中，黏附细菌合成了一种复杂的糖，它对免疫系统和抗菌治疗具有抵抗力。众所周知，粗糙度和疏水性等表面特性会影响生物膜的形成。因此，极度光滑的陶瓷表面可以提供一定程度的保护，防止细菌生物膜的形成。用于关节置换的陶瓷比金属更硬，可以抛光到较低的表面粗糙度；它们还具有良好的“润湿性”（即亲水性）。这些因素都减低了细菌在光滑湿润表面的黏附力。但是这些证据并不统一，有研究证实，金黄色葡萄球菌对疏水表面的黏附力比对亲水表面的黏附力更强（Hexter et al., 2018）。

综上所述，全髋关节置换假体材料的确对 PJI 有预防作用。

297. 髋关节置换假体抗菌涂层的研究进展如何?

人工关节假体自 100 多年前应用于临床以来，虽获得了巨大的发展，但有许多问题尚需解决，如植入人体后产生的感染问题。感染是关节置换术后的一个灾难性的并发症，给患者带来巨大压力。

目前，已有各种的人工关节的新型抗菌材料涂层，如骨水泥混合抗菌素、纳米羟基磷灰石结合纳米银、二氧化钛纳米管等。银具有广谱的抗菌性能，对哺乳类动物的毒性较低且并发症较少，银抗菌剂被广泛用于抵御伤口和烧伤的感染。对于髋关节置换假体而言，银离子涂层降低感染的同时会降低相关的松动机制，相应地，患者无需进行感染性翻修手术。银离子涂层优于抗生素涂层的优势包括银离子的连续和持久的抗菌作用以及对生物膜形成的更大抵抗力（Hardes et al., 2007）。

银离子涂层人工关节假体表面有金属银，当其与体液等氧化介质接触后，金属银将逐渐被氧化而释放出银离子，当微量银离子到达微生物细胞膜时，因细胞膜带有负电荷，银离子首先会依靠库伦力牢固吸附在细胞膜上，然后进一步穿透细胞壁进入病菌内，与病菌生物体内的蛋白质、核酸中存在的巯基（-SH）、氮基（$-NH_2$）等含硫、氨的物质发生反应，使病菌的蛋白质凝固，破坏病菌的细胞合成酶的活性，使细胞丧失分裂增殖能力而最终消亡，从而达到抗菌并减少或消除人工关节假体相关感染发生的目的。

银离子的抗菌机制主要有以下几个方面：①银离子改变了细菌的生存微环境，使其紊乱失调，抑制细菌细胞呼吸功能；②干扰细菌细胞壁的合成，肽聚糖是细菌细胞壁的重要组分成份，抗菌材料对细胞壁的干扰作用，主要是通过抑制多糖链与四肽的交联，从而影响细胞壁的完整性，最终导致细菌死亡；③损伤细胞膜，一种机制为引起物理性穿孔，细胞质溢出，引起细菌细胞“溶解性死亡”。另一种机制为破坏细胞膜上与物质运输相关的蛋白，改变细胞内外离子浓度，达到杀死细菌的效果；④纳米银可以抑制胞内蛋白质的合成。蛋白质合成的前提是需要有活化的氨基酸单体，并且在各种生化酶参与下，在核糖体上进行的，是一个复杂的过程，抑制、阻碍和改变其中任何一组结构或其合成环节之一，都将导致蛋白质合成过程变更、停止，使细菌死亡；⑤银可以与细菌 DNA 结合，抑制细菌 DNA 多聚酶，从而抑制细菌繁殖，具有抗菌作用。

当菌体失去活性后，银离子又会从菌体中游离出来，重复进行杀菌活动，因此它的抗菌效果可以延续持久。银离子还能通过与生物膜上的电离基团结合，使数百个氧键结合位点减少以及静电离子和亲水键之间相互联系减弱，EPS 中分子间黏附力减弱，最终使生物膜基质变得不稳定，生物膜结构变得脆弱，易受到破坏。由于不受细菌生物膜内扩散的限制，不受细菌代谢率影响，可绕过植入物感染耐药机制，这些特性的存在使得载银抗菌涂层的研究受到越来越多的关注与重视。但是，随着基础研究逐渐深入，银离子抗菌涂层逐步转入临床应用。很多医疗器械公司还没有产品推出，大多都还处在研究阶段，相信在不久的将来假体抗菌涂层将给 PJI 的预防展示新的作用。

目前已知有公司的银离子涂层产品上市，如 Implantcast 公司银涂层肿瘤假体产品（图 297-1）。

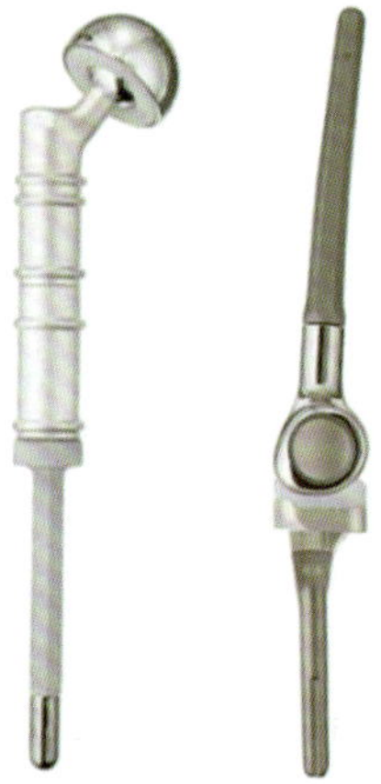

图 297-1 Implantcast 公司银涂层肿瘤假体

银离子涂层制备主要过程为：通过电镀将厚度

15 μm（ ± 5 μm）的银涂层涂覆到钴铬钼合金（CoCrMo）和钛合金（Ti-6Al-4V）组件表面。由于这些材料无法直接用银涂覆，因此首先将金薄层（约 0.2 μm）涂覆到所需的植入物表面上，以充当植入物的载体和黏结层。在电镀过程中，银电极充当阳极，待涂覆的植入物组件充当阴极。施加电压后，电子（e^-）和银离子（Ag^+）从银电解质溶液迁移到植入物组件，从而形成所需的银层，随后对组件进行清洁处理。

相关银离子涂层产品的有效性已在临床上得到证明。但美国 FDA 并未批准相关产品在美国上市，具体上市国家未查到（Hardes et al., 2010）。

参考文献

蔡友治, 严世贵. 陶瓷人工关节研究进展[J]. 中华骨科杂志, 2010, 30(11):1157-1160.

陈江涛, 霍建军, 曹力, 等. 单极与双极股骨头置换治疗老年股骨颈骨折的Meta分析[J]. 中华创伤杂志, 2014, 30(9)：917-923.

储小兵, 吴海山. 人工关节的摩擦界面[J]. 中华骨科杂志, 2006(05):350-353.

戴雪松, 严世贵, 何荣新, 等. 全髋关节置换术中的髋臼外展角和磨损的关系[J]. 中华骨科杂志, 2002, 22(5):257-260.

戴雪松, 严世贵, 潘志军, 等. 全髋关节置换术后聚乙烯内衬磨损的测量及其临床意义[J]. 中华骨科杂志, 2001(04):33-36.

郭盛杰, 黄勇, 周一新, 等. 钽金属骨小梁臼杯联合钽金属加强块重建PaproskyⅢ型髋臼骨缺损的近期疗效[J]. 中华骨科杂志, 2016, 36(23):1479-1486.

黄润华, 尚希福, 胡飞, 等. 多孔钽杯及钽金属垫块在PaproskyⅢ、Ⅳ型髋臼缺损翻修中的应用研究[J].中华骨与关节外科杂志, 2016, 9(5):386-389.

黄勇, 周一新, 郭盛杰, 等. 钽金属骨小梁臼杯联合钽金属加强块重建髋臼严重骨缺损的临床研究[J]. 中华关节外科杂志（电子版）, 2015(6):38-44.

康鹏德, 裴福兴, 王坤正, 等. 假体周围骨溶解发生的细胞、分子生物学机制及早期诊断和药物治疗[J].中华骨科杂志, 2008, 28(8):684-687.

兰天, 肖军, 史占军, 等. 髋关节假体聚乙烯磨损及其影响因素的相关性分析[J]. 中华医学杂志, 2014, 94(43):3416-3420.

兰天, 肖军, 史占军. 人工全髋关节假体聚乙烯磨损的测量[J]. 中华医学杂志, 2012, 92(9):645-648.

李甲, 邵正海, 童文文, 等. 保留假体碘伏冲洗治疗人工关节置换术后急性假体周围感染[J]. 中华关节外科杂志(电子版), 2017, 11(4):79-83.

李子荣, 史振才, 郭万首, 等. 非骨水泥型全髋关节置换术:228髋陶瓷承重面无异响[J].中国骨与关节外科, 2010, 3(1):5-10.

罗先正, 邱贵兴. 人工髋关节学[M]. 中国协和医科大学出版社, 2003.

吕厚山. 现代人工关节外科学[M]. 人民卫生出版社, 2006.

米川, Fritsch E, MiChuan, 等. 骨水泥的真空搅拌实验研究[J]. 中国矫形外科杂志, 2000, 7(9):875-878.

聂志刚, 彭昊, 陈森, 等. 全髋关节置换术后股骨偏心距与聚乙烯磨损的相关性研究[J].中国矫形外科杂志, 2017, 25(03):256-259.

庞波涛, 曹力. 活动期髋、膝关节结核：可行一期人工关节置换？[J]. 中国组织工程研究, 2013, 17(26):4880-4887.

阙纤沣，徐秀群，何红，等. 人工髋关节置换术患者假体周围感染相关因素及干预措施分析[J]. 中华医院感染学杂志，2018，28(4):555-558.
尚希福. 人工关节骨水泥固定的应用技术现状[J]. 临床骨科杂志，2002(03):238-240.
宋伟毅，刘忠堂，王兵，等. 髋关节置换术治疗老年偏瘫侧股骨颈骨折[J]. 中国矫形外科杂志，2012，(10):942-943.
孙世荃. 同种异体骨移植的免疫排斥[J]. 中华骨科杂志，2001，21(5):308-310.
王爱民，孙红振，杜全印，等. 髋臼骨缺损髋关节置换31例[J]. 中华创伤杂志，2003，19(11):651-654.
王成焘. 人体生物摩擦学[M]. 北京：科学出版社，2008.
王海，邱贵兴，林进，等. 抗生素骨水泥对预防初次全膝关节置换术后深部感染的疗效分析[C].//中华骨科杂志论坛论文集.2013:243-246.
王坤正. 初次全髋关节置换术选择骨水泥或生物型固定方式的比较[J]. 中华关节外科杂志(电子版)，2012，6(04):492-495.
韦燕芬，陈敏茹，邓敏. 髋关节置换术后康复初期患者的躯体活动功能及其影响因素研究[J]. 护理管理杂志，2018(8):567-571.
翁习生，邱贵兴. 人工关节置换术后假体腐蚀现象[J]. 中华骨科杂志，2000(04):53-55.
吴一鹗. 胎盘对重金属的转运[J]. 国外医学.妇产科学分册，1983(04):244.
肖瑜，张福江，马信龙，等. 全髋关节置换术后股骨偏心距减小与聚乙烯内衬磨损的关系[J]. 中华骨科杂志，2012，32(9):849-854.
忻振凯，吴富源，曲广运，等. 保留髋臼杯更换聚乙烯衬垫在全髋关节翻修术中的应用[J]. 中华骨科杂志，2012，32(12):1103-1109.
徐辉. 人工髓关节假体的分类和应用[J]. 中华损伤与修复杂志(电子版)，2009，4(2):129-133.
徐玲，黄妍斐，徐家壮，等. 超高分子量聚乙烯人工关节研究进展[J]. 中国材料进展，2014，33(4): 244-253.
严广斌. 羟基磷灰石[J]. 中华关节外科杂志(电子版)，2007，1(3):181.
严世贵，何荣新，陈维善，等. 全髋关节置换前后股骨应力变化的有限元分析[J].中华骨科杂志，2004，24(9):561-565.
严世贵. 甲基丙烯酸甲酯骨水泥和人工髋关节[J].现代实用医学，2009，21(03):189-191.
杨飞，王国栋，赵晓伟. 关节置换术后假体周围感染诊断的研究进展[J]. 中华诊断学电子杂志，2018，6(02):139-143.
杨震，孙伟，李子荣. 四代陶瓷对陶瓷全髋关节置换术治疗晚期股骨头坏死[J]. 中华关节外科杂志(电子版)，2013，7(3):315-318.
张超凡，忻振凯，张文明. 保留假体的清创术治疗急性人工关节感染[J]. 中华骨与关节外科杂志，2016，9(06):520-525.
张希昌. 骨水泥[M]. 北京：中国标准出版社，1997.
张先龙，沈灏，王加兴. 人工关节假体感染诊治的研究进展[J]. 中华关节外科杂志（电子版），2017(4): 327-330.
张先龙，沈灏，王加兴. 人工关节假体感染诊治的研究进展[J]. 中华关节外科杂志(电子版)，2017，11(04):327-330.
张晓岗，任姜栋，曹力，等. 一期全髋关节置换术治疗晚期活动性髋关节结核[J]. 中华骨科杂志，2013，33(1):8-13.
周勇刚，王岩. 陶瓷在人工全髋关节置换中的地位[J]. 中华关节外科杂志(电子版)，2010，4(3): 301-304.
周宗科，李金龙，沈彬，等. 炎性假瘤及髋臼松动是大头金属对金属全髋关节置换术后失败的主要原因[C].//2015成都国际骨科论坛暨四川省医学会第19次骨科学术会议论文集.2015:340-341.
周宗科，翁习生，曲铁兵，等. 中国髋、膝关节置换术加速康复-围术期管理策略专家共识[J]. 中国骨与关节外科, 2016(1):1-9.

Abdulkarim A, Ellanti P, Motterlini N, et al. Cemented versus uncemented fixation in total hip replacement: A systematic review and meta-analysis of randomized controlled trials[J]. Orthopedic Reviews, 2013, 5(1):e8.

Abdullah KM, Hussain N, Parsons SJ, et al. 11-Year mean follow-up of acetabular impaction grafting with a mixture of bone graft and hydroxyapatite porous synthetic bone substitute[J].The Journal of arthroplasty, 2018, 33:1481-1486.

Abraham CL, Knight SJ, Peters CL, et al. Patient-specific chondrolabral contact mechanics in patients with acetabular dysplasia following treatment with peri-acetabular osteotomy[J]. Osteoarthritis Cartilage, 2017, 25(5):676-684.

Agathangelidis F, Boutsiadis A, Petsatodis G. Pedestal sign in cementless total hip replacement[J]. Hippokratia, 2014, 18(4):378.

Ahmed S, Shafiq A. Prosthetic joint infection following total hip arthroplasty-effect of choice of bearing surfaces and how to investigate further-A review of the literature[J].Open Access Library Journal, 2018, 5(6):1-5.

Akbari A, Roy ME, Whiteside LA, et al. Minima1 backside surface changes observed in retrieved acetabular liners. J Arthroplasty, 2011, 26(5): 686-692.

Albrektsson T, Branemark PI, Hansson HA, et al. Osseointegrated titanium implants.Requirements for ensuring a long-lasting, direct bone anchorage in man[J]. Aeta Orthop Scand, 1981;52(2):155-170.

Aldegheri R, Taglialavoro G, Berizzi A. The tantalum screw for treating femoral head necrosis: rationale and results[J]. Strategies in Trauma & Limb Reconstruction, 2007, 2(2-3):63-68.

Alosh H, Kamath AF, Baldwin KD, et al. Outcomes of Total Hip Arthroplasty in Spastic Patients[J]. The Journal of Arthroplasty, 2014, 29(8):1566-1570.

Alt V, Bechert T, Steinrücke P, et al. Nanoparticulate silver. A new antimicrobial substance for bone cement[J]. Der Orthopäde, 2004, 33(8):885-892.

Amenabar T, Rahman WA, Hetaimish BM, et al. Promising mid-term results with a cup-cage construct for large acetabular defects and pelvic discontinuity[J]. Clinical Orthopaedics and Related Research, 2016, 474(2):408-414.

Anderson MB, Curtin K, Wong J, et al. Familial clustering identified in periprosthetic joint infection following primary total joint arthroplasty: A population-based cohort study[J]. J Bone Joint Surg Am, 2017, 99(11): 905-913.

Andrew JG, Palan J, Kurup HV, et al. Obesity in total hip replacement[J]. Journal of Bone & Joint Surgery, 2008, 90(4):424-429.

Archbold HA, Mockford B, Molloy D, et al. The transverse acetabular ligament: an aid to orientation of the acetabular component during primary total hip replacement: a preliminary study of 1000 cases investigating postoperative stability[J]. Journal of Bone & Joint Surgery, 2006, 88(7):883-886.

Archbold HA, Mockford B, Molloy D, et al. The transverse acetabular ligament: an aid to orientation of the acetabular component during primary total hip replacement: a preliminary study of 1000 cases investigating postoperative stability[J]. Journal of Bone & Joint Surgery, 2006, 88(7):883-886.

Arts JJC, Walschot LHB, Verdonschot NJJ, et al. Biological activity of tri-calciumphosphate/hydroxyl-apatite granules mixed with impacted morsellized bone graft. A study in rabbits[J]. Journal of Biomedical Materials Research Part B Applied Biomaterials, 2010, 81B(2):476-485.

Astrand J, Aspenberg P. Reduction of instability-induced bone resorption using bisphosphonates: high doses are needed in rats[J]. Acta Orthopaedica Scandinavica, 2002, 73(1):24-30.

Aubault M, Druon J, Le NL, et al. Outcomes at least 10 years after cemented PF(Zimmer) total hip arthroplasty:83 cases[J]. Orthop Traumatol Surg Res, 2013, 99(4):235-239.

Australian Orthopaedic Association National Joint Replacement Registry. Annual Report 2014.

Babhulkar S, Pande S. Tuberculosis of the hip[J]. Skeletal Radiology, 1998, 27(1):40-42.

Bader R, Willmann G. Ceramic cups for hip endoprostheses. 6: Cup design, inclination and antetorsion angle modify range of motion and impingement[J]. Biomedical Engineering-biomedizinische Technik, 1999, 44(7-8):212-219.

Baharuddin MY, Salleh ShH, Zulkifly AH, et al. Design process of cementless femoral stem using a nonlinear three dimensional finite element analysis[J].BMC Musculoskelet Disord, 2014, 15:30.

Balla VK, Bodhak S, Bose S, et al. Porous tantalum structures for bone implants: fabrication, mechanical and in vitro biological properties[J]. Acta Biomater, 2010, 6(8):3349-3359.

Banaszkiewicz PA . Porous-Coated Hip Replacement. The factors governing bone ingrowth, stress shielding, and clinical results[J]. Journal of Bone & Joint Surgery-british Volume, 1987, 69(1):45-55.

Bankston AB, Cates H, Ritter MA, et al. Polythylene wear in total hip arthroplasty[J]. Clin Orthop, 1995, 317: 7-13.

Barrack RL, Lebar RD. Clinical and radiographic analysis of the uncemented LSF total hip arthroplasty[J]. Journal of Arthroplasty, 1992, 7(1):353-363.

Basques BA, Bell JA, Sershon RA, et al. The influence of patient gender on morbidity following total hip or total knee arthroplasty[J].The Journal of Arthroplasty, 2018(33):345-349.

Bayley N, Khan H, Grosso P, et al. What are the predictors and prevalence of pseudotumor and elevated metal ions after large-diameter metal-on-metal THA?[J]. Clinical Orthopaedics & Related Research®, 2015, 473(2):477-484.

Beaupre LA, Manolescu A, Johnston DWC. A randomized trial of ceramic-on-ceramic bearing versus ceramic-on-crossfire-polyethylene bearing in total hip arthroplasty: Five-year outcomes[J]. The Journal of Arthroplasty, 2013, 28(3):485-489.

Bedard NA, Callaghan JJ, Liu SS, et al. Cementless THA for the treatment of osteonecrosis at 10-year follow-up: have we improved compared to cemented THA?[J]. Journal of Arthroplasty, 2013, 28(7):1192-1199.

Behery OA, Foucher KC. Are harris hip scores and gait mechanics related before and after THA?[J]. Clin OrthopRelatRes, 2014, 472(11): 3452-3461.

Bergin PF, Doppelt JD, Kephart CJ, et al. Comparison of minimally invasive direct anterior versus posterior total hip arthroplasty based on inflammation and muscle damage markers[J]. Journal of Bone & Joint Surgery American Volume, 2011, 93(15):1392-1398.

Berstock JR, Hughes AM, Lindh AM, et al. A radiographic comparison of femoral offset after cemented and cementless total hip arthroplasty[J]. Hip International, 2014, 24(6):582-586.

Biant LC, Bruce WJ, Assini JB, et al. Primary total hip arthroplasty in severe developmental dysplasia of the hip. Ten-year results using a cementless modular stem[J]. Journal of Arthroplasty, 2009, 24(1):27-32.

Bilgen O, Karaeminogullari O, Kulekcioglu A. Results of conversion total hip prosthesis performed following painful hemiarthroplasty[J]. Journal of International Medical Research, 2000, 28(6):307-312.

Black J. Biological performance of tantalum[J]. Clinical Materials, 1994, 16(3):167.

Blom AW. The compatibility of ceramic bone graft substitutes as allograft extenders for use in impaction grafting of the femur[J]. Journal of Bone and Joint Surgery-British Volume, 2005, 87-B(3):421-425.

Bobyn JD, Poggie RA, Krygier JJ, et al. Clinical validation of a structural porous tantalum biomaterial for adult reconstruction[J]. J Bone Joint Surg Am, 2004, 86(2):123-129.

Bobyn JD, Stackpool GJ, Hacking SA, et al. Characteristics of bone ingrowth and interface mechanics of a new porous tantalum biomaterial[J]. J Bone Joint Surg Br, 1999, 81(5): 907-914.

Boyer B, Philippot R, Geringer J, et al. Primary total hip arthroplasty with dual mobility socket to prevent dislocation: a 22-year follow-up of 240 hips[J]. International Orthopaedics, 2012, 36(3):511-518.

Bozic K, Ries M. Wear and osteolysis in total hip arthroplasty[J]. Seminars in Arthroplasty, 2005, 16(2): 142-152.

Bremer AK, Kalberer F, Pfirrmann CW, et al. Soft-tissue changes in hip abductor muscles and tendons after total hip replacement: comparison between the direct anterior and the transgluteal approaches[J]. Journal of Bone & Joint Surgery-british Volume, 2011, 93(7):886-889.

Brockett CL, Harper P, Williams S, et al.The influence of clearance on friction, lubrication and squeaking in large diameter metal-on-metal hip replacements[J]. J Mater Sci Mater Med.2008, 19(4):1575-1579.

Brodner W, Grohs JG, Banchertodesca D, et al. Does the placenta inhibit the passage of chromium and cobalt after metal-on-metal total hip arthroplasty?[J]. Journal of Arthroplasty, 2004, 19(8):102-106.

Brown ML, Plate JF, Holst DC, et al. A retrospective analysis of the merits and challenges associated with simultaneous bilateral THA using the direct anterior approach[J]. Hip International the Journal of Clinical & Experimental Research on Hip Pathology & Therapy, 2017, 27(2):169-174.

Browne JA, Pagnano MW. A simple soft-tissue-only repair of the capsule and external rotators in posterior approach THA[J]. Clin Orthop Relat Res, 2012, 470(2):511-515.

Brummett CM, Urquhart AG, Hassett AL, et al. Characteristics of fibromyalgia independently predict poorer long-term analgesic outcomes following total knee and hip arthroplasty[J]. Arthritis &Rheumtology, 2015, 67(5).

Brunenberg DE, van Steyn MJ, Sluimer JC, et al. Joint recovery programme versus usual care: an economic evaluation of a clinical pathway for joint replacement surgery[J]. Medical Care, 2005, 43(10):1018-1026.

Bryant C, Harley J. Re: Parkinson's disease patients who fracture their neck of femur: a review of outcome data[J]. Injury-international Journal of the Care of the Injured, 2007, 37(10):929-934.

Bucher TA, Darcy P, Ebert JR, et al. Gluteal tendon repair augmented with a synthetic ligament: surgical technique and a case series[J]. Hip International the Journal of Clinical & Experimental Research on Hip Pathology & Therapy, 2014, 24(2):187-193.

Bühler DW, Berlemann U, Lippuner K, et al. Three-dimensional primary stability of cementless femoral stems[J]. Clinical Biomechanics, 1997, 12(2):75-86.

Buly R. The S-ROM stem: Versatility of stem/sleeve combinations and head options[J]. Orthopedics, 2005, 28(9):s1025-s1032.

Burd TA, Anglen JO, Lowry KJ, et al. In vitro elution of tobramycin from bioabsorbable polycaprolactone beads[J]. Journal of Orthopaedic Trauma, 2001, 15(6):424-428.

Busch CA, Charles MN, Haydon CM, et al. Fractures of distally-fixed femoral stems after revision arthroplasty[J]. Journal of Bone & Joint Surgery British Volume, 2005, 87(10):1333.

Callaghan JJ, Dysart SH, Savory CG. The uncemented porous-coated anatomic total hip prosthesis. Two-year results of a prospective consecutive series[J]. J Bone Joint Surg, 1988, 70(3):337-346.

Callaghan JJ, Hennessy DW, Liu SS, et al. Cementing acetabular liners into secure cementless shells for polyethylene wear provides durable mid-term fixation[J].Clinical Orthopaedics & Related Research, 2012, 470(11):3142-3147.

Callaghan JJ, Liu SS, Schularick NM. Shell retention with a cemented acetabular liner[J]. Orthopedics, 2009, 32(9):673-673.

Campbell AC, Rorabeck CH, Bourne RB, et al. Thigh pain after cementless hip arthroplasty. Annoyance or ill omen[J]. J Bone Joint Surg, 1992, 74(1):63-66.

Campbell ST, Goodnough LH, Bennett CG, et al. Antiseptics commonly used in total joint arthroplasty interact and may form toxic products[J]. Journal of Arthroplasty, 2017, 33(3):1-3.

Canullo L, Heinemann F, Gedrange T, et al. Histological evaluation at different times after augmentation of extraction sites grafted with a magnesium-enriched hydroxyapatite: double-blinded randomized controlled trial[J]. Clinical Oral Implants Research, 2013, 24(4):398-406.

Centers for Disease Control and Prevention. Initial therapy for tuberculosis in the era of multidrug resistance. Recommendations of the Advisory Council for the Elimination of Tuberculosis[J].JAMA, 1993, 270:694-697.

Chamnongkich S, Asayama I, Kinsey TL, et al. Difference in hip prosthesis femoral offset affects hip abductor strength and gait characteristics during obstacle crossing[J]. Orthopedic Clinics of North America, 2012, 43(5):e48-e58.

Charnley J, Halley DK. Rate of wear in total hip replacement[J]. Clinical Orthopaedics and Related Research, 1975, 112(1):170-179.

Cheng MP, Domingo MC, Simon Lévesque, et al. A case report of a deep surgical site infection with Terrisporobacter glycolicus/T. Mayombei and review of the literature[J]. BMC Infectious Diseases, 2016, 16(1):529.

Chevillotte C, Trousdale RT, Chen Q, et al. The 2009 Frank Stinchfield award: "hip squeaking" : a biomechanical study of ceramic-on-ceramic bearing surfaces.Clin Orthop Relat Res. 2010;468(2):345-350.

Choi IY, Kim YS, Hwang KT, et al. Incidence and factors associated with squeaking in lumina-on-alumina THA. Clin Orthop Relat Res.2010;468(12):3234-3239.

Chow JC, Torre PKD, Fitch DA. SuperPATH and micro-superior total hip arthroplasty[M]. 2016.

Christel PS.Biocompatibility of surgical-grade dense polycrystalline alumina[J]. Clinical Orthopaedics & Related Research, 1992, 282(282):10.

Cidambi KR, Barnett SL, Mallette PR, et al. Impact of femoral stem design on failure after anterior approach total hip arthroplasty[J]. The Journal of Arthroplasty, 2018(33):800-804.

Clarke IC, Gustafson A. Clinical and hip simulator comparisons of ceramic-on-polyethylene and metal-on-polyethylene wear[J]. Clin Orthop Relat Res. 2000, (379): 34-40.

Clarke MT, Green JS, Harper WM, et al. Cement as a risk factor for deep-vein thrombosis. Comparison of cemented TKR, uncemented TKR and cemented THR[J]. Journal of Bone & Joint Surgery British Volume, 1998, 80(4):611.

Clauss M, Luem M, Ochsner PE, et al. Fixation and loosening of the cemented muller straight stem: a long-term clinical and radiological review[J]. Journal of Bone and Joint Surgery-British Volume, 2009, 91-B(9):1158-1163.

Cnudde P, Nemes S, Bülow E, et al. Risk of further surgery on the same or opposite side and mortality after primary total hip arthroplasty: A multi-state analysis of 133, 654 patients from the Swedish hip arthroplasty register[J]. Acta Orthopaedica, 2018, 89(4):386-393.

Coathup M, Smith N, Kingsley C, et al. Impaction grafting with a bone-graft substitute in a sheep model of revision hip replacement[J]. Journal of Bone and Joint Surgery-British Volume, 2008, 90-B(2):246-253.

Cohen R. A porous tantalum trabecular metal: basic science[J]. American journal of orthopedics (Belle Mead, N.J.), 2002, 31(4):216-217.

Corten K, Bourne RB, Charron KD, et al. What works best, a cemented or cementless primary total hip arthroplasty?: Minimum 17-year followup of a randomized controlled trial[J].Clinical Orthopaedics &

Related Research®, 2011, 469(1):209-217.

Currier BH, Currier JH, Collier JP, et al. Shelf life and in vivo duration. Impacts on performance of tibial bearings[J]. Clinical Orthopaedics & Related Research, 1997, 342(342):111-122.

D'Apuzzo MR, Cabanela ME, Trousdale RT, et al. Fibromyalgia: High prevalence of continued pain and dislocations after primary THA[J]. Journal of Arthroplasty, 2010, 25(3).

D'Antonio JA. Alumina ceramic bearings for total hip arthroplasty:minimum 10-year follow-up.AAOS, 2011.

Dalury DF, Kelley TC, Adams MJ. Modern proximally tapered uncemented stems can be safely used in Dorr type C femoral bone[J]. The Journal of Arthroplasty, 2012, 27(6):1014-1018.

De Haan R, Pattyn C, Gill HS, et al. Correlation between inclination of the acetabular component and metal ion levels in metal-on-metal hip resurfacing replacement. J Bone Joint Surg Br, 2008, 90:1291-1297.

De MI, Triantafyllopoulos GK, Sculco PK, et al. Dual mobility cups in total hip arthroplasty[J]. World Journal of Orthopedics, 2014, 5(3):180-187.

De Oliveira Vercik, Luci C, Alencar, AC, et al. Dental implants: Surface modification of cp-Ti using plasma spraying and the deposition of hydroxyapatite[J]. Materials Science Forum, 2003, 416-418(Web Server issue):669-674.

De Steiger R, Graves S, Davidson D, et al. Outcome of ceramic bearing surfaces in primary conventional THA:analysis of 40448 procedures.AAOS, 2011.

Dean DD, Schwartz Z, Blanchard CR, et al. Ultrahigh molecular weight polyethylene particles have direct effects on proliferation, differentiation, and local factor production of MG63 osteoblast-like cells[J]. Journal of Orthopaedic Research Official Publication of the Orthopaedic Research Society, 1999, 17(1):9-17.

Deirmengian C, Kardos K, Kilmartin P, et al. Combined measurement of synovial fluid α-Defensin and C-reactive protein levels: highly accurate for diagnosing periprosthetic joint infection[J]. Journal of Bone & Joint Surgery American Volume, 2014, 96(17):1439-1445.

Deng Z, Jin J, Wang Z, et al. The metal nanoparticle-induced inflammatory response is regulated by SIRT1 through NF-kappaB deacetylation in aseptic loosening[J]. International journal of nanomedicine, 2017, 12:3617-3636.

Depuy, Corail Hip System product rational and surgical technique, 2017.

Depuy, C-STEM AMP Hip design rationale & surgical technique, 2017.

Depuy, Gription porous coating design rational, 2013.

Depuy, Summit Tapered Hip System design rational and surgical techniques, 2016.

Devane PA, Bourne RB, Rorabeck CH, et al. Measurement of polyethylene wear in metal-backed acetabular cups. I. Three-dimensional technique[J]. Clinical Orthopaedics and Related Research, 1995, [319](319):303-316.

Devane PA, Horne JG. Assessment of polyethylene wear in total hip replacement[J]. Clin Orthop Relat Res, 1999, 369 (2):59- 72.

D'Lima D. The effect of the orientation of the acetabular and femoral components on the range of motion of the hip different head-neck ratios[J]. J Bone Joint Surg, A, 2000, 82(3):315-321.

Dolhain P, Tsigaras H, Bourne RB, et al. The effectiveness of dual offset stems in restoring offset during total hip replacement[J]. Acta Orthopaedica Belgica, 2002, 68(5):490.

Dorr LD, Malik A, Dastane M, et al. Combined anteversion technique for total hip arthroplasty[J]. Clinical Orthopaedics & Related Research, 2009, 467(1):119-127.

Dorr LD, Wolf AW, Chandler R, et al. Classification and treatment of dislocations of total hip arthroplasty[J]. Clin Orthop, 1983, 3(173):151-158.

Dowsey MM, Liew D, Stoney JD, et al. The impact of obesity on weight change and outcomes at 12 months in patients undergoing total hip arthroplasty[J]. The Medical journal of Australia, 2010, 193(1):17-21.

Dudda M, Gueleryuez A, Gautier E, et al. Risk factors for early dislocation after total hip arthroplasty: a matched case-control study[J]. J Orthop Surg, 2010, 18(2):179-183.

Dumbleton JH, Manley MT, Edidin AA. A literature review of the association between wear rate and osteolysis in total hip arthroplasty. J Arthroplasty, 2002, 17:649-661.

Dyrkacz RMR, Brandt JM, Ojo OA, et al. The Influence of head size on corrosion and fretting behaviour at the head-neck interface of artificial hip joints[J]. Journal of Arthroplasty, 2013, 28(6):1036-1040.

Edidin AA, Kurtz SM.Influence of mechanical behavior on the wear of 4 clinically relevant polymeric biomaterials in a hip simulator[J]. The Journal of Arthroplasty, 2000, 15(3):321-331.

Eisler T, Svensson O, Engstrom CF, et al. Ultrasound for diagnosis of infection in revision total hip arthroplasty[J]. Journal of Arthroplasty, 2001, 16(8):1010-1017.

Elkins JM, Callaghan JJ, Brown TD. Stability and trunnion wear potential in large-diameter metal-on-metal total hips: a finite element analysis[J]. Clinical Orthopaedics & Related Research®, 2014, 472(2):529-542.

Elkins JM, Daniel M, Pedersen DR, et al. Morbid Obesity may increase dislocation in total hip patients: A biomechanical analysis[J]. Clin Orthop Relat Res, 2013, 471(3):971-980.

Elmallah RK, Cherian JJ, Jauregui JJ, et al. Robotic-arm assisted surgery in total hip arthroplasty[J]. Surgical technology international, 2015, 26:283-288.

Engh C, McGovern T, Bobyn J, et al. A quantitative evaluation of periprosthetic bone-remodeling after cementless total hip arthroplasty[J]. J Bone Joint Surg (Am), 1992, 74(7):1009-1020.

Engh Jr CA, Hopper R, Beykirch, et al. A prospective, randomized study of crosslinked and non-crosslinked poly for THA at 10-year follow up.AAOS, 2011.

Fanuele J, Bernini P. Dissociation of the modular femoral stem from the metaphyseal sleeve during reduction of a total hip arthroplasty dislocation[J]. Journal of Arthroplasty, 2007, 22(1):140-142.

Feng ML，Shen HL，Yong YM，et a1．Prosthetic replacement of femoral neck fractures of the hemiplegic extremity in the elderly with previous stroke[J]．Chin J Orthop，2004，24(4)：199-202.

Force BD, Pickering H. A clearer view of how crevice corrosion occurs[J]. JOM, 1995, 47(9):22-27.

Foussereau J, Laugier P. Allergic eczemas from metallic foreign bodies[J]. Trans St Johns Hosp Dermatol Soc, 1966, 52(2):220-225.

Fowler J, Owens BD. Abdominal compartment syndrome after hip arthroscopy[J]. Arthroscopy the Journal of Arthroscopic & Related Surgery, 2010, 26(1):128-130.

Freedman KB, Brookenthal KR, Fitzgerald RH, et al. A meta-analysis of thromboembolic prophylaxis following elective total hip arthroplasty[J]. Journal of Bone & Joint Surgery-american Volume, 2000, 82(7):929-938.

Frisch NB, Pepper AM, Rooney E, et al. Intraoperative hypothermia in total hip and knee arthroplasty[J]. Orthopedics, 2016, 40(1):56-63.

Furnes O, Paxton E, Cafri G, et al. Distributed analysis of hip implants using six national and regional registries: comparing metal-on-metal with metal-on-highly cross-linked polyethylene bearings in cementless total hip arthroplasty in young patients[J].J Bone Joint Surg Am, 2014, 96(1):25-33.

Gabarre S, Herrera A, Ibarz E, et al. Comparative analysis of the biomechanical behaviour of two cementless short stems for hip replacement: Linea anatomic and minihip[J].PLoS One, 2016, 11(7):e0158411.

Gao XR, Ge J, Li WY, et al. NF-kappaB/let-7f-5p/IL-10 pathway involves in wear particle-induced osteolysis by inducing M1 macrophage polarization[J]. Cell cycle (Georgetown, Tex), 2018, 17(17):2134-2145.

Garagiola U, Grigolato R, Soldo R. et al. Computer-aided design/computer-aided manufacturing of hydroxyapatite scaffolds for bone reconstruction in jawbone atrophy: a systematic review and case report[J]. Maxillofacial Plastic & Reconstructive Surgery, 2016, 38(1):1-9.

Garellick G, Rogmark C. Swedish hip arthroplasty register:Annual Report 2012.

Garion J, Rahaman MN, Sonny B. The reliability of modern alumina bearings in total hip arthroplasty. Semin Arthroplasty. 2006, 17:113-119.

Gaudin G, Ferreira A, Gaillard R, et al. Equivalent wear performance of dual mobility bearing compared with standard bearing in total hip arthroplasty: in vitro study[J]. International Orthopaedics, 2016, 41(3):1-7.

Geng T, Sun S, Yu H, et al. Strontium ranelate inhibits wear particle-induced aseptic loosening in mice[J]. Brazilian journal of medical and biological research, 2018, 51(9): e7414.

Girard J, Roche O, Wavreille G, et al. Stem subsidence after total hip revision: 183 cases at 5.9 years follow-up[J]. Orthopaedics & Traumatology Surgery & Research, 2011, 97(2):121-126.

Glyn-Jones S, Isaac S, Hauptfleisch J, et al. Does highly cross-linked polyethylene wear less than conventional polyethylene in total hip arthroplasty?A double blind randomized and controlled trial using RSA.J Arthroplasty, 2008, 23:337-343.

Gofton W, Fitch DA. In-hospital cost comparison between the standard lateral and supercapsular percutaneously-assisted total hip surgical techniques for total hip replacement[J]. International Orthopaedics, 2016, 40(3):481.

Goldblatt J, Sacks S, Dall D, et al. Total hip arthroplasty in Gaucher's disease. Long-term prognosis[J]. Clinical Orthopaedics & Related Research, 1988, 228(228):94-98.

Goodman S. Porous tantalum in hip and knee reconstructive surgery[J]. J Biomed Mater Res B Appl Biomater, 2010, 89B(1):242-251.

Goodman SB, Fornasier VL. Clinical and experimental studies in the biology of aseptic loosening of joint arthroplasties and the role of polymer particles[J]. Astm Special Technical Publication, 1990(1144):11.

Goodman SB, Gibon E, Pajarinen J, et al. Novel biological strategies for treatment of wear particle-induced periprosthetic osteolysis of orthopaedic implants for joint replacement[J]. Journal of the Royal Society, 2014, 11(93):20130962.

Goshulak P, Samiezadeh S, Aziz MS, et al. The biomechanical effect of anteversion and modular neck offset on stress shielding for short-stem versus conventional long-stem hip implants[J]. Medical Engineering & Physics, 2016, 38(3), 232-240.

Goswami K, Parvizi J, Maxwell CP, et al. Current recommendations for the diagnosis of acute and chronic PJI for hip and knee-cell counts, alpha-defensin, leukocyte esterase, next-generation sequencing[J].Curr Rev Musculoskelet Med, 2018, 11(3):428-438.

Gray MH, Talbert ML, Talbert WM, et al. Changes seen in lymph nodes draining the sites of large joint prostheses[J].The American journal of surgical pathology, 1989, 13(12):1050-1056.

Greenhill DA, Abbasi P, Darvish K, et al. Broach handle design changes force distribution in the femur during total hip arthroplasty[J]. The Journal of Arthroplasty, 2017 (32): 2017-2022.

Grocott HP, Homi HM, Puskas F.Cognitive dysfunction after cardiac surgery revisiting etiology[J].Semin Cardiothorac Vasc Anesth, 2005, 9(2):123-129.

Grübl A, Marker M, Brodner W, et al. Long-term follow-up of metal-on-metal total hip replacement.J Orthop Res, 2007, 25:841-848.

Gu M, Zhang Z, Kang Y, et al. Roles of sagittal anatomical parameters of the pelvis in primary total hip replacement for patients with ankylosing spondylitis[J]. The Journal of arthroplasty, 2015, 30(12): 2219-2223.

Gundtoft PH, Pedersen AB, Varnum C, et al. Increased mortality after prosthetic joint infection in primary THA[J].Clin Orthop Relat Res, 2017, 475(11):2623-2631.

Gupta R, Phan D, Schwarzkopf R. Total knee arthroplasty failure induced by metal hypersensitivity[J]. Am J Case Rep, 2015, 16:542-547.

Güttler T. Experience with BIOLOX® option revision heads[M]// Bioceramics and Alternative Bearings in Joint Arthroplasty. 2006.

Guy Annéa, Kim Vanmeenselb, Jef Vleugelsc, et al. Ceramics for total hip replacement[J]. Journal of ceramics, 2005, 26(3):177-182.

Hacking SA, Bobyn JD, Toh K, et al. Fibrous tissue ingrowth and attachment to porous tantalum[J]. J Biomed Mater Res, 2000, 52(4):631-638.

Hailer NP, Garellick G, Karrholm J. Uncemented and cemented primary total hip arthrcptasty in the Swedish Hip Arthroplasty Register[J]. Aeta Otthop, 2010, 81(1): 3441.

Hallab N, Merritt K, Jacobs J J. Metal sensitivity in patients with orthopaedic implants[J]. Journal of Clinical Rheumatology Practical Reports on Rheumatic & Musculoskeletal Diseases, 2001, 7(4):215-218.

Hallert O, Li Y, Brismar H, et al. The direct anterior approach: initial experience of a minimally invasive technique for total hip arthroplasty[J]. Journal of Orthopaedic Surgery & Research, 2012, 7(1):17.

Halliday BR, English HW, Timperley AJ, et al. Femoral impaction grafting with cement in revision total hip replacement[J]. Journal of Bone and Joint Surgery-British Volume, 2003, 85-B(6):809-817.

Hamilton WG, McAuley JP, Dennis DA, et al. THA with delta ceramic on ceramic results of a multieenter investigational device exemption Trial. Clin Orthop Relat Res. 2010;468: 358-366.

Han SI, Lee JH, Kim JW, et al. Long-term durability of the CLS femoral prosthesis in patients with osteonecrosis of the femoral head[J]. Journal of Arthroplasty, 2013, 28(5):828-831.

Hardes J, Ahrens H, Gebert C, et al. Lack of toxicological side-effects in silver-coated megaprostheses in humans[J]. Biomaterials, 2007, 28(18):2869-2875.

Hardes J, Eiff CV, Streitbuerger A, et al. Reduction of periprosthetic infection with silver-coated megaprostheses in patients with bone sarcoma[J]. Journal of Surgical Oncology, 2010, 101(5):389-395.

Harrasser N, Jüssen S, Obermeir A, et al. Antibacterial potency of different deposition methods of silver and copper containing diamond-like carbon coated polyethylene[J]. Biomaterials Research, 2016, 20(1):17.

Harrington MA, Oconner DO, Lozynsky AJ, et al. Effects pf femoral neek length, stemsize, and body weight on strains in the proximal cement mantle[J]. Bone Joint Surg Am, 2002, 84(4):573- 579.

Harris CT, Cooper LF. Comparison of bone graft matrices for human mesenchymal stem cell-directed osteogenesis[J]. Journal of Biomedical Materials Research Part A, 2010, 68A(4): 747-755.

Harris JD, Mccormick FM, Abrams GD, et al. Complications and reoperations during and after hip arthroscopy: a systematic review of 92 studies and more than 6, 000 patients[J]. Arthroscopy the Journal of Arthroscopic & Related Surgery, 2013, 29(3):589-595.

Harris WH. Will stress shielding limit the longevity of cemented femoral components of total hip replacement?[J]. Clinical Orthopaedics & Related Research, 1992, &NA;(274):120.

Hassaballa M, Mehendale S, Poniatowski S, et al. Subsidence of the stem after impaction bone grafting for revision hip replacement using irradiated bone[J]. Journal of Bone & Joint Surgery British Volume, 2009, 91(1):37-43.

Hess SR, Saper MG, Taunt, Charles J. Jr. Aseptic loosening of uncemented femoral components in long-term hemodialysis patients: a systematic review of the literature[J]. Current Orthopaedic Practice, 2016, 27(4):416-419.

Hexter AT, Hislop SM, Blunn GW, et al. The effect of bearing surface on risk of periprosthetic joint infection in total hip arthroplasty[J]. Bone & Joint Journal, 2018, 100-B(2):134-142.

Hickman JM, Lachiewicz PF. Results and complications of total hip arthroplasties in patients with sickle-cell hemoglobinopathies. Role of cementless components[J]. Journal of Arthroplasty, 1997, 12(4):420-425.

Hicks DG, Judkins AR, Sickel JZ, et al.Granular histiocytosis of pelvic lymph nodes following total hip arthroplasty. The presence of wear debris, cytokine production, and immunologically activated macrophages[J].The Journal of bone and joint surgery, American volume, 1996, 78(4):482-496.

Higuera CA, Hanna G, Florjancik K, et al. The use of proximal fixed modular stems in revision of total hip arthroplasty[J]. The Journal of arthroplasty, 2006, 21(4 Suppl 1):112-116.

Hirakawa K, Mitsugi N, Koshino T, et al. Effect of acetabular cup position and orientation in cemented total hip arthroplasty[J]. Clinical Orthopaedics and Related Research, 2001, 388:135-142.

Hol AM, van Grinsven S, Lucas C, et al. Partial versus unrestricted weight bearing after an uncemented femoral stem in total hip arthroplasty: recommendation of a concise rehabilitation protocol from a systematic review of the literature[J]. Arch Orthop Trauma Surg, 2010, 130(4):547-555.

Holohan TV. How long do hip prostheses last?[J]. Lancet, 1998, 351(9116):1665.

Hopf H, Lee J, Cannonalbright L. Empiric evidence for a genetic contribution to predisposition to surgical site infection (337.2)[J]. Wound Repair & Regeneration, 2013, 21(2):211-215.

Howie DW, Mcgee MA, Callary SA, et al. A preclinical study of stem subsidence and graft incorporation after femoral impaction grafting using porous hydroxyapatite as a bone graft extender[J]. Journal of Arthroplasty, 2011, 26(7):1050-1056.

I. B. Solusions, Hydroxyapatite (HA), 2017.

Ilchmann T, Bengt Mjöberg, Wingstrand H. Measurement accuracy in acetabular cup wear. Three retrospective methods compared with Roentgen stereophotogrammetry[J]. The Journal of Arthroplasty, 1995, 10(5):636-642.

Inoue S, Iwata Y, Yoh K, et al. A case of ochronotic arthropathy treated with total hip arthroplasty[J]. Modern rheumatology, 2003, 13(3):270-276.

Isgren CM, Salem SE, Archer DC, et al. Risk factors for surgical site infection following laparotomy; effect of season and perioperative variables and reporting of bacterial isolates in 287 horses[J]. Equine Veterinary Journal, 2015, 49(1):39-44.

Issa K, Naziri Q, Maheshwari AV, et al. Excellent results and minimal complications of total hip arthroplasty in sickle cell hemoglobinopathy at mid-term follow-up using cementless prosthetic components[J]. Journal of Arthroplasty, 2013, 28(9):1693-1698.

Iwase, Toshiki, Tadashi, et al. Massive bone defect compromises postoperative cup survivorship of acetabular revision hip arthroplasty with impaction bone grafting[J]. Journal of Arthroplasty, 2014, 29(12):2424-2429.

Jacob ME, Thomas DB, John JC, et al. Stability and trunnion wear potential in large-diameter metal-on-metal total hips[J]. The Journal of Arthroplasty, 2014(472):529-542.

Jacobs JJ, Gilbert JL, Urban RM. Corrosion of metal orthopaedic implants[J].J Bone Joint Surg(Am), 1998, 80:268-282 .

Jacobsson SA, Djerf K, Wahlstrom O. twenty-year results of Mckee-Farrar versus Charnley prosthesis.Clin Orthop Relat Res, 1996(329):60-68.

Jacovides CL, Parvizi J, Adeli B, et al. Molecular markers for diagnosis of periprosthetic joint infection[J]. Journal of Arthroplasty, 2011, 26(6):99-103.e101.

Jafari SM, Huang R, Joshi A, et al. Renal impairment following total joint arthroplasty: who is at risk?[J]. Journal of Arthroplasty, 2010, 25(6):49-53.

Jain S, Aderinto J, Bobak P. The role of the transverse acetabular ligament in total hip arthroplasty[J]. Acta Orthopaedica Belgica, 2013, 79(2):135-140.

Jämsen E, Nevalainen P, Eskelinen A, et al. Obesity, diabetes, and preoperative hyperglycemia as predictors of periprosthetic joint infection[J]. Journal of Bone & Joint Surgery American Volume, 2012, 94(14):e101.

Javad P, Timothy L, Karan G, et al. The 2018 definition of periprosthetic hip and knee infection: An evidence-based and validated criteria[J]. The Journal of Arthroplasty, 2018, 33:1309-1314.

Jesse WPK, Robin TW, Dirk JFM, et al.Treatment of acute periprosthetic infections with prosthesis retention: Review of current concepts[J]. World Journal of Orthopedics, 2014, 5(05):667-676.

Jiang H, Ge S. A contact mechanics characteristic analysis of artificial acetabulum by finite element method [J]. Space Medicine & Medical Engineering, 2007, 20(3): 223-226.

Jiranek WA, Hanssen AD, Greenwald AS. Antibiotic-loaded bone cement for infection prophylaxis in total joint replacement[J]. Journal of Bone & Joint Surgery American Volume, 2006, 88(11):2487-2450.

Jiranek WA. Acetabular liner fixation by cement[J]. Clinical Orthopaedics & Related Research, 2003, 417(417):217-223.

Johansson CB, Hansson HA, Albrektsson T. Qualitative interfacial study between bone and tantalum, niobium or commercially pure titanium. Biomaterials[J], 1990, 11(4):277-280.

Jones RD. Minimal incision surgery for totaI hip arthmplasty technique for antedor-lateral approach[J]. Curt Opin Orthop. 2005, 16:14-17.

Kanto K, Sihvonen R, Eskelinen A, et al. Uni-and bipolar hemiarthroplasty with a modern cemented femoral component provides elderly patients with displaced femoral neck fractures with equal functional outcome and survivorship at medium-term follow-up[J]. Arch Orthop Trauma Surg, 2014, 134(9):1251-1259.

Kapadia BH, Berg RA, Daley JA, et al. Periprosthetic joint infection[J]. Lancet, 2016, 387(10016):386-394.

Keating JF, Grant A, Masson M, et al. Randomized comparison of reduction and fixation, bipolar hemiarthroplasty, and total hip arthroplasty. Treatment of displaced intracapsular hip fractures in healthy older patients[J]. Journal of Bone & Joint Surgery American Volume, 2006, 88(2):249-260.

Kenny TM, Christopher AV, Casey K, et al. Cementless femoral fixation in total hip arthroplasty[J]. Am J Orthop, 2010, 39(126):126-130.

Kilgus DJ, Amstutz HC, Wolgin MA, et al. Joint replacement for ankylosed hips[J]. The Journal of Bone and Joint Surgery, 1990, 72(1):45-54.

Kilian R, Peter K, Jonathan B, et al. Fracture risk of tapered modular revision stems: a failure analysis[J]. Arthroplasty Today, 2018, 4:300-305.

Kim KW, Cho ML, Lee SH, et al. Human rheumatoid synovial fibroblasts promote osteoclastogenic activity by activating RANKL via TLR-2 and TLR-4 activation[J]. Immunology Letters, 2007, 110(1):54-64.

Kim YL, Shin SI, Nam KW, et al. Total hip arthroplasty for bilaterally ankylosed hips[J]. Journal of Arthroplasty, 2007, 22(7):1037-1041.

Kimmel LA, Wilson S, Janardan JD, et al. Incidence of acute kidney injury following total joint arthroplasty: a retrospective review by RIFLE criteria[J]. Clinical Kidney Journal, 2014, 7(6):546-551.

Kobayahsi A, Freeman M, Bonfield W, et al. Number of polyethylene particles and osteolysis in total joint replacements[J]. Bone Joint Surg, 1997, 79B: 844-848.

Kobayashi S, Takaoka K, Saito N, et al. Factors affecting aseptic failure of fixation after primary Charnley total hip arthroplasty. Multivariate survival analysis[J]. Journal of Bone & Joint Surgery-american Volume, 1997, 79(11):1618-1627.

Koh KH, Moon YW, Lim SJ, et al. Complete acetabular cup revision versus isolated liner exchange for polyethylene wear and osteolysis without loosening in cementless total hip arthroplasty[J]. Archives of Orthopaedic and Trauma Surgery, 2011, 131(11):1591-1600.

Konan S, Garbuz DS, Masri BA, et al. Modular tapered titanium stems in revision arthroplasty of the hip: The Risk and Causes of Stem Fracture[J]. The Bone & Joint Journal, 2016, 98-B(1):50-53.

Kowalski TJ, Kothari SN, Mathiason MA, et al. Impact of hair removal on surgical site infection rates: a prospective randomized noninferiority trial[J]. Journal of the American College of Surgeons, 2016, 223(5):704-711.

Koyano G, Jinno T, Koga D, et al. Comparison of bone remodeling between an anatomic short stem and a straight stem in 1-stage bilateral total hip arthroplasty[J]. Journal of Arthroplasty, 2017, 32(2):594-600.

Krull A, Morlock MM, Bishop NE. The influence of contamination and cleaning on the strength of modular head taper fixation in total hip arthroplasty[J]. Journal of Arthroplasty, 2017, 32(10):3200-3205.

Kubasiewicz-Ross P, Hadzik J, Seeliger J, et al. New nano-hydroxyapatite in bone defect regeneration: a histological study in rats[J]. Annals of Anatomy - Anatomischer Anzeiger, 2017, 213:83-90 .

Kulshrestha V, Kumar S. DVT prophylaxis after TKA: Routine anticoagulation vs risk screening approach -A randomized study[J]. Journal of Arthroplasty, 2013, 28(10):1868-1873.

Kunert-Keil C, Scholz F, Gedrange T, et al. Comparative study of biphasic calcium phosphate with beta-tricalcium phosphate in rat cranial defects-A molecular-biological and histological study[J]. Annals of Anatomy, 2015, 199:79-84.

Kurtz SM, Devine JN. PEEK biomaterials in trauma, orthopedic, and spinal implants[J]. Biomaterials, 2007, 28(32):4845-4869.

Kurtz SM, Gawel HA, Patel JD. History and systematic review of wear and osteolysis outcomes for first-generation highly crosslinked polyethylene. Clin Orthop Relat Res. 2011;469(8): 2262-2277.

Kurtz SM, Lau EC, Baykal D, et al. Outcomes of ceramic bearings after revision total hip arthroplasty in the medicare population[J]. Journal of Arthroplasty, 2017, 32(3):743-749.

Kurtz SM, Ochoa JA, White CV, et al. Backside nonconformity and locking restraints affect liner/shell load transfer mechanisms and relative motion in modular acetabular components for total hip replacement[J]. Journal of Biomechanics, 1998, 31(5):431-437.

Kurtz SM. The UHMWPE Handbook: Ultra-high molecular weight polyethylene in total joint[J]. Journal of Bone & Joint Surgery, 2004, 87(8):1906-1906.

Kwon SY, Takei H, Pioletti DP, et al. Titanium particles inhibit osteoblast adhesion to fibronectin-coated substrates[J]. Journal of Orthopaedic Research Official Publication of the Orthopaedic Research Society, 2010, 18(2):203-211.

Lakstein D, Eliaz N, Levi O, et al. Fracture of cementless femoral stems at the mid-stem junction in modular revision hip arthroplasty systems[J]. Journal of Bone & Joint Surgery American Volume, 2011, 93(1):57-65.

Laufman H. Is laminar airflow necessary for prophylaxis against wound infection?[J]. Medical Instrumentation, 1976, 10(6):269.

Lebel E, Itzchaki M, Hadashalpern I, et al. Outcome of total hip arthroplasty in patients with Gaucher disease[J]. Journal of Arthroplasty, 2001, 16(1):7-12.

Lee GC, Garino JP. Reliability of ceramic components[J]. Seminars in Arthroplasty, 2011, 22(4):271-275.

Lee YK, Kim KC, Ha YC, et al. Combined anterior and posterior approach in total hip arthroplasty for crowe iv dysplasia or ankylosed hips[J]. Journal of Arthroplasty, 2015, 30(5):797-802.

Legeros RZ. Properties of osteoconductive biomaterials: calcium phosphates[J]. Clinical Orthopaedics & Related Research, 2002, 395(395):81.

Lei Z, Bing D, Weizhen L, et al. Angiogenesis and bone regeneration of porous nano-hydroxyapatite/coralline blocks coated with rhVEGF165 in critical-size alveolar bone defects in vivo[J]. International Journal of Nanomedicine, 2015:2555-2565.

Levine B, Della Valle CJ, Jacobs JJ. Applications of porous tantalum in total hip arthroplasty[J]. J Am Acad Orthop Surg, 2006, 14(12):646-655.

Lewinnek GE, Lewis JL, Tarr R, et al. Dislocations after total hip replacement arthroplasties. J Bone Joint Surg Am, 1978, 60(2): 217-220.

Li, Wang C, Li Z, et al. Nano-sized Al2O3 particle-induced autophagy reduces osteolysis in aseptic loosening of total hip arthroplasty by negative feedback regulation of RANKL expression in fibroblasts[J]. Cell death & disease, 2018, 9(8):840.

Liang Z, Dongmei B, Peng L, et al. Particle-induced SIRT1 downregulation promotes osteoclastogenesis and osteolysis through ER stress regulation[J]. Biomedicine & Pharmacotherapy, 2018, 104:300-306.

Liebs TR, Herzberg W, Gluth J, et al. Using the patient's perspective to develop function short forms specific to total hip and knee replacement based on WOMAC function items[J]. Bone & Joint Journal, 2013, 95-B(2):239.

Livermore J, Ilstrup D, Morrey B. Effect of femoral head size on wear of the polyethylene acetabular component[J]. Journal of Bone & Joint Surgery-american Volume, 1990, 72(4):518-528.

Lochner K, Ffitsche A, Jonitz A, et a1. The potential role of human osteoblasts for periprosthetie osteolysis following exposure to wear particles[J]. Int J Mol Med, 2011, 28(6):1055-1063.

Löfqvist T, Sanzén L, Petersson C, et al. Total hip replacement in patients with hemophilia: 13 hips in 11 patients followed for 1-16 years[J]. Acta Orthop Scand, 1996, 67(4):321-324.

Longjohn D, Dorr LD. Soft tissue balance of the hip[J]. Journal of Arthroplasty, 1998, 13(1):97-100.

Macdonald SJ.Can a safe level for metal ions in patients with metal-on-metal total hip arthroplasties be determined?[J]. Journal of Arthroplasty, 2004, 19(8):71-77.

Macheras GAM, Papagelopoulos PJ, Kateros K, et al. Radiological evaluation of the metal-bone interface of a porous tantalum monoblock acetabular component[J]. The Bone & Joint Journal, 2006, 88(3):304-309.

Mahmood SS, Mukka SS, Crnalic S, et al. The influence of leg length discrepancy after total hip arthroplasty on function and quality of life: A prospective cohort study[J]. Journal of Arthroplasty, 2015, 30(9):1638-1642.

Makela A, Korkala O. Hip arthroplasty for alkaptonuric ochronosis: A case report[J]. Acta Orthopaedica, 1986, 57(2):171-172.

Maloney, WJ. Treatment of pelvic osteolysis associated with a stable acetabular component inserted without cement as part of a total hip replacement[J]. Journal of Bone & Joint Surgery American Volume, 1997, 79(11):1628.

Malviya A, Lingard EA, Malik A, et al. Hip flexion after Birmingham hip resurfacing: role of cup anteversion, anterior femoral head-neck offset, and head-neck ratio[J]. J Arthroplasty. 2010; 25(3): 387-391.

Marculescu CE, Cantey JR. Polymicrobial prosthetic joint infections: Risk factors and outcome[J]. Clinical Orthopaedics & Related Research, 2008, 466(6):1397-1404.

Markatos K, Kaseta M, Nikolaou VS. Perioperative skin preparation and draping in modern total joint arthroplasty: Current evidence[J]. Surgical Infections, 2015, 16(3):221-225.

Marshall AD, Mokris JG, Reitman RD, et al. Cementless titanium tapered-wedge femoral stem: 10- to 15-year follow-up[J]. Journal of Arthroplasty, 2004, 19(5):546-552.

Martell JM, Berdia S. Determination of polyethylene wear in total hip replacements with use of digital radiographs[J]. The Journal of Bone and Joint Surgery, 1997, 79(11):1635-1641.

Masonis JL, Bourne RB. Surgical approach, abductor function, and total hip arthroplasty dislocation[J]. Clin Orthop Relat Res, 2002, 405(405):46-53.

Matharu GS, Judge A, Murray DW, et al. Do trabecular metal acetabular components reduce the risk of rerevision after revision THA performed for periprosthetic joint infection? A study using the NJR data Set[J]. Clinical Orthopaedics and Related Research, 2018, 477(6):1.

Matsuno H, Yokoyama A, Watari F, et al. Biocompatibility and osteogenesis of refractory metal implants, titanium, hafnium, niobium, tantalum and rhenium[J]. Biomaterials, 2001, 22(11): 1253-1262.

Matsushita A, Nakashima Y, Jingushi S, et al. Effects of the femoral offset and the head size on the safe range of motion in total hip arthroplasty[J]. Journal of Arthroplasty, 2009, 24(4):646-651.

Mccalden RW, Charron KD, Macdonald SJ, et al. Does morbid obesity affect the outcome of total hip replacement: an analysis of 3290 THRs[J]. Journal of Bone & Joint Surgery British Volume, 2011, 93(3):321-325.

Mclaren AC. Alternative materials to acrylic bone cement for delivery of depot antibiotics in orthopaedic infections[J]. Clinical Orthopaedics & Related Research, 2004, 427(427):101-106.

Meermans G, Van Doorn WJ, Koenraadt K, et al. The use of the transverse acetabular ligament for determining the orientation of the components in total hip replacement: a randomised controlled trial[J]. The Bone & Joint Journal, 2014, 96-B(3):312-318.

Meira EP, Joseph Z. Sports participation following total hip arthroplasty[J]. International Journal of Sports Physical Therapy, 2014, 9(6):839-850.

Mellon SJ, Liddle AD, Pandit H. Hip replacement: landmark surgery in modernmedical history[J]. Maturitas, 2013, 75(3):221-226.

Meng J, Zhou C, Hu B, et al. Stevioside prevents wear particle-induced osteolysis by inhibiting osteoclastogenesis and inflammatory response via the suppression of TAK1 activation[J]. Frontiers in pharmacology, 2018, 9:1053.

Michalka PKR, Khan RJK, Scaddan MC, et al. The influence of obesity on early outcomes in primary hip arthroplasty[J]. The Journal of Arthroplasty, 2012, 27(3):391-396.

Mirza YH, Tansey R, Sukeik M, et al. Biofilm and the role of antibiotics in the treatment of periprosthetic hip and knee joint infections[J].Open Orthop J, 2016, 10:636-645.

Miyoshi H, Mikami H, Oba K, et al. Anteversion of the acetabular component aligned with the transverse acetabular ligament in total hip arthroplasty[J]. Journal of Arthroplasty, 2012, 27(6):916-922.

Mohammed Alezzi Mohammed, 方淑莺, 廖威明, 等. 陶瓷-陶瓷界面和陶瓷-聚乙烯界面在全髋关节置换中疗效和安全性的meta分析[J]. 中国组织工程研究, 2016, 20(04):595-601.

Molloy DO, Munir S, Jack CM, et al. Fretting and corrosion in modular-neck total hip arthroplasty femoral stems[J]. Journal of Bone & Joint Surgery-american Volume, 2014, 96(6):488-493.

Moore MS, McAuley JP, Young AM, et al. Radiographic signs of osseointegration in porous- coated acetabular components[J]. Clin Orthop Relat Res, 2006, 444(3):176-183.

Morrey BF. Dislocation, in Morrey BF, An KN(eds): Reconstructive surgery of the joints, ed 2[M]. New York, NY:Churchill-Livingstone, 1996, 1247-1260.

Mrazek F, Gallo J, Stahelova A, et al. Coding variants of TLR2 and TLR4 genes do not substantially contribute to prosthetic joint infection[J]. Inflammation Research, 2013, 62(5):483-487.

Muratoglu OK, Bragdon CR, O'Connor DO, et al. Unified wear model for highly crosslinked ultra-high molecular weight polyethylenes (UHMWPE)[J]. Biomaterials, 1999, 20(16):1463-1470.

Nadeau M, Séguin C, Theodoropoulos JS, et al. Short term clinical outcome of a porous tantalum implant for the treatment of advanced osteonecrosis of the femoral head[J]. Mcgill J Med, 2007, 10(1):4-10.

Nakamura M, Shimakawa T, Nakano S, et al. Failure rates of Asian-type anatomic medullary locking stemmed metal-on-metal total hip replacement: A cause for adverse tissue reactions to metal debris (ARMD)[J]. Journal of Orthopaedic Science, 2016, 21(6):779-785.

Nampoothiri LP, Gupta S. Simultaneous effect of lead and cadmium on granulosa cells: a cellular model for ovarian toxicity[J]. Reproductive Toxicology, 2006, 21(2):179-185.

Nasser AB, Paul E Beaulé, O'Neill M, et al. Incidence of groin pain after metal-on-metal hip resurfacing[J]. Clinical Orthopaedics and Related Research, 2009, 468(2):392-399.

Nd WV, Whiteside LA, White SE, et al. Fixation of ultrahigh-molecular-weight polyethylene liners to metal-backed acetabular cups[J]. Journal of Arthroplasty, 1997, 12(1):25-31.

Neogi DS, Yadav CS, Ashok K, et al.Total hip arthroplasty in patients with active tuberculosis of the hip with arthritis[J].Clin Orthop Relat Res, 2010, 468:605-612.

Neumann DR, Thaler C, Hitzl W, et al. Long-term results of a comtemporary metal-on-metal total hip arthroplasty:a 10-year follow-up study. J arthroplasty, 2010, 25:700-708.

Nikolaou V, Bergeron SG, Huk OL, et al. Evaluation of persistent pain after hip resurfacing[J]. Bulletin of the NYU hospital for joint diseases, 2009, 67(2):168-172.

Noble PC, Alexander JW, Lindahl LJ, et al. The anatomic basis of femoral component design[J]. Clin Orthop Relat Res, 1988, 235(235):148-165.

O'Donnell TMP, Chung WK, Neil MJ. Periprosthetic stress fractures at the Sleeve/Stem junction of the Sivash-Range of motion modular femoral stem[J]. Journal of Arthroplasty, 2011, 26(4):633-638.

O'Sullivan M, Tai CC, Richards S, et al. Iliopsoas tendonitis: A complication after total hip arthroplasty[J]. Journal of Arthroplasty, 2007, 22(2):166-170.

Oldenrijk JV, Hoogland PV, Tuijthof GJ, et al. Soft tissue damage after minimally invasive THA[J]. Acta Orthopaedica, 2010, 81(6):696-702.

Omoto O, Yasunaga Y, Adachi N, et al. Histological and biomechanical study of impacted cancellous allografts with cement in the femur: a canine model[J]. Archives of Orthopaedic and Trauma Surgery, 2008, 128(12):1357-1364.

Oshima S, Yasunaga Y, Yamasaki T, et al. Midterm results of femoral impaction bone grafting with an allograft combined with hydroxyapatite in revision total hip arthroplasty[J]. The Journal of Arthroplasty, 2012, 27(3):470-476.

Paderni S, Terzi S, Guerra E, et al. The use of extra-long stems in total hip reimplantation[J]. La Chirurgia Degli Organi Di Movimento, 2002, 87(3):141-151.

Pekkarinen J, Alho A, J Lepistö, et al. Impaction bone grafting in revision hip surgery. A high incidence of complications[J]. J.bone Joint Surg.b, 2000, 82(1):103.

Perfetti DC, Boylan MR, Naziri Q, et al. Does sickle cell disease increase risk of adverse outcomes following total hip and knee arthroplasty? A nationwide database study[J]. Journal of Arthroplasty, 2015, 30(4):547-551.

Pettersen S, Wik T, Skallerud B. Subject specific finite element analysis of stress shielding around a cementless femoral stem[J]. Clin Biomech, 2009, 24(2):196-202.

Pfirrmann CW, Notzli HP, Dora C, et al. Abductor tendons and muscles assessed at MR imaging after total hip arthroplasty in asymptomatic and symptomatic patients[J]. Radiology, 2005, 235(3):969-976.

Philippot R, Boyer B, Farizon F. Intrapmsthetic dislocation: a specific complication of the dual-mobility system. Clin Orthop Relat Res, 2013, 471(3):965-970.

Pike J, Davidson D, Garbuz D, et al. Principles of treatment for periprosthetic femoral shaft fractures around well-fixed total hip arthroplasty[J]. Journal of the American Academy of Orthopaedic Surgeons, 2009, 17(11):677-688.

Ping Z, Wang Z, Shi J, et al. Inhibitory effects of melatonin on titanium particle-induced inflammatory bone resorption and osteoclastogenesis via suppression of NF-kappaB signaling[J]. Acta biomaterialia, 2017, 62:362-371.

Pitto RP, Sedel L. Periprosthetic joint infection in hip arthroplasty: Is there an association between infection and bearing surface type?[J]. Clinical Orthopaedics and Related Research?, 2016, 474(10):2213-2218.

Polkowski GG, Callaghan JJ, Mont MA, et al. Total hip arthroplasty in the very young patient[J]. J Am Acad Orthop Surg, 2012, 20(8):487-497.

Pollock D, Sychterz CJ, Engh CA. A clinically practical method of manually assessing polyethylene liner thickness[J]. The Journal of Bone and Joint Surgery, 2001, 83-A(12):1803-1809.

Porter DA, Urban RM, Jacobs JJ, et al. Modern trunnions are more flexible: A mechanical analysis of THA taper designs[J]. Clinical Orthopaedics and Related Research, 2014, 472(12):3963-3970.

Prieto HA, Kamath AF, Lewallen DG. Total hip replacement in the young patient[M]// Hip Joint Restoration. 2017.

Rahimtoola ZO, Finger S, Imrie S, et al. Outcome of total hip arthroplasty in small-proportioned patients[J]. Journal of Arthroplasty, 2000, 15(1):27-34.

Rajkumar S, Singer GC, Jones JR. Results following repair of gluteus medius defects following total hip arthroplasty[J]. Hip International, 2011, 21(3):293-298.

Ramnemark A, Nyberg L, Borssén B, et al. Fractures after stroke[J]. Osteoporosis International, 1998, 8(1):92-95.

Rasuli KJ, Wade G. Percutaneously assisted total hip (PATH) and Supercapsular percutaneously assisted total hip (SuperPATH) arthroplasty: learning curves and early outcomes[J]. Annals of Translational Medicine, 2015, 3(13):179.

Ravikumar KJ, Marsh G. Internal fixation versus hemiarthroplasty versus total hip arthroplasty for displaced subcapital fractures of femur--13 year results of a prospective randomised study[J]. Injury-international Journal of the Care of the Injured, 2000, 31(10):793-797.

Reichert JC, Volkmann MR, Koppmair M, et al. Comparative retrospective study of the direct anterior and transgluteal approaches for primary total hip arthroplasty[J]. International Orthopaedics, 2015, 39(12):2309-2313.

Restrepo C, Parvizi J, Kurtz SM, et al. The noisy ceramic hip: Is component malpositioning the cause? [J] J Arthroplasty. 2008; 23(5):643-649.

Rienstra W, Van Der Veen HC, Van Den Akker Scheck I, et al. Clinical outcome, survival and polyethylene wear of an uncemented total hip arthroplasty: a 10-to 12-year follow-up study of 81 hips[J]. J Arthroplasty, 2013, 28(8):1362-1366.

Rivkin G, Kandel L, Qutteineh B, et al. Long term results of liner polyethylene cementation technique in revision for peri-acetabular osteolysis[J]. Journal of Arthroplasty, 2015, 30(6):1041-1043.

Romanò C L, Manzi G, Logoluso N, et al. Value of debridement and irrigation for the treatment of peri-prosthetic infections. A systematic review[J]. Hip International, 2012, 22 Suppl 8(4):S19-S24.

Roshak AK, Jackson JR, Mcgough K, et al. Manipulation of distinct NFκB proteins alters interleukin-1β-induced human rheumatoid synovial fibroblast prostaglandin E2 formation[J]. Journal of Biological

Chemistry, 1996, 271(49):31496-31501.

Rüdiger HA, Betz M, Zingg PO, et al. Outcome after proximal femoral fractures during primary total hip replacement by the direct anterior approach[J]. Archives of Orthopaedic & Trauma Surgery, 2013, 133(4):569-573.

Rüdiger JW, Beckman MO, Enocson A, et al. Minimum 5-year follow-up of a cementless, modular, tapered stem in hip revision arthroplasty[J]. Journal of Arthroplasty, 2011, 26(1):16-23.

Sakalkale DP, Sharkey PF, Eng K, et al. Effect of femoral component offset on polyethylene wear in total hip arthroplasty[J]. Clin Orthop Relat Res, 2001, 14(2):125-134.

Sanchez-Sotelo J, Lewallen DG, Harmsen WS, et al. Comparison of wear and osteolysis in hip replacement using two different coatings of the femoral stem[J]. International Orthopaedics, 2004, 28(4):206-210.

Santavirta S, Konttinen YT, Bergroth V, et al. Aggressive granulomatous lesions associated with hip arthroplasty. Immunopathological studies[J]. J Bone Joint Surg Am, 1990, 72(2):252-258.

Savarino L, Granchi D, Ciapetti G, et al. Ion release in patients with metal-on-metal hip bearings in total joint replacement: a comparison with metal-on-polyethylene bearings[J]. Journal of Biomedical Materials Research Part A, 2010, 63(5):467-474.

Scheerlinck T, De MJ, Deklerck R, et al. CT analysis of defects of the cement mantle and alignment of the stem: in vitro comparison of Charnley-Kerboul femoral hip implants inserted line-to-line and undersized in paired femora[J]. Journal of Bone & Joint Surgery, 2006, 88(1):19-25.

Schelfaut S, Cool S, Mulier M. The use of structural periacetabular allografts in acetabular revision surgery: 2.5-5years follow-up[J]. Archives of Orthopaedic & Trauma Surgery, 2009, 129(4):455.

Schepers S. The biological action of tantalum oxide[J]. Arch Ind Health, 1955, 12:121.

Schouten HJ, Geersing GJ, Koek HL, et al. Re: Diagnostic accuracy of conventional or age adjusted D-dimer cut-off values in older patients with suspected venous thromboembolism: systematic review and meta-analysis[J]. BMJ, 2017.

Schreurs BW, Keurentjes JC, Gardeniers JW, et al. Acetabular revision with impacted morselized cancellous bone graft and a cemented acetabular component: A 20-to25-year follow-up [J]. Journal of Bone & Joint Surgery Br, 2009, 91(9):1148-1153.

Schutte HD, Lipman AJ, Bannar SM, et al. Effects of acetabular abduction on cup wear rates in total hip arthroplasty[J]. The Journal of Arthroplasty, 1998, 13(6):621-626.

Selvaratnam V, Shetty V, Sahni V. Subsidence in collarless corail hip replacement[J]. Open Orthopaedics Journal, 2015, 9(1):194.

Shahi A, Kheir MM, Tarabichi M, et al. Serum D-dimer test is promising for the diagnosis of periprosthetic joint infection and timing of reimplantation[J]. The Journal of Bone and Joint Surgery, 2017, 99(17):1419-1427.

Sharkey PF, Rao R, Hozack WJ, et al. Conversion of hemiarthroplasty to total hip arthroplasty: can groin pain be eliminated?[J]. Journal of Arthroplasty, 1998, 13(6):627-630.

Shaver SM, Brown TD, Hillis SL, et al. Digital edge-detection measurement of polyethylene wear after total hip arthroplasty[J]. Journal of Bone & Joint Surgery-american Volume, 1997, 79(5):690-700.

Shetty AA, Slack R, Tindall A, et al. Results of a hydroxyapatite coated (Furlong) total hip replacement. A 13 to 15 year follow-up[J]. J Bone Joint Surg, 2005, 87-B:1050-1054.

Shimko DA, Shimko VF, Sander EA, et al. Effect of porosity on the fluid flow characteristics and mechanical properties of tantalum scaffolds[J]. Journal of Biomedical Materials Research, 2005, 73(2):315-324.

Shinar AA, Harris WH. Bulk structural autogenous grafts and allografts for reconstruction of the acetabulum in total hip arthroplasty. Sixteen-year-average follow-up[J]. Journal of Bone & Joint Surgery American Volume, 1997, 79(2):159-68.

Shiraishi D, Fujiwara Y, Komohara Y, et al. Glucagon-like peptide-1 (GLP-1) induces M2 polarization of human macrophages via STAT3 activation[J]. Biochemical and biophysical research communications, 2012, 425(2):304-308.

Shohat N, Parvizi J. Prevention of periprosthetic joint infection:Examining the recent guidelines[J]. Journal of Arthroplasty, 2017, 32(7):2040-2046.

Sieber HP, Rieker CB, Kottig P. Analysis fo 118 second-generation metal-on-metal retrieved hip implants. J Bone Joint Surg Br, 1999, 81:46-50.

Silva M, Tharani R, Schmalzried T P. Results of direct exchange or debridement of the infected total knee arthroplasty[J]. Clinical Orthopaedics & Related Research, 2002, 404(404):125-131.

Simmons M. Pre-operative skin preparation. Prof Nurse. 1998 Apr;13(7):446-447. [EB/OL].http://jointreplacement.psu.edu/once-youve-chosen-surgery/pre-operative-skin-preparation, 2019.

Sivashankar C, Chengcheng G, Hutchinson MR, et al. Outcomes of endoscopic gluteus medius repair: Study of thirty-four patients with minimum two-year follow-up[J]. Journal of Bone & Joint Surgery-american Volume, 2015, 97(16):1340-1347.

Slooff TJ, Buma P, Schreurs BW, et al. Acetabular and femoral reconstruction with impacted graft and cement[J]. Clinical Orthopaedics & Related Research, 1996, (324):108-115.

Smith & Nephew, "SMF Short Modular Femoral Hip," Smith & Nephew Corporate, 2011. [Online]. Available: http://www.smith-nephew.com/key-products/orthopaedic-reconstruction/smf-short-modular-femoral-hip/

Snow ET. A possible role for chromium(Ⅲ)in genotoxicity. Environ Health Perspect. 1991, 92:75-81.

Sochart DH, Porter ML. The long term results of Charnley lowfriction arthroplasty in young patients who have congenital dislocation, degenerative osteoarthrosis or rheumatoid arthritis.J Bone Joint Surg Am, 1997, 79: 1599-1617.

Solomon LB, Abrahams JM, Callary SA, et al. The stability of the porous tantalum components used in revision THA to treat severe acetabular defects: A radiostereometric analysis study[J]. The Journal of Bone and Joint Surgery, 2018, 100(22):1926-1933.

Soong M, Rubash HE, Macaulay W. Dislocation after total hip arthroplasty[J].J Am Acad Orthop Surg.2004 Sep-Oct;12(5):314-321.

Sporer SM, Dellavalle C, Jacobs J, et al. A case of disassociation of a modular femoral neck trunion after total hip arthroplasty[J]. Journal of Arthroplasty, 2006, 21(6):918-921.

Spotorno L, Romagnoli S, Ivaldo N, et al. The CLS system. Theoretical concept and results[J]. Acta orthopaedica Belgica, 1993, 59 Suppl 1(Suppl 1):144-148.

Stamatakis JD, Kakkar VV. Femoral vein thrombosis and total hip replacement[J]. BMJ, 1977, 2(6101):1542-1542.

Stea S, Traina F, Beraudi A, et al. Synovial fluid microanalysis allows early diagnosis of ceramic hip prosthesis damage[J]. J Orthop Res. 2012;30(8):1312-1320.

Sternheim A, Backstein D, Kuzyk P R, et al. Porous metal revision shells for management of contained acetabular bone defects at a mean follow-up of six years: a comparison between up to 50% bleeding host bone contact and more than 50% contact[J]. Journal of Bone & Joint Surgery British Volume, 2012, 94(2):158-162.

Stulberg SD, Patel RM . The short stem[J]. Bone & Joint Journal, 2013, 95-B(11 Suppl A):57.

Su EP, Mahoney CR, Adler RS, et al. Integrity of repaired posterior structures after THA[J]. Clinical Orthopaedics and Related Research, 2006, 447(447):43-47.

Sundberg M, Besjakov J, Von ST, et al. Movement patterns of the C-stem femoral component: an RSA study of 33 primary total hip arthroplasties followed for two years[J]. Journal of Bone & Joint Surgery British Volume, 2005, 87(10):1352-1356.

Sunderman FW Jr, Hopfer SM, Swift T, et al. Cobalt, chromium, and nickel concentrations in body fluids of patients with porous-coated knee or hip prostheses[J]. Journal of Orthopaedic Research, 2010, 7(3):307-315.

Sutphen SA, Maclaughlin LH, Madsen AA, et al. Prevalence of pseudotumor in patients after metal-on-metal hip arthroplasty evaluated with metal ion analysis and MARS-MRI[J]. Journal of Arthroplasty, 2016, 31(1):260-263.

Taek KJ, Joon YJ. Implant design in cementless hip arthroplasty[J]. Hip & Pelvis, 2016, 28(2):65-75.

Tan K, Consultation WE. Appropriate body-mass index for Asian populations and its implications for policy and intervention strategies[J]. Lancet, 2004, 363(9403):157-163.

Tande AJ, Patel R. Prosthetic joint infection[J].Clin Microbiol Rev, 2014, 27(2):302-345.

Tarabichi M, Shohat N, Goswami K, et al. Diagnosis of periprosthetic joint infection: The potential of next-generation sequencing[J]. JBJS, 2018, 100(2):147-154.

Taylor JW, Rorabeck CH. Hip revision arthroplasty. Approach to the femoral side[J]. Clinical Orthopaedics & Related Research, 1999, 369(369):208-222.

Teotia AK, Raina DB, Singh C, et al. Nano-hydroxyapatite bone substitute functionalized with bone active molecules for enhanced cranial bone regeneration[J]. ACS Applied Materials & Interfaces, 2017, 9(8):6816-6828.

Thakur RR, Ast MP, Mcgraw M, et al. Severe persistent synovitis after cobalt-chromium total knee arthroplasty requiring revision[J]. Orthopedics, 2013, 36(4):E520-E524.

Thien TM, Thanner J, Kärrholm J. Fixation and bone remodeling around a low-modulus stem: Seven-year follow-up of a randomized study with use of radiostereometry and dual-energy x-ray absorptiometer[J]. Journal of Arthroplasty, 2012, 27(1):134-142.

Tisosky AJ, Iyoha-Bello O, Demosthenes N, et al. Use of a silver nylon dressing following total hip and knee arthroplasty decreases the postoperative infection rate[J]. 2017.

Tokarski AT, Novack TA, Parvizi J. Is tantalum protective against infection in revision total hip arthroplasty?[J]. Bone and Joint Journal, 2015, 97(1):45-49.

Total hip replacement:A meta-analysis to evaluate survival of cemented, cementless and hybrid implants[J]. World Journal of Orthopedics, 2017(02):113-128.

Tsao AK, Roberson JR, Christie MJ, et al. Biomechanical and clinical evaluations of a porous tantalum implant for the treatment of early-stage osteonecrosis[J]. J Bone Joint Surg Am, 2005, 87(2):22-27.

Tsiridis E, Haddad FS, Gie GA. The management of periprosthetic femoral fractures around hip replacements[J]. Injury-international Journal of the Care of the Injured, 2003, 34(2):95-105.

Tsukayama DT, Goldberg VM, Kyle R. Diagnosis and management of infection after total knee arthroplasty[J]. The Journal of Bone and Joint Surgery, 2003, 85-A Suppl 1(Suppl 1):S75-80.

UHMWPE Biomaterials Handbook (Second Edition)[M]. 2009.

Unger AS, Lewis RJ, Gruen T. Evaluation of a porous tantalum uncemented acetabular cup in revision total hip arthroplasty: Clinical and radiological results of 60 hips[J]. Journal of Arthroplasty, 2005, 20(8):1002-1009.

Urban JA, Garvin KL, Boese CK, et al. Ceramic-on-polyethylene bearing surfaces in total hip arthroplasty. Seventeen to twentyone-year results. J Bone Joint Surg Am, 2001, 83:1688-1694.

Urquhart DM, Hanna FS, Brennan SL, et al. Incidence and risk factors for deep surgical site infection after primary total hip arthroplasty: a systematic review[J]. Journal of Arthroplasty, 2010, 25(8):1216-1222.

Valladares RD, Nich C, Zwingenberger S, et al. Toll-like Receptors-2 and 4 are overexpressed in an experimental model of particle-induced osteolysis[J]. Journal of Biomedical Materials Research Part A, 2014, 102(9):3004-3011.

van Haaren EH, Bc VDZ, Aj VDV, et al. Effect of long-term preservation on the mechanical properties of cortical bone in goats[J]. Acta Orthopaedica, 2008, 79(5):708-716.

Varnum C, Pedersen AB, Mäkelä K, et al. Increased risk of revision of cementless stemmed total hip arthroplasty with metal-on-metal bearings[J].Acta Orthop, 2015, 86(4):491-497.

Vastel L, Lemoine CT, Kerboull M, et al. Structural allograft and cemented long-stem prosthesis for complex revision hip arthroplasty: use of a trochanteric claw plate improves final hip function[J]. International Orthopaedics, 2007, 31(6):851-857.

Vennersch T, Viste A, Desmarchelier R, et aI. Prospective longitudinal studv of one hundred patients with total hip arthroplasty using a second-generafion cementless dual-mobility cup. Int 0rthop, 2015, 39(11):2097-2101.

Verberne SJ, Raijmakers PG, Temmerman OP. The accuracy of imaging techniques in the assessment of periprosthetic hip infection: A systematic review and meta-analysis[J]. Journal of Bone & Joint Surgery American Volume, 2016, 98(19):1638-1645.

Viceconti M, Ruggeri O, Toni A, et al. Design-related fretting wear in modular neck hip prosthesis[J]. Journal of biomedical materials research, 1996, 30(2):181-186.

Visuri T, Pulkkinen P, Paavolainen P, et al. Cancer risk is not increased after conventional hip arthroplasty: A nationwide study from the Finnish Arthroplasty Register with follow-up of 24, 636 patients for a mean of 13 years[J]. Acta Orthopaedica, 2010, 81(1):77-81.

Vresilovic EJ, Hozack WJ, Rothman RH. Incidence of thigh pain after uncemented total hip arthroplasty as a function of femoral stem size[J]. The Journal of Arthroplasty, 1996, 11(3):304-311.

Walsh AJ, Nikolaou VS, Antoniou J. Inflammatory pseudotumor complicating metal-on-highly cross-linked polyethylene total hip arthroplasty[J]. J Arthroplasty, 2012, 27(2):324.e5-e8.

Walter Wl, Esposito CI, Roques A, et al.Implante retrieval analysis of Biolox Forte vs.Biolox Delta Ceramic femoral heads:2 years results.AAOS, 2011.

Walter WL, Insley GM, Walter WK, et al. Edge loading in third generation alumina ceramic-on-ceramic bearings: Stripe wear. J Arthroplasty.2004;19(4):402-413.

Walter WL, Walter WK, Zicat B. Clinical and radiographic assessment of a modular cementless ingrowth femoral stem system for revision hip arthroplasty[J]. Journal of Arthroplasty, 2006, 21(2):0-178.

Wang K, Street A, Dowrick A, et al. Clinical outcomes and patient satisfaction following total joint replacement in haemophilia-23-year experience in knees, hips and elbows[J]. Haemophilia, 2012, 18(1): 86-93.

Wang Z, Liu N, Liu K, et al. Autophagy mediated CoCrMo particle-induced peri-implant osteolysis by promoting osteoblast apoptosis[J]. Autophagy, 2015, 11(12):2358-2369.

Wannomae KK, Bhattacharyya S, Freiberg A, et al. In vivo oxidation of retrieved cross-linked ultra-high-molecular-weight polyethylene acetabular components with residual free radicals[J]. Journal of Arthroplasty, 2006, 21(7):1005-1011.

Wannomae KK, Christensen SD, Freiberg AA, et al. The effect of real-time aging on the oxidation and wear of highly cross-linked UHMWPE acetabular Liners[J]. Biomaterials, 2006, (27): 1980-1987.

Weiner LM, Webb AK, Limbago B, et al. Antimicrobial-resistant pathogens associated with healthcare-associated infections: Summary of data reported to the National Healthcare Safety Network at the Centers for Disease Control and Prevention, 2011-2014[J]. Infection Control & Hospital Epidemiology, 2016:1-14.

Weisse B, Affolter C, Stutz A, et al. Influence of contaminants in the stem-ball interface on the static fracture load of ceramic hip joint ball heads[J]. Proc Inst Mech H. 2008, 22:829-835.

Wera GD, Ting NT, Moric M, et al. Classification and management of the unstable total hip arthroplasty[J]. The Journal of Arthroplasty, 2012, 27(5):710-715.

Wheeler DL, Enneking WF. Allograft bone decreases in strength in vivo over time[J]. Clin Orthop Relat Res, 2005, 435(435):36-42.

White RE Jr, Forness TJ, Allman JK, et a1. Effect of posterior capsular repair on early dislocation in primary total hip replacement[J]. Clin Orthop Relat Res, 2001, (393): 163-167.

Willmann G. Ceramic femoral head retrieval data.Clin Ortho Relat Res, 2000, 379:22-28.

Wines AP, Mcnicol D. Computed tomography measurement of the accuracy of component version in total hip arthroplasty[J]. Journal of Arthroplasty, 2006, 21(5):696-701.

Woolson ST, et al.Wear of the polyethylene of Harris-Galante acetabular components inserted without cement[J].The Journal of bone and joint surgery. American volume, 1995, 77(9):1311-1314.

Wright TM, Astion DJ, Bansal M, et al. Failure of carbon fiber-reinforced polyethylene total knee-replacement components. A report of two cases[J]. Journal of Bone & Joint Surgery American Volume, 1988, 70(6):926-932.

Wroblewski BM, Siney PD, Fleming PA. Triple taper polished cemented stem in total hip arthroplasty: rationale for the design, surgical technique, and 7 years of clinical experience[J]. Journal of Arthroplasty, 2001, 16(8):37-41.

Wroblewski BM. Calcar femorale[J]. Clin Orthop Relat Res, 1983.

Wu HH, Wang D, Ma AB, et al. Hip joint geometry effects on cartilage contact stresses during a gait cycle[C]// 2016 38th Annual International Conference of the IEEE Engineering in Medicine and Biology Society (EMBC). IEEE, 2016.

Xiong L, Li S, Dai M. Comparison of D-dimer with CRP and ESR for diagnosis of periprosthetic joint infection[J].J Orthop Surg Res, 2019, 14(1):240.

Yamada H, Yoshihara Y, Henmi O, et al. Cementless total hip replacement: past, present, and future[J]. Journal of Orthopaedic Science, 2009, 14(2):228-241.

Yao C, Chen S, Yang Y, et al. Analysis on curative effects of screws and inlay fixations for acetabular cup in total hip arthroplasty[J]. Chinese Journal of Joint Surgery, 2015, 9(4): 468-472.

Yoon BH, Lee YK, Yoo JJ, et al. Total hip arthroplasty performed in patients with residual poliomyelitis: Does it work?[J]. Clin Orthop Relat Res, 2014, 472(3):933-940.

Yoon TR, Rowe SM, Santosa SB, et al. Immediate cementless total hip arthroplasty for the treatment of active tuberculosis[J]. Journal of Arthroplasty, 2005, 20(7):923-926.

Yoshimine F, Ginbayashi K. A mathematical formula to calculate the theoretical range of motion for total hip replacement[J]. Journal of Biomechanics, 2002, 35(7):989-993.

Yoshimine F. The influence of the oscillation angle and the neck anteversion of the prosthesis on the cup safe-zone that fulfills the criteria for range of motion in total hip replacements. The required oscillation angle for an acceptable cup safe-zone[J]. Journal of Biomechanics, 2005, 38(1):125-132.

Younger TI, Bradford MS, Magnus RE, et al. Extended proximal femoral osteotomy. A new technique for femoral revision arthroplasty[J]. Journal of Arthroplasty, 1995, 10(3):329-338.

Yuasa T, Maezawa K, Nozawa M, et al. Surgical outcome for hip fractures in patients with and without Parkinson's disease[J]. Journal of Orthopaedic Surgery, 2013, 21(2):151-153.

Zapata PA, Palza H, Delgado K, et al. Novel antimicrobial polyethylene composites prepared by metallocenic in situ polymerization with TiO2-based nanoparticles[J]. Journal of Polymer Science Part A Polymer Chemistry, 2012, 50(19):4055-4062.

Zardiackas LD, Parsell DE, Dillon LD, et al. Structure, metallurgy, and mechanical properties of a porous tantalum foam[J]. J Biomed Mater Res, 2001, 58(2):180-187.

Zaveri TD, Dolgova NV, Lewis JS, et al. Macrophage integrins modulate response to ultra-high molecular weight polyethylene particles and direct particle-induced osteolysis[J]. Biomaterials, 2017, 115:128-140.

Zeng M, Hu Y, Leng Y, et al. Cementless total hip arthroplasty in advanced tuberculosis of the hip[J]. International Orthopaedics, 2015, 39(11):2103-2107.

Zhang CF, Yan CH, Zhang WM. Cemented or cementless fixation for primary hip arthroplasty-evidence from the International Joint Replacement Registries[J]. Ann Joint, 2017, 2:57.

Zhang T, Yu H, Gong W, et al. The effect of osteoprotegerin gene modification on wear debris-induced osteolysis in a murine model of knee prosthesis failure[J]. Biomaterials, 2009, 30(30):6102-6108.

Zhang Y, Ahn PB, Fitzpatrick DC, et al. Interfacial frictional behavior: cancellous bone, cortical bone, and a novel porous tantalum biomaterial[J]. Journal of Musculoskeletal Research, 1999, 3(04):245-251.

Zheng GQ, Zhang YG, Chen JY, et a1. Decision making regarding spinal osteotomy and total hip replacement for ankylosing spondylitis： experience with 28 patients[J]. Bone Joint J, 2014, 96-B(3)： 360-365.

Ziaee H, Daniel J, Datta AK, et al. Transplacental transfer of cobalt and chromium in patients with metal-on-metal hip arthroplasty: a controlled study[J]. J Bone Joint Surg Br, 2007, 89(3):301-305.

Zimmerli W, Trampuz A, Ochsner PE. Prosthetic-joint infections — NEJM[J]. New England Journal of Medicine, 2005, 352(1):95-97.

Zreiqat H, Crotti TN, Howlett CR, et al. Prosthetic particles modify the expression of bone-related proteins by human osteoblastic cells in vitro[J]. Biomaterials, 2003, 24(2):337-346.

Zywiel MG, Cherian JJ, Banerjee S, et al. Systemic cobalt toxicity from total hip arthroplasties: review of a rare condition Part 2. measurement, risk factors, and step-wise approach to treatment[J]. Bone & Joint Journal, 2016, 98-B(1):14-20.

Zywiel MG, Sayeed SA, Johnson AJ, et al. Survival of hard-on-hard bearings in total hip arthroplasty: A systematic review[J]. Clin Orthop Relat Res, 2011, 469(6):1536-1546.